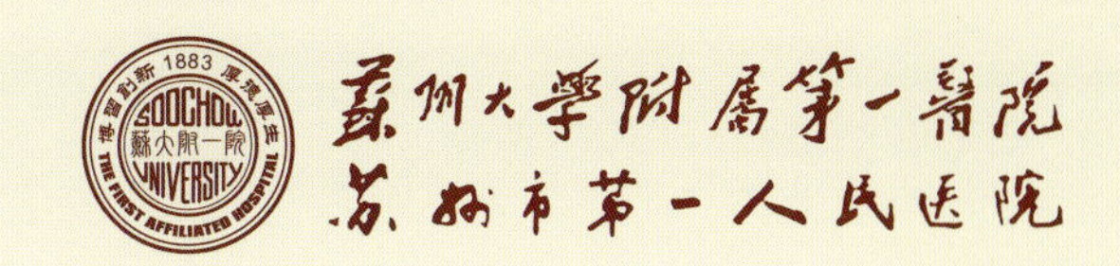

济世
百卌展风华

苏州大学附属第一医院大事辑录

1883—2023

苏州大学附属第一医院 编

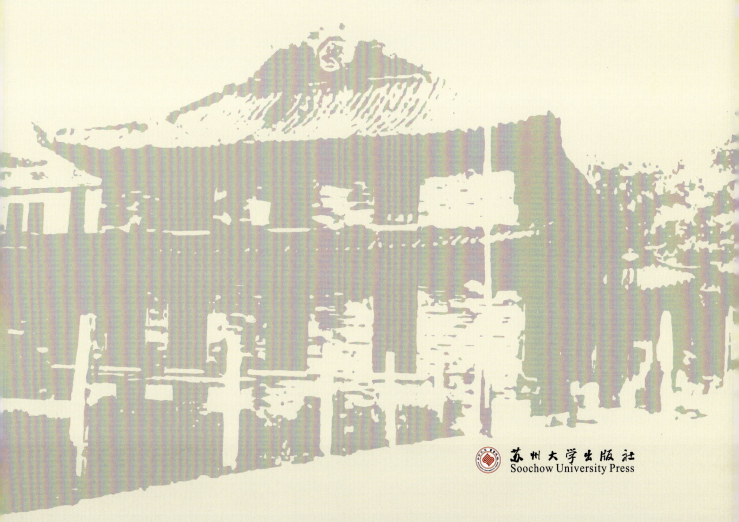

苏州大学出版社
Soochow University Press

图书在版编目（CIP）数据

济世百卌展风华：苏州大学附属第一医院大事辑录：1883—2023 / 苏州大学附属第一医院编. -- 苏州：苏州大学出版社，2024. 12. -- ISBN 978-7-5672-4996-7

Ⅰ. R199. 2

中国国家版本馆 CIP 数据核字第 20254SU812 号

JISHI BAIXI ZHAN FENGHUA——SUZHOU DAXUE FUSHU DI-YI YIYUAN DASHI JILU（1883—2023）

书　　名：济世百卌展风华——苏州大学附属第一医院大事辑录（1883—2023）

编　　者：苏州大学附属第一医院
责任编辑：管兆宁
助理编辑：王明晖
装帧设计：吴　钰

出版发行：苏州大学出版社（Soochow University Press）
社　　址：苏州市十梓街 1 号　**邮编**：215006
印　　刷：苏州市越洋印刷有限公司
邮购热线：0512-67480030
销售热线：0512-67481020

开　　本：889 mm×1 194 mm　1/16　**插页**：8　**印张**：24. 75　**字数**：501 千
版　　次：2024 年 12 月第 1 版
印　　次：2024 年 12 月第 1 次印刷
书　　号：ISBN 978-7-5672-4996-7
定　　价：180. 00 元

苏州大学出版社营销部　电话：0512-67481020
苏州大学出版社网址　http://www. sudapress. com
苏州大学出版社邮箱　sdcbs@ suda. edu. cn

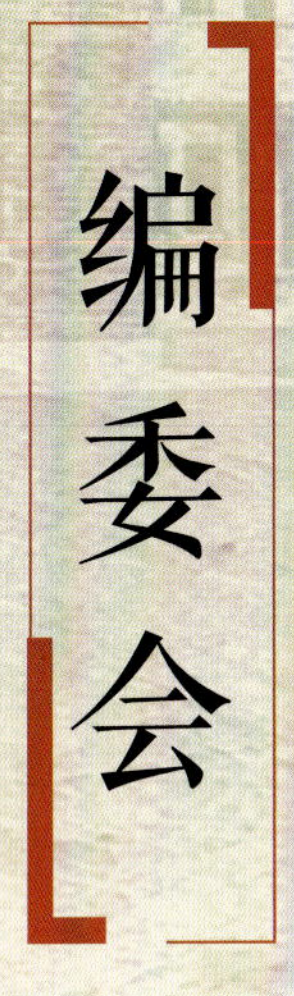
编委会

◎ 博习医院地契

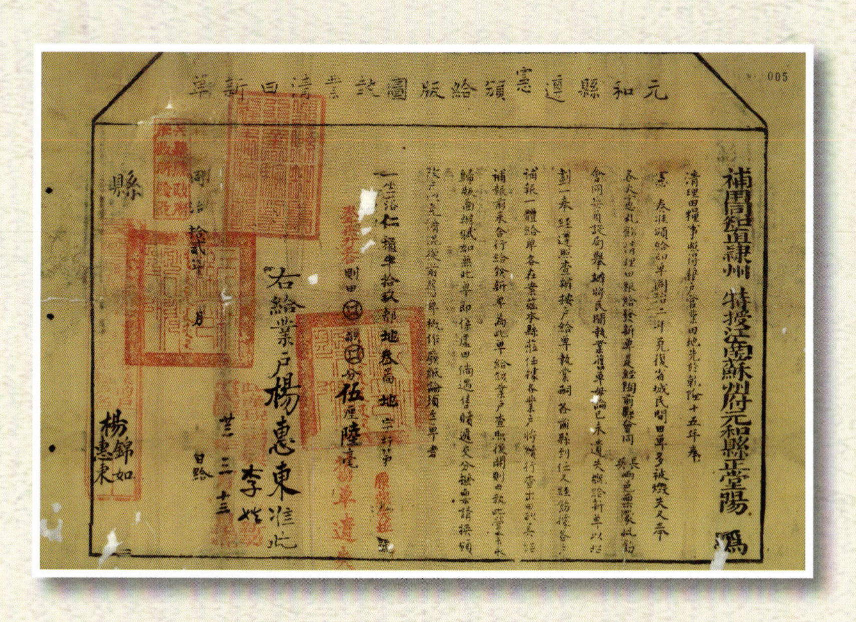
元和縣遵憲頒給版圖執業清佃新單

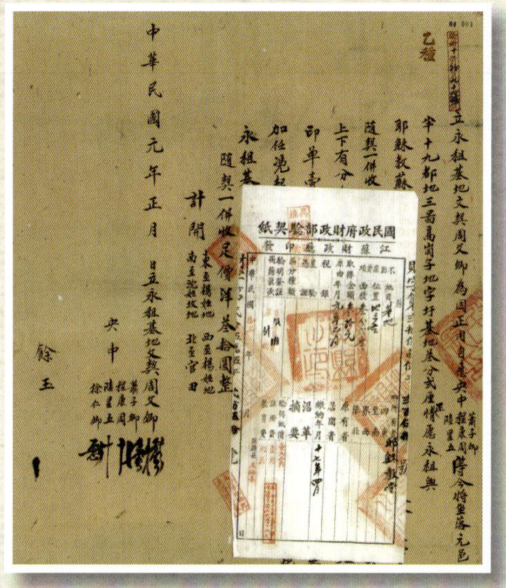
國民政府財政部驗契紙

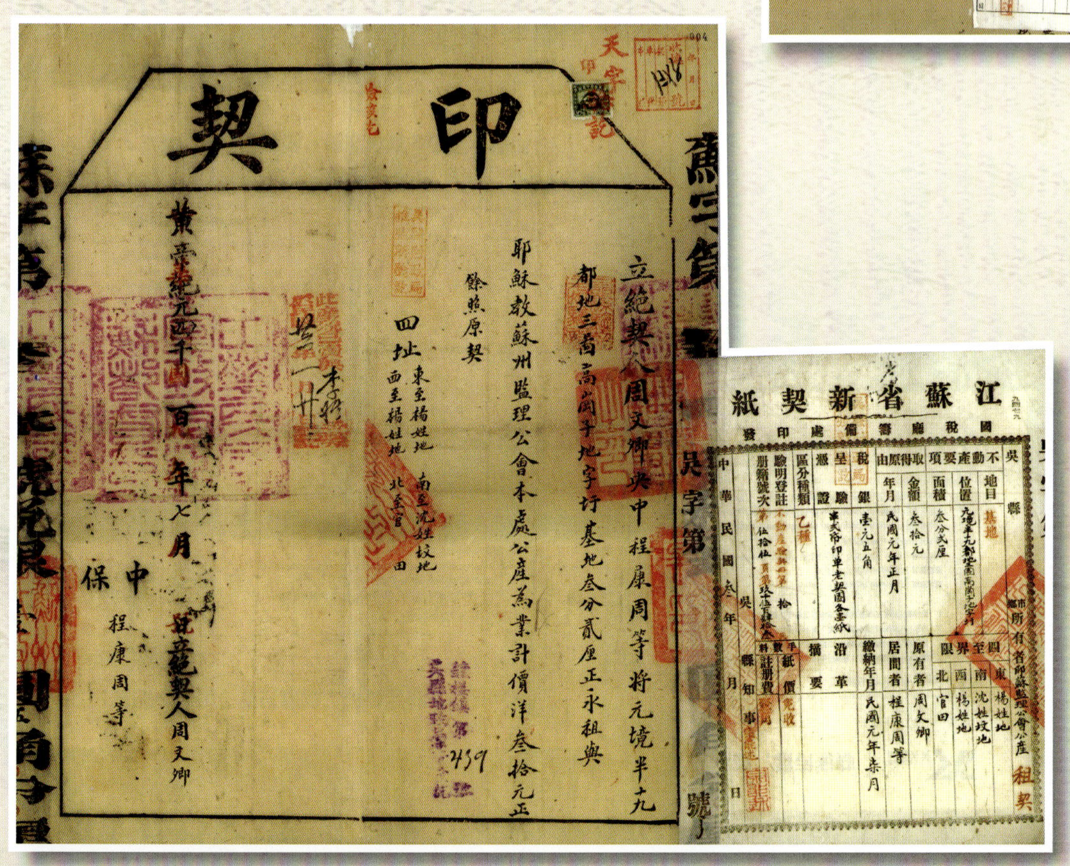
印契

江蘇省新契紙

◎ 博习医院土地所有权状

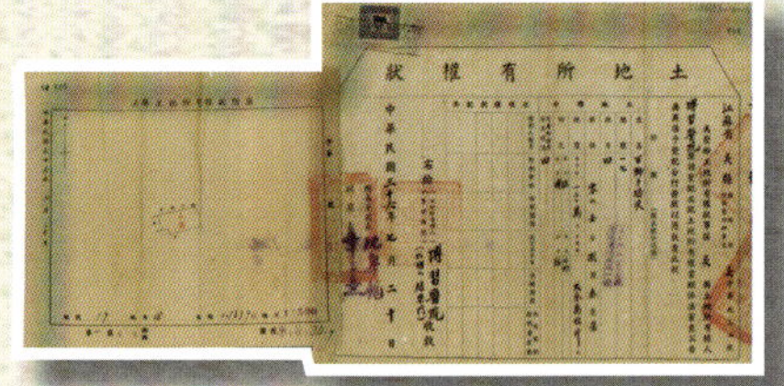

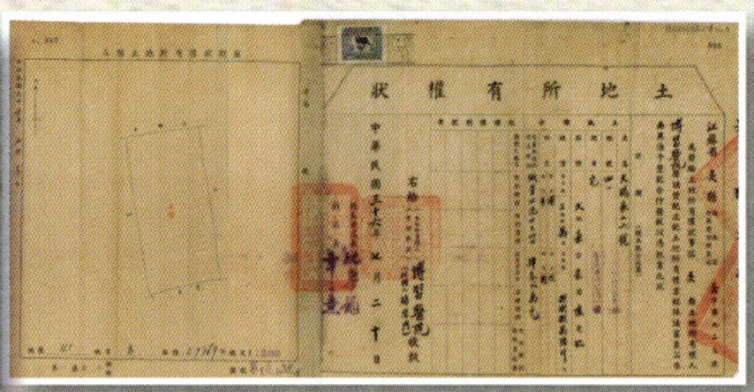

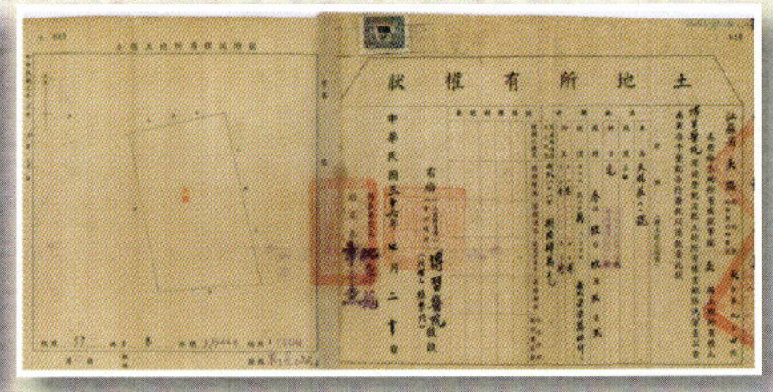

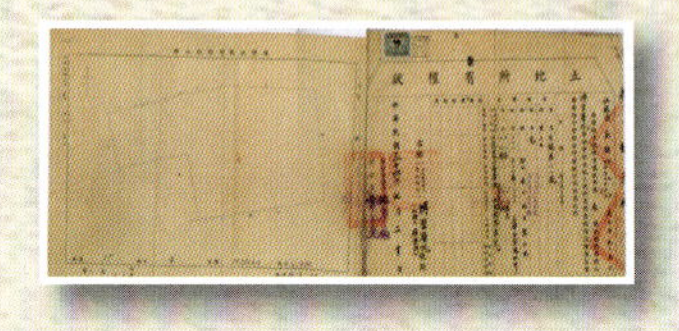

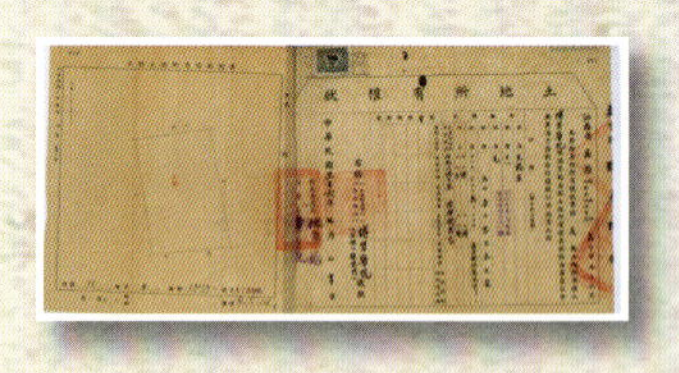

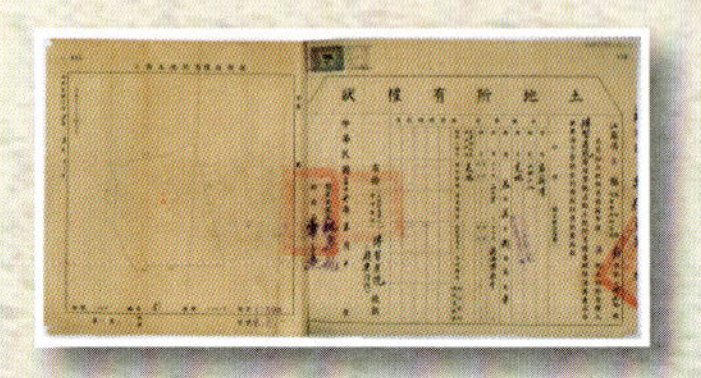

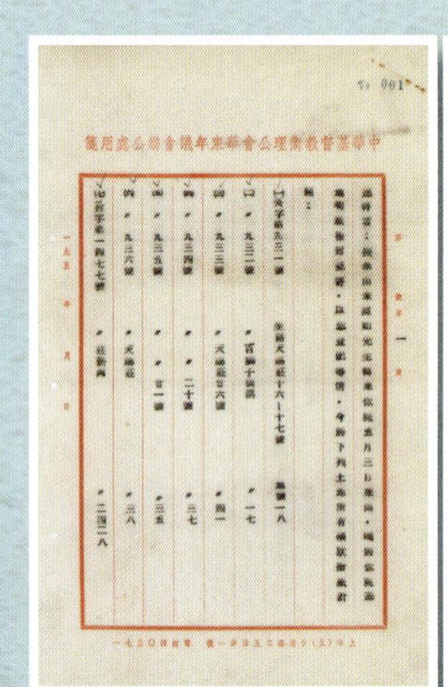

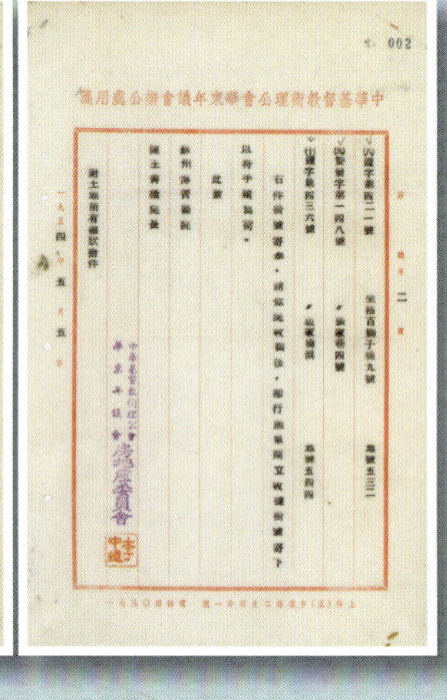

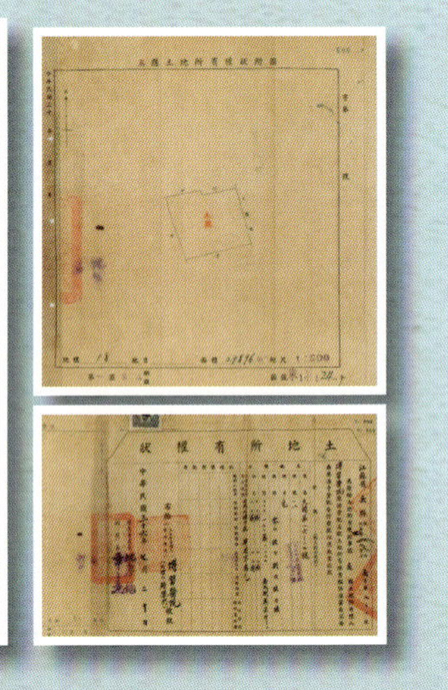

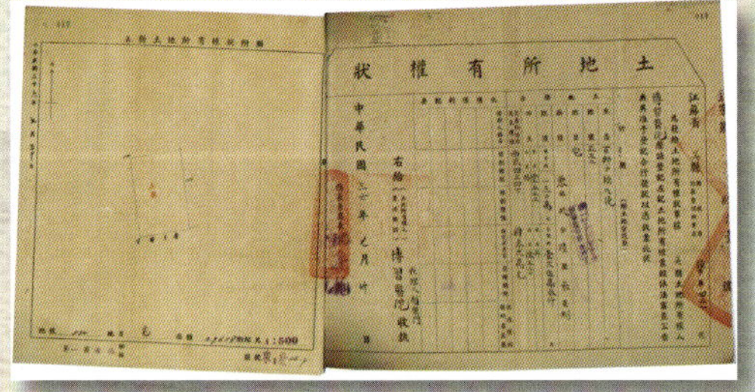

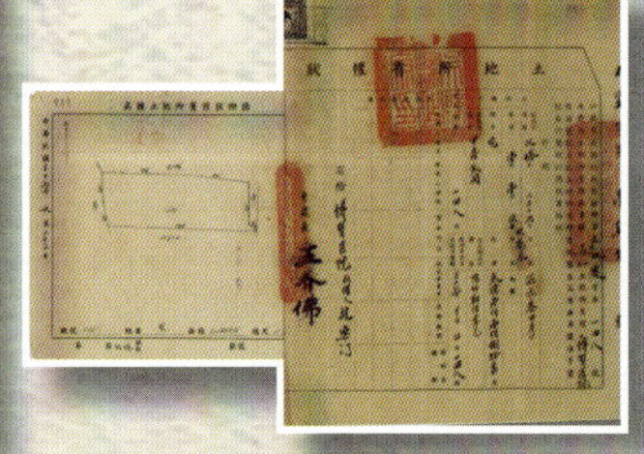

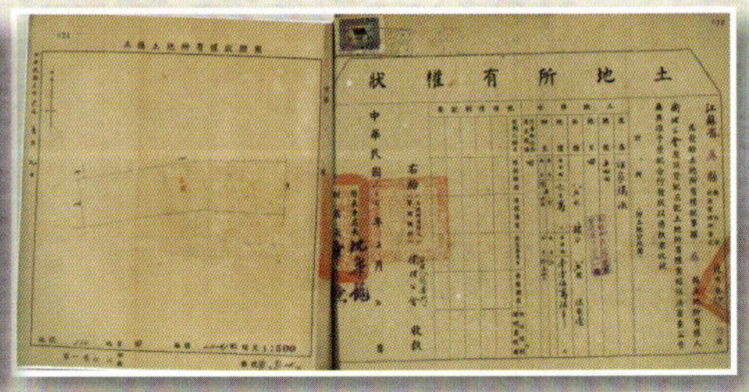

◎ 院名变更

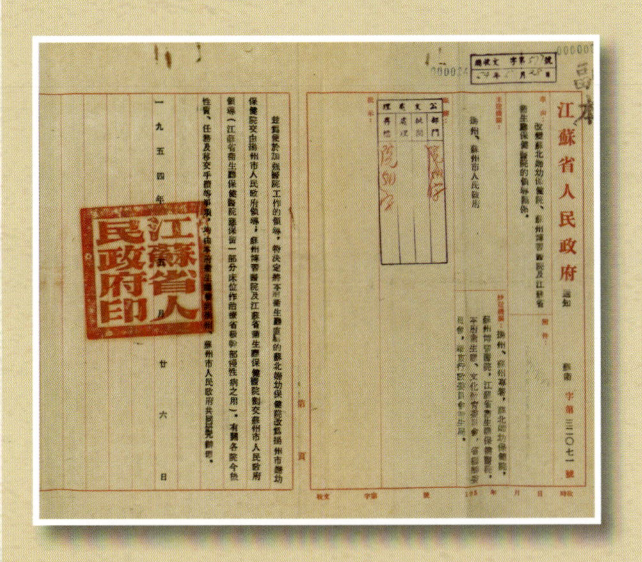
江蘇省人民政府

江蘇省人民政府印

▲ 1954 年 5 月 26 日，医院划归苏州市人民政府领导

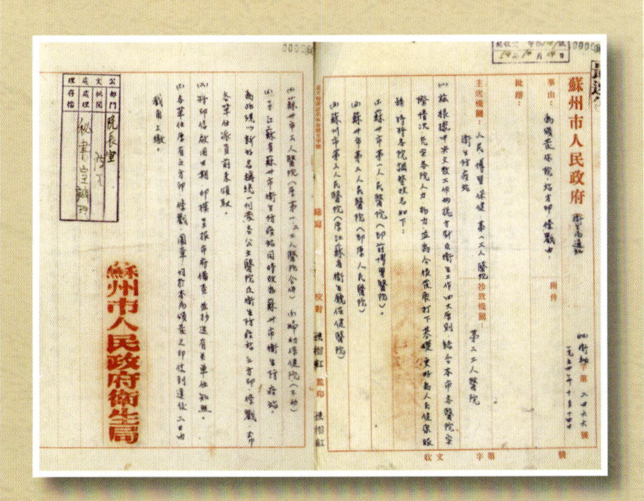
蘇州市人民政府

蘇州市人民政府衛生局

▲ 1954 年 10 月 14 日，医院改名苏州市第一人民医院

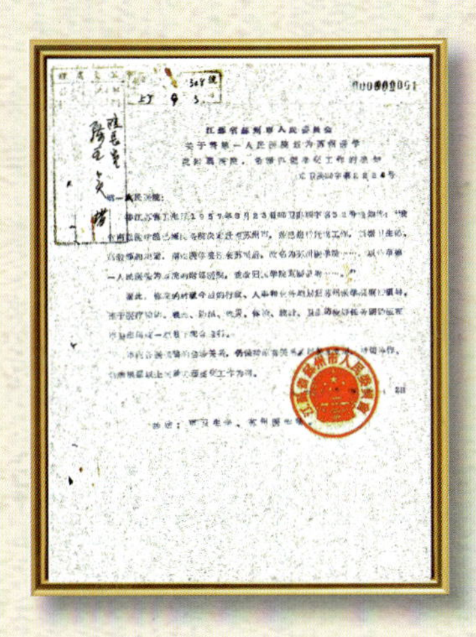

▲ 1957 年 9 月 2 日，医院改名苏州医学院附属医院

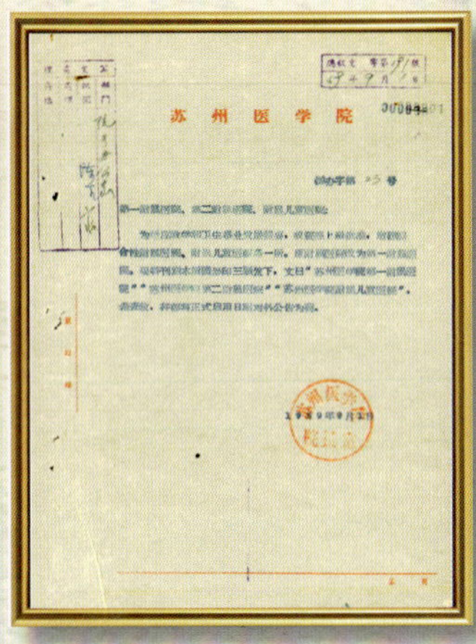
苏州医学院

▲ 1959 年 9 月 1 日，医院改名苏州医学院第一附属医院

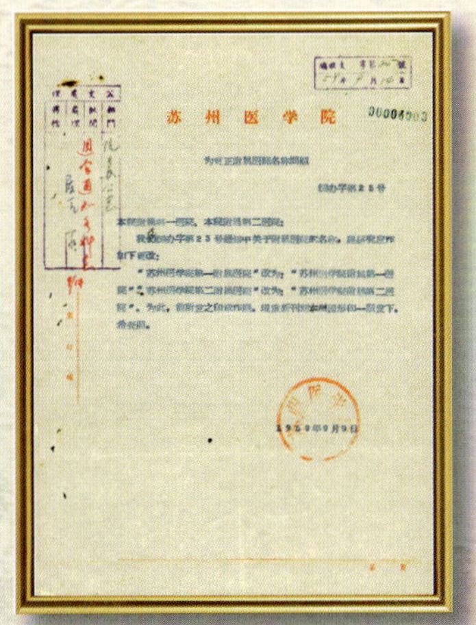
苏州医学院

▲ 1959 年 9 月 9 日，医院易名苏州医学院附属第一医院

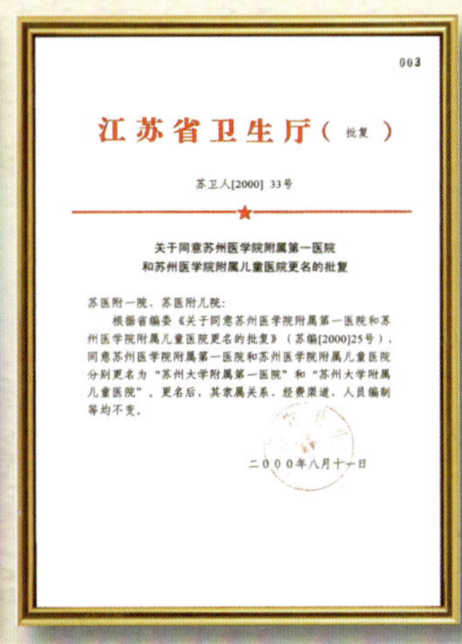
003

江苏省卫生厅（批复）

苏卫人[2000] 33号

关于同意苏州医学院附属第一医院
和苏州医学院附属儿童医院更名的批复

苏医附一院、苏医附儿院：

根据省编委《关于同意苏州医学院附属第一医院和苏州医学院附属儿童医院更名的批复》（苏编[2000]25号），同意苏州医学院附属第一医院和苏州医学院附属儿童医院分别更名为“苏州大学附属第一医院”和“苏州大学附属儿童医院”。更名后，其隶属关系、经费渠道、人员编制等均不变。

二〇〇〇年八月十一日

▲ 2000 年 8 月 11 日，医院改名苏州大学附属第一医院

◎ 医院建筑

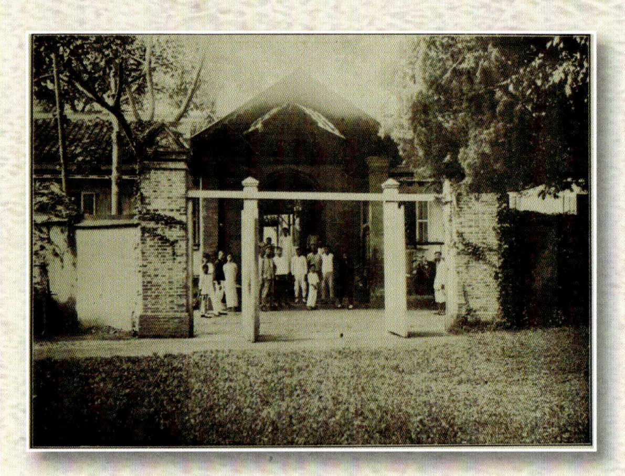

▲ 博习医院大门（1883 年）

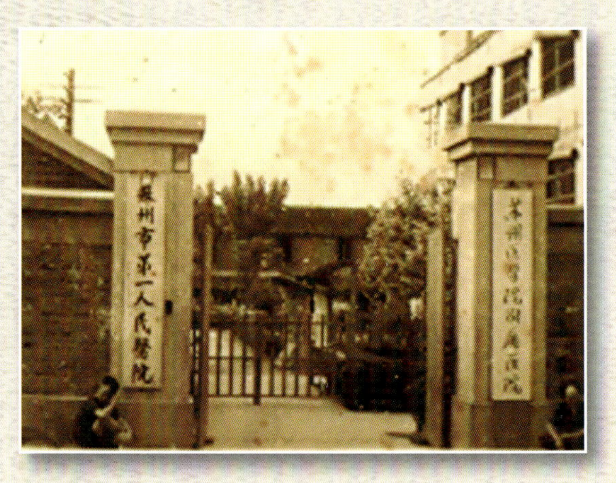

▲ 苏州医学院附属医院天赐庄大门（1957 年）

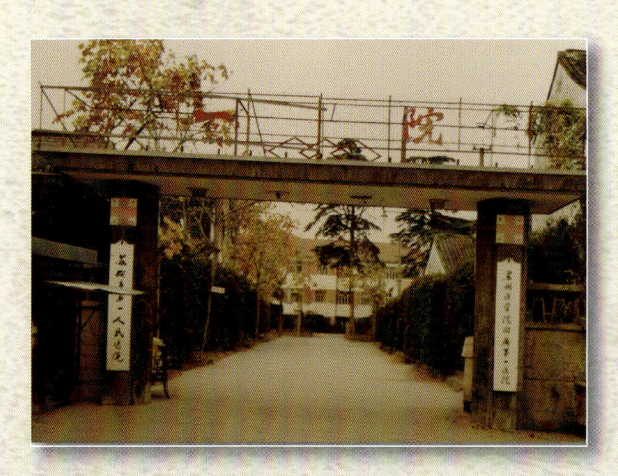

▲ 医院大门（1971 年）

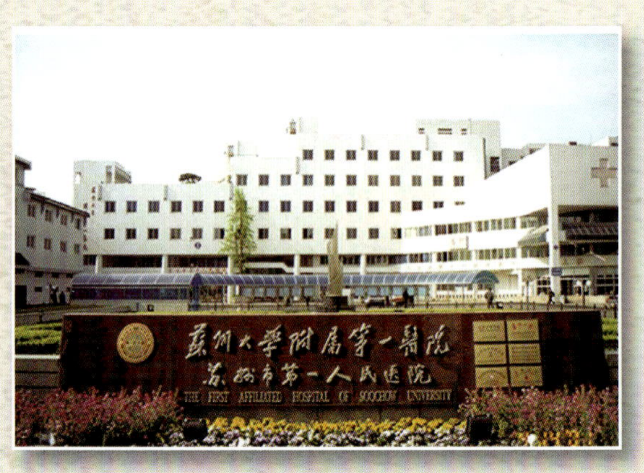

▲ 医院大门（1994 年）

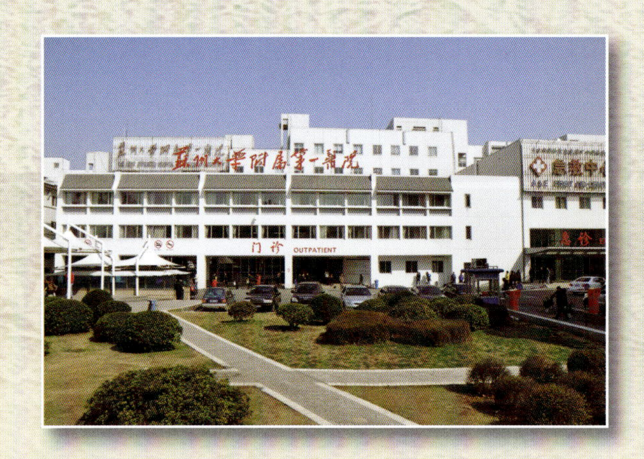

▲ 十梓街院区（ 2015 年）

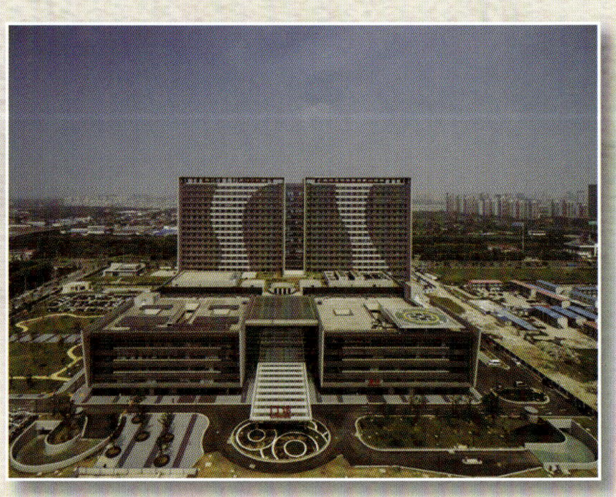

▲ 总院一期（ 2015 年）

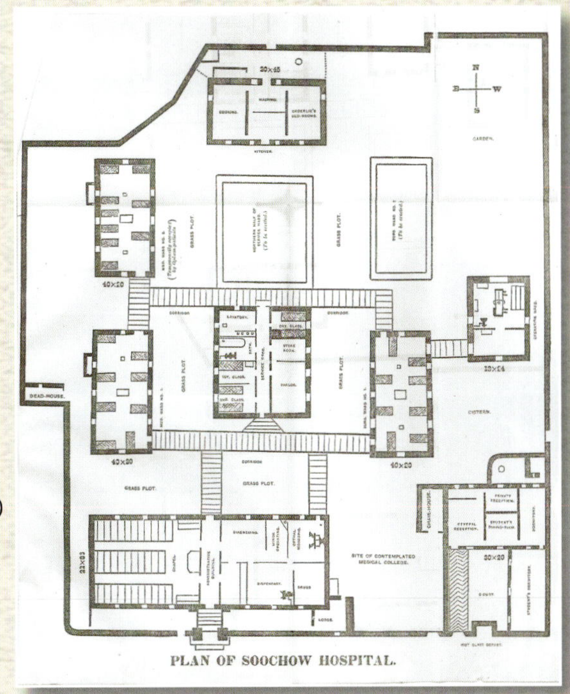

▶ 博习医院平面图（1883 年）

▼ 博习医院效果图（1883 年）

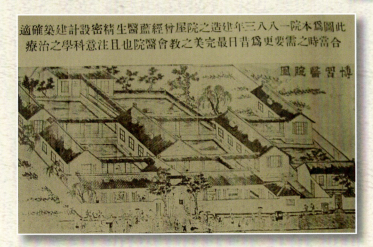

▼ 天赐庄博习医院旧貌（1883 年）

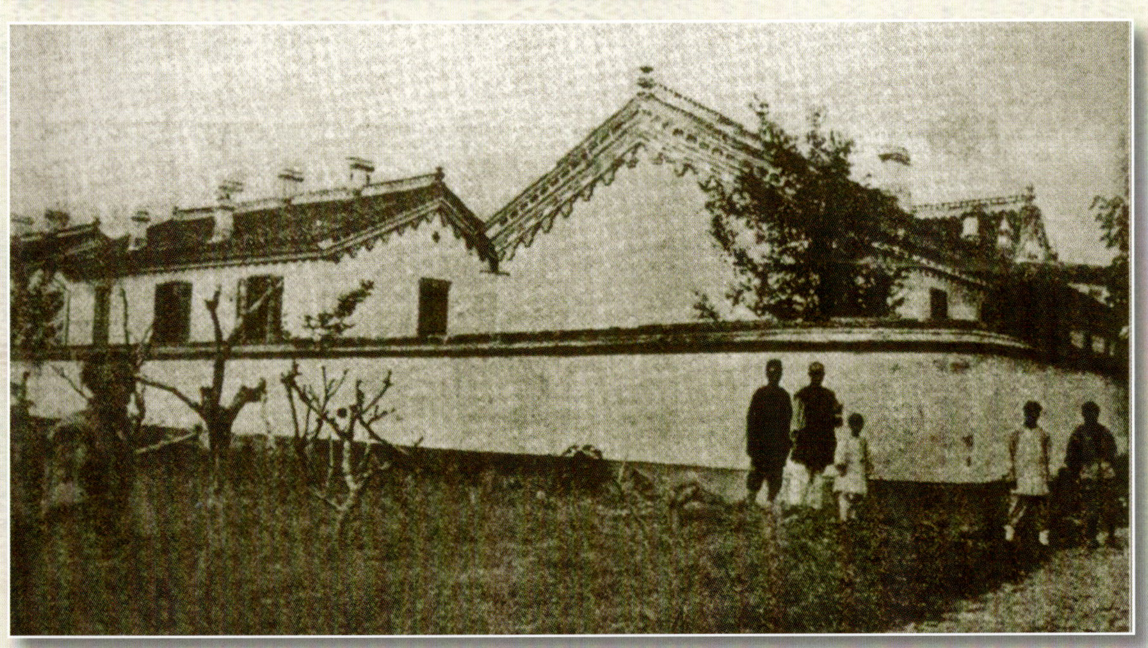

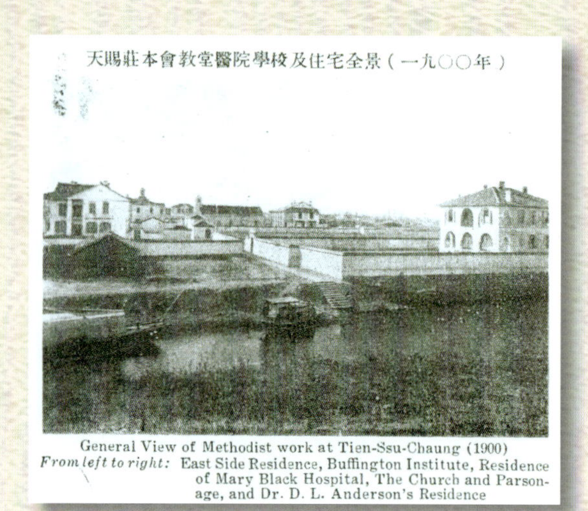

▲ 天赐庄教堂医院学校全景（1900 年）

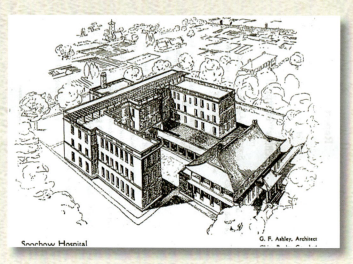

▲ 拟建博习医院新院效果图（1919 年）

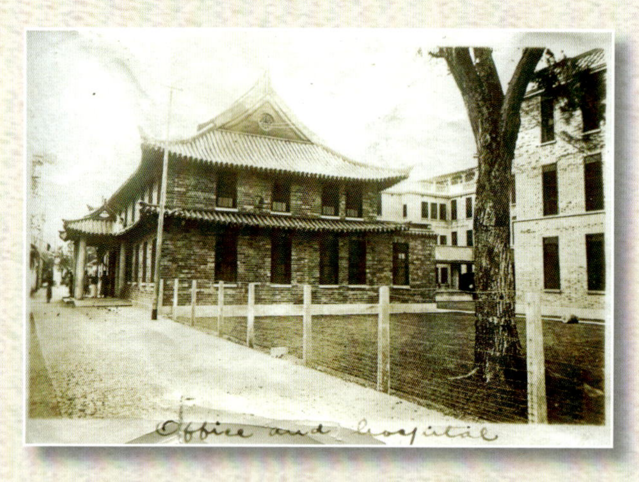

▲ 博习医院“金砖”门诊楼（1922 年）

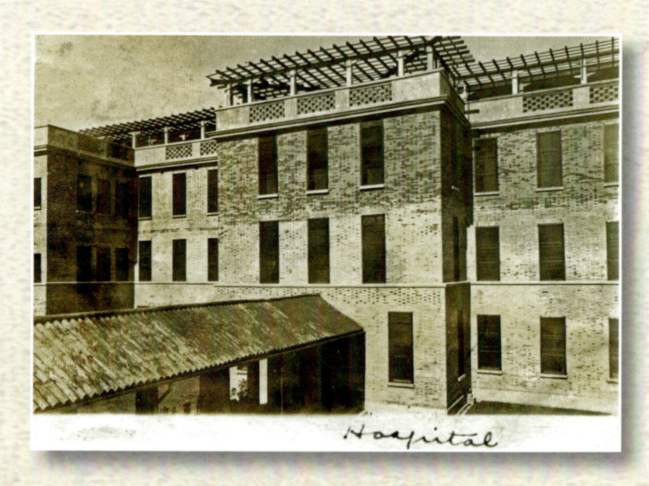

▲ 博习医院病房大楼（1922 年）

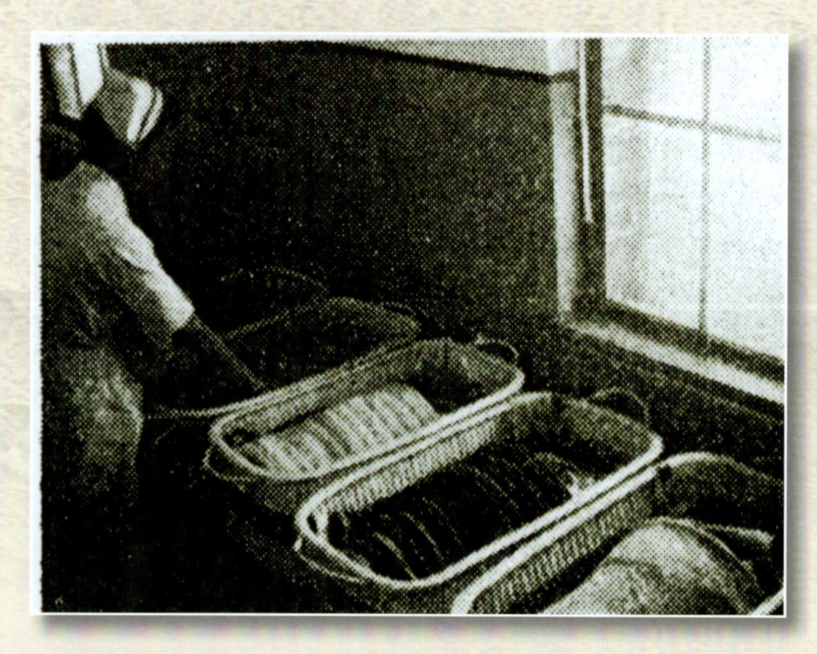

◀ 博习医院婴儿室（1928 年）

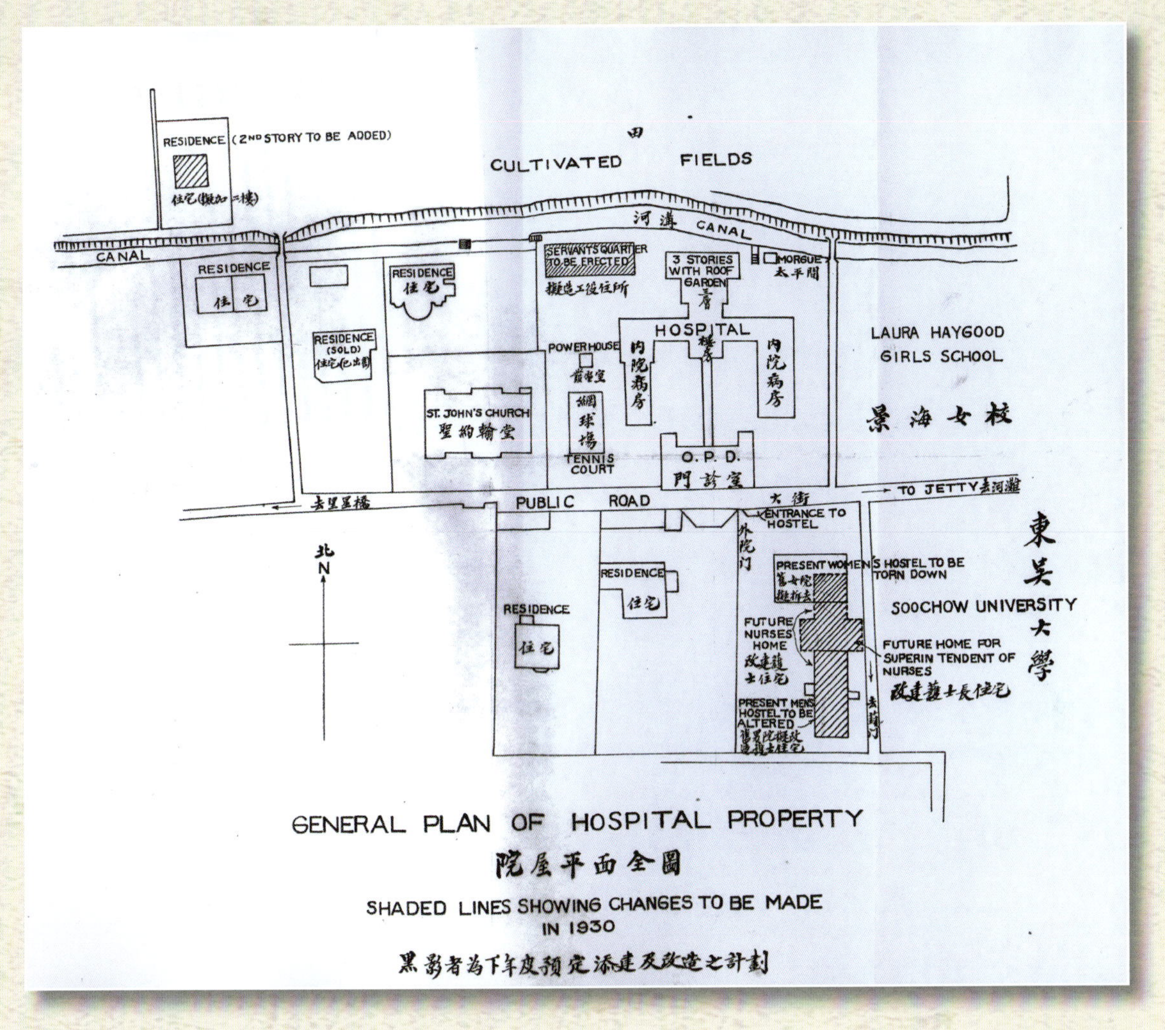

▲ 博习医院平面图（1930 年）

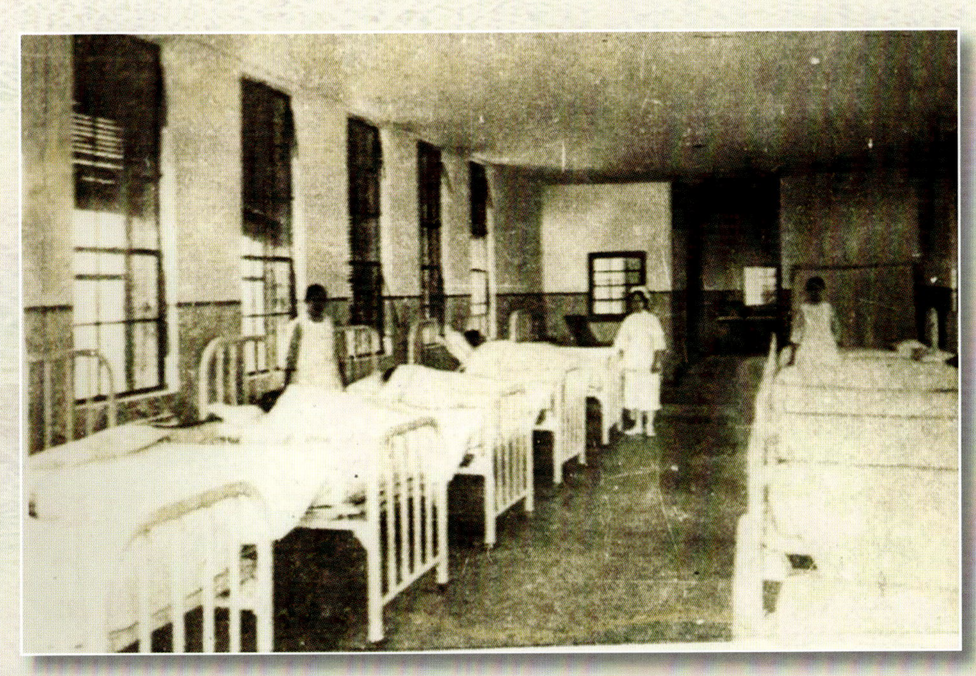

▶ 十六张床位的普通病房（1933 年）

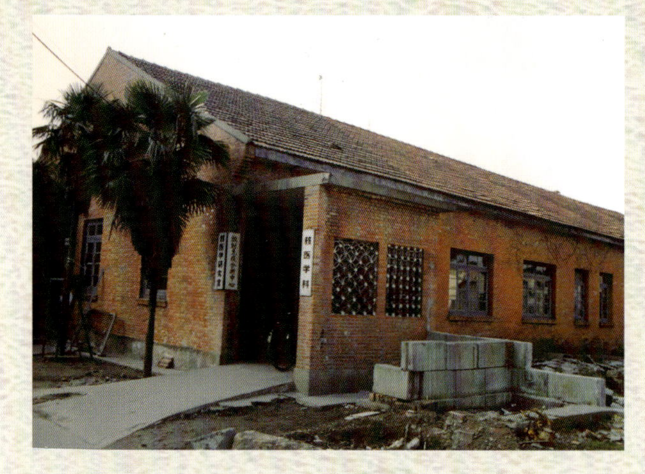

▲ 同位素室（1960 年）

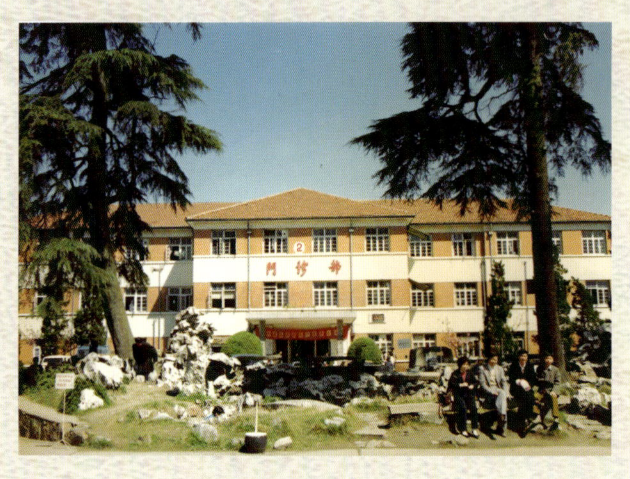

▲ 门诊楼（1962 年）

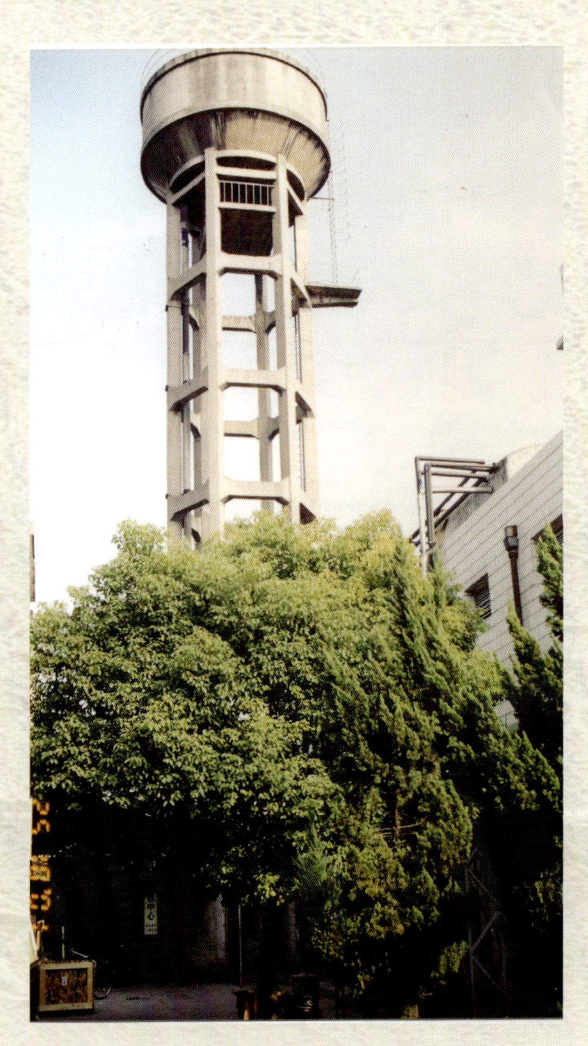

▲ 100 吨水塔（1973 年）

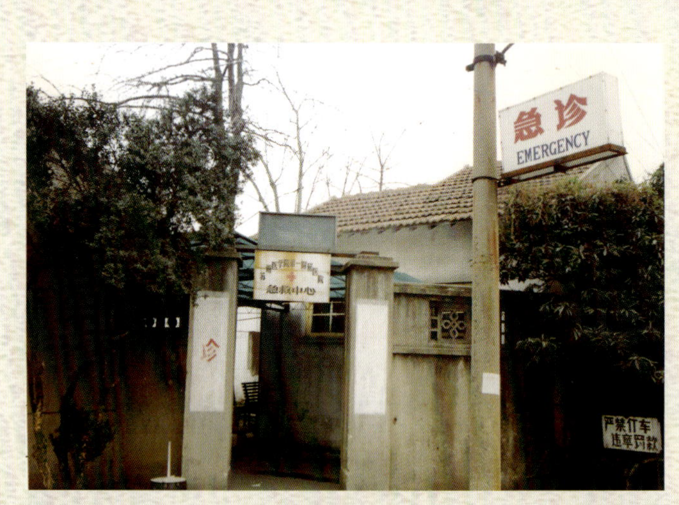

▲ 急诊室大门（1973 年）

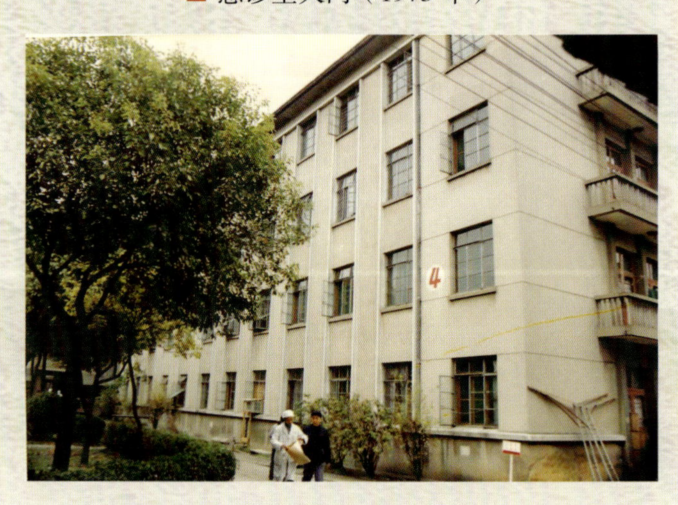

▲ 内科病房楼（1975 年）

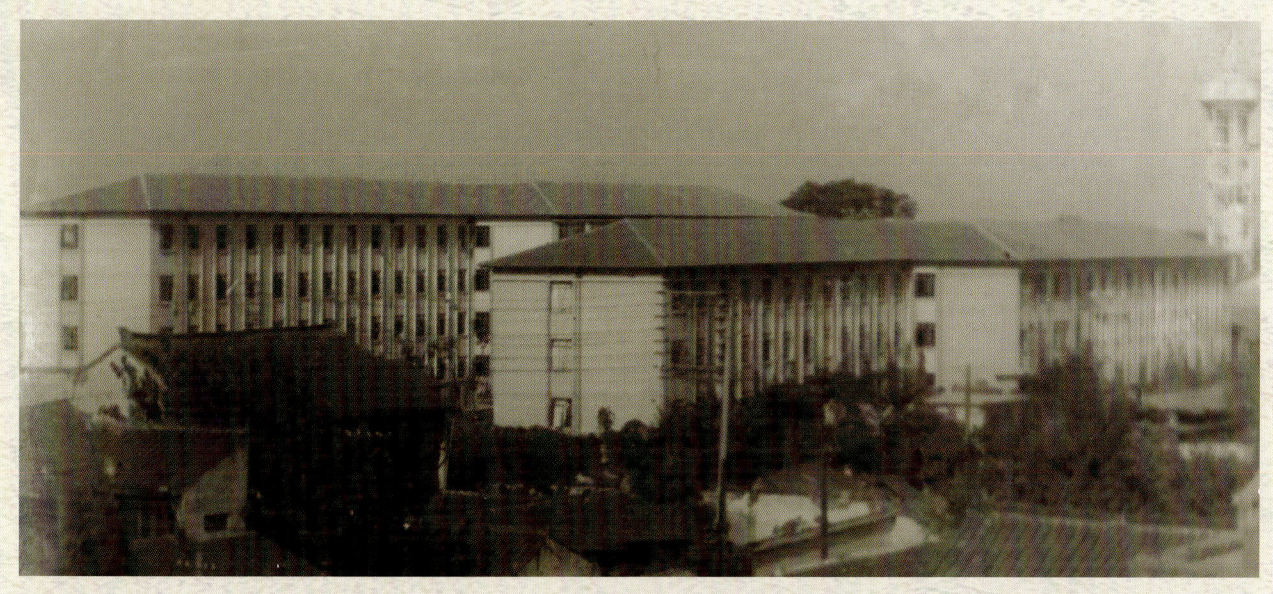

▲ 内外科病房楼全景（1975 年）

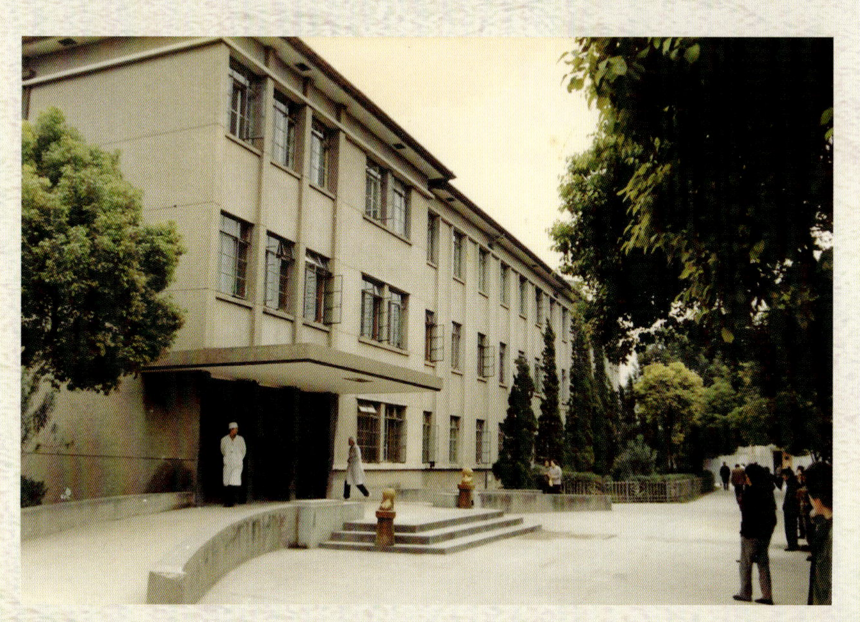

▲ 外科病房楼（1975 年）

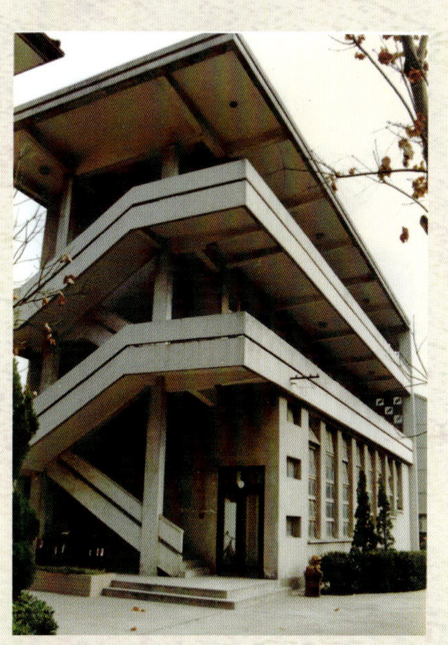

▲ 阶梯教室（1979 年）

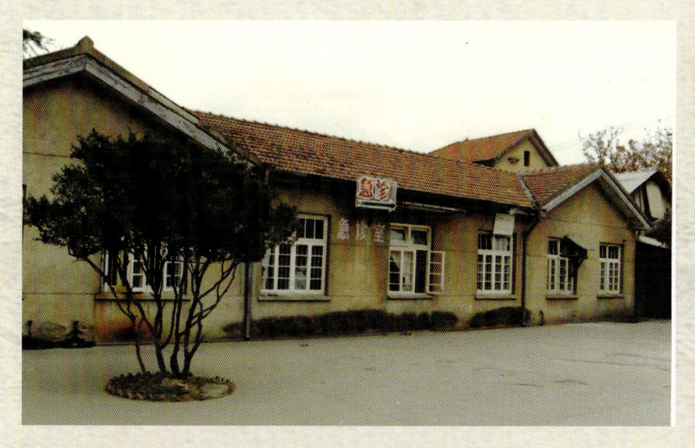

▲ 急诊室（1983 年）

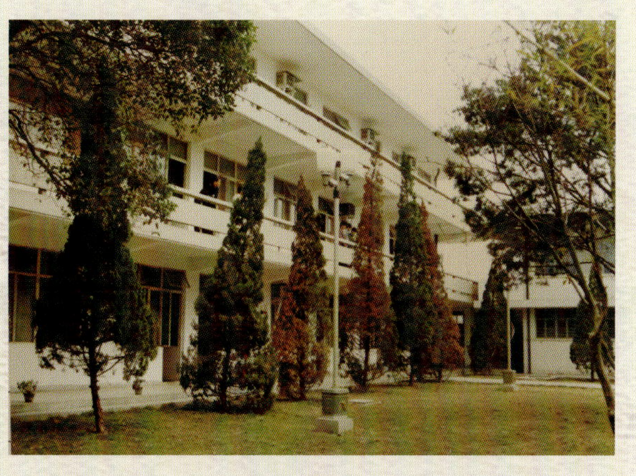

▲ 传染病科病房楼（1984 年）

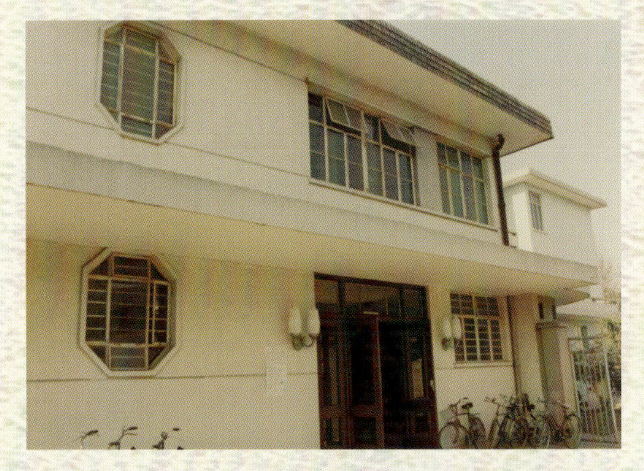

▲ 传染病科门诊楼（1985 年）

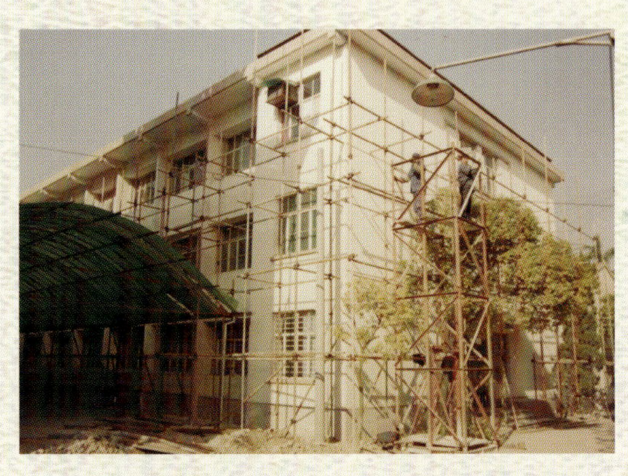

▲ 实验楼（1986 年）

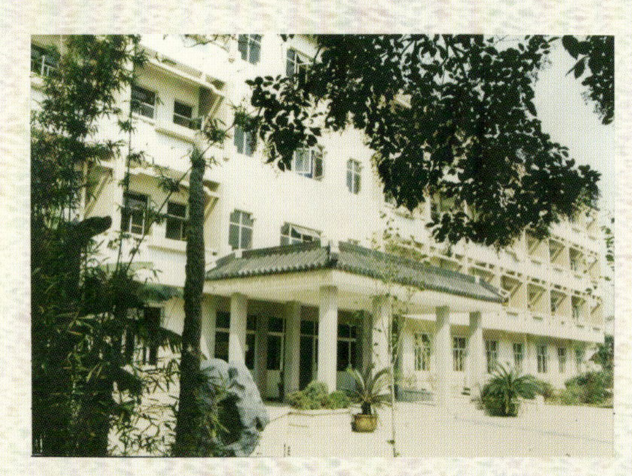

▲ 干部病房楼（1988 年）

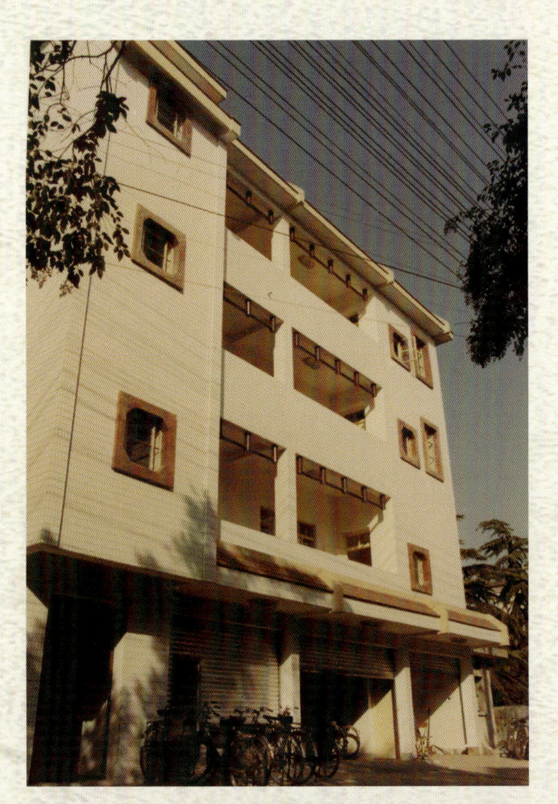

▲ 总机楼（1990 年）

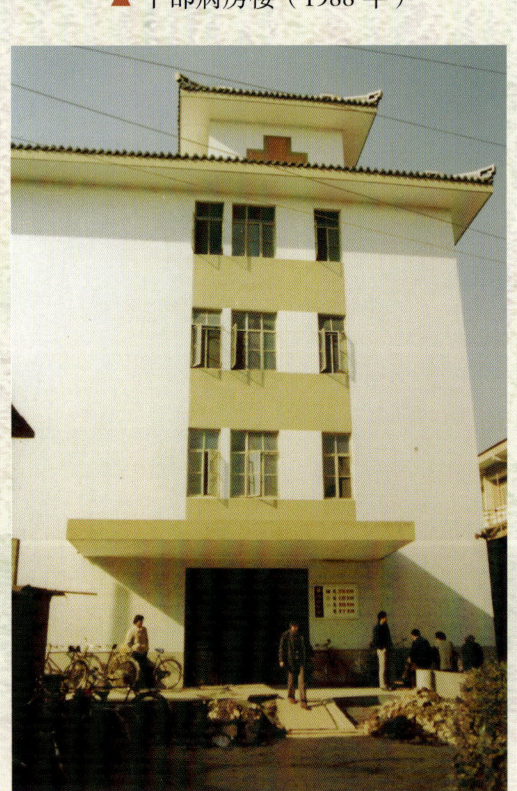

▲ 内科病房楼（1989 年）

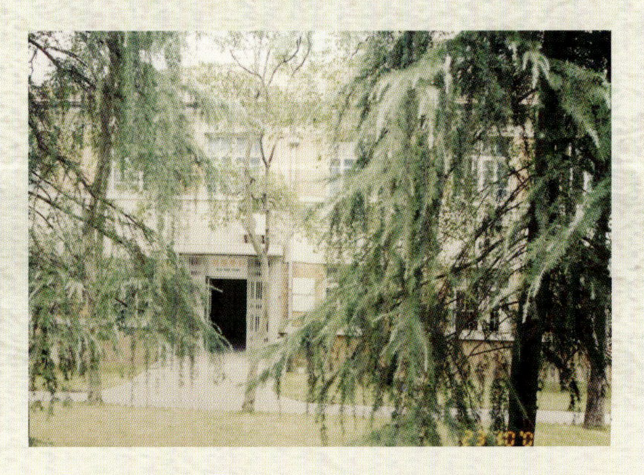

▲ 核医学科 ECT 机房（1993 年）

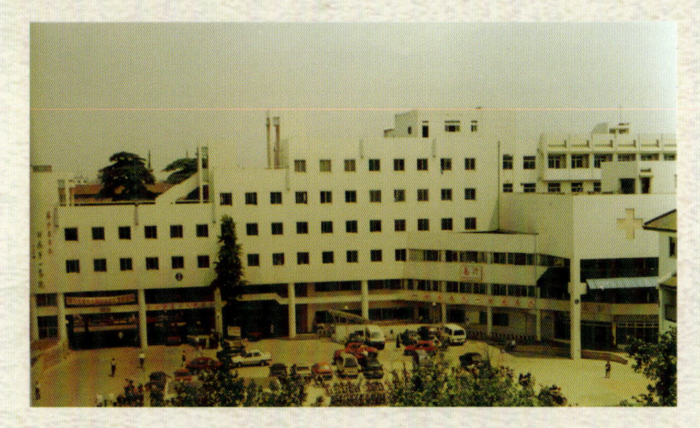

▲ 门诊楼（1993 年）

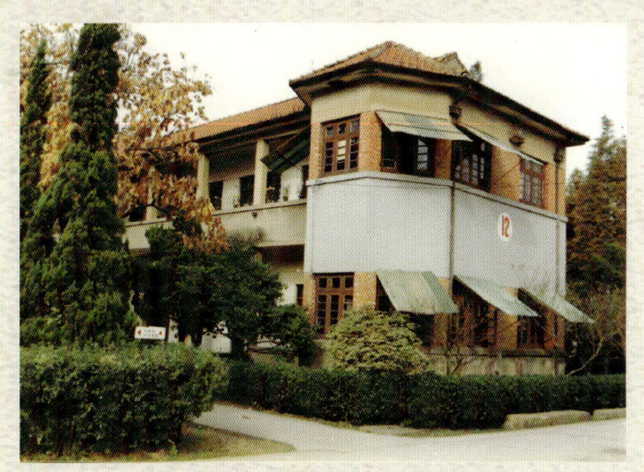

▲ 行政办公楼（1993 年）

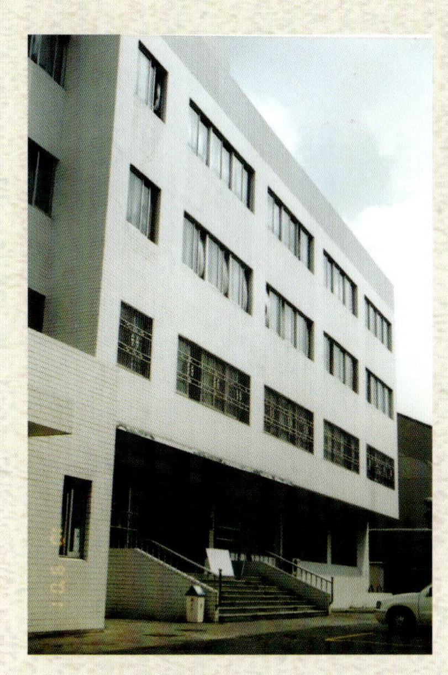

▲ 食堂综合楼（1997 年）

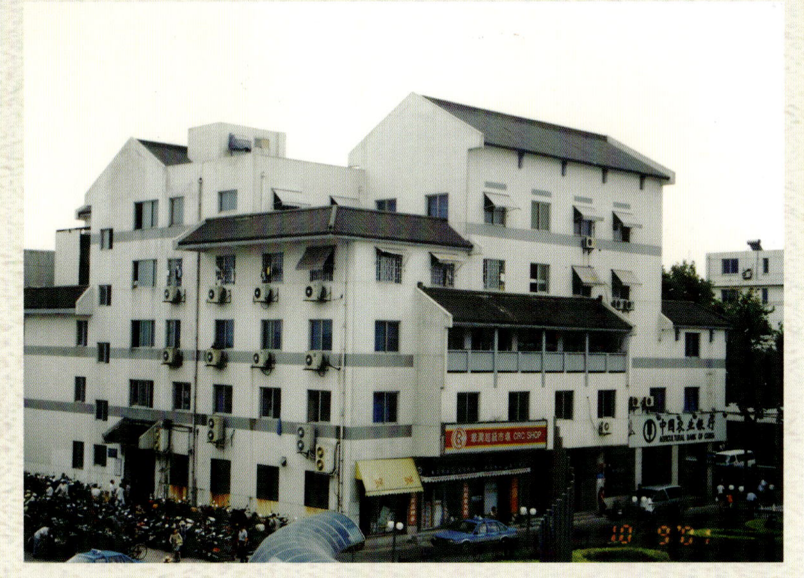

▲ 张家巷综合楼（1997 年）

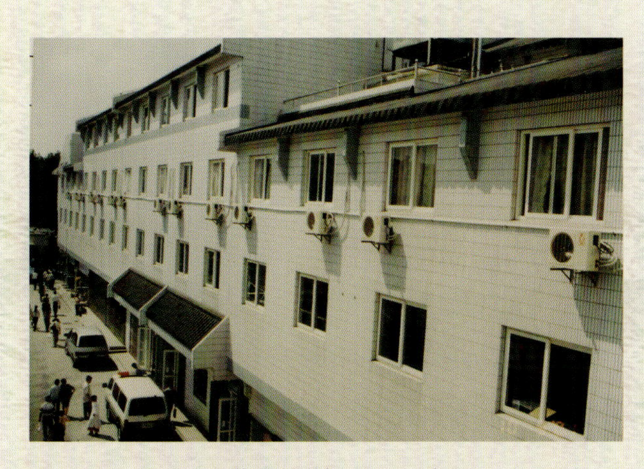

▲ 医药服务楼（2000 年）

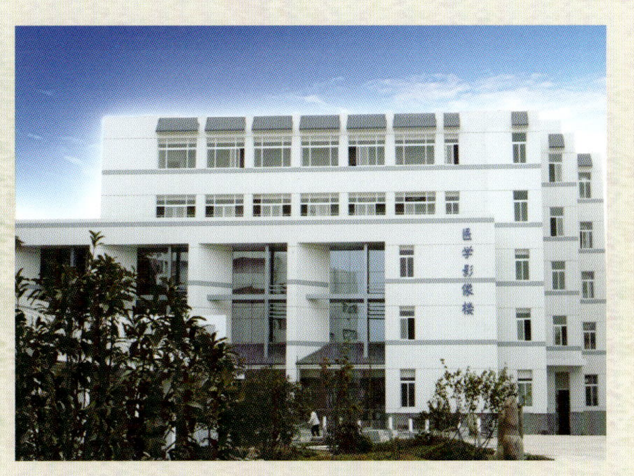

▲ 医学影像楼（2003 年）

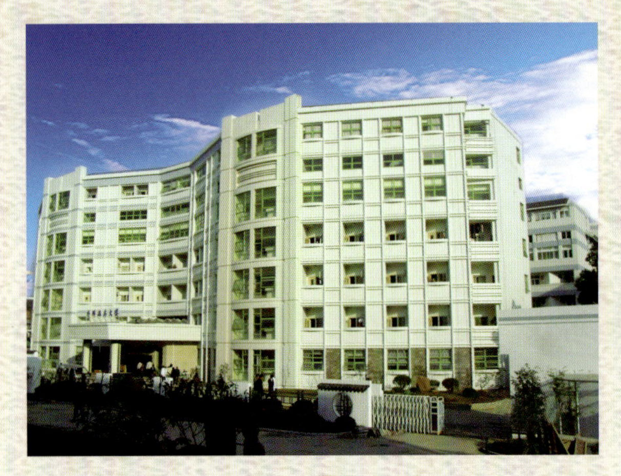

▲ 外科大楼（2003 年）

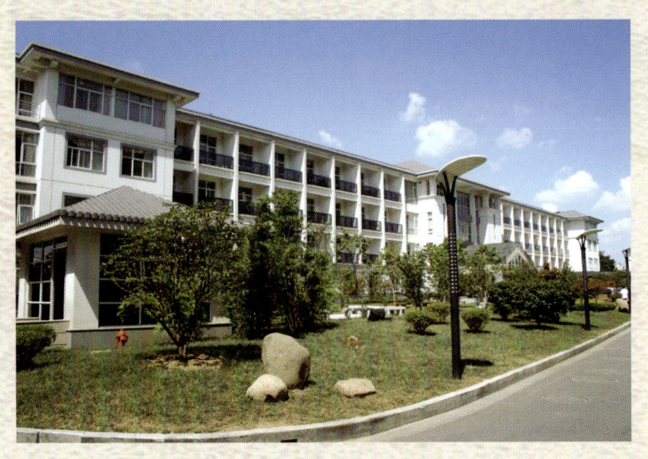

▲ 干部保健中心（2007 年）

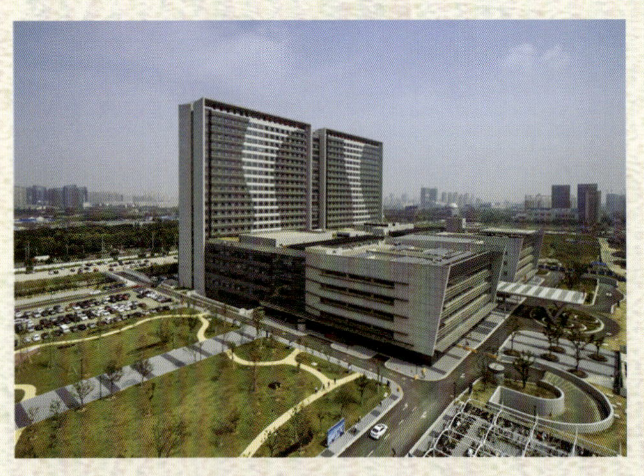

▲ 总院一期门诊楼（2015 年）

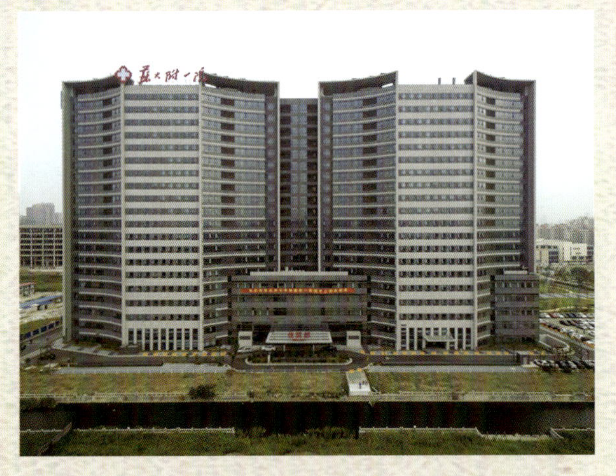

▲ 总院一期住院部（2015 年）

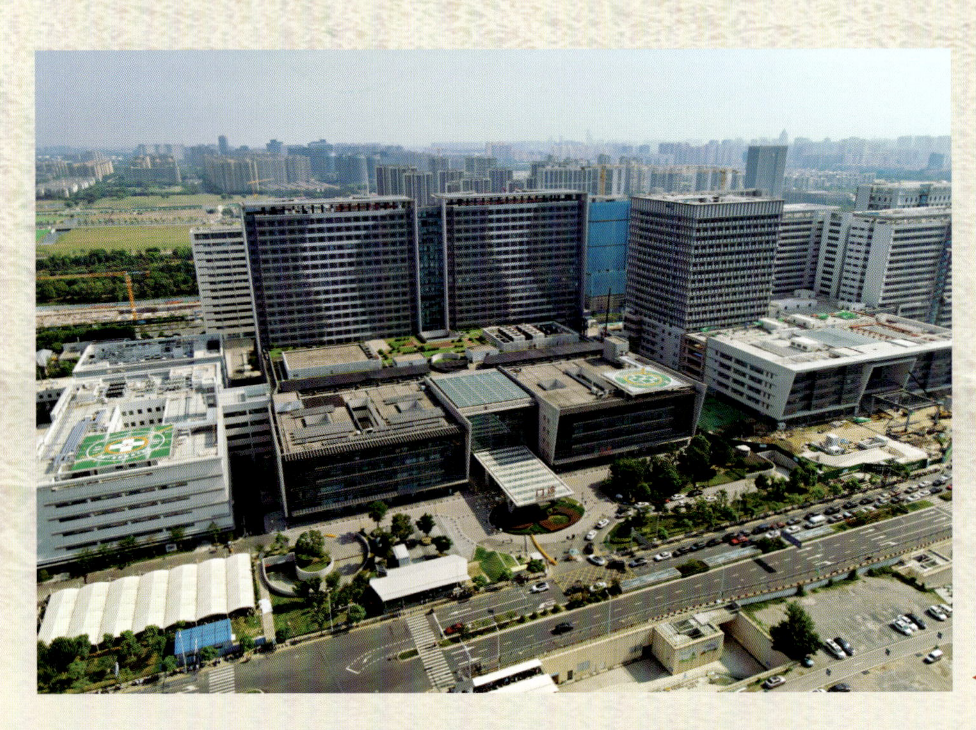

◀ 总院航拍图（2023 年）

序　一

吴中风物，自古清嘉。姑苏城南，天赐庄畔，百卌年前，柏乐文博士以仁心拓荒，创办博习医院，自此西医星火燃于江南，济世薪火代代相传。从清末民初的教会医院，到中华人民共和国成立后首批三级甲等医院；从苏州医学院附属医院的杏林深耕，到如今苏州大学附属第一医院的巍然矗立——这部《济世百卌展风华——苏州大学附属第一医院大事辑录（1883—2023）》，以编年为经、史实为纬，详录党政建制更迭、学科体系演进、医教研协同发展之脉络，既是一部镌刻红色基因的厚重院史，亦是一曲见证时代巨变的济世长歌。

回望百年峥嵘，先贤风骨犹在眼前。从“金砖楼”里中国最早的 X 光机投入使用，到中华人民共和国成立后首批三级甲等医院挂牌；从汶川地震 72 小时生命驰援，到新冠疫情防控期间整建制接管重症病区——每一次时代大考，都熔铸着“博习创新，厚德厚生”的院训精魂。特别值得铭记的是，1951 年医院由人民政府接管的重大转折，标志着红色基因深深植入发展命脉，医院逐步构建起党委领导下的院长负责制，将“人民至上”的宗旨贯穿于每一次机构调整、每一项制度革新之中。

审视当下图景，使命担当愈显厚重。作为江苏省卫生健康委直属省级医院，江苏省区域医疗中心，江苏省高水平医院、研究型医院和高质量发展省级试点医院，医院坚持以公立医院绩效考核指标为抓手，以现代医院管理制度为支撑，坚持稳中求进总基调，全面贯彻新发展理念，推进医院高质量发展。近年来，医院先后荣获全国文明单位、全国医院文化建设先进集体、医院改革创新奖等荣誉。

展望未来征程，初心如磐再谱新篇。站在建院 140 周年的历史节点，我们将以党的二十大精神为指引，锚定“健康中国 2030”战略目标，高举公益性旗帜，全面贯彻落实新时代党和国家的卫生健康工作方针，以人民健康为中心，全面提升医院服务品质、综合实力和社会声誉，在中国式现代化进程中奋力建设国内一流、国际知名，高水平、有特色的研究型医院。

此书既是对百卌年奋斗历程的深情回眸，更是面向未来的精神赓续。冀望全院同仁能从历史维度读懂使命担当，从先辈足迹汲取奋进力量，共同谱写新时代公立医院高质量发展的新篇章！

2023 年 12 月

序　二

翻开这本厚重的《济世百卌展风华——苏州大学附属第一医院大事辑录（1883—2023）》，时光的长河仿佛在此汇聚。一百四十载春秋更迭，从晚清博习医院初创时的七亩院舍到如今服务千万患者的现代化医疗中心，从姑苏天赐庄的西医启蒙到长三角医疗协作的重要枢纽，这部长卷记录的不仅是一家医院的沧桑巨变，更折射出中国医疗卫生事业发展的坚实足迹。

百年坚守，医道惟诚。1883 年，柏乐文博士以仁心播撒西医的种子；抗战烽火中，前辈医者辗转坚守，在动荡中守护医学薪火；中华人民共和国成立初期，医院在百废待兴中重建学科体系；改革开放以来，医院紧跟时代步伐，不断探索医学前沿，屡攀医学高峰，为患者提供更优质、更高效的医疗服务。从汶川地震的紧急驰援，到新冠疫情的昼夜坚守；从援非医疗的万里奔赴，到基层帮扶的深耕不辍——每一次危难关头的义无反顾，都是对“博习创新，厚德厚生”院训的生动诠释。

博习创新，薪火相传，步履不息。医院之名几经更迭，济世之志始终如一。这里凝聚着无数医者的智慧与汗水，有潜心钻研、皓首穷经的专家学者，有兢兢业业、默默奉献的普通员工。“博习”积淀深厚，“创新”孜孜探索，正是一代代苏大附一院人的坚守与付出，让百年医脉在传承中焕发新生，铸就了医院的今天。

厚德厚生，立足当下，务实深耕。迈进新时代，苏大附一院以“国内一流、国际知名，高水平、有特色的研究型医院”为目标，以医疗为本、质量为魂、科研为基、服务优先、责任为重，坚守大医之道，恪守大医之德，坚持以人民为中心的发展思想，开拓创新，务实进取，在高质量发展的道路上不断创造各项事业高峰。

这部辑录既是对过往的致敬，亦是对未来的期许。在古城水巷的人间天堂，沐浴着苏城春秋冬夏，站在新的历史起点上的苏大附一院，继承着一百四十年的文化积淀，正如一艘在川流不息的河流中前进的船舶，向着更远的目标，乘风破浪，扬帆起航。苏大附一院将永葆“博习”之志，以更开放的姿态拥抱医学发展，以更温暖的情怀守护百姓安康。愿这跨越三个世纪的夜航船，继续照亮人类征服病痛的征途，续写下一个百年华章。

2023 年 12 月

前　言

日月如梭，光阴荏苒。自 1883 年 11 月 8 日苏州博习医院成立，与其一脉相承的苏州大学附属第一医院，于今已逢一百四十华诞。

白驹过隙，岁月留痕。苏州大学附属第一医院一百四十年风雨兼程，历经清末、民国、新中国三个历史时期的沧桑巨变，为医学之薪火承传，弦歌不绝；苏州大学附属第一医院一百四十年春华秋实，历经私立教会医院、公立市属医院、医学院附属医院、综合大学附属医院四个历史阶段的更迭相延，为国人之健康福祉建功立业。

风雨沧桑，砥砺奋进。苏州大学附属第一医院虽历经院名多次更迭，但不变的是“博习创新、厚德厚生”的院训；苏州大学附属第一医院虽历经隶属关系多次变更，但不变的是“救死扶伤、代代传承”的使命；苏州大学附属第一医院虽历经院址多次迁移，但不变的是“悬壶济世、医道精进”的追求。

重温苏州大学附属第一医院发展史，其始创之初的筚路蓝缕、沦陷岁月的举步维艰、恢复时期的重振旗鼓、新生之后的生机勃勃、鼎盛时段的蜚声中外，无不令人心潮澎湃，感慨万千，继而催人奋进，倍感任重道远。

溯源回眸，抚今追昔，西医东渐，博习开启，穿越百卌展风华；继往开来，誉满杏林，革故鼎新，再铸辉煌，济世百卌弘仁爱。

目　录

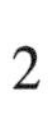

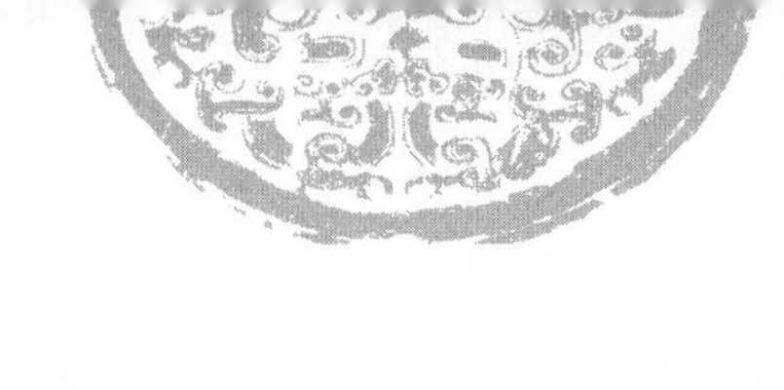

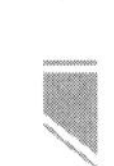

一、概　况

1. 医院简介[①]

苏州大学附属第一医院（苏州市第一人民医院）原名苏州博习医院，创建于1883年（清光绪九年），系美国基督教中华监理公会在中国设立的第一所教会医院，也是江苏省创办较早的一家综合性西医医院。

创办初期，医院占地7亩[②]，建造平屋8幢，开设床位30张，收治内科、外科、妇科患者和戒烟者，第一年门诊量7 600人次，住院125人次。1922年，医院重建新屋落成，建筑面积扩大至3 329平方米，床位数增加到100张。抗日战争期间，日军兵站曾一度占领医院，1945年日本投降后医院复归教会管理。1949年苏州解放，在院工作的美籍人员陆续回国。1951年11月，人民政府接办医院，博习医院由私立教会医院转变为一所全民所有制的新型医院。1954年10月，医院改名苏州市第一人民医院。1957年9月，医院成为苏州医学院附属医院。1959年9月1日，医院改名苏州医学院第一附属医院；同年9月9日，医院易名苏州医学院附属第一医院。1979年6月7日，医院开始“苏州医学院附属第一医院”“苏州市第一人民医院”两个院名同时沿用。2000年4月，苏州医学院并入苏州大学，同年8月，医院更名为苏州大学附属第一医院。

经过近140年的发展，医院已成为卫生部首批三级甲等医院，江苏省卫生健康委直属省级医院，江苏省区域医疗中心，江苏省高水平医院、研究型医院和高质量发展省级试点医院。近年来，医院先后荣获全国文明单位、全国医院文化建设先进集体、医院改革创新奖等荣誉。在2021年国家三级公立医院绩效考核中，医院位列全国第二十九。在2022年中国顶级医院排行榜中，医院位列第三十二。

医院分为总院和十梓街院区，核定床位3 500张。医院现有职工5 374人，其中

---

① 数据统计截至2023年12月。

② 1亩≈666.67平方米。

正高级专家458人，副高级专家906人。医院现有临床医技科室45个，临床医学教研室48个，省部级以上培训基地16个，国家临床医学研究中心1个，江苏省临床医学研究中心3个，江苏省工程研究中心3个，江苏省临床医学中心3个，江苏省医学创新中心4个，江苏省级临床重点专科34个。内科血液病学、骨外科学为国家重点学科，骨科、血液内科、心脏大血管外科、呼吸内科、临床护理、神经外科、临床药学为国家级临床重点专科，麻醉科、急诊科、病理科、胸外科、放射科为国家级临床重点专科建设项目，血栓与止血重点实验室为卫生部重点实验室。

医院承担着苏州大学苏州医学院的教学任务，现有一级学科博士点1个（临床医学），二级学科专业型博士点20个，一级学科硕士点1个，二级学科专业性硕士点20个。医院现有博士生导师139人，硕士生导师279人，中国工程院院士1人，欧洲科学院院士1人，俄罗斯工程院院士1人，中华医学会专委会主任委员4人，国家卫生健康突出贡献中青年专家4人，江苏省有突出贡献中青年专家17人，享受政府特殊津贴专家46人。“十三五”以来，医院5次获得国家科学技术进步二等奖，2次获得何梁何利基金科学与技术进步奖，先后获得优秀青年科学基金、国家杰出青年科学基金等项目，国家自然科学基金资助保持在较高水平。在2022年度中国医院院校/中国医院科技量值（Science and Technology Evaluation Metrics，STEM）医院综合排名中位列全国第三十三，江苏省第二，五年总科技量值排名全国第三十一。

苏大附一院始终秉承“博习创新、厚德厚生”的院训，高举公益性旗帜，全面贯彻落实新时代党和国家的卫生健康工作方针，以人民健康为中心，以高质量发展为主题，完整、准确、全面贯彻新发展理念，主动服务和融入新发展格局，全方位提升医院服务品质、综合实力和社会声誉，在中国式现代化进程中奋力建设国内一流、国际知名，高水平、有特色的研究型医院。

2. 医院名称、性质、隶属关系变迁一览表（1883—2023年）

起讫时间	医院名称	性质	隶属关系
1883年11月—1940年	苏州博习医院	私立教会医院	美国基督教中华监理公会
1940年—1943年3月	苏州博习医院	私立教会医院	美国基督教中华卫理公会
1943年3月—1945年10月	同仁会博习医院	私立	日本同仁会
1945年10月—1951年11月	苏州博习医院	私立教会医院	美国基督教中华卫理公会
1951年11月—1953年1月	苏州博习医院	全民所有制	苏南行政公署卫生处
1953年1月—1954年5月	苏州博习医院	全民所有制	江苏省人民政府卫生厅
1954年5月—1954年10月	苏州博习医院	全民所有制	苏州市人民政府（卫生局）
1954年10月—1957年8月	苏州市第一人民医院	全民所有制	苏州市人民政府（卫生局）
1957年8月—1959年8月	苏州医学院附属医院	全民所有制	苏州医学院
1959年9月1日—1959年9月8日	苏州医学院第一附属医院	全民所有制	苏州医学院
1959年9月9日—1962年12月	苏州医学院附属第一医院	全民所有制	苏州医学院
1963年1月—1979年6月	苏州医学院附属第一医院	全民所有制	苏州医学院、江苏省卫生厅
1979年6月—2000年12月	苏州医学院附属第一医院、苏州市第一人民医院	全民所有制	苏州医学院、江苏省卫生厅
2000年12月至今	苏州大学附属第一医院、苏州市第一人民医院	全民所有制	苏州大学、江苏省卫生厅

注：表格数据统计截至2023年12月底。

3. 医院历任院级领导一览表（1883—2023 年）

姓名	职务及任职时间					
	院长	副院长	党委（总支/支部）书记	党委（总支/支部）副书记	纪委书记	备注
柏乐文（美）	1883 年；1886—1893 年；1894—1916 年					
蓝华德（美）	1884 年					
曹子实	1885 年					
赫医生（美）	1893—1894 年					
苏迈尔（美）	1917—1922 年；1924—1927 年；1932—1936 年					
衡乐文（美）	1923—1924 年					
李骏德		1926—1927 年				
李广勋	1927—1932 年					
蒋育英	1942 年 12 月—1943 年 1 月	1932—1933 年				
赵乐门（美）	1936—1940 年；1946 年 6 月—1949 年	1931—1932 年				
米艾迪（美）	1940—1941 年					
肖伯萱	1941 年 12 月—1942 年 12 月					
中山正雄（日）	1943 年 1 月—1945 年					
刘克望	1945 年 11 月—1946 年 6 月					
陈王善继	1949 年 1 月—1967 年 2 月；1979 年 12 月—1980 年 6 月					1973 年 10 月—1979 年 11 月任革委会副主任

续表

姓名	职务及任职时间					
	院长	副院长	党委（总支/支部）书记	党委（总支/支部）副书记	纪委书记	备注
诸荣恩		1949年1月—1957年；1982年1月—1983年11月				
张风		1952年9月—1953年10月				
初蕴德				1953年10月		
张开峰		1953年10月—1955年9月	1954年5月—1955年9月			
戴春山				1955年4月—1956年3月		
吴健		1955年9月—1958年2月				
曾明			1956年3月—1956年11月			
陈务民		1956年7月—1959年10月				
陈明斋		1956年7月—1959年10月；1964年7月—1967年2月；1979年12月—1983年1月				1973年10月—1979年11月任革委会副主任
陈荣		1958年2月—1960年2月	1956年11月—1957年1月	1958年2月—1959年8月		
蒋华		1958年2月—1963年1月	1958年2月—1962年1月			
鲁池				1959年9月—1963年9月		
胡鹏发		1961年11月—1965年1月		1965年1月—1983年1月	1980年3月—1984年8月	1968年6月—1973年10月任革委会副主任

续表

姓名	职务及任职时间					
	院长	副院长	党委（总支/支部）书记	党委（总支/支部）副书记	纪委书记	备注
顾介玉			1964年5月—1965年2月；1973年9月—1979年4月			
鲍洪贤		1965年1月—1967年2月；1979年12月—1982年6月				
陈寿彭				1972年8月—1973年7月		
贝伟		1979年12月—1982年12月				1972年8月—1979年11月任革委会副主任
孙杰						1972年8月—1974年1月任革委会副主任
刘松						1973年3月—1979年11月任革委会副主任
颜纯海				1973年9月—1980年2月		
端灿		1979年12月—1983年11月				1973年10月—1979年11月任革委会副主任
龚辉		1979年12月—1985年12月；1988年8月—1990年1月	1990年1月—1992年3月	1989年3月—1990年1月（主持党委工作）		1973年10月—1979年11月任革委会副主任
张声远		1979年12月—1983年11月				1974年1月—1979年11月任革委会副主任

续表

姓名	职务及任职时间					
	院长	副院长	党委（总支/支部）书记	党委（总支/支部）副书记	纪委书记	备注
邰曼伯			1980 年 3 月—1982 年 12 月			
翁春林		1979 年 12 月—1983 年 11 月	—	1980 年 5 月—1983 年 1 月		
蔡衍郎		1981 年 8 月—1983 年 6 月	1983 年 1 月—1983 年 11 月			
董天华	1983 年 11 月—1987 年 12 月					
蒋文平	1987 年 12 月—1989 年 3 月	1983 年 11 月—1985 年 12 月				
李华南	1989 年 3 月—1995 年 2 月		1983 年 11 月—1989 年 3 月			
徐树英		1985 年 12 月—1992 年 3 月；1992 年 12 月—1997 年 6 月（常务）	1992 年 3 月—1992 年 12 月	1983 年 11 月—1987 年 12 月	1984 年 8 月—1987 年 12 月	
周月樵		1984 年 6 月—1987 年 12 月				
范宗滂		1985 年 12 月—1994 年 2 月				
温端改	2002 年 2 月—2007 年 2 月			1987 年 12 月—1997 年 3 月；1997 年 3 月—2002 年 2 月（正处级）；2007 年 2 月—2012 年 1 月（常务）	1987 年 12 月—1989 年 3 月	1997 年 3 月—2001 年 2 月任拉萨市人民医院院长兼党委书记
孙栋杰		1987 年 12 月—1997 年 6 月				
张菊珍					1989 年 3 月—1993 年 4 月	
王殿彬		1992 年 3 月—1996 年 12 月				
陈幼亭		1992 年 5 月—1996 年 12 月				

续表

姓名	职务及任职时间					
	院长	副院长	党委（总支/支部）书记	党委（总支/支部）副书记	纪委书记	备注
陈钟灵		1992年9月—1995年2月				
苏允执			1992年12月—1997年6月			
薛德宝					1993年9月—2002年2月	
许鸿儒	1995年2月—1997年6月		1997年6月—1997年8月			
钱海鑫		1995年2月—2015年4月				
吴爱勤	1997年6月—2002年2月	1996年12月—1997年6月；2002年2月—2003年5月（常务）	2002年2月—2003年5月			
金苏华		1997年6月—2000年10月（常务）				
郁申华				1997年6月—2000年10月；2009年3月—2012年1月	2009年3月—2012年1月	
陈卫昌		1997年6月—2005年3月；2007年2月—2015年4月	2015年4月—2016年2月；2019年3月—2022年9月	2005年3月—2007年2月	2005年3月—2007年2月	2012年9月—2015年10月任拉萨市人民医院院长兼党委书记
黄厚甫			1997年11月—2002年2月			
刘高金		1998年11月—2003年9月		2003年9月—2005年3月	2003年9月—2005年3月	
沈宗海		2003年9月—2005年3月		2002年5月—2003年9月	2002年5月—2003年9月	
倪祥保			2003年5月—2007年2月			

续表

姓名	职务及任职时间					
	院长	副院长	党委（总支/支部）书记	党委（总支/支部）副书记	纪委书记	备注
杨建平		2003年9月—2011年5月；2011年5月—2015年4月（常务）				
侯建全	2014年5月—2020年7月	2005年3月—2012年1月	2012年1月—2015年4月	2019年6月—2020年7月		
葛建一	2007年2月—2014年5月			2007年4月—2014年5月		
王顺利			2007年2月—2012年1月			
张建中		2007年2月—2011年5月				
缪丽燕		2011年5月—2022年12月；2022年12月至今（常务）		2023年3月至今		
沈学伍		2011年5月—2018年1月				
陈亮		2011年5月至今				2008年10月—2009年10月任青海省人民医院副院长
徐亚英				2012年1月—2015年4月		
黄建安					2012年1月—2017年4月（纪委副书记主持工作）	
陈赞			2017年4月—2019年3月	2012年4月—2016年2月；2016年2月—2017年4月（主持党委工作）	2012年4月—2017年4月	
时玉舫		2014年7月至今				

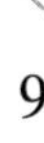

续表

姓名	职务及任职时间					
	院长	副院长	党委（总支/支部）书记	党委（总支/支部）副书记	纪委书记	备注
丁春忠		2020 年 7 月至今		2015 年 4 月—2019 年 6 月	2017 年 4 月—2020 年 7 月	
刘济生	2020 年 7 月至今	2015 年 5 月—2018 年 12 月；2018 年 12 月—2020 年 7 月（正处职）	2022 年 9 月至今	2020 年 7 月—2022 年 9 月	—	2017 年 1 月—2020 年 1 月任新疆克孜勒苏柯尔克孜自治州人民医院副院长
方琪		2015 年 5 月—2022 年 12 月				
陈罡		2019 年 2 月至今				
王海芳				2019 年 2 月至今		
邱鸣					2020 年 7 月至今	
蒋彬		2022 年 12 月至今				
徐杨		2022 年 12 月至今				

注：表格数据统计截至 2023 年 12 月底。

二、大事辑录

1. 苏州博习医院成立前（1854—1882年）

1854年，美国监理公会派蓝柏等3位传教士来华传道。

1859年，蓝柏到苏州传道，因当时“风气未开”，收效甚微。

1869年，蓝柏再次到苏州，在天赐庄一带开展布道和行医工作。建立根基后，美国监理公会又派蓝柏的长子蓝华德到苏州辅助蓝柏工作。（蓝华德出生于中国上海，熟悉中国情形，又曾在美国攻读过医学）

1877年（清光绪三年），蓝华德来到苏州，在天赐庄租赁民房3间试办诊病所，题名“中西医院”（后来博习医院之雏形）。试办3年后，蓝华德返回美国重新研究医学和医院建筑，计划在苏州设立更完美的医院。

1882年（清光绪八年）11月2日，蓝华德偕同其妹婿柏乐文由美来上海，稍事逗留后即到苏州，着手筹建博习医院。

2. 苏州博习医院（1883 年—1954 年 10 月）

1883 年（清光绪九年）初，柏乐文等得到教会和苏州地方人士的捐款 10 000 美元，即以 1 000 美元在天赐庄购买民地 7 亩。

1883 年 4 月 8 日，医院破土动工，安置基石。历时半年，医院建设告竣，题名“苏州博习医院”，英文名为“Soochow Hospital”，性质为私立教会医院。

1883 年 11 月 8 日，苏州博习医院开院。一切院务由柏乐文、蓝华德 2 位美籍医生主持，并有几位国人襄助其工作。

1884 年，柏乐文回美国继续医科学业。

1885 年，蓝华德随父赴日本传教，由曾跟随蓝、柏 2 位医生习医的国人曹子实主持院务。

1886 年春，柏乐文学成返回，任博习医院第一任院长。

1887 年，美国女士斐医生在博习医院东侧成立妇孺医院。

1901 年，博习医院内建造戒烟局一所，其经费由中外人士捐助。

1901 年，美国监理公会编行的《教保》杂志上登载博习医院斐尧仁医生在宅设宴邀请苏州抚宪、藩司、臬台等要人商讨扩充医院的消息。

1903 年，美籍传道士罗格思来院训练药剂师，并主管 X 线机。

1909 年，美籍外科医生苏迈尔奉派来院任外科主任。同年，医院开始有护士从事护理工作。

1913 年，第一位正式护士、美国人福尔门到院工作，任医院看护主任，并创办“博习医院护士学校”。

1914 年 5 月，博习医院在《东吴》上登广告云：“……治愈者名扬于前，就诊者接踵于后，第限于物力，无广厦千间以遂博施之夙愿，致欲住院医治者室不能容……本院创办人柏乐文先生六旬大庆转瞬将届，故拟筹巨款建造新院一所。”

1916 年，医院开设病理学科，添置病理科、化验室设备。

1917 年，医院正式装备了 X 线机全套仪器，并添置了显微镜、膀胱镜和验眼电镜等设备。

1917 年，苏迈尔任院长。

1919 年，医院始有关于董事部的记载。

1919 年，苏迈尔筹得银圆 20 万，将医院旧屋全部拆除建新房。

1921 年，医院正式设立董事部、医士部、看护部。

1921年，李广勋医师从美国留学归来，兼任儿科主任，李广勋是博习医院儿科最早的专科医师。

1921年，博习医院已有耳鼻喉科（包括眼科诊务），由美籍医师衡乐文任科主任。

1921年，看护部成立，负责全院护士及护生工作。

1922年春，新院建成，占地7.6亩，筑有三层半住院大楼和二层门诊大楼各一幢，总面积3 329平方米，造价25万银圆，设计床位100张，室内有热水汀、冷热水管、电灯、电话等装置，延聘不少中西职员，并开始全部雇用女看护。

1922年7月，部分患者迁入新院。

1923年，美籍医师兰海波来院成为第一任妇产科主任。

1924年，全院职工发展至84人，其中美籍医生4人，中国医生9人，美籍护士5人，中国护士12人，护生5人，药检人员5人，行政4人，传道士2人，差遣（工役）38人。

1924年，看护部改名护士部。

1925年，李骏英医师到院任牙科医师，医院正式成立牙科。

1926年8月，美国外科专门医学院派员来院审定，"视建筑、人才、仪器三项之设备完全"，认为医院为合格的医院，且谓"如此医院全中国仅三四处而已"。同年，国民革命军出师北伐，在院的美籍医生、护士均急于避沪，由中国籍副院长李骏德暂代院长。因战事影响，经济拮据。

1927年6月，苏迈尔医生受协和医院委托，前往汉口医治伤兵，为期约6个星期。

1927年8月，鉴于时局趋势，医院董事部推选国人李广勋任院长，李广勋为担任正式院长之第一位中国人。

1927年12月4日，柏乐文医生在美病逝。为纪念柏医生，医院在宫巷乐群社设立一送诊处，定期有专科主任医生前往应诊，完全免费。

1929年，医院购入电力引擎一台，用于自行发电。

1931—1935年，夏时疫（霍乱）流行苏城，医院腾出部分房屋，作为吴县城厢第二区防疫医院，收容患者。

1932年，日寇侵占上海，"一·二八"事变爆发，医院应地方维持会要求，收容受伤官兵数百人，直至停战协议达成，方始恢复正常工作秩序。

1932年夏，李广勋院长辞职离院，由苏迈尔继任院长。

1933年11月8日，为博习医院成立50周年纪念日。11日下午，在医院对面园内举行隆重的纪念典礼，到会者有国民政府内政部卫生署署长刘瑞恒、上海市卫生局局长李延安和吴县县政府、县党部、高等法院等各机关代表及地方士绅 300 余人。社会闻人苏炳文、李根源等均赠有对屏。医院编印了《苏州博习医院（1883—1933）50 周年纪念册》。50 年中，医院诊治患者 100 万人次，培养医科毕业生 26 人和有文凭的毕业护士 37 人。

1933 年，医院添设宗教科，划分内科、外科、耳目口鼻喉科和宗教科。工作人员有医生 12 人，护士 18 人，护生 23 人，职员 8 人，化验员 4 人，工役 50 人。院内有自供自来水、电气。

1934 年，医院推行乡村卫生工作。具体方法有二：一是在没有医疗机构的乡镇由医院创办医疗机构，如有相当之人愿接办，医院则退出，如在唯亭设立的民众诊疗；二是该地已有医疗机构的，医院则与之合作，协助预防接种、卫生宣传、会诊和化验等，当时已实施的乡镇有角直。当农村工作范围扩大后，医院里的医船每月访问乡镇各处 1~2 次。

1936 年 3 月 2 日，苏迈尔医生感染肺炎，不治而病故于博习医院，院长职务由教会调派常州武进医院的美国人赵乐门来苏州接替。同年春，门诊楼失火，屋顶被毁，部分账册、病历遭焚。6 月，重新翻造门诊楼，改原来二层楼房为三层平顶楼房，一切费用和计划悉归董事部负责，由无锡实业建筑事务所承造。

1937 年 7 月，卢沟桥事变发生。11 月，医院被迫停诊，部分人员携带 X 线机、手术器械等仪器内撤，中途遇盗，不能西进。医院基本无人管理，只有齐门外福音医院移至博习医院开设门诊。

1938 年 10 月，赵乐门院长由沪回苏，四散人员亦陆续返院，医院复办，病床由 120 张减至 80 张，损失达 42 000 元，经济自给率亦由 95%下降到 53%。

1939 年，医院得到英国和美国红十字会的捐助，添置了药品和膀胱镜、食管镜、紫外线灯及病理切片机等设备。

1940 年 5 月，赵乐门回美休假，由美籍儿科医师米艾迪任院长。

1941 年初，太平洋局势紧张，米艾迪等美籍人员先后回国，董事会推选肖伯萱任院长。

1941 年 12 月 7 日，珍珠港事件爆发，医院被日本同仁会“接收”。

1942 年底，肖伯萱因病辞去院长职务，院长由蒋育英继任。

1943 年 1 月 21 日，日本人占领医院，中山正雄任院长，总务、化验室、药房、护理部等部门机构均由日本人负责。

1945 年 8 月，日本投降，抗日战争取得全面胜利。10 月 12 日，日本同仁会撤出医院，医院由教会收回，教会委派史友惠、韩明德、朱味腴、赵宗福、刘骏声 5 人组成复院委员会，负责恢复医院诊务事宜。

1945 年 11 月 1 日，医院正式恢复门诊并收容住院患者，由刘克望暂任院长。

1946 年 6 月，美籍医务人员再度来院工作，赵乐门复任院长。

1946 年 7 月 10 日，复院委员会将医院移交给赵乐门接管。是年，病床逐渐恢复至 150 张，年门诊 39 817 人次，住院 3 638 人次，大小手术 1 444 人次，职工增加至 140 人。

1947 年，医院得到联合国救济总署及中国善后救济总署分配的 200 张病床的设备和大批被服、食品、器材等物资，其中电凝箱、制造生理盐水的自动装置等在当时尚属先进设备。

1947 年，诸荣恩医师到院工作后正式成立肺科，诸荣恩任副院长兼肺科主任。肺科病房设在 4 楼屋顶，有床位 30 张。

1947 年 12 月 22 日，吴县卫生院批准赵乐门为博习医院院长。

1947 年，医院成立公共卫生部，马毓英兼任护士长。

1948 年，苏州解放在迩，美国基督教中华卫理公会华东、华中、江西的教区长在镇江集会，商讨应变措施，决定推中国人为院长。

1948 年，医院设立院务管理委员会。

1948 年，美国小儿科医师沈美丽到院工作后正式成立小儿科。小儿科病房设在 3 楼中部，有床位约 30 张，沈美丽任主任，俞德修任护士长。

1948 年，陈王善继由美国进修返院，任院长兼 X 光科主任。

1949 年 1 月，院董事会推举陈王善继、诸荣恩分别担任正、副院长，赵乐门退任外科主任。

1949 年初，医院正式成立营养室，黄秉衡担任护士长。

1949 年 4 月 27 日，苏州解放，医院维持原状。

1949 年 7 月，供应室正式成立。

1949 年秋，韩明德、许以诚、曹学礼、田鹏飞、凌长庆、黄高锡、王三男、方树勋等发起组织工会筹备委员会。

1949 年 11 月，医院撤销院务管理委员会。

1949 年底，经苏州市总工会同意，博习医院工会筹备委员会成立。

1950 年 6 月 10 日，博习医院最后一任美籍院长赵乐门离院回国。

1950 年 11 月 4 日，苏州市医务工作者工会博习医院委员会正式成立，凌长庆出任第一届工会主席。

1950 年 12 月 29 日，政务院发布《关于处理接受美国津贴的文化教育、救济机关及宗教团体的方针的决定》。

1950 年底，医院建立新民主主义青年团组织，第一批入团 4 人。

1950 年底，医院停止一切宗教活动，原传道人员改做行政工作。

1950 年，医院在苏州市首先开展人工气腹治疗。

1951 年 1 月 5 日，医院院长、全体职工暨博习护校师生员工集会并发表书面谈话，表示坚决拥护政务院的决定，停止接受教会的津贴，决心团结一致、自力更生，用实际行动响应政府的号召。

1951 年 4 月，华东军政委员会在上海召集华东接受美资津贴的卫生医疗机构代表开会，讨论教会医院处理办法。博习医院派陈王善继、贝祖武、林景泗 3 人分别代表院方、董事会和工会出席会议。会上，大多数医院要求政府接办。

1951 年 9 月 8 日，医院根据全院职工投票结果，呈文苏南卫生处，要求政府接办。尔后，苏南卫生处决定将博习医院纳入接办之列。

1951 年 11 月 9 日，由苏南行政公署尹楚升、孙贻德、姜锡麟等人组成的接办工作组到院工作。不久后，苏南行政公署鲁琦来院，在全院职工大会上宣布人民政府正式接办医院。同时，每个职工填写表格一份，作为参加革命工作的开始。

接办时，医院有床位 150 张，分设内科、外科、妇产科、牙科、耳目鼻喉科、肺科、皮肤花柳科、儿科等临床科室和放射科、检验科、药房等辅助科室，年门诊 80 700 人次，住院 4 968 人次，手术 2 640 人次。全院职工 197 人，其中医生 22 人，护士 59 人，医技人员 11 人，行政人员 12 人，工勤 93 人。医院总建筑面积 4 990 余平方米，医院总价值 19 482 135 790 元（当时人民币）。

政府接办医院后，医院成为全民所有制性质，属苏南行政公署卫生处领导，由陈王善继、诸荣恩担任正、副院长，院董事会自行消失。自此，博习医院结束了 68 年私立教会医院的历史，开始了中国共产党领导下的新征程。

1951 年 11 月，医院博习高级护士职业学校由私立改为公立，归苏南行政公署卫生处领导。

1951 年，护士部改名护理部，设主任 1 名、副主任 1 名，下设内科、外科、小儿科、妇产科、肺科、传染科等 8 个病房和总夜班、供应室、手术室、门诊部、公共卫生部、理疗室等科室护士长，并承担护校教学工作。

1951 年，医院设立病案统计室，配备 2 名职员，负责病案和统计工作，此前病案统计工作由院长秘书负责，无专职人员。

1952 年 1 月 1 日起，博习高级护士职业学校正式与医院脱离关系。

1952年5月，医院奉苏南行政公署卫生处指示，协助筹建苏州医士学校，校址设在严衙前48号。

1952年7月，医院接办工作组（经办人姜锡麟）选送护士须明芬参加中共苏州市委举办的第一期党训培训班。

1952年8月，须明芬在中共苏州市委举办的第一期党训培训班上被批准吸收为中共预备党员，她也是博习医院的第一名（预备）党员。

1952年9月，苏南行政公署卫生处增派张风同志来院任副院长，其时，接办工作组撤销，原有的院务扩大会议改为七人行政会议。成为苏州医士学校的教学合作医院后，又组织了院务管理委员会，分为行政事务、医师、护理、技术、工友五个部门。稍后，苏南行政公署卫生处又派政治协理员邹国华到院，设立政治协理处，领导全院开展有系统的政治学习和患者思想教育工作。

1952年10月15日，苏州医士学校正式开学，博习医院作为苏州医士学校教学合作医院，承担培养中级医务人员的任务。

1952年10月，医院开始有党的组织，由5名党员组成一个党小组，隶属于苏州医士学校党支部。

1952年10月，博习高级护士职业学校改名苏州护士学校。

1952年，中国人民解放军苏南军区医院（现苏州一〇〇医院）眼科医师褚蕙来医院协助眼科工作。至此，眼科从耳鼻喉科分出，成为独立科室，并逐渐改为全天门诊。

1953年10月，江苏省卫生厅派张开峰到院任副院长，代替患病的张风副院长。同时，医院建立党支部，直属苏州市机关党委领导，初蕴德任支部书记，张开峰、戴春山任支委，有党员12名。

1953年，江苏省人民政府成立，医院亦随之属江苏省人民政府卫生厅领导，医院政治协理处撤销，增设人事室。

1953年，医院图书馆建馆。

1954年5月26日，江苏省人民政府发文，批准博习医院划归苏州市人民政府领导。

1954年7月，医院在门诊两翼各添建二层共945平方米的房屋，使门诊面积扩大近一倍，门诊扩建工程耗资10亿元（当时人民币）。

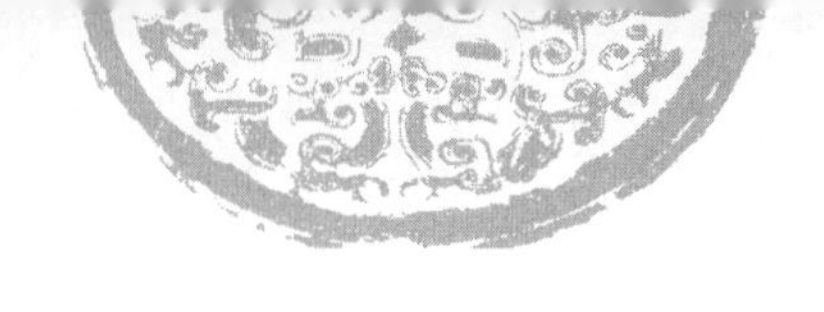

3. 苏州市第一人民医院（1954 年 10 月—1957 年 8 月）

1954 年

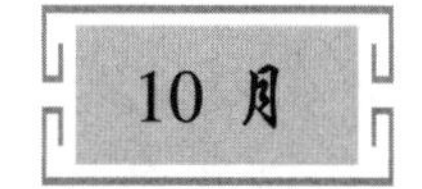

10 月

14 日　苏州市卫生局发文，批准博习医院改名苏州市第一人民医院。

16 日　医院正式启用新院名“苏州市第一人民医院”。

是年　医院检验科建立了苏州市第一个血库。

是年　电疗室迁至门诊部，改称理疗室，房屋扩大到 2 间，并添置了大型超短波和直流感应治疗仪等仪器，开始做青霉素电离子导入治疗，设治疗床 4 张，并开展石蜡疗法。

是年　胸腔外科成立，病床设在东一病区，与传染科合一病区，由外科统一领导，凌长庆医师负责该科业务。

1955 年

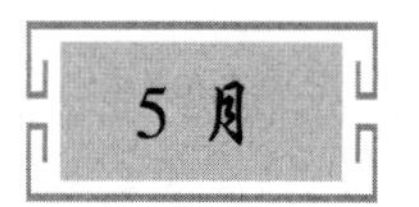

5 月

是月　骨科成立，由董天华医师负责该科诊疗工作，无专科病房，患者收治在外科病区。

9 月

是月　吴健被任命为医院副院长，接替即将外出学习的张开峰。

是年　医院开始学习和贯彻《城市医院规章制度》，陆续建立晨会交班制度、死亡病例讨论制度、治疗安全规则、重危患者处理规则和患者食堂制度。

1956 年

2 月

6 日 医院建立中医科，设内科、针灸两室，有中医师 2 人、助理医师 1 人，主任为吴克潜。

7 月

是月 陈务民、陈明斋被任命为副院长。至此，医院有一正四副共 5 位院长负责领导工作。当月，苏州护士学校（原博习护校）迁往书院巷新址，护士学校房屋约 1 500 平方米回归医院，作为图书馆和会议室。

是年 医院实行门诊病历卡回收，病历卡排列采用四角号码法。

1957 年

3 月

是月 中国新民主主义青年团改名中国共产主义青年团，医院建立共青团总支委员会。

7 月

是月 南通医学院迁至苏州，改名苏州医学院。

是年 医院皮肤性病科成立。

4. 苏州医学院附属医院（1957 年 8 月—1959 年 8 月）

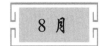

23 日　江苏省卫生厅发文，决定将医院改名苏州医学院附属医院，并改属苏州医学院直接领导。

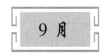

2 日　苏州市人民委员会发文，批准苏州市第一人民医院改名苏州医学院附属医院，其行政、人事和业务均由苏州医学院直接领导。医院的医疗预防、战勤、防汛、救灾、体检、统计、卫生防疫等任务则仍在苏州市卫生局统一规划下配合进行，与市内其他医院间仍保持原有的会诊关系。

27 日　苏州市卫生局、苏州医学院和医院举行了交接仪式，苏州市卫生局局长余志华代表苏州市人民委员会宣读了通知书，陈王善继院长概括介绍了医院的历史、规模、设备、人事组织和科研情况。随后，医院定名“苏州医学院附属医院”，归属苏州医学院领导。原“苏州市第一人民医院”印章截角上缴。成为附属医院后，首先设立了系统内科、系统外科、小儿科、皮肤科、耳鼻咽喉科、放射科和祖国医学等教研组，门诊科室齐全，业务范围不断扩大。调进教授 3 名、副教授 3 名、讲师 5 名、助教 6 名开展医教工作。医学院为医院投资 17 000 余元，用于改建教学用房和扩建手术室。

是月　耳鼻喉科重新成立，陆建棠为科室负责人，病床设在天赐庄东二病区，与骨科合一病区，床位 6 张。

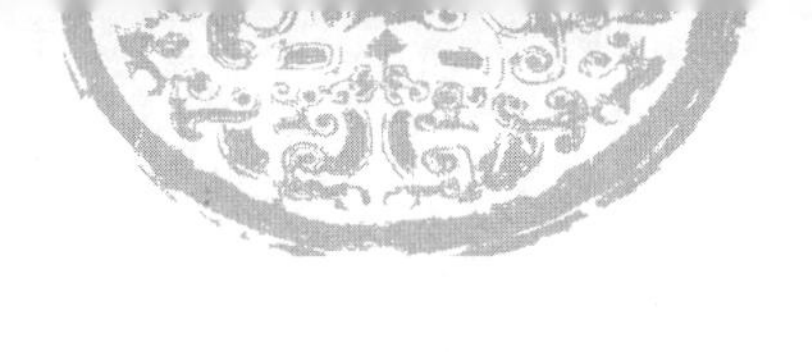

11 月

是月　医院成立党的总支委员会，陈荣任第一任总支书记。按病区和部门设立 5 个支部，有党员 34 名。

是年　严衙前 48 号的医士学校迁往南通，该校校舍由苏州医学院交附属医院无偿接收，计有教学楼 1 幢、实验楼 1 幢、宿舍 2 幢、图书馆 1 幢、办公室 1 幢，以及会计室、木工间、传达室等房屋。

是年　普外科成立，陈明斋和张慎行分别任正、副主任，设床位 60 张。

是年　泌尿外科成立，由外科副主任黄炳然医师负责，设床位 15 张，与骨科合一病区。

是年　X 光科正式改名放射科。

1958 年

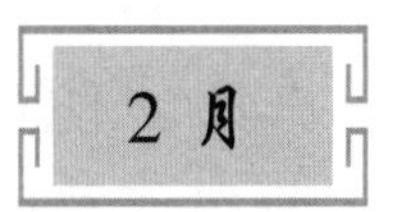

2 月

22 日　苏州医学院发文，任命蒋华、陈荣为苏州医学院附属医院副院长，免去吴健副院长职务。

24 日　苏州医学院发文，任命蒋华为苏州医学院附属医院总支书记，陈荣为总支副书记。

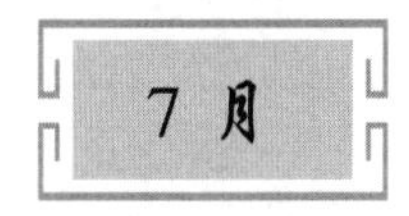

7 月

是月　过中方医师用针灸治好了无脉症，受邀成为中国医学科学院针灸特约研究员。

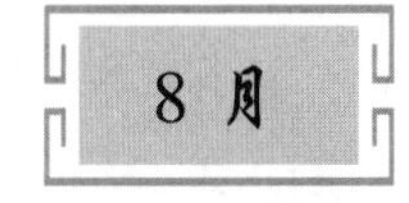

8 月

是月　原来设在市内其他医院的神经科、妇产科、眼科、临床内科、临床外科等教研组全部迁到苏州医学院附属医院。医院陆续成立相应的临床科室，外科建立了普外科、骨外科、泌尿外科、脑外科和胸外科 5 个专科，实行教研组与科室合并，科主任兼任教研组主任，统一医教管理。

9 月

10 日 医院在黄埭设立的综合性乡村医院——黄埭分院正式开院，凌长庆、曾明先后担任分院院长，另有从医院抽调的医护人员 10 余人到分院工作，设有内科、外科、妇科、儿科 4 科，除门诊外还设有床位 20 张和手术室 1 间，可以进行一般手术。

21 日 医院开办护校 1 所，名称为苏州医学院附属第一医院护士学校，学制 3 年，由江苏省统一招生和分配，校址在严衙前 48 号，陈王善继院长兼任校长，第一届招生 60 名。

是月 内科和肺科病房由天赐庄迁到严衙前 48 号原医士学校内。从此，医院分成东、西两个部分（原博习医院旧址为东部，严衙前 48 号为西部）。内科新址为二层楼房，计 1 218 平方米，内科床位增加至 110 张，医院总床位发展至 400 张（包括简易病床 20 张）。

是月 医院对原有的一些规章制度进行了改革，门诊实行三班制；取消预约挂号，实行分科挂号、分科收费和发药；取消急诊，保证患者随到随看，以缓解“三长一短”（取号、候诊、取药时间长，就诊时间短）现象。病区则推行“医护工包干制，行政人员下科室”，实施“医护工一条龙，医疗、行政下病房”。

10 月

是月 医院建立体疗科，共有 3 名医护人员，徐五音为科室负责人。

是年 医院开始大搞技术革新和改革。全院共实现技术革新 264 项，其中重大革新和发明 75 项。获苏州市技术革新交流大会颁发的奖旗一面，有 14 项手术和治疗达到了国际水平，还陆续开展肝叶切除术、食管癌捷径术、贲门癌捷径术等新手术并获得成功。

是年 医院公共卫生部改为保健科。

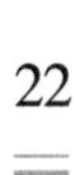

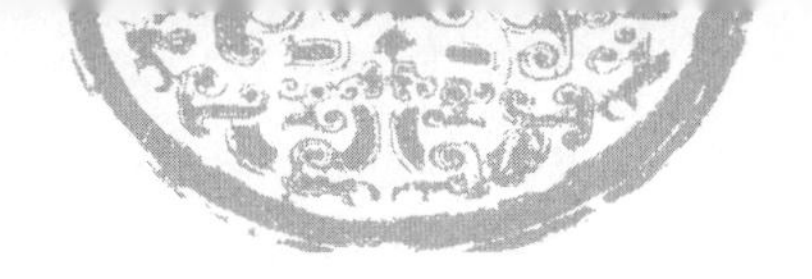

是年　牙科改名口腔科，在外科（东病房）开设颌面外科病床 5 张，顾耀祖、马骏驷为口腔科负责人。

是年　同位素室由钱铭辉等人筹建。

1959 年

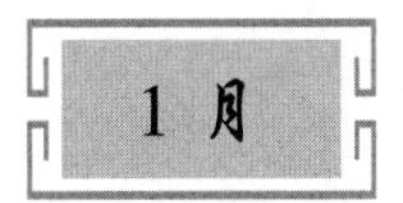

是月　江苏省第一家同位素室在医院正式成立并开展工作，建筑面积 352 平方米，为一层平房，有主治医师 1 名、技术员 3 名，钱铭辉为负责人。

是月　全院掀起西医学中医的热潮。在党总支的领导下，医院开展了“寻方献宝”运动，90%的医护人员通过突击学习，初步掌握针灸理论和技术操作。运用中医中药治疗的疾病达 143 种，运用针灸治疗的疾病有 176 种。23 例内科针灸治疗无脉症取得良好效果。

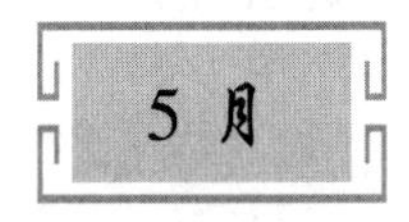

是月　麻醉科成立，时称麻醉组，与手术室合为一个科室，组长为陈小文。

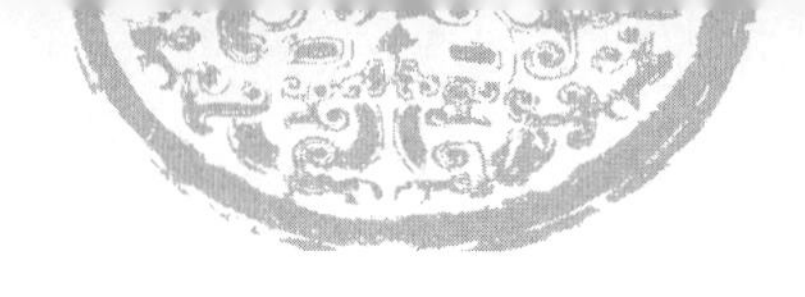

5. 苏州医学院附属第一医院（1959 年 9 月—1979 年 6 月）

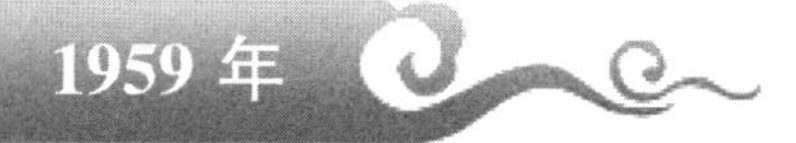

1959 年

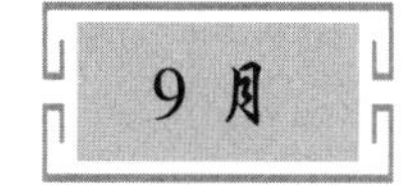

9 月

1 日 苏州医学院附属医院改名苏州医学院第一附属医院。

9 日 苏州医学院第一附属医院易名苏州医学院附属第一医院（简称“苏医附一院”），鲁池为苏医附一院总支副书记。

是月 苏州医学院附属第二医院、苏州医学院附属儿童医院相继成立，苏医附一院支援医师、护士、技术员和行政人员等共计 43 人，陈明斋、陈务民分别调任苏州医学院附属第二医院、苏州医学院附属儿童医院院长。苏医附一院小儿科病房和教研组迁往苏州医学院附属儿童医院。

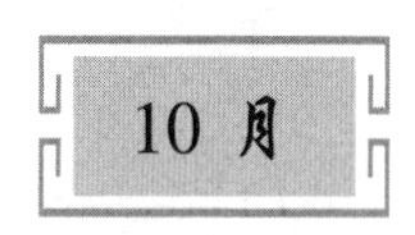

10 月

是月 脑外科成立，首任主任为鲍耀东医师，起初无固定床位，手术患者收治在外科病区。

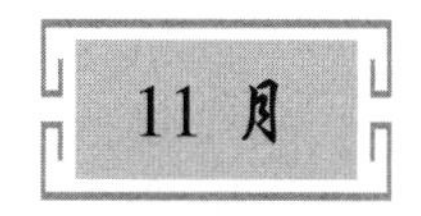

11 月

是月 医院在甫桥西街王长河头动工建造新门诊楼。

是年 医院开设高血压、心脏病、矽肺病专科门诊，开展了胃镜、腹腔镜等新诊疗技术。外科教研组应用人工心肺机体外循环实验获得成功，为进行复杂的心脏直视手术开辟了新途径。

是年 医院买下香积弄马姓屋后土地 172. 84 平方米，并征得王长河头至定慧寺巷一带荒地约 2 400 平方米，作为医院发展的建筑用地。

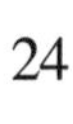

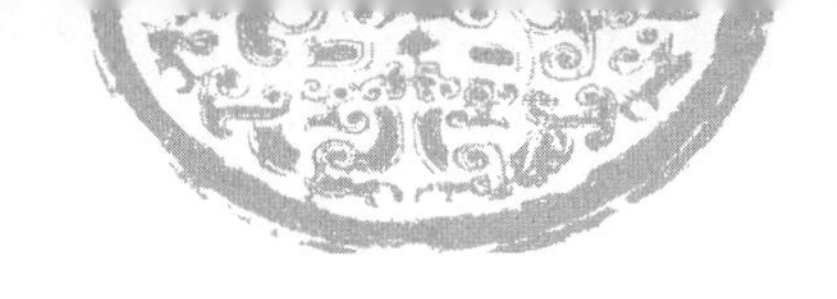

1960 年

是年　在王长河头建造 2 600 平方米的门诊楼。

1961 年

11 月

15 日　苏州医学院“(1961) 委字第 40 号”文任命蒋华为苏医附一院总支书记，鲁池为总支副书记；任命蒋华为苏医附一院副院长。

15 日　苏州医学院“(1961) 人字第 72 号”文任命陈王善继为苏医附一院院长，胡鹏发为副院长。

是年　占地约 2 600 平方米的医院新门诊楼竣工。

是年　医院将黄埭分院移交给黄埭卫生院接管，并留下部分人员和器械支援工作。

是年　医院设立超声波诊断室，由医师胡大雄、护士叶云卿负责。

是年　苏州医学院病理教研室朱砚蕴和高长泽来院正式建立病理科，科室的医师和技术人员均由苏州医学院病理教研室主任统一安排，轮流承担病理科的工作。

1962 年

9 月

2 日　2—4 日，经上级批准，医院停诊 3 天，将门诊各科从天赐庄搬迁到王长河头新址。

是年　心血管组建立，首任负责人为朱道程，设床位 30 张。呼吸组建立，首任负责人是过中方，设床位 30 张。内分泌组建立，首任负责人是金权膺，成立初期无固定床位，患者收治在内科和西六病区。消化组建立，首任负责人是杨鸿声，成立初期无固定床位，患者收治在内科病区。

是年　年底，苏州医学院归属中华人民共和国第二机械工业部（简称“二机部”）。在江苏省将苏州医学院移交给二机部的协议书中议定，医院由江苏省卫生厅和苏州医学院双重领导，苏州医学院统一管理。原属医学院编制者归医学院，原属医院编制者归医院。从此，医院开始有医院编制（省编）和医学院编制（部编）两种编制人员。

1963年

是年　1 月起，医院经费由江苏省卫生厅直接拨款。

是年　血液病研究室成立。

是年　医院整顿医疗作风，健全以责任制为核心的各项规章制度。首先在外科试行住院医师 24 小时负责制。4 月起，分别在内科和妇产科推行住院医师 24 小时负责制，并在内科、外科、妇产科三科实行住院总医师制度。

是年　呼吸组肺功能室成立。

是年　泌尿外科在国内首次采用经骶旁径路前列腺切除术。

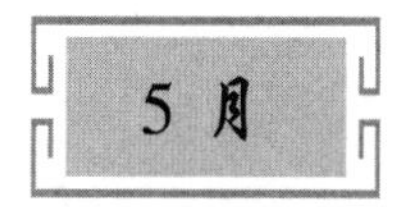

13 日　苏州医学院“（1964）委字第 5 号”文任命顾介玉为苏医附一院党总支书记。

13 日　苏州医学院“（1964）人字第 31 号”文批准苏医附一院增设医务处。

7 月

22 日　苏州医学院“（1964）人字第 47 号”文任命陈明斋为苏医附一院副院长。

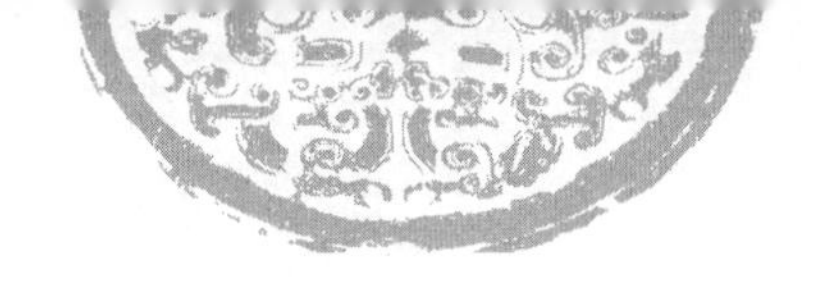

9月

是月 计划生育科成立，为苏州市内最先成立的独立科室，由门诊部寇宝文任科长，泌尿外科吴万春、妇产科陆毓兰医师兼任副科长，朱洪圻任秘书，李庚成负责宣教等工作。

是年 传染病科（传染病学教研组）成立，首任主任是叶树棠。

是年 医院开展皮肤病理切片、脑电图、碘油宫腔造影、髋关节融合术等新诊疗方法29项、新手术34项。年底，骨科开展的断肢再植手术第一次获得成功。

1965年

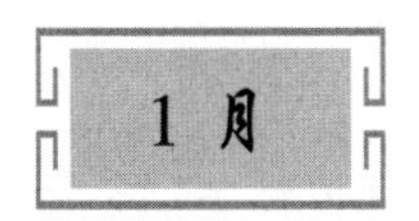

1月

18日 苏州医学院“(1965)人字第5号”文任命鲍洪贤为苏医附一院副院长，免去胡鹏发副院长职务。

19日 苏州医学院“(1965)委字第10号”文任命胡鹏发为苏医附一院总支副书记。

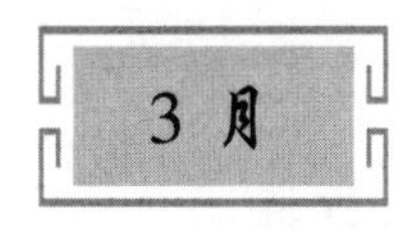

3月

25日 苏州医学院“(1965)委字第22号”文批准医院增设政治处。

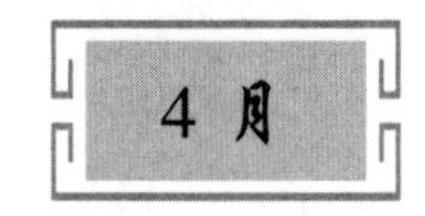

4月

6日 苏州医学院“(1965)委字第30号”文批准医院成立总务处，撤销总务科、财务科。

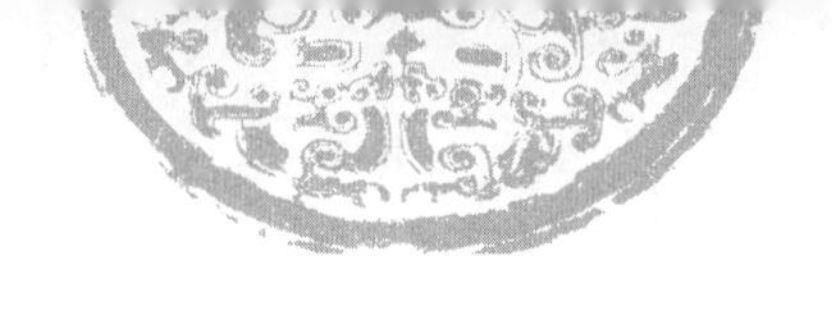

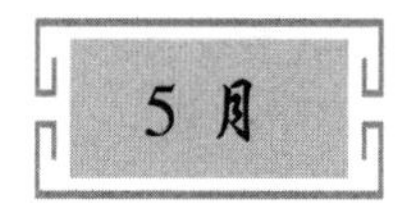

5月

20日 苏州医学院“（1965）总支字第016号”文批准医院撤销人事科、保卫科。

7月

26日 苏州医学院“（1965）附一办字第24号”文批准药局改名药剂科。

是年 为方便患者，医院门诊实行预约挂号（预约当天下午、次日和两周后的门诊）、分节就诊（以1小时为1节，每日上午4节、中午2节、下午3节，也可以电话预约）。

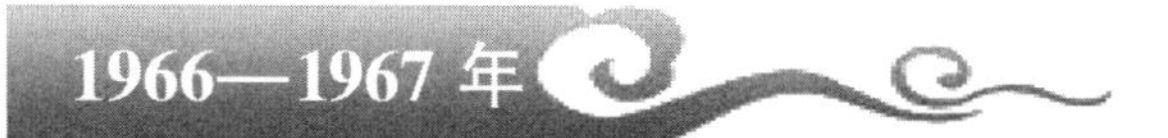

1966—1967年

“文化大革命”开始，全院正常运行秩序和诊疗工作受到冲击。

1968年

4月

是月 驻苏部队派出军宣队进驻医院。

6月

29日 苏州市“（1968）革批字第0160号”文决定成立苏医附一院革委会，胡鹏发同志任苏医附一院革委会副主任，常委由胡鹏发、封兰、徐乃元、孙志全同志组成。

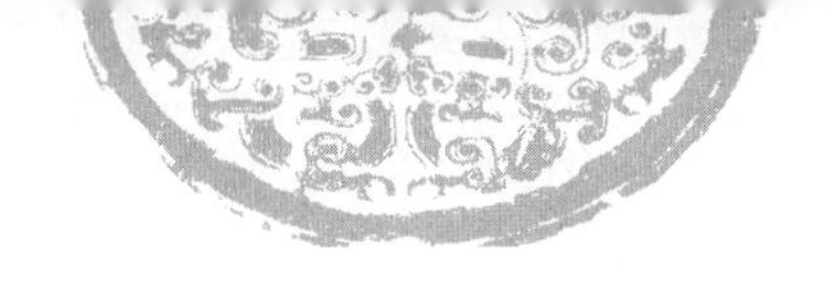

11 月

是月　院内试办了一个包括内科、外科、妇科、儿科、皮肤科的综合性“六·二六”病房，为工人、贫下中农服务。医院工作虽逐步恢复，但依然运行无序。至年底，全院床位仅开放 291 张。

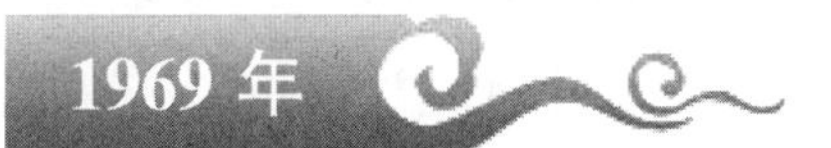

1969 年

3 月

是月　外科、妇科、五官科结合成立“红医病区”，设有床位 40 张和 1 个简易手术室。

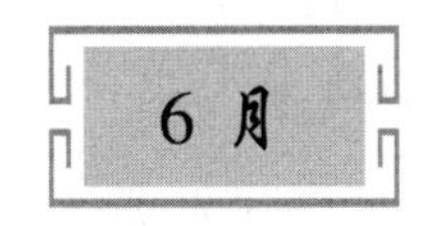

6 月

15 日　门诊大门由王长河头迁至红旗东路 67 号。为加强门诊工作，成立门诊部领导小组。

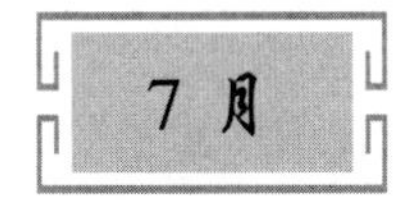

7 月

是月　医院设立党的核心小组。

1971 年

是年　医院重新征用王长河头至定慧寺巷一带空地 8 000 余平方米，自筹资金建造内外科大楼。

1972 年

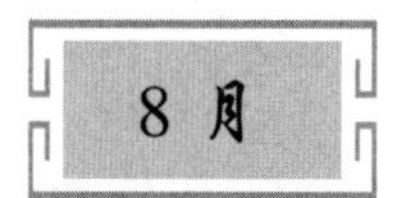

19 日 苏州医学院“苏医党（1972）31 号”文任命胡鹏发、陈寿彭为苏医附一院党委副书记，贝伟、胡鹏发为苏医附一院革委会副主任。

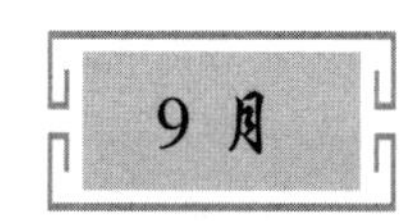

11 日 苏州医学院“苏医党（1972）36 号”文任命孙杰为苏医附一院革委会副主任。

是年 医院狠抓管理，开始落实各项政策，恢复了科主任和护士长职务，贯彻医院工作制度和各级医护技术人员的职责，床位恢复至 450 张。医院全年承担 17 项科研项目，还开展了心脏除颤器、头皮针、经皮克氏针内固定治疗骨折、挤切扁桃体等 18 项新技术、新疗法。

是年 医院在门诊部北面的空地上开始建造新的外科大楼和内科大楼，大楼建设资金由医院自筹。

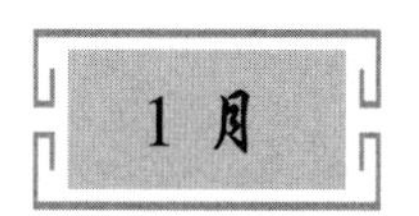

13 日 苏州医学院“苏医党（1973）3 号”文任命孙杰、贝伟为苏医附一院党核心小组成员。

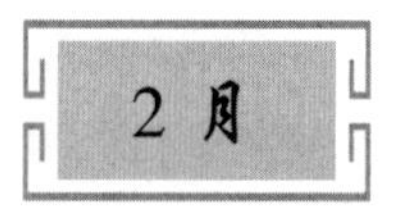

22 日 苏州医学院批准开设中医病区。

6 月

28 日 苏州医学院中国共产主义青年团委员会（简称“苏医团委”）“团苏医委（1973）1 号”文决定成立苏医附一院第一届团委，陆淦澄为团委书记。

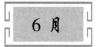

8 月

是月 苏州市组织成立首批赴西藏医疗队，苏医附一院心内科医生柯生发、宋士良参加医疗队。

9 月

6 日 苏州市委“苏市组（1973）67 号”文决定成立苏医附一院第一届党委，顾介玉任党委书记，胡鹏发、颜纯海为党委副书记。党委下设 4 个支部。

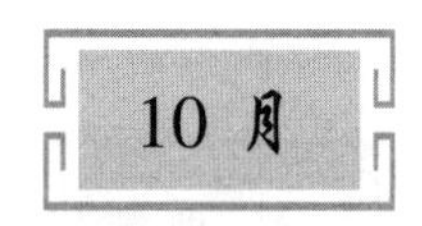

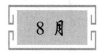

10 月

15 日 苏州医学院“苏医党（1973）32 号”文决定任命端灿、龚辉、陈王善继、陈明斋为苏医附一院革委会副主任。

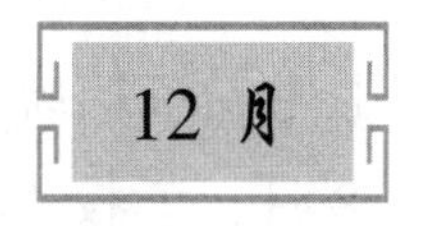

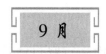

12 月

26 日 苏州医学院“苏医党（1973）43 号”文决定对苏医附一院进行体制调整：院党委、革委会办事机构设三处一室（政治处、医教处、总务处及办公室）；院党委领导下设 6 个支部。

是年 医院成立预防科。

1974 年

1 月

5 日　苏州医学院“苏医党（1974）1 号”文任命张声远为苏医附一院革委会副主任。

17 日　苏州医学院“苏医党（1974）7 号”文任命贝伟为苏医附一院民兵营营长，龚辉、周业江、陆淦澄为副营长，顾介玉为教导员，胡鹏发、颜纯海为副教导员。

是年　泌尿外科在江苏省内首次施行肾自体移植术治疗肾动脉狭窄。

1975 年

8 月

28 日　江苏省卫生局“苏卫科（1975）42 号”文根据“苏革发（1975）54 号”文件，批准苏医附一院实行医院办学，学校名称为“苏州医学院附属第一医院卫生学校”，为省卫生局统招统配的中等专业学校，设有护士、放射、药剂、检验等专业。8 月，学校正式开学，第一届招生 110 名。

是年　新内、外科病房楼竣工并交付使用，内科大楼为 4 层钢筋水泥建筑，共 5 057 平方米；外科大楼为 3 层钢筋水泥建筑，共 3 594 平方米。8 月，内、外科病房全部迁入新大楼。

1976 年

7 月

是月　唐山发生强烈地震，医院派出 37 名医护人员参加苏州医学院组织的抗震救灾医疗队，奔赴唐山灾区。同时，医院成立抗震救灾领导小组。

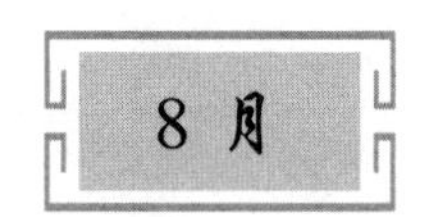

8 月

9 日　医院接受来自唐山灾区的 109 名伤员的治疗任务。经过精心治疗、护理，伤员全部恢复健康，后于该年 9 月、11 月分 3 批出院。

1977 年

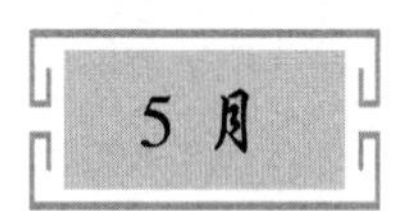

5 月

20 日　医院胡嘉龄、范凤美参加江苏省第二批赴西藏医疗队。

是月　医院姚齐、张桂如医师参加苏州市赴西藏医疗队。

是年　医院贯彻卫生部颁发的医院工作条例 30 条，初步建立和健全以岗位责任制为重点的规章制度，院貌显著改善，业务水平有所提高。

是年　医院建立门诊服务质量和医疗质量检查制度，并规定复诊达到 3 次的患者要科内会诊，逐步使门诊工作正规化。

1978 年

2 月

是月 医院开展的同种异体肾移植首次成功，这也是江苏省第一例实施成功的同种异体肾移植手术。

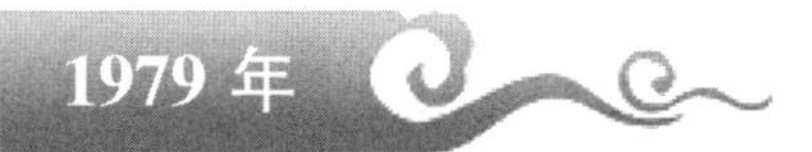

1979 年

4 月

是月 10—28 日，日本庆应义塾大学脑外科教授工藤达之和福田冈等 3 人应邀来院讲学并商谈学术交流事项，杜子威教授与工藤达之教授就双方今后进行学术交流、派遣进修生等事项交换意见。

6. 苏州医学院附属第一医院、苏州市第一人民医院（1979 年 6 月—2000 年 12 月）

6 月

7 日 苏州市卫生局发文通知，医院恢复“苏州市第一人民医院”院名。此后，“苏州医学院附属第一医院”“苏州市第一人民医院”两个院名同时沿用。

7 月

是月 11—25 日，日本名古屋保健卫生大学脑外科神野教授、放射科古贺古彦教授、脑外科佐野公俊与片田和广讲师应邀来院讲学，商谈双方互派讲学团、互派研究生和科学研究等合作事宜，并进行了查房、读片和讨论。

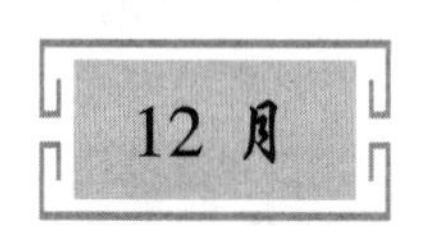

31 日 苏州医学院“苏医党（1979）218 号”文批准医院党委下设 5 个支部和组织科、宣传科、团委、工会，行政机构成立院长办公室、人事科、保卫科、医务处、预防科、保健科、图书统计室、总务处、护理部、门诊部，总务处下设财务科、事务科、膳食科、住院处。

是月 撤销医院“革委会”，恢复院长制。陈王善继任院长，副院长有端灿、龚辉、陈明斋、张声远、贝伟、鲍洪贤、翁春林。

1980 年

3 月

11 日　苏州医学院“苏医党（1980）51 号”文决定成立苏医附一院第二届党委，郜曼伯为党委书记，胡鹏发为党委副书记。

11 日　苏州医学院“苏医党（1980）52 号”文决定成立纪律检查委员会，胡鹏发为苏医附一院纪委书记，赵芸芝为纪委副书记。

24 日　苏医团委“团苏医委（1980）7 号”文批准成立苏医附一院第二届团委，下设 4 个团支部及卫校团总支，团委副书记为范凤美。

4 月

3 日　医院召开苏州市沧浪区人民代表大会代表选举大会，副院长张声远主持大会，妇产科主任孙希琰以 626 票当选沧浪区人大代表。

17 日　苏州市计划委员会（简称“苏州市计委”）“苏计综（1980）43 号”文批准成立苏医附一院医疗仪器修理厂。

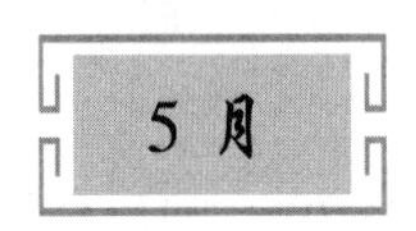

19 日　苏州医学院“苏医党（1980）39 号”文任命翁春林为苏医附一院党委副书记。

7 月

16 日　江苏省卫生厅“苏卫科（1980）27 号”文批准苏医附一院建立 5 个研究室：临床寄生虫病研究室、同位素临床应用研究室、临床药理研究室、脑神经研究室、呼吸系统疾病研究室。

1981 年

2 月

是月 受江苏省卫生厅委托，举办江苏省理疗进修班一期，学员 44 人（包括为军区代培 10 人），学习时间为半年（1981 年 2—8 月），由庄仰珍负责。

3 月

是月 医院增设科教处（将原医教处分为医务处、科教处）。

8 月

20 日 苏州医学院“苏医党（1981）47 号”文：蔡衍郎任苏医附一院副院长。

12 月

10 日 苏州医学院“苏医党（1981）77 号”文批准苏医附一院成立学术委员会，陈明斋为主任，龚辉、蔡衍郎为副主任。晋升主任医师 35 人、副主任医师 32 人、主治医师 11 人、住院医师 1 人、主任护师 1 人、护师 87 人、副教授 15 人、讲师 6 人。

是年 医院加强了领导班子，调整并配备了办公室、医务处、科教处、护理部、门诊部、总务处的领导成员，提升了 10 名科级干部。

1982 年

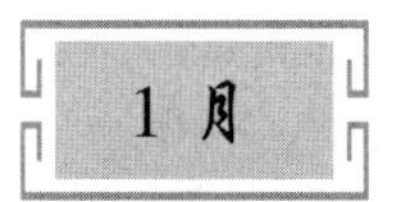

7 日　苏州医学院“苏医党（1982）1 号”文任命诸荣恩为苏医附一院副院长。

27 日　苏州医学院“苏医党（1982）35 号”文批准苏医附一院成立门诊支部。

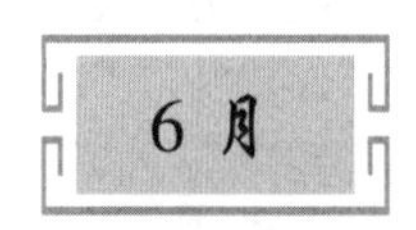

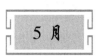

是月　上海第一医学院附属华山医院内科主任钟学礼教授至苏医附一院作题为“糖尿病性心脏病”的学术报告，内科副主任沙松林教授作题为“垂体肿瘤的研究近况”的学术报告。

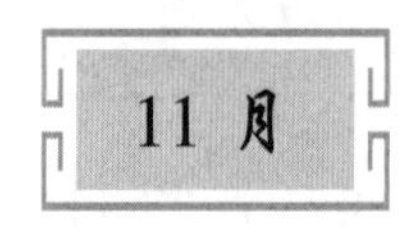

6 日　桑给巴尔总统琼布在总统办公室会见中国医疗队成员（包括苏医附一院心内科医师朱道程）并合影。

是月　在医院开展“文明礼貌月”活动的基础上，门诊又开展了“一切为了病人”服务良好月活动。开设了家庭病床，设立了意见簿，还有专人负责卫生宣教和卫生咨询工作。

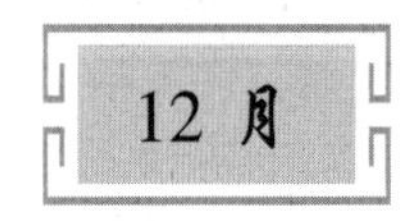

9 日　苏医团委“团苏医委（1982）15 号”文批准成立苏医附一院第三届团委，范凤美任团委书记，任梅芳任副书记。

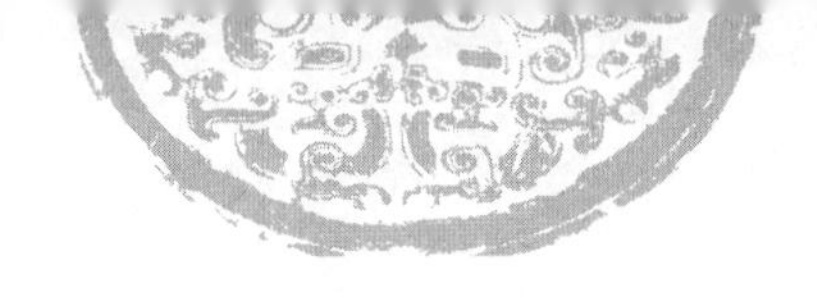

是年 医院新设激光治疗室，开展 CO_2激光手术气化治疗浅表血管瘤、肿瘤、疣等疾病，为苏州市第一家使用新疗法的医院。

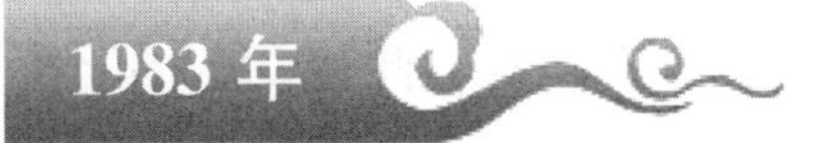

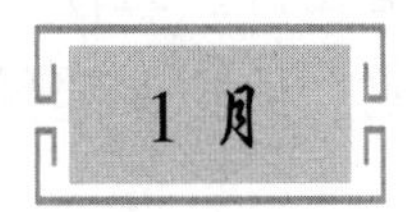

15 日 苏州市计委“苏计综（1983）3 号”文决定撤销苏医附一院医疗仪器修理厂。

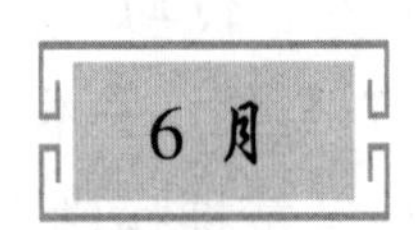

是月 上海第二医学院附属瑞金医院、上海内分泌研究所主任陈家伦教授来院作题为“内分泌与肿瘤”的学术报告。

8 日 8—18 日，美籍华裔心脏外科专家威尔费雷特·谭医学博士应邀第三次率美国洛杉矶华裔医师会心脏医疗队一行 18 人来院进行学术交流，实施 5 例心血管造影、9 例心脏手术，还做了冠状动脉狭窄扩张术的新技术示范，并将随带的麻醉机、快速洗片机于术后赠予医院。

5 日 苏州医学院“苏医党（1983）55 号”文任命李华南为苏医附一院党委书记，徐树英为副书记，董天华为院长，蒋文平、龚辉为副院长，原副院长张声远、端灿退居二线，任协理员。

21 日 11 月 21 日—12 月 3 日，医院受中华医学会江苏分会委托，举办腹部外科再手术学习班，学员 20 名，特邀上海教授作专题讲座。

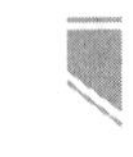

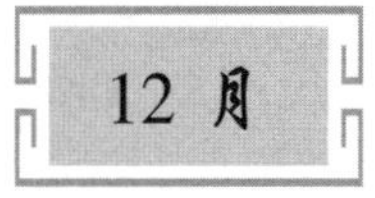

12 月

27 日 医院宣布了院行政中层干部名单，机构调整后设有纪委、政治处、工会、团委、院长办公室、医教处、护理部、门诊部、人事科、保卫科、财务科、总务科、膳食科、基建科、医疗设备科、预防保健科、药剂科。

是月 由预防科和保健科合并成立预防保健科，保健科前身是公共卫生部。

是年 医院建筑总面积 53 396 平方米（包括附属卫校），拥有床位 530 张、临床业务科（室）34 个、研究室 7 个。全院职工 1 268 人（包括学院编制），其中医护技术人员 989 人、行政人员 56 人、工人 223 人。全年门诊 545 779 人次，出院 9 227 人次，手术 6 580 人次。设有内科学、中医学、传染病学、皮肤病学、神经精神病学、外科学、眼科学、耳鼻咽喉科学、口腔科学、妇产科学、X 线诊断学、核医学 12 个教研室。

1984 年

1 月

7 日 苏医附一院“附一党（1984）2 号”文决定成立医院保密委员会，徐树英为主任，张菊珍为副主任。

17 日 苏医附一院“附一发（1984）2 号”文决定成立医院安全委员会，龚辉为主任，丁昌辉为副主任。

27 日 苏医附一院“附一发（1984）10 号”文决定成立医院义务消防队，孙炳虎任队长。

是月 苏医附一院“附一发（1984）4 号”文决定调整充实爱国卫生运动委员会（简称“爱卫会”），龚辉为主任，孙栋杰、朱安奎为副主任。

4 月

8 日 医院召开第十次工会会员代表大会，陈王善继、汤惠兴、朱祖明、董天华、李华南、祝佩鸣出席会议。

19 日 苏州医学院“苏医党（1984）8 号”文批复同意苏医附一院成立 9 个党支部。

6 月

9 日 苏医附一院“附一发（1984）46 号”文决定成立医院医疗技术咨询委员会，陈明斋为主任委员，诸荣恩为副主任委员。

16 日 苏州医学院“苏医党（1984）60 号”文任命周月樵同志为苏医附一院副院长。

8 月

14 日 苏州医学院“苏医党（1984）90 号”文批准成立苏医附一院第三届党委，李华南为党委书记，徐树英为党委副书记，董天华、龚辉、陶不敏、裘申、朱国良、孙栋杰、温端改为党委委员。

14 日 苏州医学院“苏医党（1984）91 号”文任命徐树英为苏医附一院纪委书记，陈海明为纪委副书记。

9 月

1 日 医院举办中华人民共和国成立 35 周年医院发展成就展览（展览持续至该年 12 月 25 日）。展览以图片形式反映了自党的十一届三中全会以来，医院在医疗、教学、科研、预防等各项工作中取得的成果。

4 日 苏医附一院“附一发（1984）74 号”文决定成立医院图书咨询小组。

10 月

16 日 10 月 16 日—11 月 2 日，应核工业部邀请，以威尔费雷特 · 谭为团长的美国华裔医师协会代表团第四次来院进行学术交流，苏州医学院院长杜子威，医院院长董天华、党委副书记蔡衍郎、副院长龚辉参加接待活动。

25 日 苏州市计委“苏计综（1984）214 号”文批准苏医附一院建立医院综合商店。

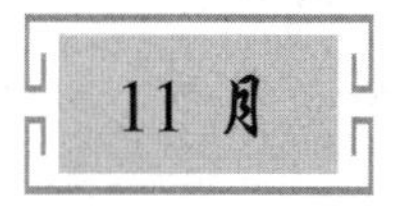

11月

5日　5—18日，医院受中华医学会江苏分会委托，举办腹部外科再手术学习班，学员22名，特邀上海教授作专题讲座。

是月　医院承办全国第二次大肠癌病专业会议。

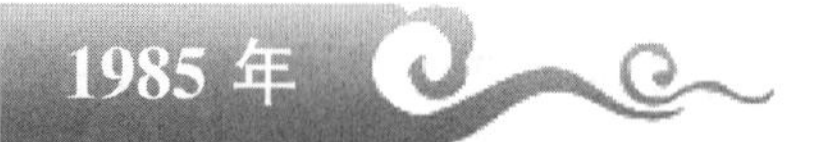

1985年

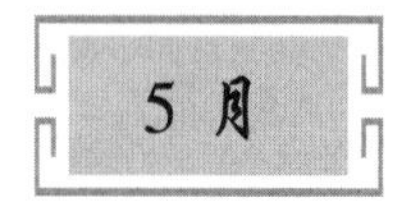

5月

24日　苏州医学院“苏医（1985）108号”文批准苏医附一院建立托儿所，列科级机构。

27日　苏州医学院“苏医（1985）112号”文批准苏医附一院建立心血管疾病研究室、创伤骨科研究室、中西医结合研究室。

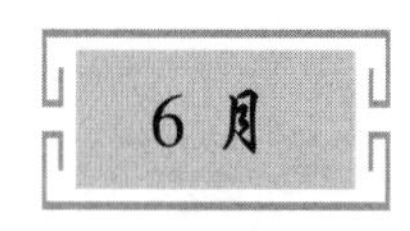

6月

3日　3—6日，医院与日本庆应义塾大学举行第一次交流会，苏州医学院院长杜子威、日本庆应义塾大学医学部脑神经外科教授户谷重雄参加。

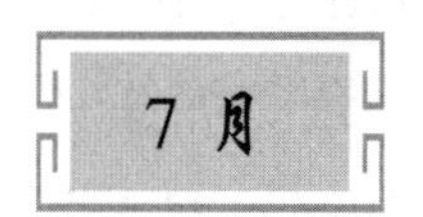

7月

1日　医院举行“七一”优秀党员表彰大会，大会由党委书记李华南、副书记徐树英主持。

22日　苏州市卫生局“苏卫医（1985）25号”文批准苏医附一院建立创伤骨科康复中心。

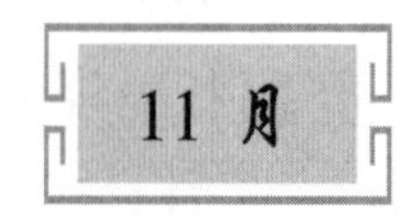

11月

8日　医院在卫校礼堂举行“纪念建院102周年庆祝大会”，苏州市副市长周大

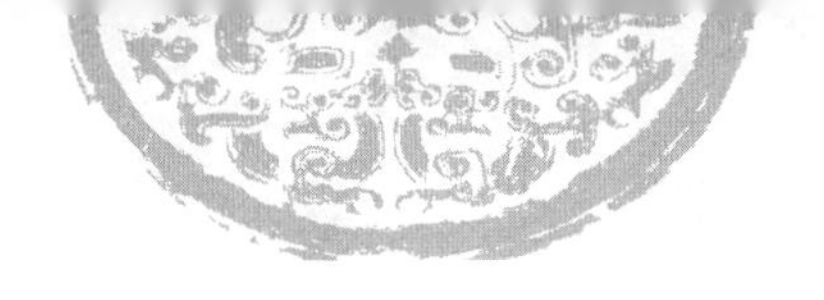

炎，苏州医学院党委书记印其章、院长杜子威，医院老领导及兄弟医院代表等参加大会。会上，医院院长董天华介绍院史和“七五”计划，表彰先进卫生工作者和30年医疗工龄职工，并颁发奖状和纪念品，会后演出了丰富多彩的文艺节目。

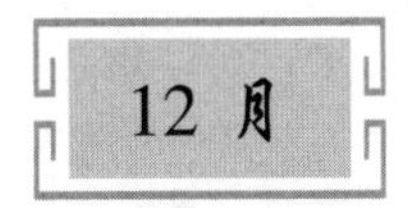

12 月

9 日 苏州医学院“苏医党（1985）97 号”文决定徐树英兼任苏医附一院副院长、范宗滂升任副院长，免去蒋文平、龚辉副院长职务。

1986 年

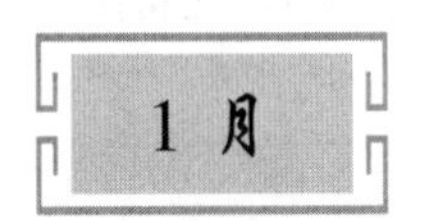

1 月

27 日 苏医附一院“附一党（1986）3 号”文决定撤销政治处，重建组织科、宣传科，增设老干部科、统战科。

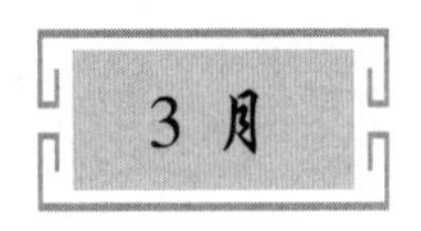

3 月

18 日 苏医附一院“附一发（1986）15 号”文决定成立医院药事管理委员会，范宗滂任主任委员，裘申任副主任委员。

19 日 苏医附一院“附一发（1986）17 号”文决定成立医院医疗质量控制小组，徐树英为组长，黄尚诚、薛小玲为副组长，许林庆为秘书。

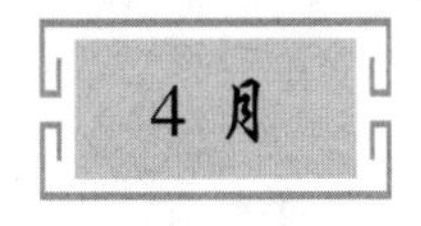

4 月

26 日 医院召开中国教育工会苏医附一院第十一次会员代表大会，李华南、施雪君、唐莹、黄达明、袁家齐、程振淼出席会议。

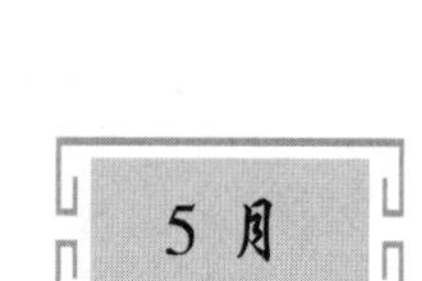

5月

17日　苏医附一院“附一发（1986）25号”文决定成立医院隔离消毒监测领导小组，徐树英任组长，黄尚诚、李寿娥任副组长，史献义任秘书。

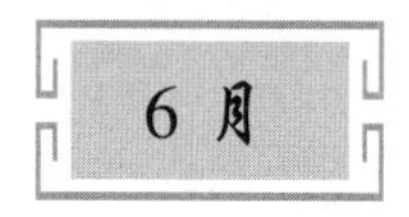

6月

5日　苏医附一院“附一党（1986）24号”文决定成立医院民事调解委员会，徐树英任主任委员，张耀仁任副主任委员。

17日　苏州医学院“苏医（1986）80号”文批准成立CT室，由苏医附一院代管。

28日　苏州医学院“苏医（1986）44号”文批准苏医附一院成立职称改革领导小组，董天华任组长，李华南任副组长。

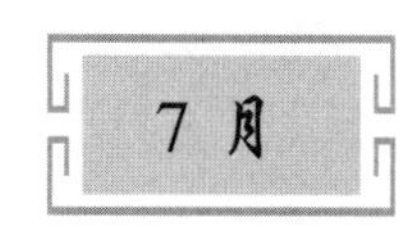

7月

1日　医院召开“七一”建党65周年庆祝大会，大会由院党委副书记徐树英主持。

11日　医院召开首届教职工代表大会，院党委副书记徐树英在大会上致开幕词。

10月

7日　美国罗马琳达大学医学院泌尿科霍特利、摩尔赫2位教授偕夫人一行4人来院进行学术交流和手术示范，苏州医学院副院长蔡衍郎，医院院长董天华、副院长范宗滂参加接待活动。

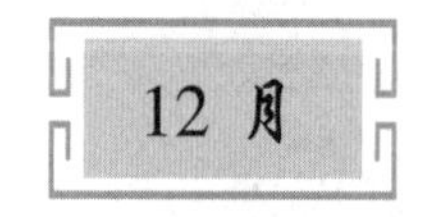

12月

8日　江苏省职改领导小组“苏卫职改（1986）17号”文批准医院成立中级卫生技术职务评委会，董天华为主任，李华南为副主任。

1987 年

7 月

14 日　苏医附一院“附一发（1987）35 号”文决定重组医院安全委员会，范宗滂任组长。

8 月

1 日　苏医附一院“附一发（1987）39 号”文决定调整医院医疗事故技术鉴定小组，徐树英任组长，陈易人、蒋文平任副组长。

26 日　苏医附一院“附一发（1987）46 号”文决定成立医院计划生育领导小组，徐树英任组长，程佩珍、顾静珠任副组长。

10 月

30 日　苏医附一院首届二次教职工代表大会召开，党委书记李华南发言。

11 月

17 日　苏医附一院“附一党（1987）25 号”文决定成立医院退休党支部，陈海明任书记。

30 日　苏医附一院“附一发（1987）67 号”文决定调整医院爱卫会，周月樵任主任，孙栋杰、朱安奎任副主任。

是月　医院举行欢送会，欢送电工间沈新伟参军，党委书记李华南、副书记徐树英、副院长范宗滂、副院长周月樵、工会主席张耀仁参加欢送会。

1988 年

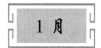

1 月

14 日 苏州医学院“苏医（1988）10 号”文批准苏医附一院成立灼伤科、放射治疗科、康复医学科。

14 日 苏州医学院“苏医（1988）12 号”文批准苏医附一院成立护理学教研室。

是月 苏州医学院“苏医党（1988）2 号”文任命蒋文平为苏医附一院院长兼医学系主任，温端改为党委副书记兼纪委书记，孙栋杰为副院长，免去董天华院长兼医学系主任职务，免去徐树英党委书记兼纪委书记职务，免去周月樵副院长职务。

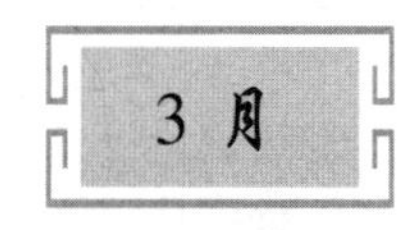

3 月

21 日 苏州医学院“苏医党（1988）13 号”文增补蒋文平、范宗滂为苏医附一院党委委员。

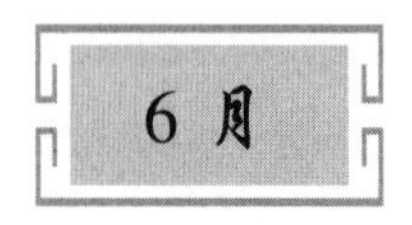

6 月

18 日 江苏省卫生厅“苏卫人（1988）20 号”文同意成立江苏省血液研究所。

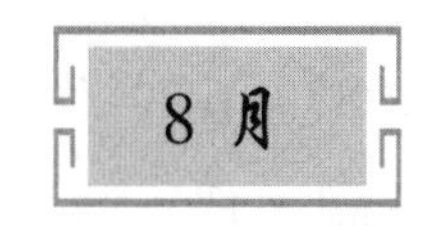

8 月

23 日 苏医附一院“附一党（1988）9 号”文决定成立医院离退休委员会，孙栋杰任副主任。

25 日 苏州医学院“苏医党（1988）41 号”文任命龚辉为苏医附一院副院长。

25 日 苏州医学院“苏医党（1988）42 号”文任命阮长耿为江苏省血液研究所所长（兼），陈悦书为名誉所长，张桂如、徐中和、陈钟灵为副所长。

9月

5日 经上级批准，江苏省血液研究所在医院成立并挂牌，来自省内外的数百名专家、学者，以及江苏省卫生厅负责人、苏州医学院及苏医附一院领导参加了大会。江苏省卫生厅副厅长张华强和苏州市副市长唐韧为挂牌仪式剪彩。

16日 苏医附一院工会第十二次代表大会召开，工会主席张耀仁作工作报告，副主席施雪君宣读表彰决定，大会选举程振鑫等13人为十二届委员会委员。

10月

4日 苏州市教育工会“苏教工（1988）019号”文批复同意张耀仁、程振鑫、范凤美、许昌韶、王殿彬、王宝涛、华黎、王静、陈四宝、赖世福、沈园园、范钦娅12人为医院十二届工会委员会委员，张耀仁任主席，程振鑫、范凤美任副主席，邹振欧、季映辉、袁玲玲组成经费委员会，邹振欧任主任。

26日 苏州市卫生局“苏卫医（1988）57号”文批准成立苏医附一院创伤骨科分院。

是月 医院党委邀请医院离退休老同志共同庆祝首届老年节，党委书记李华南、苏州医学院组织部部长苏允执到会并讲话。

11月

1日 苏州市卫生局“苏卫医（1988）63号”文批准成立苏医附一院120病区。

15日 苏医附一院“附一党（1988）16号”文决定调整医院民事调解委员会，龚辉任主任，张耀仁、闻宇平任副主任。

15日 苏医附一院“附一党（1988）17号”文决定调整医院保密委员会，温端改为主任，张菊珍、孙炳虎为副主任。

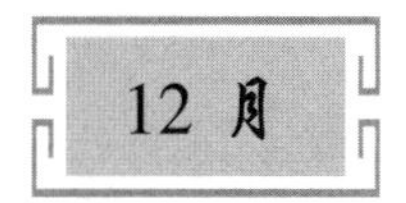

12 月

30 日 苏医附一院“附一发（1988）108 号”文决定成立医院举报小组，温端改、龚辉为组长。

1989 年

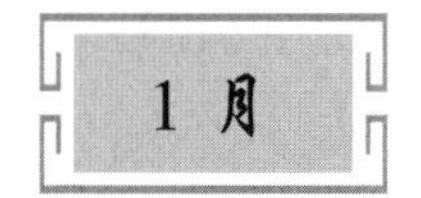

1 月

是月 医院召开民主党派、老教授、老知识分子迎春茶话会。苏州医学院统战部部长侯锦如，医院陈王善继教授、陈明斋教授、陈易人教授等参加茶话会。

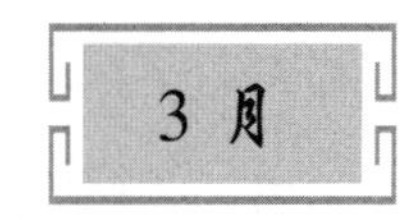

3 月

24 日 苏州医学院“苏医党（1989）8 号”文任命李华南为苏医附一院院长，免去蒋文平院长职务。

30 日 苏州医学院“苏医党（1989）11 号”文任命龚辉为苏医附一院党委副书记兼副院长、主持党委工作，温端改为党委副书记。

30 日 苏州医学院“苏医党（1989）12 号”文任命张菊珍为苏医附一院纪委书记（副处级）。

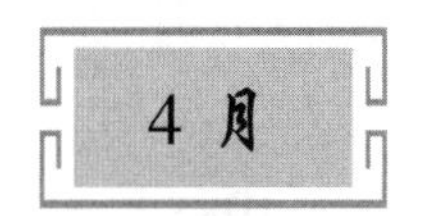

4 月

7 日 苏州医学院“苏医（1989）57 号”文决定调整苏医附一院学术委员会成员，蒋文平为主任，李华南、范宗滂为副主任。

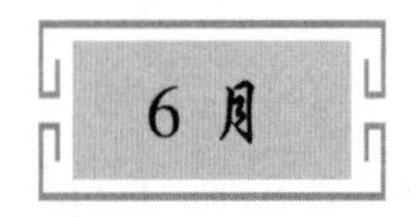

6 月

是月 美国罗马琳达大学医学院霍普院长和桑德斯教研室主任来院交流，在阶

梯教室会议室就中美合作成立呼吸治疗中心的事宜进行洽谈，苏州医学院副院长蔡衍郎、阮长耿，医院副院长范宗滂参加洽谈。

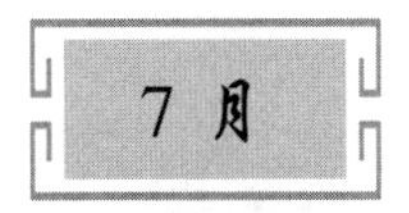

7月

7日 苏医附一院“附一发（1989）55号”文决定成立院内感染管理科，负责人为汪英幸，金玉英为副科长。

8月

11日 苏医附一院“附一发（1989）54号”文决定成立医院感染管理委员会，范宗滂为主任，徐乃元、汪英幸为副主任。

21日 苏医附一院“附一发（1989）58号”文决定成立医院审计室，邹振欧为主任。

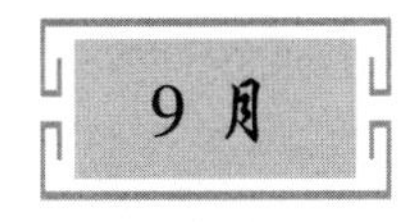

9月

2日 苏医附一院“附一发（1989）63号”文决定成立医院监察科，曲常青为科长。

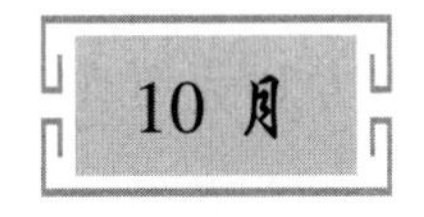

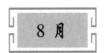

10月

18日 苏医附一院决定成立医院计划生育协会，龚辉任会长，朱安奎、范凤美、刘光衡、韩文秀任副会长，郁申华任副秘书长。

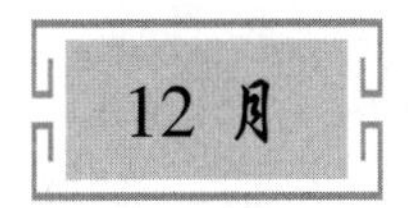

12月

30日 医院成立思想政治工作研究会，经民主协商，推选龚辉任理事长，李华南、陈淑英任副理事长，郁申华任秘书长。

1990 年

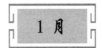

8 日 苏医党〔1990〕1 号文：经苏州医学院党委常务会议讨论决定，龚辉任苏医附一院党委书记，免去其苏医附一院副院长职务。

15 日 江苏省政协部分委员来院进行视察，并召开部分科主任座谈会。

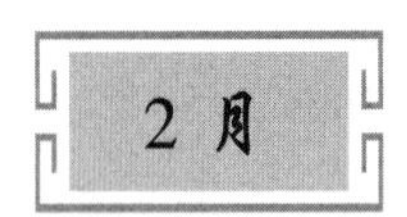

21 日 医院在公园会堂召开 1989 年度总结表彰大会，全院职工参加。

22 日 医院举行 1989 年度学术交流会，37 个科室参加，60 多篇论文、成果在会上交流讨论。

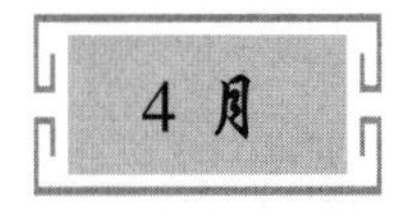

21 日 根据上级党委部署，医院民主评议党员工作全面召开，院党委召开民主评议党员交流大会。

是月 以勃兰特博士为团长的澳大利亚维多利亚医院管理专家代表团一行 4 人来院访问、讲学。

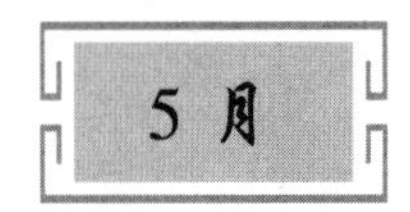

5 日 全院职工 873 人完成体检。

23 日 苏医侨联会成立大会在苏医附一院工会俱乐部召开，医院肺科主任医师周康德当选为苏医侨联会主席。

28 日 28—31 日，医院第二届一次教职工代表大会隆重举行，认真听取和审议了李华南的工作报告，共收到来自教职工的提案 113 条，最后向全院职工发出了“当主人，鼓干劲，创文明，上等级”的倡议书。

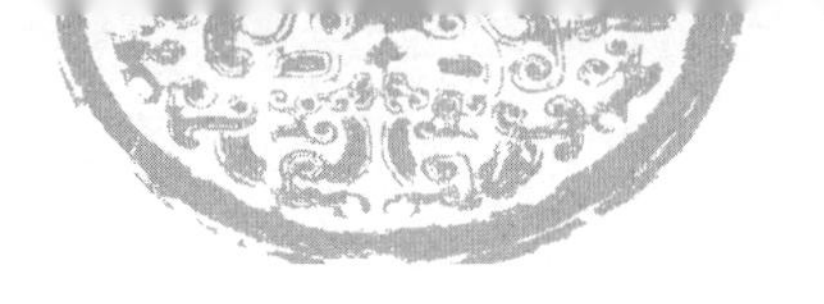

6月

15日 医院放射免疫中心挂牌成立（经江苏省卫生厅副厅长陈萍口头同意）。

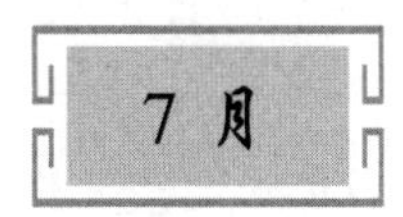

19日 全院职工在公园会堂听取“卫生系统先进事迹报告会”，医院骨科主治医师赖世福在会上交流经验。

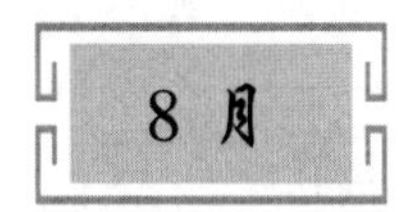

27日 苏医〔1990〕163号文：同意成立苏医附一院统战科。

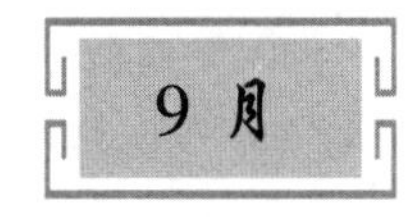

20日 江苏省卫生厅“苏卫人〔1990〕34号”文：根据苏编〔1990〕127号文批复，苏医附一院新增床位50张。医院总床位达750张。

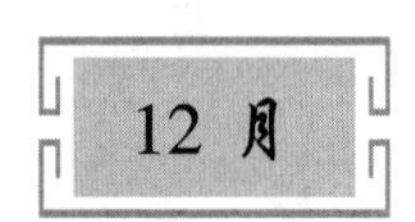

25日 医院从日本引进的全身CT机正式运行，医院举行开张典礼，日立公司的日本客人、苏州医学院的领导、医学院系统的老干部等参会。

26日 医院门急诊大楼正式破土动工，建筑面积约15 000平方米，高6层，预期在1993年6月竣工。参加开工典礼的有秦山核电厂领导、苏州医学院领导及兄弟单位领导。

1991 年

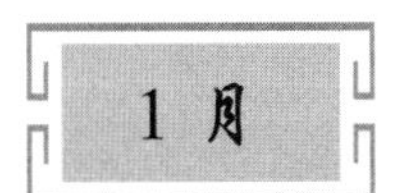

1 月

15 日 根据苏州市卫生局“苏卫医〔1991〕1 号”文，医院获评“一九九〇年苏州市文明医院”。

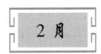

2 月

6 日 根据江苏省卫生厅“苏卫医〔1991〕4 号”文，医院获评“1989—1990 年度江苏省文明医院”。

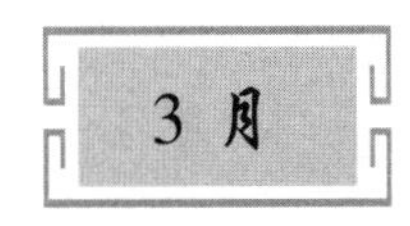

3 月

8 日 苏医党〔1991〕12 号文决定：焦永业任苏医附一院卫校校长（副处级）。

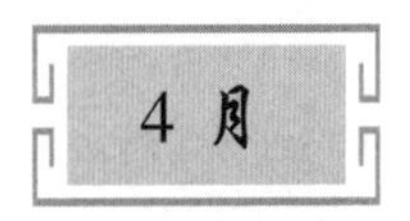

4 月

4 日 苏医党〔1991〕66 号文下发《关于苏医附一院业务科室正、副主任任命的批复》：任命 15 个临床研究室正、副主任及 36 个临床医技科室正、副主任。

18 日 以全国政协常委、香港基本法起草委员会副主任、香港南联集团主席安子介先生为首的香港实业界友好人士考察团 26 人来院参观访问。

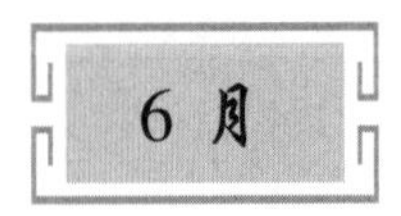

6 月

21 日 医院在门诊楼前停车场召开了“白求恩杯”竞赛活动誓师大会，院长李华南主持了大会，党委书记龚辉作了动员，4 名代表上台发言。

25 日 为庆祝建党 70 周年，全院职工在公园会堂举行庆祝活动，进行文艺节目演出。

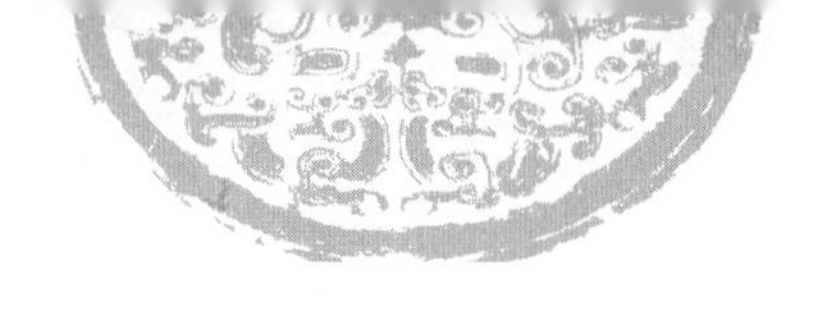

29 日 江苏省医院管理学会在南京市召开第三次代表大会，选举产生了江苏省医院管理学会第三届委员会。苏医附一院李华南当选为常务委员，龚辉当选为委员。

7 月

5 日 根据江苏省卫生厅和苏州市政府指示精神，苏医附一院召开防汛工作会议，成立抗洪救灾小组，组成了由内科、外科、急诊科参加的医疗救护小组，听从市政府调遣，并拨款 5 000 元至苏州市财政局用于支援灾区。由李华南带头将全院职工捐赠的 3 000 元人民币、600 只蛇皮袋送至苏州市金阊区政府。

11 月

20 日 江苏省卫生厅组织专家对苏医附一院血液科开展的“成人急性非淋巴细胞白血病长期生存因素的研究”（江苏省卫生厅重点课题）和“HAP-DAP 方案治疗急性非淋巴细胞白血病”（江苏省科委重点项目）进行了鉴定。

20 日 医院名誉教授、日本庆应义塾大学脑外科教授户谷重雄和日本昭和大学医学部部长武重千冬一行来院作学术交流。

25 日 由医院和苏州丝织试样厂共同研制的机织涤纶毛绒型内膜人造小血管经以中国医学科学院名誉院长及学部委员吴阶平、上海医科大学中山医院陈中伟为正、副主任的专家鉴定委员会鉴定，该科研成果属国际领先，具有重大的应用价值和经济效益。

1992 年

1 月

3 日 江苏省卫生厅“苏卫医〔1992〕1 号”文：拟同意试行成立苏医附一院影像中心。

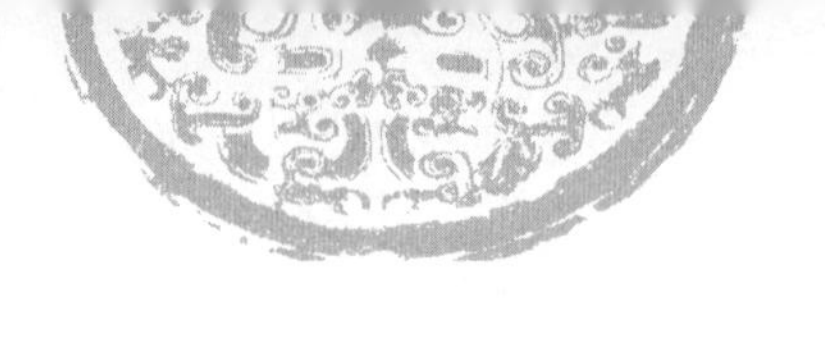

2 月

26 日　医院在公园会堂召开 1991 年总结表彰大会，党委书记龚辉主持大会，院长李华南作工作总结，并部署 1992 年的工作。

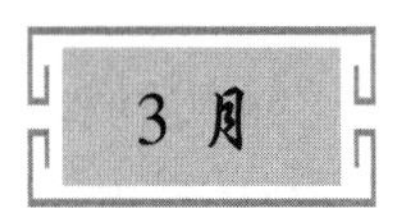

是月　建筑面积约 15 000 平方米的医院新门急诊大楼第一期工程已竣工，并于 3 月 9 日正式交付使用，大内科、大外科、眼科、理疗科、妇产科及党务、行政职能科室先后搬入新大楼。

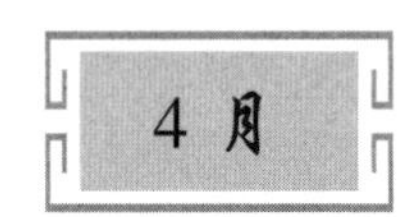

20 日　国际原子能机构官员一行来院参观灼伤病房，并参观了二区、十四区、十六区病房。

24 日　苏医党〔1992〕22 号文《关于徐树英等同志职务任免的通知》：徐树英任苏医附一院党委书记，免去副院长职务；王殿彬任医学系副主任兼苏医附一院副院长，列席苏医附一院党委会议；免去龚辉苏医附一院党委书记职务；免去张鸿材医学系副主任职务。

26 日　为适应医院改革和创建三级甲等医院需要，经研究决定：改革办公室改名三级甲等医院建设委员会办公室。

30 日　医院泌尿外科引进世界先进仪器射频热疗仪，用于治疗老年人前列腺肥大。使用这种仪器，可免除患者开刀痛苦。截至此时，国内只有北京医院和苏医附一院在临床上应用该仪器。

5 月

11 日　我国第一个人脑胶质瘤基因文库在苏州医学院建成，并通过核工业总公司组织的部级鉴定。苏医附一院硕士研究生覃文新在杜子威教授、王尧副研究员的指导下，以 2 例人脑胶质瘤手术标本为材料构成这个基本文库，比国家规定的时间提前 1 年。

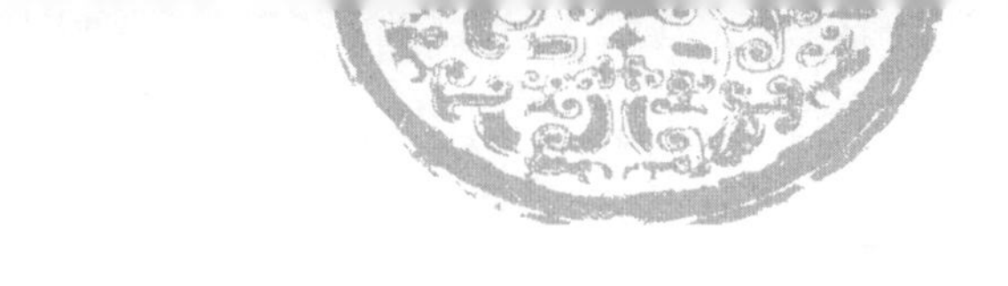

15 日 院长李华南应核工业总公司组织邀请，前往美国考察访问。

25 日 苏医党〔1992〕34 号文：陈幼亭任苏医附一院副院长。

6 月

9 日 苏计委“苏计财〔1992〕64 号”文：同意苏医附一院经营服务部更名为苏州市博习贸易公司。

11 日 医院正式开始使用发射型计算机断层扫描仪（Emission Computed Tomography，ECT），这提高了医院的临床诊断技术水平。

7 月

6 日 苏医附一院在全市各医院中首先在门诊部各科室实行全日一贯制，中午照常门诊，各辅助科室同时开放。

9 月

28 日 磁共振开张仪式举行，江苏省内各兄弟医院放射科主任、教授，江苏省卫生厅医政处、苏州市政府及市委办公室等部门领导，苏州医学院党委书记蔡衍郎、副院长何寿春及医院各科室负责人，以及美国通用电气公司驻上海办事处工作人员参加仪式。

28 日 苏医党〔1992〕45 号文决定：陈钟灵任医学系副主任兼苏医附一院副院长。

10 月

4 日 苏医附一院在全市各医院中，首先试行每个星期日上午专家照顾门诊。

12 月

7 日 苏医党〔1992〕64 号文决定：苏允执任苏医附一院党委书记；徐树英任苏医附一院常务副院长（正处级）；免去苏允执苏医组织部部长职务；免

去徐树英苏医附一院党委书记职务。

9日 附一党〔1992〕24号文通知：郁申华任苏医附一院宣传科科长（正科级）；附一党〔1992〕25号文通知：龚卫平任苏医附一院第三党支部副书记，享受副科级待遇。

1993年

1月

5日 苏医党〔1993〕1号文《关于选举产生附一院党委书记、副书记及纪律检查委员会副书记的批复》同意附一院党代会选举结果：苏允执任党委书记；温端改任党委副书记；曲常青任纪律检查委员会副书记（正科级）。

2月

6日 附一党〔1993〕3号文《关于周宏益等同志职务任免的通知》：根据工作需要，经领导研究，对部分职能科室干部作如下任免决定，周宏益任人事科科长，程菊珍任财务科科长，孙炳虎任保卫科科长，免去张梅玉人事科长职务。

6日 附一发〔1993〕12号文《关于聘任李麟元同志任职的通知》：根据工作需要，经领导研究决定，聘任李麟元为院长办公室秘书，享受副主任科员待遇。

10日 全院职工在公园会堂举行1992年总结表彰大会。大会由常务副院长徐树英主持，医学院阮长耿副院长、蔡衍郎书记应邀参加。院长李华南在大会上作了1992年工作总结和1993年工作计划报告。常务副院长徐树英宣读了医院“白求恩杯”竞赛活动表彰名单，院领导给获奖者颁奖。

15日 苏医科司〔1993〕1号文《关于建立苏州医学院科技开发公司第一分部及聘任经理的通知》：为了发展苏州医学院科技开发工作，经研究决定建立苏州医学院科技开发公司第一分部，并聘请李华南任经理，孙炳虎任副经理。

16日 苏医〔1993〕15号文《关于同意附一院组建总务处的批复》：经学院领

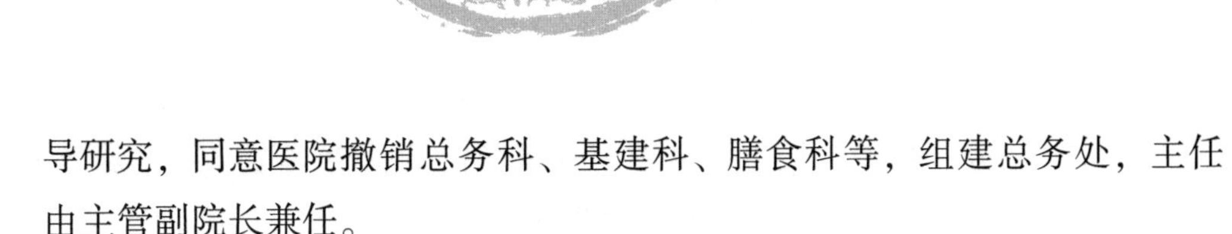

导研究，同意医院撤销总务科、基建科、膳食科等，组建总务处，主任由主管副院长兼任。

16日 苏医党〔1993〕6号文《关于孙栋杰同志任职的通知》：经研究同意孙栋杰兼任附一院总务处主任。

16日 医院新门急诊大楼全部启用，120病房实行标准化管理，4楼手术室全部开放。

16日 附一发〔1993〕14号文《关于孙栋杰等同志职务任免的通知》：聘任孙栋杰兼任总务处主任；聘任吕思宏、邵文虎、杨贵水为总务处副主任（正科级）；免去蔡曼兰总务科科长职务；免去杨贵水总务科副科长职务；免去宋建民基建科副科长职务；免去王瑞荣膳食科副科长职务。

20日 医院宣布成立院庆110周年筹备小组，将于该年11月8日举行隆重的庆祝活动，成立了李华南任主任委员、苏允执任副主任委员，由徐树英、温端改等19人组成的筹备委员会。

3月

14日 附一发〔1993〕25号文《关于杨长益等同志职务聘任的批复》：聘任杨长益为总务基建办公室副主任（副科级）；聘任王瑞荣为康复分院筹建办副主任（副科级）；聘任黄建新为房屋管理办副主任（副科级）；聘任宋建民为总务处秘书（副科级）；聘任王红星为托儿所所长（副科级）。

4月

3日 江苏省卫生厅“苏卫教〔1993〕13号”文确定苏医附一院为住院医师继续教育第一批试点单位。

17日 苏医党〔1993〕41号文《关于李华南等同志任职的通知》：经党委常委讨论决定，李华南任医学一系主任（兼）；王殿彬任医学一系副主任兼附一院副院长。

21日 根据苏州市卫生局“苏卫中〔1993〕5号”文，医院肾病专科（中西结合）被评定为市级重点专科。

是月 为认真贯彻省厅指示精神，在全院范围内进行全面固定资产清查登记工作，并按上级要求汇总造册报省厅。组成了由李华南院长为组长，包括院办、财务、设备、总务等科室在内的清查登记小组。从3月30日至4月30日，经过院固定资产清查核对登记小组人员的勤奋工作，顺利完成了预定任务，医院固定总资产为（含卫校）92 416 202元。

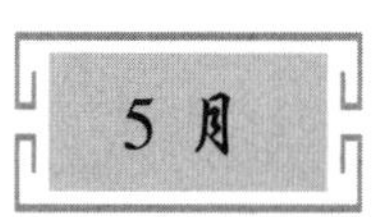

5月

12日 全院护士在礼堂召开庆祝“5·12”国际护士节大会。会上，李华南发表讲话，号召“白衣天使”们要在新的形势下，不断提高护理操作技能，改善服务态度，树立全心全意为人民服务的观念。

14日 由勃兰特先生带领的美国西海岸医院院长代表团一行13人来院参观医学影像中心和十六病区。

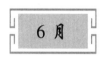

6月

2日 日本名古屋藤田保健卫生大学脑卒中病友会大型中医康复旅游团在神经外科神野哲夫教授带领下（共116名成员）来院参观访问，其中有62名患者接受了针灸、推拿、气功治疗。6月3日下午在竹辉饭店，医院针灸科副主任医师胡龙才向日本旅游团介绍了中医治疗的新进展，中医科、针灸科、体疗科的医生们再次为瘫痪患者治疗，受到了日本患者的一致好评。医院接待这样庞大的团体还是第一次，在院长李华南的关心下，由院办精心组织，出色地完成了这一接待任务。

9日 医院三届一次教职工代表大会隆重召开，正式代表125名，列席代表近30名，苏州市教育工会主席、学院领导顾钢，医院领导等参加了大会。与会代表认真听取了李华南院长作的医院工作报告，听取了程菊珍科长作的财务工作报告，以及孙栋杰副院长作的“房改方案”报告。会议结束时，全体代表向医院全体职工发出了倡议：“加大改革力度，创建三甲医院”。职代会的召开激发了全院职工创“三甲”医院的热情。

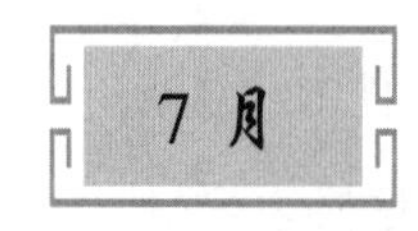

7月

2日 在公园会堂召开了全院创“三甲”医院动员大会，参加会议的有江苏省卫生厅副厅长刘昕曜，江苏省卫生厅医政处长郑必先，苏州市副市长沈树民，苏州市人大常委会副主任刘吉洪，苏州市卫生局副局长秦文斌，苏州医学院院长顾钢、书记何寿春等领导，全院1 000多名职工参加了大会。

8日 院长李华南、党委书记苏允执带领机关职能部门及各支部书记一行共34人，前往江阴市人民医院参观学习。

9月

20日 附一发〔1993〕80号文《关于成立苏医附一院信息科报告》：将病案室、图书馆、计算机室合并为信息科。

23日 江苏省卫生厅重点专科检查组一行15位专家来院对血液科、骨科、脑外科、心内科等4个专科的医、教、研各方面进行评审检查。

28日 苏医党〔1993〕92号文：经党委常委讨论决定，薛德宝任附一院纪委书记（副处级）。

10月

12日 苏州市委宣传部、总工会、卫生局、广播电视局、苏州日报社领导来院视察。党委书记苏允执向与会领导汇报了医院开展“白求恩杯”竞赛的有关情况，陪同视察了门急诊和骨科病房。

18日 国际原子能机构K. S. Cheah教授来院考察组织库情况并进行了讲座。考察目的是在苏医附一院灼伤科设立组织库，经费全由国际原子能机构支付。

21日 医院37名主任医师、教授联名向全院医护人员发出倡议，提倡在医疗服务中做到廉洁行医，一心为患者服务，端正行风一切要从自身做起。专家们倡议：全院医务人员要自觉维护“白衣天使”的形象，自觉拒收红包，以高尚的医德和精湛的医术为患者提供优质的服务。同时老专家们还希望广大医务人员在新形势下继续发扬优良传统，遵守医德规范，抵制行业不正之风的侵蚀。

28日 医院数字减影血管造影（Digital Substraction Angiography，DSA）、发射型计算机断层扫描仪2台大型仪器设备经试运行全部合格，举行开张仪式，出席仪式的除院领导及有关科主任外，还有苏州医学院、苏州市卫生局及南京军区总院等单位来宾百余人。

11 月

18 日 美国宾夕法尼亚大学医学院维德·迪塞舍教授来院讲学，与胸外科医护人员进行交流。

19 日 卫生部委托江苏省卫生厅组成的行风检查团一行 7 人来院检查，通过听汇报、到病房、开座谈会（院外院内）等形式，全面了解苏医附一院的纠风工作情况，并作出客观评价，认为苏医附一院决心大、措施得力、效果好。

12 月

2 日 苏州市“白求恩杯”检查组来苏医附一院检查，考核医院开展竞赛活动情况。

29 日 为迎接等级医院评审工作，同时也是为了进一步提高医疗质量和抓好医疗知识训练，医院于该日举办了医学临床三基训练、知识操作竞赛活动。

1 月

15 日 江苏省卫生厅领导来院慰问胸外科秦涌医师家属（胸外科主治医师秦涌时在圭亚那医疗队工作）。

26 日 医院在友谊宾馆举办医院迎新春联谊活动，护士长、科主任、党政科级以上干部 190 余人及苏州医学院领导等参加。

26 日 在苏州市 5 家单位组织开展的第三届“白求恩杯”竞赛总结表彰大会上，医院获得了苏州市第三届“白求恩杯”竞赛优胜奖。获评苏州市先进集体的有骨外科、心内科、神经内科、宣传科。获评苏州市先进个人的有刘志华、李建勇、赖世福、王心元、杨欣英、袁家齐、赵和月、章柏松。

28 日 医院在工会俱乐部举行离退休老同志“迎新春联欢会”，200 多位离退休老同志欢聚一堂。

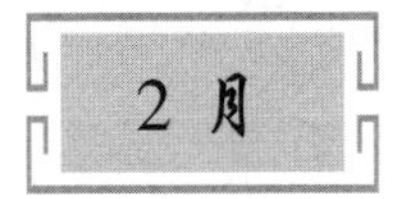

2月

18日 苏医党〔1994〕13号文《关于范宗滂等同志的免职通知》：经学院党委常委研究决定，免去范宗滂苏医附一院副院长职务。

22日 附一党〔1994〕3号文《关于朱安奎等同志职务任免的通知》：根据工作需要，经党委研究决定，朱安奎任营养科科长；李惠玲任团委书记（副科级）；沈园园任预防保健科副科长；免去朱安奎保健科副科长职务；曾雪凤任六支部副书记；免去曾雪凤团委书记职务。

25日 苏州市人大、政协委员20余人来院听取意见和建议，由副院长徐树英、孙栋杰汇报医院情况并提出具体意见，到会委员们一致同意将“改善新门急诊楼，搬迁沧浪区老干部活动中心”这一提案在即将召开的苏州市人大、政协会议上提出来，呼吁市政府给予关怀、帮助。

3月

1日 医院灼伤科辐照猪皮研究及临床应用获1993年布鲁塞尔尤里卡金奖。

1日 医院与俄罗斯眼病医院联合创办的近视眼治疗中心于该日正式成立，该联合体设在眼科门诊，是苏州市首次与国外合办的医疗联合体。

2日 全院职工在公园会堂举行1993年总结表彰大会，大会由副院长徐树英主持，院长李华南作1993年工作总结及1994年工作计划报告，书记温端改宣读表彰1993年先进集体、先进个人名单。苏州医学院领导顾钢、阮长耿到会并讲话。会后观看电影并举行了舞会。

8日 新医技楼已竣工，生化室、中医针灸科、皮肤科等已搬入，并开始接待患者，放射科、B超室等待仪器安装完毕后，再开展工作。

8日 江苏省卫生厅“苏卫科〔1994〕第5号”文《关于确定第一批省级重点临床专科的通知》：依据专家评审意见，经研究确定苏州医学院附属第一医院心血管内科、血液科、神经外科、骨科为江苏省重点临床专科。

10日 在3月的“学雷锋、学白求恩”、为患者办实事主题月活动中，医院青年团员响应共青团苏州市委号召，踊跃参加苏州市青年团员无偿献血活动。

是月 根据国务院有关作息时间规定，结合医院实际情况，从3月12日起作息时间调整为每周六下午及周日为休息日，门诊周一至周六全日开放，上午为7:45—11:30，下午为1:30—5:00。

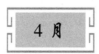

10日 医院门急诊大楼被苏州市政府列为1994年市政府实事项目，孙栋杰副院长代表李华南院长与苏州市实事办签订“实事目标责任书”。这幢大楼建筑面积15 400平方米，在功能、设施方面位列全省第一，将于1994年9月前建设完成。

22日 医院普外科在急诊手术室运用腹腔镜为1名胆总管囊肿患者行胆囊切除术，普外科主任徐乃元、主治医师汪良参加手术。

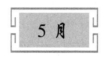

6日 美国罗马琳达大学护理学院朱互特女士一行4人来院参观访问，在院长李华南等的陪同下参观了二病区。这次外宾来访主要是商讨与医院附属卫校开展学术交流事宜。

30日 江苏省卫生厅“三级医院”评审检查组一行16人来院进行为期3天的检查评审。检查组由江苏省卫生厅厅长朱朱、副厅长刘昕曜带队，通过听汇报、看录像、查资料及实地检查，对全院各方面工作用“三级医院”标准对照衡量，作出了客观公正的评价，并提出了诚恳的希望建议，为医院争创甲等医院提供了奋斗目标。刘厅长在评审结果通报会上宣布苏医附一院正式通过“三级医院”的评审，并准备于年底迎接“三级甲等医院”的评审。

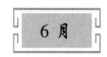

9日 徐树英、王立志、朱国良、顾静珠、钱海鑫5人参加苏州医学院组织的医疗队，于该日去北京为核工业总公司机关职工体检，为期1个月，受到核工业总公司领导的通报表扬。

12日 国际原子能机构（International Atomic Energy Agency，IAEA）在苏州医学院举办亚太地区组织截肢辐射消毒技术培训会。代表江苏省医疗界出席会议的苏医附一院烧伤整形科，向专家及来自亚太地区10多个国家的与会者详细介绍了“皮肤和骨头在烧伤和外伤治疗中的作用”的学术成果和治疗经验，并在IAEA国际会议上受到与会者的好评。

19日 秦涌医师在圭亚那（卫生部医疗队）因病提前回国。

是月 法国南特大学医学院六年级实习医生安妮·吉亚尔来院进行为期4个月（1994年6月—1994年9月）的临床实验实习研究。

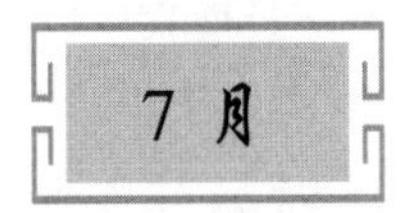

7月

2日 医院利用一天半休息时间在常熟举办创三甲分等标准学习班，各临床科室主任、医技科室主任、护士长、职能科室负责人、有关支部书记、院领导，苏州医学院副院长顾钢、党委副书记夏东民应邀参加。

22日 医院召开三届三次教职工代表大会、第十四次职工代表大会，大会听取了院长李华南作的工作报告。会后，全体代表进行了广泛热烈讨论，一致通过医院工作报告，并对医院工作提出了许多合理化建议。

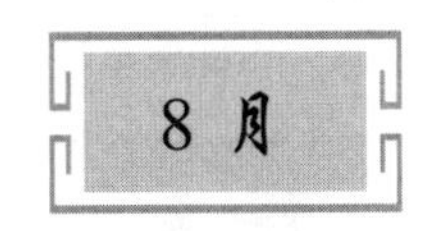

8月

23日 附一发〔1994〕38号、39号文通知：根据江苏省卫生厅关于三级甲等医院对科室设置的要求，特成立老年病科（在原十六区基础上）和家庭病床科。

26日 附一发〔1994〕41号文通知：根据工作需要，经领导研究，决定对部分职能科室干部作如下聘任，顾美华为医务处副主任，朱玲为信息科副科长兼图书馆副主任，杨永生为信息科副科长。

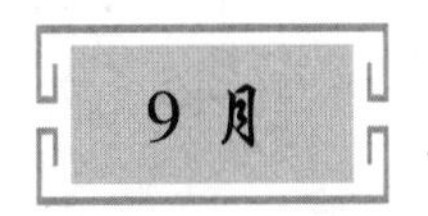

9月

8日 江苏省医院分等标准评审组16位专家教授来院作为期3天的综合评审。10日，评审组向全院科级干部通报评审情况，肯定了成绩，提出了希望和建议，认为医院在医疗、教学、科研及两个文明建设中取得了引人注目的成绩，在全省名列前茅，是发展最快、综合实力较强的一所综合性医院。

11日 医院骨科主治医师杨惠林、麻醉科副主任医师杨建平被评为一九九四年江苏省优秀青年骨干教师；消化科主治医师陈卫昌被评为苏州市优秀共产党员。

是月 医院呼吸内科医师黄建安、王跃于1993年9月24日赴美国罗马琳达大学进修1年，分别于该年9月22日、29日回苏。

10月

8日 苏医党〔1994〕59号文：根据苏医附一院工会换届选举和苏州市教育工会〔1994〕22号文，经学院党委常委会讨论决定，郁申华为附一院工会主席（列副处级）。

10日 医院召开聘请社会监督员会议，李华南、苏允执、徐树英等院领导出席并向沧浪区人大、政协、市区商业单位等领导颁发了聘书（共计15人），请他们共同协助医院搞好行风建设。

20日 医院新门诊大厅内的挂号、收款、划价及2楼化验等搬入并正式对外接待就诊患者。至该日，15 400平方米的新门急诊大楼全部完工。

11月

4日 附一党〔1994〕22号文：根据苏医附一院工会换届选举和苏州市教育工会〔1994〕22号文，经医院党委讨论决定，张永森任工会副主席（列正科级）。

6日 瑞士洛桑医科大学夏皮斯教授来院访问，并于11月8日参加院庆活动，作题为“白细胞粘附机理及在白血病监测中的意义”的学术报告。

8日 医院庆祝建院110周年及门急诊大楼落成启用。院长李华南代表全院2 000名职工向来自美国、日本、法国、瑞士的朋友，向省、市各级领导，向兄弟医院、工矿企业、社会各界领导和贵宾致辞。全国人大常委会副委员长吴阶平特地发来电传，表示热烈祝贺。江苏省卫生厅副厅长张华强、核工业总公司安防局副局长吴企、苏州市委副书记黄俊度、苏州市政协黄铭杰、苏州市人大代表杨炳双，以及苏州医学院领导顾钢、阮长耿，苏州市卫生局局长汪雪麟、知名人士许镶夫人等中外来宾600余人参加活动。下午分别进行了学术交流、文艺汇演。

25日 苏州市“白求恩杯”竞赛小组检查组来院检查。

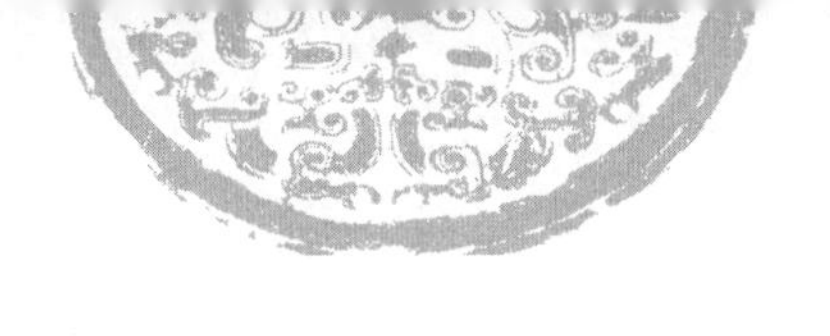

12 月

21 日 医院召开“双十佳”及“文明窗口”单位表彰大会。苏州市委宣传部长张卫国，苏州医学院领导夏东明、黄厚甫等参加大会并分别讲话。

27 日 医院心血管病研究室的“射频消融治疗阵发性室上性心动过速”和“膜片钳技术与应用”2 项心律失常临床、基础研究课题通过成果鉴定，专家们认为这两项研究成果已达到当时国内、国际先进水平。

30 日 院长李华南参加江苏省卫生工作会议后返苏，并领回了有“中华人民共和国卫生部”落款的“三级甲等医院”铜牌，苏医附一院是苏州市各医院中唯一获评“三级甲等医院”的医院。

1995 年

1 月

10 日 在苏州市科委举行的 1992—1993 年推广运用计算机优秀软件颁奖仪式上，医院住院处信息管理系统与 Monur 系统分别获三等奖和优秀提名奖。

14 日 医院在新门急诊楼过街楼广场，举行了隆重的“三级甲等医院”挂牌仪式。仪式由医院党委书记苏允执主持，苏医附一院院长李华南、苏州医学院院长阮长耿分别作简短讲话，苏州医学院党委副书记夏东民也到场祝贺。

18 日 医院被评为 1994 年健康教育优胜单位。

26 日 医院分别收到江苏省编委核发的“苏州医学院附属第一医院”“江苏省血液研究所”编制证书。

2 月

22 日 苏州医学院党委副书记夏东民、组织人事部部长赵子川来院召开中层干部会议，根据苏医党〔1995〕10 号文调整医院领导班子：聘任许鸿儒为附一院院长（兼），钱海鑫为附一院副院长，李华南为附一院院长顾问；免去李华南附一院院长、医学一系主任职务，陈钟灵附一院副院长职务。

3月

3日　医院召开全院职工大会，总结1994年工作，布置1995年工作，表彰1994年“白求恩杯”先进集体和个人，苏州医学院何寿春书记、阮长耿副院长参加。

8日　苏州市沧浪区政府一行4人来院洽谈医院大门口民宅拆迁事宜，双方达成初步意向。

9日　日本动燃团郭贺所（核能财团）圆尾好宏先生来院参观访问，副院长钱海鑫及院办、灼伤科等部门接待，一行参观了二十病区，观看了录像资料。

21日　医院在南园宾馆召开1995年度院课题评审会议，在经费十分困难的情况下，医院仍拿出20万元资助搞科研，共有27项课题中标。

30日　医院护理部、保卫科联合举行“三基”护理操作比赛，共有100多人到场观摩，有30人分别获一、二、三等奖。

4月

11日　上海市闸北区中心医院一行8人来院进行双向挂钩座谈会。双方就今后的进一步合作交流进行了广泛的讨论，达成了一致意向。

12日　医院召开周会，宣布部分党政、业务科室负责同志调整名单。附一党〔1995〕6号文：李惠玲任院党委秘书兼团委书记（副科级）；王馨荣任宣传科科长；俞善浚任院长助理兼院办主任（正科级）；史献义任医务处处长；金陵任医务处副处长；吴爱琴任科教处副主任；卜剑萍任感染科科长；杨瑞兰任感染科副科长；许林庆任设备科科长；刘镛振任图书馆主任；顾金圣任改革办主任（正科）；陆绍生任审计室副主任（副科）；张军任总务基建科副科长；罗信通任医学系办公室主任；陈淑英任卫校党支部书记兼校长；免去王馨荣党委秘书职务；免去郁申华宣传科长职务；免去许林庆院办主任兼“三甲”办主任职务；免去杨瑞兰院办副主任职务；免去徐乃元医务处主任职务；免去胡光敏设备科科长职务。

12日　苏医〔1995〕91号、92号文《关于附属一院业务科室正副主任、教研室正副主任任职批复》调整了新一届业务科室中层干部。

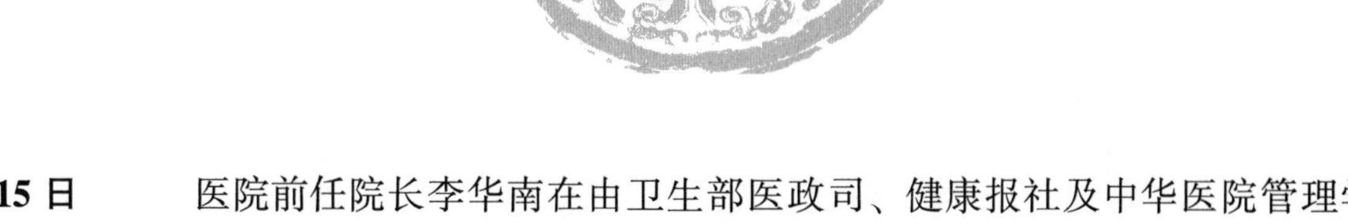

15 日　医院前任院长李华南在由卫生部医政司、健康报社及中华医院管理学会联合举办的第四届全国优秀院长评选中被评为全国优秀院长。

19 日　医院举行职业道德知识竞赛暨演讲比赛。苏州医学院党委常委、宣传统战部部长黄厚甫，苏州医学院副院长兼附一院院长许鸿儒，苏医附一院党委书记苏允执及其他院领导参加了这次活动。

28 日　苏医附一院院长李华南、卫校校长焦永业，苏州医学院外办石福熙等同志赴美国罗马琳达大学医学院考察，为期 2 周。

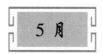

5 月

1 日　即日起，医院遵照国务院及上级指示精神实行 5 天工作制，但周六门诊不停诊，照常进行。

6 日　医院恢复总值班交班制度，每日晨由值班院长、行政、护理总值班人员及医务处、护理部、门诊部、总务处、院长办公室等负责人参加交班，及时处理有关事务。

8 日　根据工作需要，经研究决定，聘任几名同志为医院护理部各科室护士长，任期 3 年。具体详见〔1995〕附一发字第 22 号文。

16 日　苏医党〔1995〕35 号文通知：免去焦永业苏医附一院卫校校长职务。

26 日　苏医附一院思想政治工作研究会在医院学术报告厅召开，40 余名党政干部参加了会议。

30 日　附一党〔1995〕12 号《关于薛志良同志职务聘任的通知》：根据工作需要，经党委研究决定，聘任薛志良为苏医附一院卫校副校长。

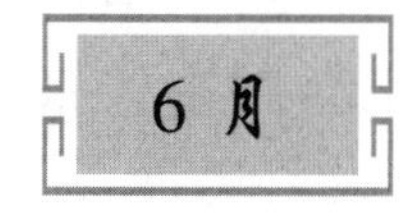

6 月

19 日　院党委专门召开党委扩大会，党委书记苏允执传达了江苏省卫生厅厅长刘洪祺在省卫生系统职业道德建设试点总结会议上的讲话及《关于禁止医疗卫生服务中不规范行为的通知》文件精神。会后，医院根据省卫生系统职业道德建设试点总结会议精神，借鉴南京鼓楼医院、江苏省人民医院等试点单位经验，结合医院具体情况，制定了《苏医附一院医患关系合约》，向患者及家属声明医院各项医疗服务不收红包，对“收”“送”双方约法三章，同时对各项医疗服务中可能出现的不规范行为都作了具

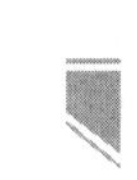

体规定。

28 日　医院党委举行“七一”表彰大会，表彰第一党支部等先进基层党组织及蒋文平等 11 名优秀共产党员和优秀党务工作者。参加这次表彰大会的有苏州医学院党委书记何寿春、副书记夏东民，苏州医学院组织人事部副部长浦莲芳及医院全体党员。苏医附一院党委副书记温端改在会上宣读了表彰决定。一批新加入中国共产党的党员同志在会上进行了入党宣誓。苏州医学院党委书记何寿春及医院党委书记苏允执分别在会上讲话。

7 月

26 日　医院在学术报告厅举行了院科二级不收红包责任书的签字仪式，签字仪式由纪委书记薛德宝主持，院长许鸿儒和党委书记苏允执分别在会上作了讲话，各科室主任代表科室在责任书上签字。

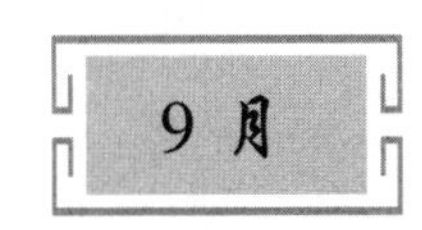

25 日　根据苏医〔1995〕187 号文，经常委会讨论决定：筹建苏州医学院影像医学系。聘任：丁乙为苏州医学院影像医学院系（筹）主任；王殿彬为苏州医学院影像医学系（筹）副主任（兼）；陈学仁为苏州医学院影像医学系（筹）副主任；郭亮为苏州医学院影像医学系（筹）办公室主任。

29 日　医院工会在苏州大学存菊堂举行金秋歌咏大会，热烈庆祝中华人民共和国成立 46 周年，纪念世界反法西斯战争和中国人民抗日战争胜利 50 周年。苏州市教育工会副主席黄春法，苏州医学院党委副书记夏东民、组织人事部部长赵子川、工会副主任张建中，以及苏医附二院、苏医附儿院党政领导出席了大会。

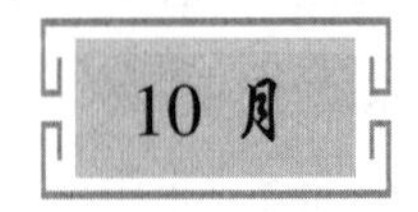

1 日　电话传送心电图监护经 9 月 13 日在医院心内科试运行以后，于 10 月 1 日正式对外服务。

2 日　1994 年江苏省科技进步奖评审结果揭晓，在 37 项省医药卫生获奖名单中，苏医附一院以 8 项获奖名列全省各家医院之首。同时，医院又有 7 项科研项目获科研基金资助，金额达20余万元。

6日 医院产科被确定为第二批省级重点临床专科。在全省17个重点临床专科中，苏医附一院占了5个。

9日 附一发〔1995〕66号《关于聘任许立等同志的任职通知》：根据医院的实际情况和工作需要，经院领导研究决定，聘任许立为急诊科负责人；聘任潘元玮为病房手术室、急诊手术室、供应室科护士长兼病房手术室护士长。

13日 全国医疗机构职业道德建设工作江苏考评组来院进行为期1天的考评工作。院长许鸿儒主持了汇报会，苏州医学院党委副书记夏东民、苏州市卫生局直属党委书记桂敬仕、苏州市廉政办主任钱学民参加了考评会。由江苏省卫生厅副厅长唐维新任组长、江苏省卫生厅行风办主任杨子尧任副组长的考评组首先听取了医院党委副书记温端改所作的“关于职业道德建设、专项治理工作情况汇报”，12名考评员对患者进行了综合满意度和职工对本院职业道德建设的满意度问卷调查及座谈，并对科室学习记录及医德医风档案、资料等逐项进行了考评，最后得出了“综合满意度>95%”的结论。

21日 江苏省爱婴医院检查团对医院创建爱婴医院工作进行了检查评估，检查团共分3组，分别向围产期门诊医务人员、10名孕妇、产科护士长、病房工作人员、顺产及剖宫产18名产妇、儿科医生等询问母乳喂养知识并考核了有关技能，还观察了产科病房、特护婴儿室和产房的工作情况，最后查阅了医院创建爱婴医院的文件和图片资料。在通报会上，检查团肯定了医院在创建爱婴医院的短短两个月中所取得的可喜成绩，同时也指出了在医务人员培训方面存在的不足。医院表示要进一步加强整改，以更优异的成绩迎接卫生部爱婴医院检查团的复查。

31日 由国际原子能机构委托举办的首期核医学技术培训班在医院举行开学典礼。苏州医学院院长阮长耿、副院长赵经涌，苏医附一院院长许鸿儒、党委书记苏允执和来自法国的国际原子能机构官员荼尔博士及全国各地受训人员参加了典礼。

11月

1日 由全院职工参加评选的医院“文明窗口”及“十佳医技（工）”评比活

动结果已全部统计、揭晓，经院“白求恩杯”竞赛领导小组讨论通过，获选票数前六名的窗口单位被评为“文明窗口”，获选票数前十名的个人被评为“十佳医技（工）”。荣获本次“文明窗口”称号的单位是门诊药房、门诊挂号处、门诊收款处、急诊室、门诊化验室、住院处；荣获“十佳医技（工）”的个人是张军、丁平、江苏跃、陈幼华、沈国荣、杨振贤、董菁、汤寿昌、沈庆林、朱林宝。

12 月

7 日 医院举行了“医疗质量、医疗安全知识”竞赛活动。

10 日 在第五届全国实验血液学会议上，阮长耿教授和陈子兴副教授分别被评选为副主任委员和委员。

25 日 附一党〔1995〕22 号文《关于江苏跃同志职务聘任的通知》：根据工作需要，经党委研究决定，聘任江苏跃为门急诊挂号、划价、收款处主任（享受副科级待遇），聘任丁勤为信息科副科长（兼），聘期 3 年。

1996 年

1 月

1 日 日本池田市日中友好协会会长小山藤兵卫等来院访问。

5 日 日本中医代表团来医院针灸科参观。

10 日 陈悦书教授在中华医学会成立 80 周年纪念大会上获“有突出贡献的老专家”称号；陈子兴副教授的单篇论文被国际引用次数位居全国第一，苏州医学院和苏医附一院分别给予表彰奖励。

23 日 医院血研所副主任薛永权荣获“江苏省优秀科技工作者”称号。

29 日 医院实行门诊值班主任制。

31 日 苏州医学院第三届教代会主席团扩大会议召开，讨论通过了医院“九五”发展规划并对职工购房暂行办法作了修改和补充。

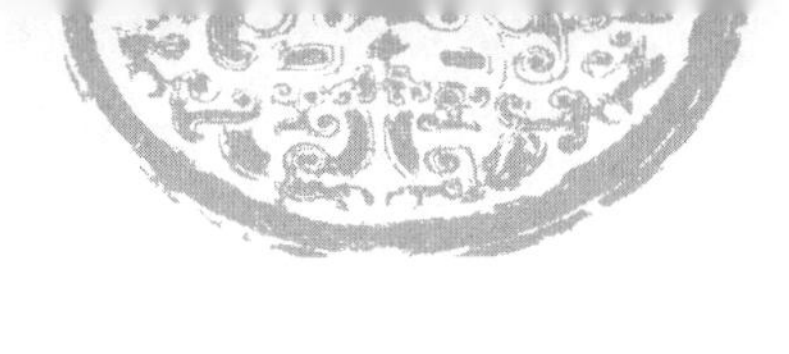

2月

1日 医院被苏州市卫生局评为1995年度“文明医院”。

15日 医院与香港肇丰投资公司签署了苏州博习肿瘤诊断治疗中心的合作协议。

28日 医院印发《苏州医学院附属第一医院“九五”规划》。

是月 陈志伟获评江苏省城镇妇女“巾帼建功”活动先进个人。

3月

6日 医院举行全院总结表彰大会，院长许鸿儒总结1995年工作，布置了1996年工作，大会对12个先进集体、160名先进个人、6个文明窗口进行了表彰，苏州医学院党委书记何寿春、常务副院长顾钢出席了大会。

14日 日本大阪府立成人病中心主任兼第五内科医长平冈谛来院作题为“日本大阪及亚洲的骨髓移植”的学术交流。

18日 杨惠林荣获霍英东教育基金会第五届高等院校青年教师奖。

18日 医院成立医疗业务水平专家评审组与医疗护理质量管理委员会领导小组。

21日 医院与美国亚西公司合作的眼科诊疗中心成立，开展准分子激光及超声乳化手术。

28日 由苏医附一院卫校和中华护理协会苏州分会联合举办，为期4天的国际护理信息讲习班于该日在卫校结束。讲习班邀请了美国护理学专家苏珊娜林赛博士、伊丽莎白·布恩夫人、罗恩·威尔莫特先生前来授课，省内外多家医院的护理部主任、护士长共60余人参加。

30日 澳大利亚墨尔本中心医院院长保罗·所罗门夫妇及国家肝脏移植中心王宝忠博士来院参观访问，商谈关于肝移植术的前期工作。

4月

2日 医院印发《关于医务人员外出医疗服务的管理办法》。

12日 医院团委组织的第三期计算机培训班在苏州大学工学院正式开学，本期学员共47名，分别来自医院临床各科，其中团员44名，超龄离团骨干2名，青年党员1名，他们将经过近100学时的培训，迎接全省计算机初级考试。

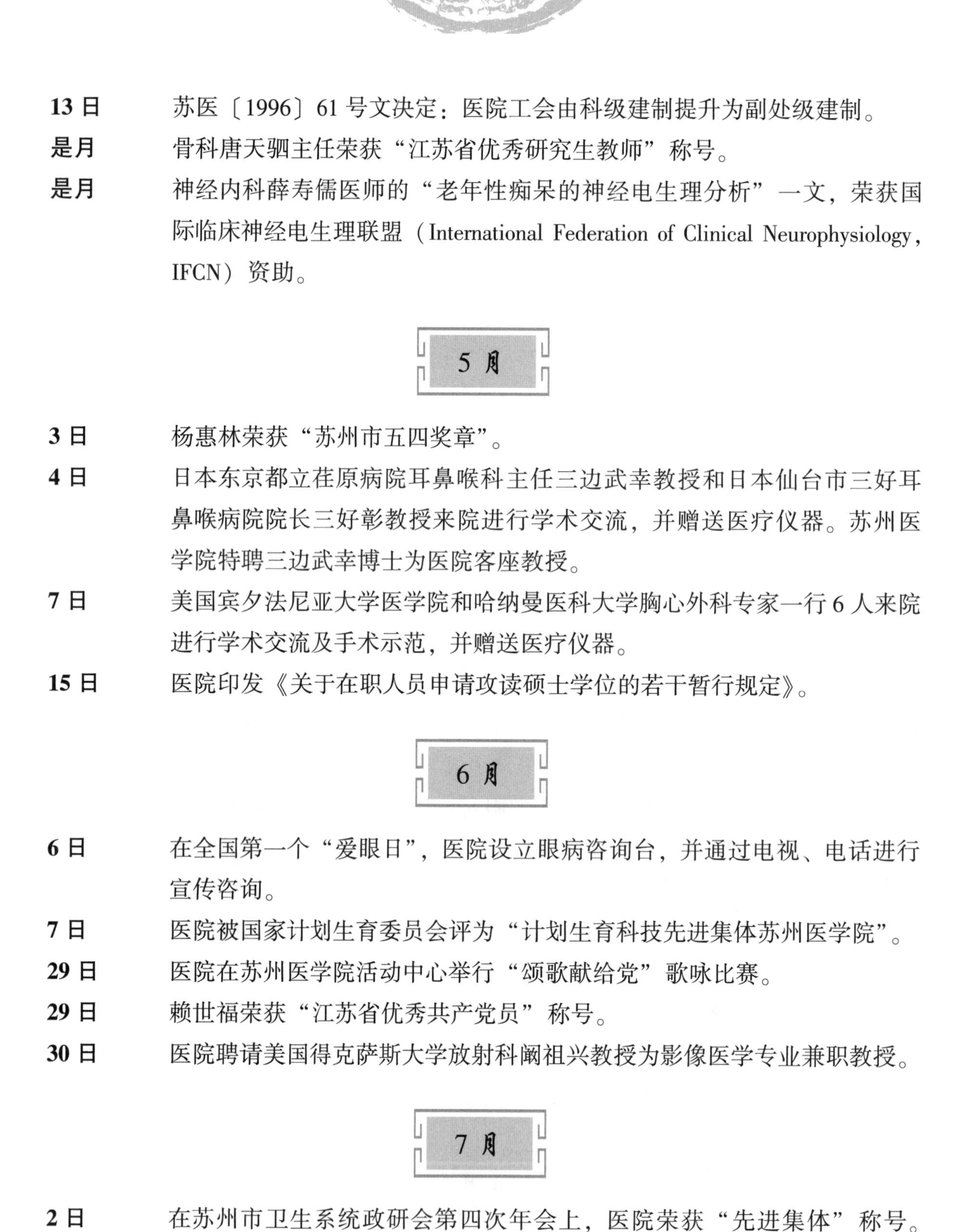

13 日　苏医〔1996〕61 号文决定：医院工会由科级建制提升为副处级建制。

是月　骨科唐天驷主任荣获“江苏省优秀研究生教师”称号。

是月　神经内科薛寿儒医师的“老年性痴呆的神经电生理分析”一文，荣获国际临床神经电生理联盟（International Federation of Clinical Neurophysiology，IFCN）资助。

5 月

3 日　杨惠林荣获“苏州市五四奖章”。

4 日　日本东京都立荏原病院耳鼻喉科主任三边武幸教授和日本仙台市三好耳鼻喉病院院长三好彰教授来院进行学术交流，并赠送医疗仪器。苏州医学院特聘三边武幸博士为医院客座教授。

7 日　美国宾夕法尼亚大学医学院和哈纳曼医科大学胸心外科专家一行 6 人来院进行学术交流及手术示范，并赠送医疗仪器。

15 日　医院印发《关于在职人员申请攻读硕士学位的若干暂行规定》。

6 月

6 日　在全国第一个“爱眼日”，医院设立眼病咨询台，并通过电视、电话进行宣传咨询。

7 日　医院被国家计划生育委员会评为“计划生育科技先进集体苏州医学院”。

29 日　医院在苏州医学院活动中心举行“颂歌献给党”歌咏比赛。

29 日　赖世福荣获“江苏省优秀共产党员”称号。

30 日　医院聘请美国得克萨斯大学放射科阚祖兴教授为影像医学专业兼职教授。

7 月

2 日　在苏州市卫生系统政研会第四次年会上，医院荣获“先进集体”称号。在全国卫生系统政研会第六次年会上，党委书记苏允执荣获“优秀思想政治工作者”称号。

8 日　苏州市“白求恩杯”组委会来院进行“白求恩杯”竞赛活动检查，并对门诊和住院患者进行满意度调查。

10 日　医院聘请陈福华为医院心血管专业兼职教授。

15 日　苏医〔1996〕142 号文决定：医院撤销总务处，恢复总务科、基建科、膳食科建制。

31 日　医院召开“以患者为中心，开展优质服务”专题思想政研会，近百人参加，26 篇论文被交流。

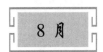

8 月

1 日　医院印发《关于医（技、药师）值班的规定》。

28 日　苏州市红十字会〔1996〕39 号文批准苏医附一院成立红十字会。

30 日　在苏州市参加江苏省卫生系统职业道德建设会议的全省百余家县级以上医院院长、党委书记来院参观指导。

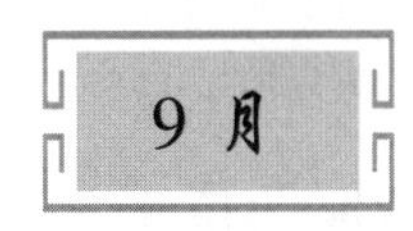

9 月

11 日　由江苏省卫生厅主持召开，苏医附一院承办的第二次全省三级医院医务处主任会议在苏州召开，医院院长许鸿儒、副院长徐树英参加会议并讲话，与会代表考察了医院门诊、急诊及“创三优”活动情况。

12 日　钱海鑫被评为“1996 年江苏省普通高等学校跨世纪学术带头人培养人选”，吴爱勤、杨惠林被评为“1996 年江苏省普通高等学校优秀青年骨干教师”。

27 日　江苏省卫生厅委托医院在苏州举办为期 3 天的骨科科技成果推广学习班。全省各医院近百名骨科医师参加，董天华、唐天驷等教授进行了理论讲座及手术示教。

是月　李鸿文主任荣获“全国家庭教育工作园丁奖”。

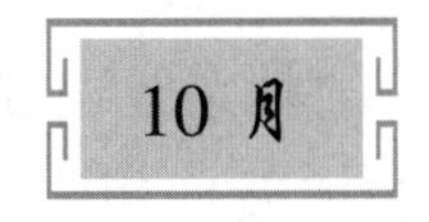

10 月

3 日　骨科主任唐天驷教授当选为中华医学会骨科学会第五届委员会副主任委员，《中华骨科杂志》第五届编辑委员会常委委员。

4 日　庞曼渠任第五届苏州市护理学会理事长，薛小玲任副理事长。

10 日　脑外科朱凤清副教授当选为中国立体定向和功能性神经外科专业组委员

会委员。

14 日 来自美国波特兰的护理代表团来院参观并进行座谈，徐树英副院长等参加接待。

16 日 医院在苏州大学礼堂举行向省优秀共产党员赖世福同志学习报告会，院长许鸿儒宣读了中共江苏省委的表彰决定和医院党委“关于开展向优秀共产党员赖世福学习，深化职业道德建设工作”的决定。

11 月

25 日 苏州市卫生局“白求恩杯”年终检查组一行 8 人来院检查工作。

27 日 法国莱亚公司派人在苏州医学院院长阮长耿陪同下来院参观考察检验科、皮肤科。

是月 心血管内科成功采用射频消融术治疗阵发性室上速患者，该技术已达到国内先进水平。

是月 医院三产博习贸易公司所属的位于常熟沙家浜镇、面积 1 466.666 7 平方米、1995 年 12 月开工的阿庆嫂大酒店竣工并通过验收。

12 月

7 日 为迎接首次全国卫生工作会议召开，医院在观前街街口举办了两次专家义诊，55 名各科专家参加。

12 日 苏医党〔1996〕70 号文：聘任吴爱勤为苏州医学院医学一系副主任兼附属第一医院副院长，免去王殿彬苏州医学院医学一系副主任兼附属第一医院副院长职务。

27 日 医院在友谊宾馆召开特约单位行风监督员会议，各单位保健科长、医务室负责人 60 余人到会，院领导及有关科室人员参加。

31 日 医院被江苏省档案局评为“档案管理省级达标单位”。

是月 蒋文平教授的“膜片钳技术及应用”获卫生部科技进步三等奖、江苏省科技进步四等奖。阮长耿教授的“聚合酶链反应在遗传性出血性疾病诊断中的应用”获江苏省科技进步三等奖。

1997 年

1 月

3 日 外科大楼设计方案招投标会议在苏州沧浪饭店举行，苏州市规划局、设计院相关人员及院领导等参会。

6 日 由医院心内科、普外科、妇产科专家参加的医疗队赴深圳中核集团义诊。

25 日 医院被苏州市卫生局评为 1996 年度“市级文明医院”。

28 日 医院与苏州益友实业总公司合作成立的“苏州惠友医疗信息中心”挂牌开张，苏州医学院党委副书记夏东民、苏州市卫生局局长汪雪麟等应邀参加相关活动。

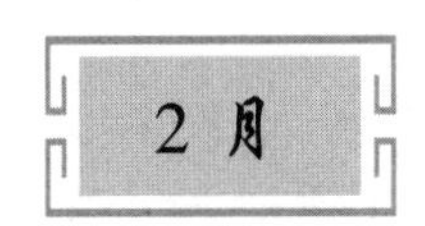

5 日 夏学鸣教授被批准为博士生导师。

6 日 薛永权教授获“第二届江苏省优秀科技工作者”称号。

10 日 血液科扩大自体外周血干细胞移植病种范围，其中 3 例晚期淋巴瘤患者通过用“MAG”［米托蒽醌（M）、阿糖胞苷（A）联合粒细胞集落刺激因子（G-CSF）］方案动员，一次性采集到造血干细胞，并全部植活。

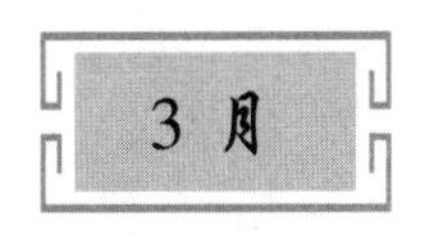

11 日 苏州医学院临床医学一系举办第三届中青年教师授课竞赛。

18 日 医院印发《苏医附一院计划生育工作奖惩条例》。

21 日 苏医党〔1997〕10 号文通知：将温端改的职级提升为附一院党委副书记、正处级。

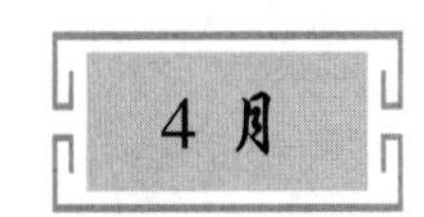

1 日 党委副书记温端改被任命为拉萨市人民医院院长，于该日启程前往拉萨，

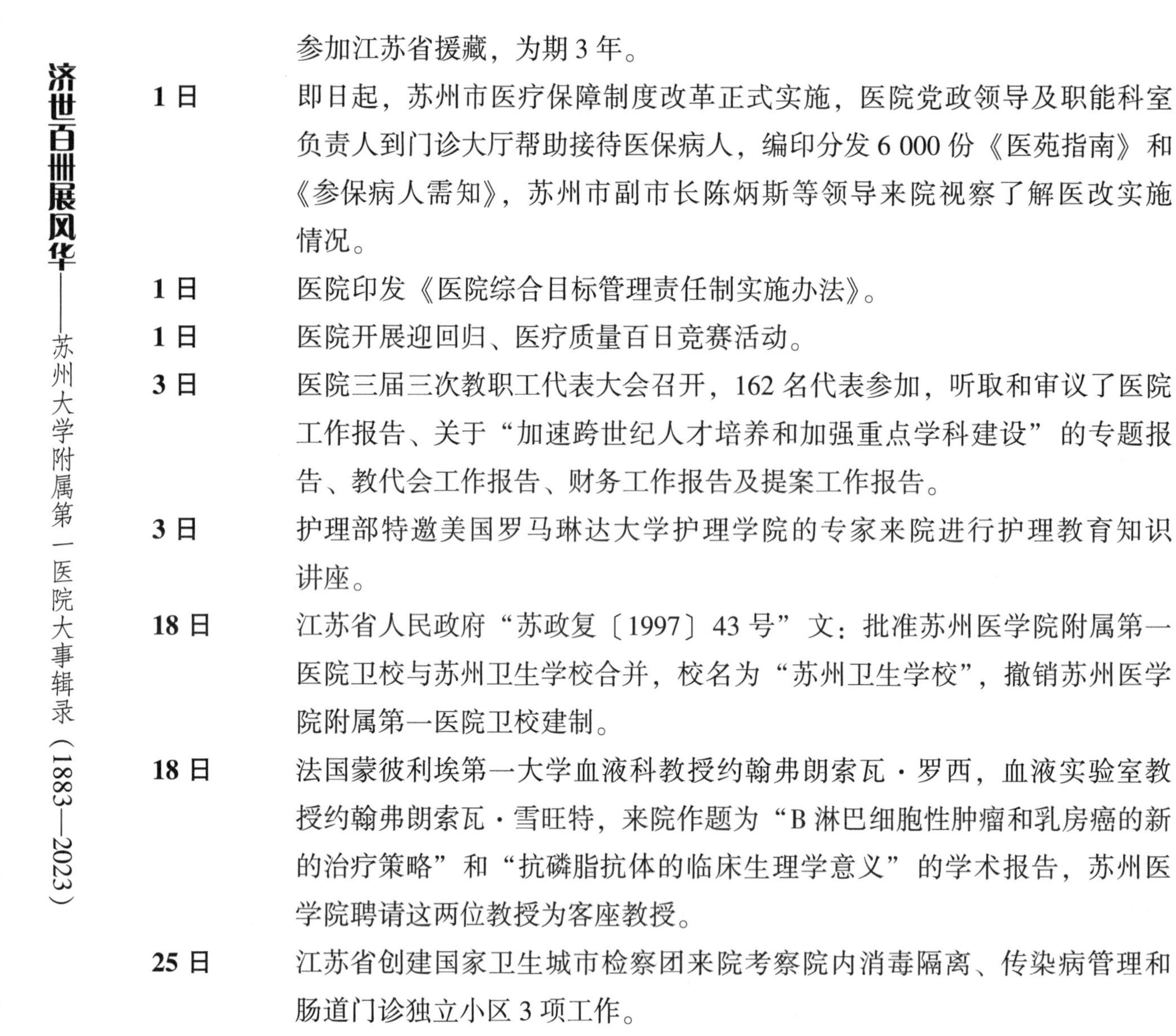

参加江苏省援藏，为期 3 年。

1 日 即日起，苏州市医疗保障制度改革正式实施，医院党政领导及职能科室负责人到门诊大厅帮助接待医保病人，编印分发 6 000 份《医苑指南》和《参保病人需知》，苏州市副市长陈炳斯等领导来院视察了解医改实施情况。

1 日 医院印发《医院综合目标管理责任制实施办法》。

1 日 医院开展迎回归、医疗质量百日竞赛活动。

3 日 医院三届三次教职工代表大会召开，162 名代表参加，听取和审议了医院工作报告、关于“加速跨世纪人才培养和加强重点学科建设”的专题报告、教代会工作报告、财务工作报告及提案工作报告。

3 日 护理部特邀美国罗马琳达大学护理学院的专家来院进行护理教育知识讲座。

18 日 江苏省人民政府“苏政复〔1997〕43 号”文：批准苏州医学院附属第一医院卫校与苏州卫生学校合并，校名为“苏州卫生学校”，撤销苏州医学院附属第一医院卫校建制。

18 日 法国蒙彼利埃第一大学血液科教授约翰弗朗索瓦·罗西，血液实验室教授约翰弗朗索瓦·雪旺特，来院作题为“B 淋巴细胞性肿瘤和乳房癌的新的治疗策略”和“抗磷脂抗体的临床生理学意义”的学术报告，苏州医学院聘请这两位教授为客座教授。

25 日 江苏省创建国家卫生城市检察团来院考察院内消毒隔离、传染病管理和肠道门诊独立小区 3 项工作。

5 月

9 日 经人事部批准，普外科李德春为 1996 年享受政府特殊津贴人员。

19 日 江苏省人事厅通知，骨科洪天禄为 1996 年享受政府特殊津贴人员。

20 日 医院成立医改与综合目标管理工作小组。

6 月

6 日 根据苏医党〔1997〕26 号文，任命：许鸿儒为苏医附一院党委书记；郁申华为苏医附一院党委副书记；薛德宝为苏医附一院纪委书记。聘任：

吴爱勤为苏医附一院院长；金苏华为苏医附一院常务副院长（正处级）；钱海鑫为苏医附一院副院长；陈卫昌为医学一系副主任兼苏医附一院副院长；苏允执为苏医附一院正处级调研员；徐树英为苏医附一院正处级调研员。免去：苏允执苏医附一院党委书记职务；许鸿儒苏医附一院院长职务；孙栋杰苏医附一院副院长职务（另有任用）；徐树英苏医附一院常务副院长职务；吴爱勤医学一系副主任兼苏医附一院副院长职务。

根据苏医党〔1997〕27 号文，免去李华南苏医附一院院长顾问职务。

6 日 在全国第二个“爱眼日”，眼科专家及其他医务人员在门诊大楼前开展宣传、义诊活动。

15 日 由医院承办的国家级继续医学教育脊柱髋关节外科学习班在苏州举办，苏州医学院常务副院长顾钢，附一院院长吴爱勤及骨科董天华、唐天驷教授等出席，来自全国近 20 个省、市、自治区的 70 余名骨科医师参加了学习班。

16 日 医院聘请瑞典隆德大学心内科奥尔森教授、袁世文副教授为客座教授。

20 日 医院举办“庆七一，迎回归”知识竞赛暨“七一”表彰会，全体党员、入党积极分子参加，苏州医学院党委副书记夏东民及医院党委书记许鸿儒出席大会并讲话。

26 日 医院举办“迎回归、庆七一、爱祖国”歌咏大会，全院近 500 名职工上台演唱，苏州医学院、苏州市教育工会、苏州医学院附属儿童医院及医院领导观看了演出。

27 日 医院在门诊大楼前举办“苏医附一院喜迎香港回归、共创美好未来”大型医疗咨询、义诊活动，邀请陈明斋、张志德、董天华等 10 位资深专家和其他医务人员为群众义诊。

27 日 据中国科学技术信息研究所通报，在 1996 年全国医院发表科技论文排行榜中，苏医附一院列第十八名；在 SCI 论文引用排行榜中，陈子兴主任的单篇论文引用次数于 1995 年、1996 年均名列全国第一。

30 日 医院印发《苏医附一院外事管理若干暂行规定》。

7 月

7 日 医院召开总体发展规划论证会，苏州市规划局、苏州市建委、苏州市经委、苏州市卫生局、消防总队苏州支队、苏州医学院及苏医附一院等单

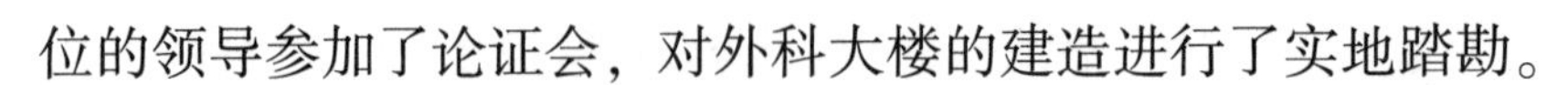

位的领导参加了论证会，对外科大楼的建造进行了实地踏勘。

15 日 即日起，医院开展争创“十佳医院”的活动（10 月结束）。

30 日 医院成立医院基建工作领导小组。

8 月

15 日 医院第六次党员代表大会召开，108 名代表参加，许鸿儒代表上届党委作工作报告，薛德宝代表纪委作纪检工作报告，大会选举产生了新一届党委和纪律检查委员会，吴爱勤、金苏华、郁申华、薛德宝、陈卫昌、欧阳琴、薛小玲、蒋成安、马家用 9 人当选党委委员；薛德宝、曲常青、郭亚男、赖世福、龚卫平 5 人当选纪律检查委员会委员。

25 日 江苏省首例异体外周血干细胞移植治疗白血病在苏医附一院获得成功。

28 日 医院广大职工向陕西榆林、延安贫困地区捐衣被 2 643 件，超额 6%完成任务。

30 日 医院血液科李建勇博士荣获法国血管和血液研究所资助的血管血液学年度奖学金（简称“IVS 奖学金”）。在苏州医学院“中法交流日”上，法国血管和血液研究所所长卡昂教授为李建勇颁发奖金与证书，法国驻沪总领事卜雷先生出席了颁奖仪式。

31 日 许鸿儒书记、钱海鑫副院长赴法国蒙彼利埃第一大学参观考察医疗技术，为期 2 周。

9 月

3 日 吴爱勤院长参加江苏省卫生厅组织的赴美国考察团，参观考察医院管理。

3 日 医院成立医院设备管理委员会。

6 日 共青团苏医附一院第九次代表大会召开，李惠玲代表第八届团委作工作报告，大会通过差额选举产生了由卢惠娟等 9 名同志组成的新一届团委。

23 日 根据江苏省卫生厅“苏卫人〔1997〕53 号”文，杨惠林、杨建平、吴爱勤、吴德沛为江苏省“333 跨世纪学术、技术带头人培养工程第三层次培养对象”。

是月 医院成立整体护理模式病房领导小组与整体护理模式病房护理领导小组。

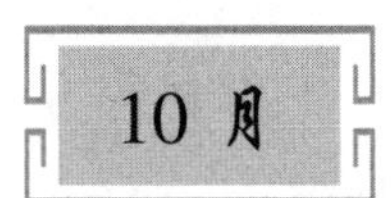

10 月

9 日 中华医学会资深会员、著名外科学专家、主任医师、教授陈明斋因病逝世，享年 86 岁。根据陈明斋教授生前遗愿，10 日上午，遗体解剖仪式在医院阶梯教室进行，苏州医学院、苏医附一院、苏医附儿院领导及苏医附一院职工共 1 501 人参加，医学院院长阮长耿高度评价了陈明斋教授一生的奉献。

12 日 江苏省卫生厅三级医院不定期重点检查组一行 4 人在苏州市卫生局副局长顾伯铭的陪同下来院检查。

17 日 国家卫生城市调研组到苏州，来院检查传染病防治、食堂卫生等工作。

17 日 医院聘请日本濑户光教授为客座教授。

是月 1996 年 4 月开工、建筑面积 5 630 平方米、总投资 1 820. 36 万元的食堂综合楼竣工。

是月 医院政研会被江苏省卫生系统政研会评为“优秀政研会”。

11 月

29 日 苏医党〔1997〕52 号文：任命黄厚甫为苏医附一院党委书记，免去黄厚甫苏州医学院党委宣传统战部部长职务。

是月 阮长耿教授申请的“抗人活化血小板单克隆抗体的制备方法及应用”项目获国家发明专利权。

是月 医院团委被共青团江苏省委评为“先进团组织”。

是月 1997 年 1 月开工、建筑面积 2 003 平方米、投资 594. 31 万元的肿瘤病房竣工。

12 月

2 日 医院中层干部轮岗工作顺利完成，周会上宣布具体任免情况。

3 日 全院 1 534 名职工投票选举沧浪区十三届人民代表，常务副院长金苏华当选正式代表。

4 日 苏州医学院院长、江苏省血液研究所所长阮长耿教授当选为中国工程院院士。

5日 陈志伟副主任荣获国家卫生部颁发的笹川医学奖学金项目优秀归国进修生奖，赴北京出席颁奖大会。

5日 司局级离休干部、苏医附一院原党委书记兼医学系党总支书记郜曼伯因病逝世，享年78岁。

21日 钱海鑫副院长当选第九届全国人民代表大会代表。

24日 薛永权教授被批准为血液学博士生导师。

26日 附一政〔1997〕74号文：医院撤销三产办公室、房屋管理办公室建制，原房管办的管理职能归入医院总务科。

是月 院工会主席郁申华荣获江苏省“优秀工会积极分子”称号。

是月 阮长耿教授的“蛋白C系统的抗凝血机制研究”获江苏省科技进步奖二等奖。李建勇博士的“成人急性白血病形态学、免疫学和细胞遗传诊断分类及其临床意义”获江苏省科技进步奖三等奖。

是月 1996年12月开工、建筑面积7 874.55平方米的张家巷综合楼竣工。

1998年

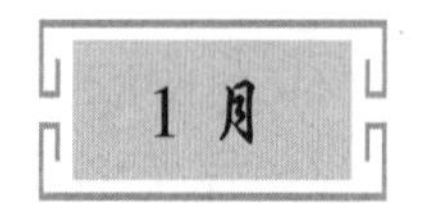

1月

4日 鞠承祖、何乃吉、倪才方、方慧麟4位同志当选为政协苏州市第十届委员会委员。

7日 由院团委和科教处主办的第二届中青年学术论文交流会举行，37篇论文参加交流，苏州医学院党委副书记夏东民到会并讲话。

13日 医院被评为“苏州市医院健康教育工作先进单位”。

16日 医院被苏州市卫生局评为“1997年度通讯报道工作先进集体”。

2月

6日 医院完成全院新一届党支部改选工作。

20日 医院成立输血管理委员会。

23日 附一政〔1998〕11号文：医院成立输血科，为二级医技科室，隶属检验科。

25 日 医院召开 1997 年度总结表彰大会，苏州医学院院长阮长耿、党委副书记夏东民参加。院长吴爱勤作了工作总结及工作计划，大会表彰院内外先进集体和个人及科研获奖人员。

3 月

1 日 全国人大代表、医院副院长钱海鑫赴北京参加全国人民代表大会。

1 日 附一党〔1998〕11 号文：医院同意苏州医学院青年服务中心附一院分部归属苏州市博习贸易公司。

8 日 医院印发《关于在全院实施治安（消防）承包责任制的通知》。

20 日 “苏医附一院青年志愿者社区服务站”在沧浪区敬老院挂牌。

21 日 江苏省卫生厅计财分析年会在苏医附一院召开，来自全省厅直单位的各大医院院长、财务科长 30 余人在南园宾馆参加了为期 2 天的会议，江苏省卫生厅副厅长张晓敏到会讲话。

28 日 医院印发《关于重申禁止不规范医疗行为的通知》。

30 日 医院聘请肖永福博士为兼职教授。

31 日 经人事部批准，夏学鸣教授为 1997 年享受政府特殊津贴人员。

4 月

3 日 医院印发《高级专家退（离）休有关问题通知的暂行办法》《关于退休专业技术人员返聘的若干规定》。

3 日 美国罗马琳达大学护理专家帕特·约翰逊、帕卡亚·菲特利尔来院进行护理教育知识讲座。

5 日 著名血液学专家、江苏省血液研究所名誉所长、苏医附一院原内科主任、博士生导师、中华医学会资深会员陈悦书教授因病逝世，享年 80 岁。

9 日 江苏省医疗机构评审委员会试评组专家一行 12 人，从医院功能与任务、科室设置、人员配备、医院管理、医疗管理与技术水平、教学科研管理与水平、思想政治工作与医德医风建设、统计指标等 8 个方面对苏医附一院进行了全方位的评审。

9 日 医院在全市实现双休日全天开放门诊随到随诊制度。

15 日　医院举行首届青年医师业务读书报告会。

22 日　日本名古屋保健卫生大学神野哲夫教授、加藤医师来院进行学术交流，作“脑出血手术治疗的新方法”“脑动脉瘤和脑血管畸形的新疗法”“脑动脉瘤的三维内镜图像”等学术报告。

27 日　根据江苏省卫生厅“苏卫人〔1998〕21 号”文，苏医附一院卫校与苏州卫生学校合并后，附一院卫校的 126 名事业编制划拨给苏州卫生学校，91 名工作人员（含离退休人员）并入苏州卫生学校。

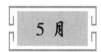

5 月

4 日　医院印发《关于执行用血管理规定的通知》。

5 日　日本东京都立荏原病院耳鼻喉科主任三边武幸教授来院就“渗出性中耳炎流行病学调查”课题的合作进行洽谈，并作了“渗出性中耳炎的研究进展”专题学术报告。

8 日　8—11 日，由医院承办的中华医学会骨科学会分会第三届全国骨外固定学术会议在苏州召开，近百名代表参加了会议，收到学术论文 168 篇，苏州市卫生局及苏州医学院领导分别到会。

17 日　法国蒙城总院院长等来院，就“肿瘤治疗”“生殖生理”“肝脏移植”等课题进行研究、讨论，并作题为“肿瘤疾病新疗法的进展”的讲座。

20 日　苏州博习医院创始人、首任美籍院长柏乐文的外甥女斯密斯女士和第九任美籍院长赵乐门的小女儿珂输女士等来院参观。

25 日　医院印发《苏医附一院医疗纠纷、医疗事故处理暂行办法》。

25 日　医院举办“现代化医院管理知识”讲座，党政职能部门负责人、医技科室主任、护士长、支部书记等近百人听取了讲座。

27 日　医院印发《医务人员外出医疗服务的暂行管理办法》。

30 日　阮长耿院士在江苏省科学技术协会第六次代表大会上当选江苏省科学技术协会副主席。

31 日　医院 1 250 千瓦变压器增容工程顺利竣工。

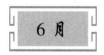

6 月

1 日　医院印发《研究生导师津贴暂行办法》《论文发表管理规定》。

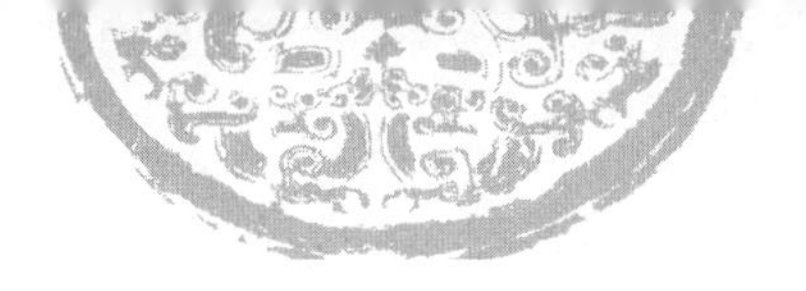

6 日　在全国第三个“爱眼日”，医院在苏州市会议中心、院内候诊大厅、小公园分别开展咨询义诊。

10 日　由副院长陈卫昌带领的医疗支农小分队赴句容市人民医院开展医疗教学工作，安排了专题讲座、治疗教学、查房与会诊等活动。

18 日　医院组建防空医疗救护队。

7 月

1 日　医院党委举办“庆七一、颂歌献给党”歌咏比赛。

7 日　医院召开总体规划论证会，苏州市规划局、苏州市建委、苏州市经委、苏州市卫生局、消防总队苏州支队、苏州医学院及医院等单位领导出席，新的医院总体规划将和苏州城市规划融为一体，具有花园式医院的风范，同时更符合三级甲等医院的各项要求。

7 日　医院被评为“江苏省高等医学院校首批合格附属医院、教学医院”。

10 日　医院印发《关于实行科技奖励的条例》。

15 日　苏州市红十字会同意苏医附一院红十字会调整，理事会由吴爱勤等 17 名同志组成。

是月　美国斯坦福大学医学院 FaIK 心血管研究中心楼行健博士来院，作题为“动脉粥样硬化和再狭窄的分子生物学机制”的学术报告。

8 月

12 日　苏州市市长陈德铭、副市长朱永新等在苏州市卫生局局长府采芹的陪同下来院视察工作，向在一线战高温的医务人员表示慰问，苏州医学院党委书记何寿春及医院党政领导陪同。

24 日　医院进行 1998 年新入院职工岗前培训。

28 日　全体医务员工向长江中下游和嫩江、松花江水灾受害地区捐款 78 978 元，并举行 2 次大型赈灾义诊活动，全院 125 名高级专家参加赈灾义诊活动，55 863 元收入全部用于救灾。

29 日　吴翼伟副主任在第四次江苏省核医学学术会议上当选学会副主任委员。

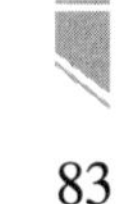

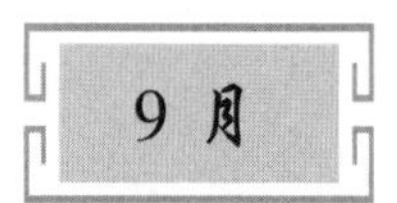

9月

1日	医院开展百日医疗质量安全竞赛活动，整个活动分为宣传教育、自查自纠、整改落实、总结表彰4个阶段。
2日	医院印发《关于加强医疗质量管理确保医疗安全的通知》。
3日	苏医〔1998〕172号文：聘任陈子兴为江苏省血液研究所副所长。
8日	医院庆祝第14个教师节，表彰了7名优秀教育工作者、28名优秀教师。
10日	医院以总价953.99万元将苏州工业园区规划建立苏医附一院康复分院的167.02亩土地出让给苏州斜塘乡政府。
19日	庆祝江苏省血液研究所成立10周年暨苏州血液学术研讨会在医院举行，来自法国、美国、日本的血液学专家，上海第二医科大学王振义院士、陈竺院士，北京医科大学陆道培院士，江苏省科技厅、苏州市卫生局、苏州医学院领导及全国各地血液学界人士共200余人参加。江苏省血液研究所所长阮长耿回顾了血液研究所建设与发展的10年历程，江苏省卫生厅厅长周珉、医院院长吴爱勤到会致辞祝贺。
28日	根据江苏省卫生厅“苏卫人〔1998〕48号”文，医院李建勇、陈志伟、沈宗姬、吴建成、王中为“第二批省333工程第三层次培养对象”。
是月	日本东京大学脑外科专家桐野高明教授和帝京大学外科专家田村晃教授来院参观访问，就脑缺血和脑卒中疾病的最新发展作了学术报告。

10月

1日	在全国无偿献血活动的第一天，医院黄厚甫、钱海鑫、金苏华等党政领导带队组织人员前往苏州市会议中心广场参加无偿献血活动。
5日	在全市卫生系统组织的万人无偿献血签名活动中，医院近千名职工在“义务无偿献血”横幅上签名。
9日	苏医〔1998〕206号文：成立护理学系，挂靠临床医学一系。苏医党〔1998〕53号文：聘任吴爱勤为护理系主任（兼），薛小玲为护理系副主任。
24日	江苏省医疗机构1998年度不定期重点检查团来院检查，院长吴爱勤作题为“树立病人至上，强化医院管理，提高医疗质量，确保医院安全”的

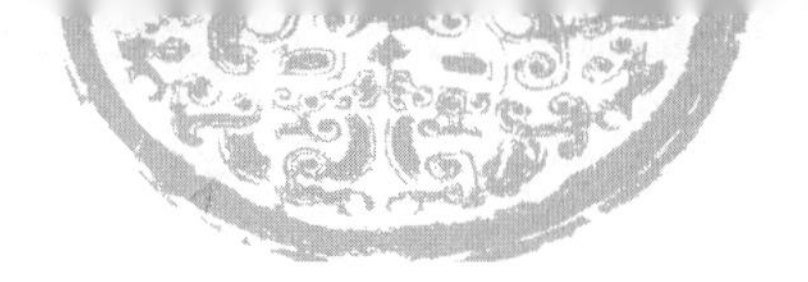

工作汇报。检查组分成门急诊、医疗安全、医疗工作、护理管理4个组进行实地考察。

是月 医院党委书记黄厚甫当选全国城市医院思想政治工作研究会会长，党委副书记郁申华任秘书长。

11 月

2日 2—9日，医院党委举办党的基本知识培训班，全院127名新党员、入党积极分子参加了培训。

18日 苏医党〔1998〕64号文：聘任刘高金为苏医附一院副院长。

20日 苏州市“维护医疗单位正常秩序、确保医护人员人身安全”座谈会在医院召开，苏州市副市长朱永新、苏州市公安局局长邵斌华、苏州市卫生局局长府采芹，以及各区公安局局长、各大医院院长等60余人参加座谈。

21日 詹月红被评为致公党江苏省基层工作先进个人。

26日 医院心胸外科“免疫修饰受体胸腺产生同种异体心脏移植免疫耐受的实验研究”科研成果通过鉴定，该项研究已达到国际先进水平。

26日 医院档案管理工作通过国家二级标准认定，医院被评为档案管理“国家二级”达标单位。

是月 赖世福获“核工业劳动模范”称号。

12 月

1日 根据苏州市人民政府住房制度改革意见，医院实行职工住房分配货币化。

4日 医院被苏州市综合治理委、苏州市公安局评为1998年度“安全文明单位”。

11日 苏医党〔1997〕63号文：免去徐树英正处级调研员职务。

20日 医院药剂科被江苏省卫生厅党组评为“廉政建设先进集体”，薛德宝、曲常青被评为“先进个人”。

29日 29—30日，医院举行首届科技大会。苏州市卫生局局长府采芹、苏州医学院院长阮长耿等到会。医院院长吴爱勤作题为“坚持科教兴院，强化人才立院，开创医院工作新局面”的主题报告，党委书记黄厚甫作了题为“以科教为本走兴院之路”的讲话，会上表彰了科研先进集体和优秀

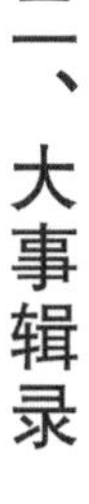

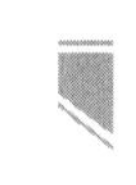

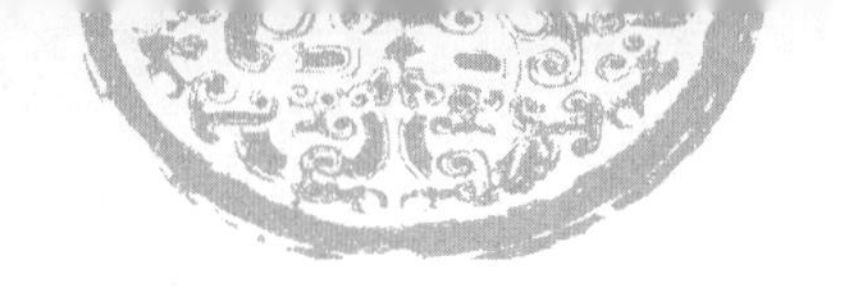

科技工作者。

30日　赖世福获“江苏省卫生行风建设先进工作者”称号。

是月　阮长耿教授的“抗人活化血小板单抗SZ-51的研制及其在血栓研究中的应用”获国家科技进步奖三等奖。

是月　薛永权教授的“荧光原位杂交（FISH）在动物遗传学和恶性血液病等临床疾病诊断中的应用”获江苏省科技进步奖二等奖。夏学鸣教授的“成人急性白血病经典多药耐药（MDRI）研究”获江苏省科技进步奖二等奖。药剂科姜开余教授的“三七总甙皂对实验性脑缺血再灌注损伤的保护作用研究”获江苏省科技进步奖三等奖。

是月　詹月红当选为江苏省人大代表。

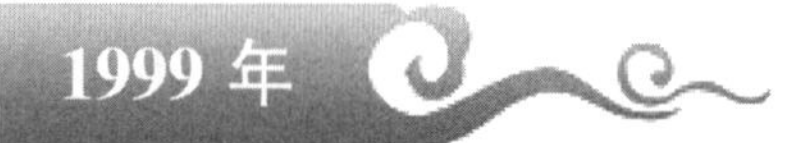

1999年

1月

5日　杨惠林被评为1998年江苏省“青蓝工程”培养人选第四批优秀青年骨干教师。

6日　医院印发《苏州医学院附属第一医院临床输血规范》。

8日　医院实行一次申告待岗制度。

是月　由放射科丁乙教授主编的33万字的《医学影像解剖学》一书正式出版。

是月　孙炳虎被评为“1997—1998年度江苏省文化保卫工作先进个人”。

2月

5日　医院召开第三届青年学术论文交流会。

9日　苏州医学院名誉院长、江苏省政协委员杜子威教授从日本回国指导脑外科工作。

10日　外科全体医务人员在苏州市大会堂为脑外科博士生导师鲍耀东教授庆贺80诞辰，苏州医学院党委书记何寿春、苏州市卫生局副局长顾伯铭及医院领导到会祝贺。

15日　除夕夜，全体院领导率职能科室负责人到22个病区慰问528名住院患者。

23 日　美国得克萨斯大学放射科研究员、医院兼职教授阚祖兴博士来院作“荧光蛋白在肿瘤转移研究中的应用”专题演讲。

3 月

1 日　温端改获“全省卫生系统先进工作者”荣誉称号。

5 日　院长吴爱勤随江苏省卫生厅赴德国访问，为期 8 天。

20 日　医院第四次教职工代表大会和工会第十五次代表大会召开，200 余名代表和特邀代表参加，医学院党委书记何寿春及苏州市教育工会领导等到会，院长吴爱勤作题为“深化医院改革，加强内涵建设，依靠科技进步，开创我院工作新局面”的工作报告。钱海鑫院长作题为“以病人为核心，坚持质量建院，努力提高医疗水平，积极迎接新的挑战”的专题报告。大会审议讨论了工会工作报告与财务工作报告，选举产生了新一届工会委员和经费审查委员会委员。

21 日　苏医〔1999〕47 号文：成立苏州医学院第一临床学院，实行第一临床学院与附属第一医院合一的管理体系。

29 日　法国波尔多大学心血管病医院血栓研究所所长、江苏省血研所客座教授阿兰·诺顿教授和夫人来院，作了题为“出血性疾病及其分子机理”的学术讲座。

31 日　医院召开总结表彰大会，院长吴爱勤作 1998 年度工作总结和 1999 年度工作安排，大会表彰了院内外的先进集体和先进个人，苏州医学院党委书记何寿春等出席大会。

是月　经苏州市人民政府审定，医院办理了十梓街 96 号国有土地使用证，面积为 56 791. 1 平方米。

4 月

1 日　1—4 日，医院护理部举办护理管理讲习班，特邀台北荣氏总院护理部副主任徐丽华女士、北京协和医院护理副院长黄人健女士讲课，51 名护理骨干参加了学习。

2 日　陈子兴被评为苏州市首批“优秀专业技术拔尖人才”。

12 日　医院聘请德国柏林针灸学院德籍华人武燕平医师为客座教授。

19日 苏卫人〔1999〕14号文：经江苏省人民政府批准，吴爱勤、沈宗姬为1998年度江苏省有突出贡献中青年专家。

23日 苏医党〔1999〕22号文：苏允执不再担任调研员职务。

24日 苏医党〔1999〕17号文：苏医附一院与苏州医学院第一临床学院为合一体制，附一院院长吴爱勤任第一临床学院院长，不再兼任医学一系主任、护理系主任；副院长金苏华、钱海鑫、刘高金兼任临床学院副院长；薛小玲任临床学院副院长兼护理系主任（副处级），陈卫昌兼医学一系主任（副处级）；钱海鑫兼影像医学系主任（副处级）。

29日 29—30日，医院举办《中华人民共和国执业医师法》讲习班，500名医生参加轮训并进行专题考试。

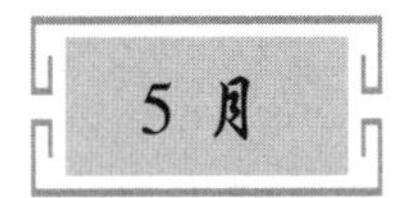

5月

11日 吴秀红、钱珍、杨惠花、杨小芳荣获“苏州市优秀护士”称号。

22日 庆祝苏医临床医学博士后科研流动站成立暨医学人才培养研讨会在医院举行，中国科学院院士陈中伟、苏州市副市长朱永新、江苏省教委副主任葛锁网、中核总人劳局副局长严洁廉及苏州市卫生局、苏州医学院、医院等单位领导200余人参加了会议，苏州医学院党委书记何寿春宣读了批准建立博士后流动站的文件和成立苏州医学院第一临床学院的决定，举行了博士后流动站揭牌仪式，并开展了有百余名专家参加的大型义诊活动。

24日 医院聘任美国夏利军博士为兼职教授。

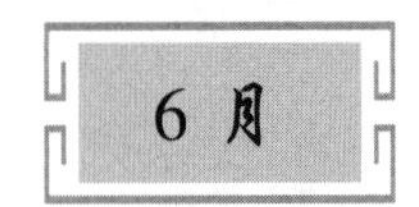

6月

7日 苏卫人〔1999〕22号文：经国务院批准，刘志华为厅直单位1998年享受政府特殊津贴人员。

5日 医院印发《苏医附一院考勤制度》《苏医附一院享受各种假期的若干规定》。

17日 医院被苏州市卫生局评为“1998年度通讯报道先进集体”。

25日 25—30日，由骨科主办的国家级继续医学教育项目脊柱与髋关节外科学习班在苏州举办，会议邀请台北荣氏总医院和澳大利亚的保罗·里西纳等骨科专家进行讲课和手术演示。

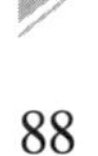

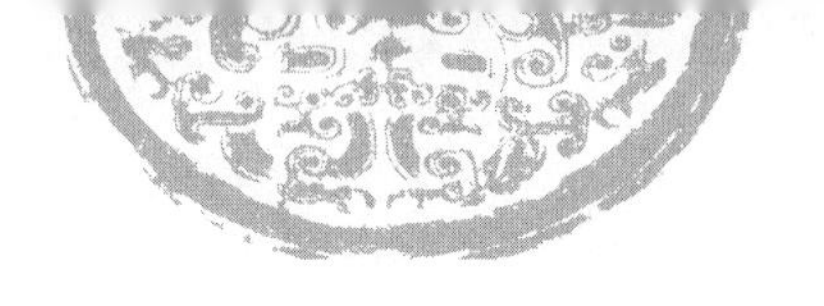

30 日 医院执行干部任用规定，实行民主公开原则，顺利完成业务科室主任新老交替，周会宣布新一轮百名科主任的聘任名单。

是月 陈子兴荣获“1996—1999 年度江苏省高等学校优秀共产党员”称号。

7 月

1 日 “中国血液在线”网站在国际互联网上开通运行，苏州医学院附属第一医院、江苏省血液研究所成为该网站介绍内容之一。

1 日 医院举行庆祝中国共产党成立 78 周年暨“七一”表彰大会，表彰 2 个先进基层党组织及 13 名优秀共产党员。

10 日 医院举办科主任、护士长、支部书记三讲教育与科室管理学习班。

15 日 医院印发《苏医附一院基本建设内部审计暂行办法》。

28 日 医院召开向吴登云学习、树文明新风、争创省十佳医院动员大会，近 400 名职工参加。

30 日 医院印发《苏医附一院引进医学高级人才的暂行规定》。

8 月

9 日 江苏省人大、江苏省政府、江苏省计经委、江苏省卫生厅领导在苏州市人大领导的陪同下来院听取关于建造外科大楼的情况汇报并进行了实地考察。

13 日 医院召开四届三次教职工代表大会，160 名代表参加，审议通过了常务副院长金苏华所作题为“苏医附一院职工购房暂行办法”的报告及院长吴爱勤所作题为“建设外科病房大楼的情况汇报”的报告。

18 日 江苏省财政厅批准医院为“会计基础工作规范化单位”。

19 日 由圭亚那卫生部部长亨利·杰弗里博士率领的圭亚那卫生代表团来我国访问。19 日上午对医院进行了参观访问，并会见了将要前往圭亚那开展医疗工作的医院医务人员。

20 日 医院印发《苏医附一院职工购房暂行办法》《各类奖金发放的若干规定》。

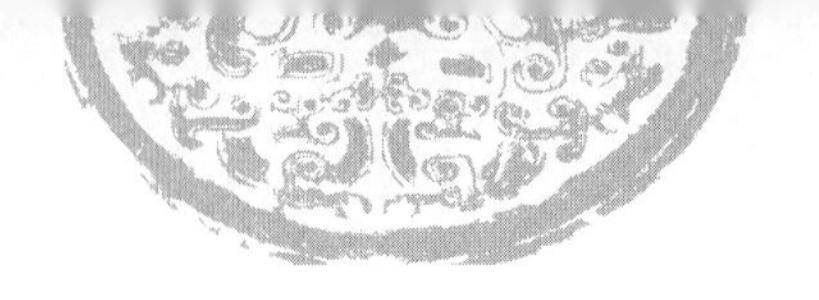

9月

6日 医院印发《专家门诊管理暂行规定》。

9日 苏医〔1999〕163号文：同意苏医附一院成立教育处。

20日 医院印发《高级知识分子住房专项资金使用规定》。

29日 由工会、宣传科、团委联合举办的庆祝中华人民共和国成立50周年文艺会演在院综合楼举行，全院9个党支部组织自编节目参加了会演，院领导在演出结束后为优胜者颁奖。

是月 许昌韶荣获1999年江苏省普通高校“红杉树”园丁银奖。

10月

13日 医院与句容市人民医院签订《卫生支农协议书》。

22日 在苏州市首次召开的卫生科技大会上，医院陈易人、张志德、李德春、周岱、林宝爵、夏学鸣、唐天驷、董天华、蒋文平、惠国桢、鲍耀东被评为“苏州名医”，王美德、杨惠花被评为“苏州名护士”。

24日 24—28日，由医院承办的第七届全国实验血液学会议在苏州召开，来自全国各省、市、自治区和香港特区的代表400人参加会议，8名国外专家、留美华人及阮长耿院士作了学术报告。

是月 医院因特网网页开通，成为苏州市首家上网医院。

11月

5日 医院印发《人才工程培养基金管理与考核暂行办法》。

17日 医院外科病房大楼工程初步设计评审会在苏州大会堂举行，江苏省卫生厅副厅长张肖敏、苏州市副市长朱永新及江苏省、苏州市、苏州医学院有关领导和专家出席了会议。

18日 医院聘任法国蒙彼利埃第一大学附属医院陆肇阳博士为血研所兼职教授。

24日 根据江苏省卫生厅“苏卫人〔1999〕58号”文，医院宋建平、周幽心同志为第三批江苏省“333工程”第三层次培养对象。

是月 温端改被中华医院管理学会评为“全国医院优秀院长”。薛永权教授被江苏省教委评为“江苏省高校科技工作先进个人”。鞠承祖被民革江苏省委评为“优秀基层党务工作者”。

12 月

4 日 医院被评为“1998 年度苏州市安全文明单位”。

17 日 江苏省卫生厅组织的检查组来院进行三级医院不定期重点检查，检查组在听取院长吴爱勤的工作汇报后，按管理、医疗、护理 3 项分别进行检查，并召开反馈通报会，苏州医学院党委书记何寿春、苏州市卫生局副局长顾伯铭出席了会议。

25 日 陈子兴、王兆钺、刘志华、李德春被批准为博士生导师。

30 日 附一政〔1999〕100 号文：成立肿瘤基因诊断治疗实验室，正式定编 6 人。

是月 意大利托斯卡洛 · 比贝尔诺博士和皮斯托亚省第三医疗局局长彼斯奎勒吉拉迪先生在江苏省卫生厅张肖敏等的陪同下来院进行友好访问。

2000 年

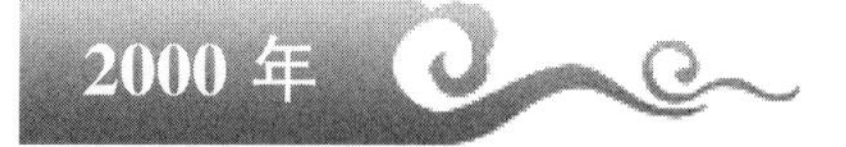

1 月

3 日 附一政〔2000〕1 号文：医院成立风湿科（筹），设床位 8 张，即今日起正式运行。

10 日 江苏省卫生厅副厅长黄祖瑚、苏州市卫生局局长谭伟良等领导来院视察外科大楼一期工程。

15 日 医院印发《关于开展新技术、新疗法管理的有关规定》。

17 日 医院聘请乐卫东博士为第一临床学院客座教授。

17 日 阮长耿教授获“第四届江苏省优秀科技工作者”荣誉称号。

22 日 江苏省卫生厅对 1999 年度 31 家三级医院不定期重点检查进行通报，苏医附一院总分 89. 9 分，名列全省第一。

是月 医院党委副书记温端改完成援藏任务光荣返苏。

是月 医院被评为“苏州市医院健康教育基本达标单位”。

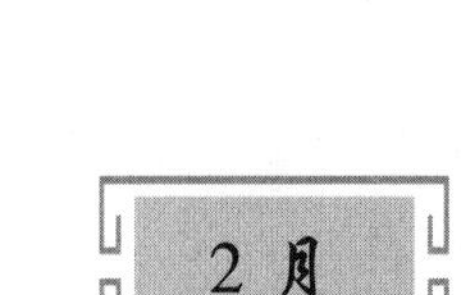

2月

23日　医院召开总结表彰大会，苏州医学院党委书记何寿春、院长阮长耿出席大会，院长吴爱勤作关于1999年工作总结和2000年工作计划的报告，大会对院第九届“白求恩杯”先进集体和个人及院外各项先进集体和个人进行了表彰。

27日　在第六届江苏省青年科技奖、第四届江苏省优秀科技工作者表彰大会上，阮长耿院士获“江苏省优秀科技工作者”称号，李建勇博士获“江苏省青年科技奖”。

28日　附一政〔2000〕28号文：医院成立放疗科病房，设床位18张，自3月1日起正式运行。

28日　医院印发《关于进一步加强医疗规章制度的通知》。

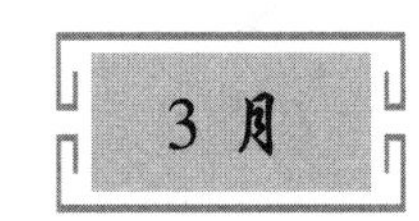

3月

1日　即日起，医院正式实行院行政晨会交班制度。

7日　全院党政中层干部进行述职，按德、能、勤、绩4个方面开展民主测评和综合考核。

8日　江苏省血液研究所唐小文医师参加在法国格勒诺布尔召开的国际妇女节大会。

9日　医院护理部副主任孙志敏等应香港护士训练及教育基金会邀请，赴香港地区进行为期3周的参观学习。

16日　医院副院长钱海鑫出席第九届全国人民代表大会后从北京回苏，院长吴爱勤、党委书记黄厚甫前往迎接。

18日　医院举行新外科病房楼奠基仪式，苏州市副市长朱永新和苏州医学院党委书记何寿春出席仪式并讲话。

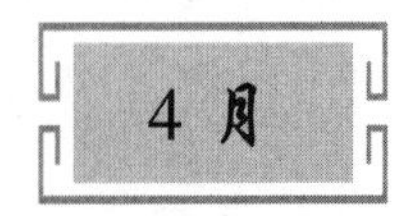

4月

4日　医院印发《关于加强药品管理的若干规定》。

7日　江苏省副省长张连珍来院视察工作，苏州市副市长朱永新、苏州市卫生局副局长顾伯铭等陪同，张副省长视察了血液研究所、血液科病房、血液净化舱、骨科病房，并察看了外科病房楼施工现场和医院整体规划模型，听取了吴爱勤院长的工作汇报并作了重要指示。

11 日 苏大委〔2000〕17 号文：因苏州大学与苏州医学院并校，原苏州医学院第一临床学院更名为苏州大学第一临床学院，原苏州医学院临床医学一系更名为苏州大学临床医学一系。

5 月

10 日 医院印发《关于加强医疗收费管理的若干规定》。

22 日 第四届国家级继续医学教育项目“脊柱与髂关节外科学习班”在医院开班，来自 16 个省、市、自治区的 113 名学员参加了为期 10 天的学习，学习班邀请美国斯坦福大学医学院、新加坡中央医院的专家教授进行讲课和手术演示，苏州大学副校长张学光等到会祝贺。

28 日 江苏省卫生厅唐维新厅长，苏州大学党委副书记宋锦汶、副校长葛建一，苏州市卫生局局长府采芹及苏医附一院领导在医院举行欢送会，欢送将于 6 月 4 日离苏参加赴圭亚那援外医疗队的丁洁、李康、金正明、刘琰、赵建华、蔡琴华、费梅、赵和月 8 名同志。

30 日 来自德国的分子生物学专家荷华德 · 里京博格来院作题为“分子生物学历史与回顾”的专题讲座，百余名医务人员听取了讲学报告。

30 日 1999 年 9 月开工、建筑面积 3 202 平方米、投资 650. 74 万元的医药服务楼竣工。

6 月

6 日 医院印发《退休专业技术人员返聘的若干规定》《加强医疗欠费管理的若干规定》。

9 日 惠国桢教授获苏州市人民政府颁发的“苏州市优秀科技人才奖”二等奖。

23 日 6 月 13 日在医院产科剖腹平产的三胞胎男婴，于该日康复出院。

28 日 医院党委举行庆“七一”诗歌朗诵比赛暨“双思”报告会，院党政领导及全体党员、入党积极分子共 200 余人参加。

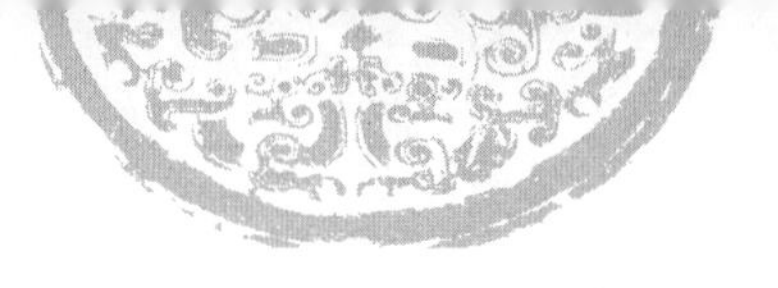

7月

7日 苏州大学党委书记周炳秋、校长钱培德等领导来院考察指导工作，院长吴爱勤和党委书记黄厚甫分别汇报了医院近3年的工作情况与存在的问题，苏大领导观看了医院总体规划和外科大楼模型，对医院今后的工作提出了意见和希望。

27日 医院举办全院性学术交流会，39篇论文参赛，其中9篇被交流讨论，蒋文平等老专家进行了学术讲座。

28日 医院印发《进一步加强急诊工作的若干规定》。

是月 周幽心荣获“霍英东教育基金会第七届高等院校青年教师奖（教学奖）”三等奖。

8月

6日 江苏省卫生厅“苏卫人〔2000〕30号”文：温端改为1999年厅直单位享受政府特殊津贴专家。

11日 江苏省卫生厅“苏卫人〔2000〕33号”文：同意苏州医学院附属第一医院更名为苏州大学附属第一医院，隶属关系、经费渠道、人员编制不变。

22日 苏州市首例肝移植手术在医院成功完成。

28日 江苏省属医院首例成人心脏移植手术在医院成功完成。

是月 苏州市卫生局组织专家检查组对苏州市33家二级以上医院进行创文明行业检查，医院获得98.5分，名列第一。

9月

1日 医院印发《职工服务期的认定及违约赔偿的暂行规定》。

2日 杨惠花获“苏州市劳动模范”称号。

12日 医院印发《党委会议事规则》《党政联席会议事规则》。

13日 医院开展为期一个多月的行风整治工作，这项工作分为宣传教育、深入自查、总结整改3个阶段进行。

21日 医院印发《干部廉洁自律诫勉制度》《干部教育培训制度》《干部谈话制度》。

24 日　苏州市首例肝肾联合移植手术在医院成功完成。

30 日　医院将于 10 月 1 日开始实行患者选医生就医的新服务形式，400 余名具有 3 年以上诊疗经验的医生供患者选择。上午 10 时，医院在门诊大楼前召开“患者选医生”新闻发布会，院长吴爱勤、党委书记黄厚甫接受了苏州电视台二台和四台的新闻专题采访。

10 月

9 日　医院门诊化验室被评为“1999 年度省卫生系统省级青年文明号”。

10 日　阮长耿教授当选中华医学会血液学分会第六届委员会副主任委员。

16 日　苏大委〔2000〕53 号文：撤销第一临床学院、临床医学一系，原有关人员职务自行免除。医学院下设临床医学一系（医学影像系、护理系），江苏省血液研究所挂靠附属第一医院。

16 日　苏大委组〔2000〕11 号文：免去郁申华苏大附一院党委副书记职务。

16 日　苏大人〔2000〕179 号文：免去金苏华苏大附一院常务副院长职务。

16 日　苏大人〔2000〕181 号文：聘任吴爱勤为临床医学一系主任，钱海鑫为临床医学一系副主任，陈卫昌为临床医学一系副主任，刘高金为临床医学一系副主任，薛小玲为临床医学一系副主任。

19 日　博士研究生傅建新荣获第五届血管血液学年度奖学金，法国血管和血液研究所所长卡昂教授在苏州大学红楼为其颁奖。

19 日　医院召开全院医师大会，对连续在肝移植、心脏移植等高新技术上取得成绩的科技攻关人员及获评“江苏省青年科技之星”称号的李建勇博士和获评“苏州市劳动模范”称号的杨惠花分别给予重奖，并设立 100 万元的科研基金。

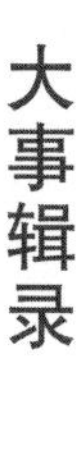

21 日　医院被评为“全国卫生系统文化建设先进单位”，党委书记黄厚甫被评为“全国卫生系统思想政治工作优秀党委书记”，李惠玲被评为“全国城市医院优秀思想政治工作者”。

24 日　附一政〔2000〕90 号文：聘任李建勇为江苏省血液研究所副所长。

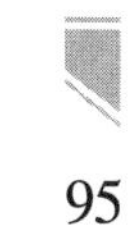

24 日　院党委召开“三讲”教育动员大会，从即日起至 12 月中旬在全院开展讲学习、讲政治、讲正气的“三讲”教育。

25 日　司局级离休干部、原苏医附一院党委副书记胡鹏发因病不幸逝世，享年 78 岁。

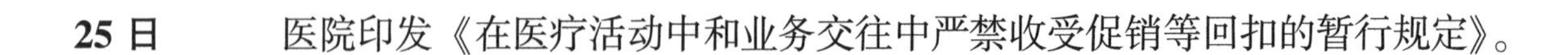

25 日 医院印发《在医疗活动中和业务交往中严禁收受促销等回扣的暂行规定》。

11 月

6 日 医院制定、印发《苏州大学附属第一医院“十五”规划》。

12 日 江苏省卫生厅组织的卫生行风检查组来院检查行风、管理、收费等工作，在综合评分中，医院名列全省前茅。

22 日 来自日本藤田卫生保健大学的脑外科专家神野哲夫教授和加藤副教授来院进行学术讲座。

23 日 苏州医学院原院长、时任苏州医学院名誉院长、博士生导师、著名脑外科专家杜子威教授来苏州喜庆 70 寿辰。

是月 鞠承祖被评为中国国民党革命委员会全国先进个人。

12 月

3 日 江苏省卫生厅医院综合目标管理责任制和不定期重点检查专家组来院检查工作，并举行检查情况通报会，苏大党委书记闵春发、副校长葛建一及医院领导等 200 余人出席通报会，医院在全省厅直三级甲等医院综合评估中平均效益指标位列第一。

8 日 严春寅、沈振亚、钱海鑫、杨惠林、孙俊英、杨建平被批准为博士生导师。

12 日 应中国对外联络部邀请，以国会议员路易斯·阿尔托·马丁内斯为团长的洪都拉斯自由党议员一行 3 人来苏州访问，13 日下午来院参观了中医针灸科、体疗科、中草药房等。

15 日 苏大人〔2000〕209 号文：聘任阮长耿为江苏省血液研究所所长，陈子兴、李建勇为副所长。

7. 苏州大学附属第一医院、苏州市第一人民医院（2000 年 12 月 29 日至今）

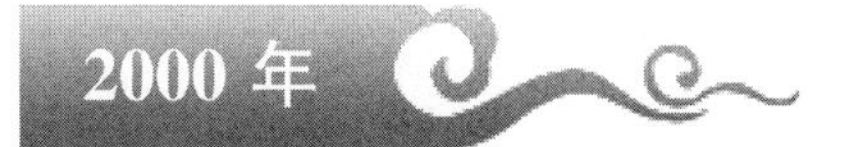

12 月

29 日 教育部“教发〔2000〕71 号”文：同意苏州医学院并入苏州大学，同时撤销苏州医学院建制。江苏省编委“苏编〔2000〕25 号”、江苏省卫生厅“苏卫人〔2000〕33 号”文批复同意苏州医学院附属第一医院更名为苏州大学附属第一医院。更名后，隶属关系、经费渠道、人员编制等均不变。

30 日 医院启用“苏州大学附属第一医院院长办公室”等印章，停用“苏州医学院附属第一医院院长办公室”等印章。

31 日 医院外科大楼一期工程于 2000 年 7 月破土动工，提前 18 天于该日顺利封顶，医院与苏州二建集团共同举办了封顶仪式，江苏省卫生厅、苏州市卫生局及苏大有关领导出席了仪式。

是年 医院体外受精胚胎移植成功，3 例试管婴儿获临床妊娠。

是年 阮长耿教授的“血管性血友病及其相关基因的研究”获江苏省科技进步奖二等奖。

是年 陈子兴教授的“人类白血病耐药特征、机理和逆转及其应用的研究”获江苏省科技进步奖二等奖。

是年 杨惠林主任的“靶血管栓塞后手术治疗骶骨肿瘤”获江苏省科技进步奖三等奖。

是年 惠国桢教授的“HSV-TK/GCV（ACV）系统和反应 IGF-1 基因治疗脑胶质瘤的实验研究”获江苏省科技进步奖三等奖。

2001 年

1 月

10 日 医院被评为苏州市医院健康教育基本达标单位。

11 日 医院 271 名职工报名参加无偿献血活动。

14 日 医院在人民大会堂举行千禧迎春联谊会，院领导、党政职能科室负责人、临床医技科室主任、护士长、院老领导和老专家 300 余人出席联谊会，院长吴爱勤作新年贺辞，江苏省卫生厅副厅长黄祖瑚、苏州大学党委书记周炳秋到会并讲话。

2 月

8 日 医院印发《进一步规范药品使用管理的若干规定》。

12 日 英国驻华大使馆文化参赞、上海领事馆领事来院参观访问，并希望能为苏大附一院和英国医学界的交流作出贡献。

13 日 中华医学会副会长、中国工程院院士陆道培教授被聘为苏州大学兼职教授、苏大附一院主任导师。在受聘仪式上，苏州大学校长钱培德向陆道培院士颁发聘书并为他佩戴上苏大校徽，吴爱勤院长向其颁发主任导师聘书。

13 日 党政中层干部实行新一轮聘任，院周会进行中层干部述职动员，并按优、良、合格、差等级进行测评。

16 日 苏大委组〔2001〕02 号文：决定恢复温端改援藏前职务，任苏州大学附属第一医院党委副书记（正处级）。

16 日 原苏医附一院卫校校长、党支部书记、厅局级离休干部金训因病逝世，享年 74 岁。

23 日 医院原工会主席张耀仁因病逝世，享年 68 岁。

27 日 医院完成党政中层干部新一轮聘任工作，周会宣读任免文件。

27 日 附一政〔2001〕13 号文：撤销改革办、三甲办，成立医院质量管理科。

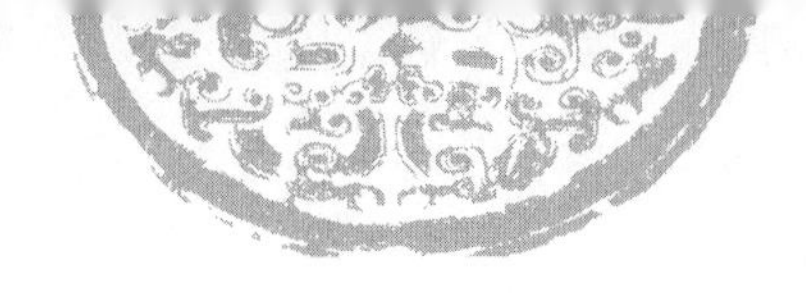

3 月

8 日 医院血液科成功施行亲缘骨髓移植。

22 日 中华关怀行政总裁李张佩贤女士一行来院考察投资办院情况。

22 日 医院被评为苏州市行业卫生管理促进会“1999—2000 年先进会员单位”。

24 日 医院召开“十五”发展规划讨论会，现任院领导，老领导、老专家，博士生导师等参加会议。

26 日 医院成立医院健康促进委员会和科室健康促进网络组织。

28 日 医院召开总结表彰大会。会上院长吴爱勤作 2000 年工作总结和 2001 年工作计划报告。

28 日 医院对 2000 年度院内外先进集体和个人进行表彰。

28 日 党委完成新一届党支部换届选举工作。

29 日 医院 HIS 系统全面上线，系统网络覆盖全院 24 个病区及门诊、药剂科、财务科、住院处和检验科。

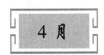

3 日 医院印发《进一步规范医疗行为控制不合理用药的暂行规定》。

5 日 陈子兴教授获“江苏省劳动模范”称号。

6 日 医院成功地对一名胃癌肝转移患者实施了肝脏移植术。

16 日 江苏省人民政府主管文教卫部门一行来院进行体制调研，院长吴爱勤在调研会上作了关于医院管理体制情况的报告，部分老专家、老领导及相关职能科室负责人参加。

26 日 院党委举办迎“七一”党的知识竞赛活动，庆祝中国共产党成立 80 周年。

17 日 医院妇产科施行体外授精胚胎移植成功，1 名体重 2 900 克的试管婴儿于该日 9:05 在医院诞生。

23 日 我国台湾地区著名免疫血液学专家、慈济骨髓捐赠中心主任李政道博士

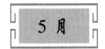

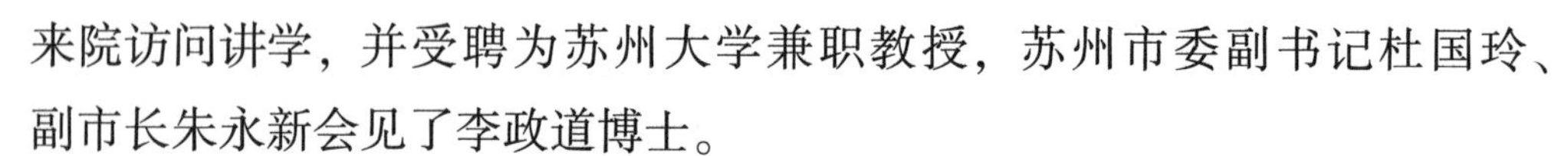

来院访问讲学，并受聘为苏州大学兼职教授，苏州市委副书记杜国玲、副市长朱永新会见了李政道博士。

29日 法国蒙彼利埃总医院代表团来院访问，30日下午在苏州大学红楼会议中心，苏州大学校领导与法国代表团正式签订合作协议。

是月 医院党委书记黄厚甫随苏州市政府组团出访美国社区卫生服务和相关医疗设备项目考察，为期10天。

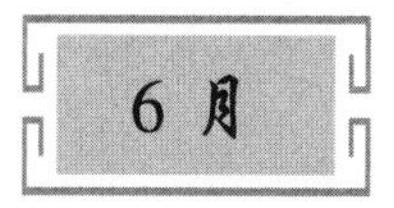

7日 医院印发《进一步加强新技术、新疗法管理的有关规定》。

13日 由我国台湾地区青年无偿捐赠的骨髓，经过3 000多公里的行程，持续10多个小时，在台湾慈济骨髓中心关怀小组总干事陈乃裕怀抱下于该日21:38安全抵达医院。江苏省卫生厅厅长周珉、苏州市副市长朱永新、苏州大学副校长葛建一、苏州市卫生局局长府采芹等领导出席了骨髓交接仪式，22:00，骨髓液通过导管输入白血病患者陈霞体内。14日2:30，江苏省首例非亲缘异基因骨髓移植术在医院血液科顺利结束，海峡两岸暨香港、澳门地区的电视台对此次骨髓移植进行了全程跟踪直播，香港凤凰卫视著名节目主持人吴小莉直播主持了交接仪式。由苏州有线电视台联合香港凤凰卫视、江苏卫视共同策划、组织的大型新闻直播活动“生命20小时——两岸拯救陈霞行动全直播”，全程直播骨髓的抽取、传递和移植，直播邀请了北京医科大学陆道培院士、江苏省血液研究所所长阮长耿院士担任嘉宾。14日9:30，医院在职工活动中心举行非亲缘异基因骨髓移植新闻发布会，人民日报、光明日报等近百家新闻单位记者参加，中央、省、市级百余家报刊及电视台、电台刊登和播发了苏大附一院拯救陈霞的消息。

15日 医院党委被苏州市沧浪区双塔街道评为“党建工作先进集体”。

20日 院党委举行庆祝中国共产党成立80周年表彰大会暨文艺会演，表彰大会由黄厚甫书记主持，苏州大学宋锦汶书记等出席。

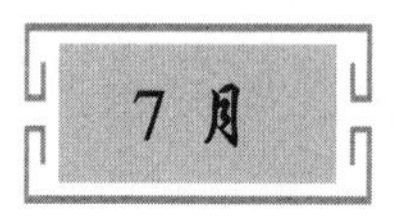

4日 苏州市第二例成人心脏移植手术在医院获得成功。

8 日 医院聘任香港玛丽医院范上达博士为苏州大学兼职教授。

17 日 医院印发《关于改善门诊服务，方便患者就医的若干规定》。

23 日 医院正式启动采血中心，达到一次采血完成多项检查的目的。

26 日 苏州市副市长朱永新、苏州市卫生局局长府采芹等来院检查工作并慰问战高温的医务人员，听取了医院建设规划并视察了外科大楼一期工程的施工现场。

29 日 记录接受非亲缘异基因骨髓移植术的白血病患者陈霞故事的公益图书《生命 20 小时》在南京、苏州发行，江苏省委副书记任彦申出席售书仪式并发表讲话，香港凤凰卫视主持人吴小莉、刘海若签名售书并来院慰问陈霞。

30 日 陈霞在血液科净化舱度过 47 天康复出院，香港凤凰卫视、江苏有线电视台进行了现场采访。

30 日 医院印发《在职职工报考研究生的暂行规定》。

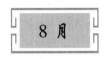

8 月

7 日 医院印发《职工服务期的认定及违约赔偿规定的修改补充意见》。

8 日 附一政〔2001〕63 号文：传染科更名为感染病科，胸外科更名为心胸外科。

15 日 15—17 日，进行全院新职工岗前培训，全体院领导、各职能科室负责人，大内科、大外科负责人，支部书记等参加了会议。

20 日 20—23 日，医院第四届教职工代表大会第五次会议召开，出席代表 128 名，讨论了医院“十五”发展规划、“全面质量管理、全面成本核算”“中外合资园区国际医院”“六菱公司地块”“购房补贴暂行办法”等相关问题。设立“135 工程”学科建设基金和奖励基金 550 万元，分别给血液科和骨髓移植小组 50 万元奖励基金，给心内科、骨科、脑外科、核医学科各 140 万元作为学科建设基金。

31 日 医院党委书记黄厚甫随江苏省卫生厅出访赴圭亚那援外医疗队工作组，预计 9 月 19 日返回。

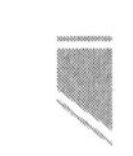

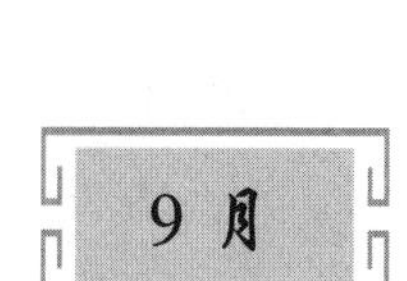

9月

7日 根据江苏省卫生厅“苏卫人〔2001〕37号”文，吴爱勤为厅直单位2000年享受政府特殊津贴人员。

7日 医院印发《加强外出会诊借用手术器械管理的暂行规定》。

24日 医院印发《加强门诊工作的若干规定》。

26日 医院印发《实行内部退休、离岗休息的暂行规定》。

10月

1日 医院推出“无假日门诊”。

9日 医院印发《临床医师医务处轮转工作的决定》。

17日 17—19日，江苏省省级临床重点专科评审专家组来院，对心血管内科、血液内科、呼吸内科、骨科、普外科、脑外科、心胸外科、泌尿外科、妇产科、核医学科、放射科进行评审。

11月

2日 苏州大学党委书记闵春发等来院视察工作，考察医院的“十五”基本建设发展规划模型和院内外环境。

5日 医院印发《住院患者选择医疗小组的试行办法》。

7日 经苏州大学批准，医院成立生殖医学中心。

20日 医院印发《建立床位医生与住院患者谈话制度的通知》。

22日 来自日本藤田卫生保健大学的脑外科专家神野哲夫教授和加腾庸子副教授来院作题为“颅内肿瘤的影像及治疗进展”“颅内动脉瘤急性期手术”的学术讲座。

23日 副主任医师周幽心当选中国农工民主党苏州市第十届委员会副主任委员、中国农工民主党江苏省第九次代表大会的代表，副主任医师杨同其当选中国农工民主党苏州第十届委员会委员，陆士奇当选中国农工民主党江苏省第九次代表大会的代表。

25日 江苏省卫生厅文件（苏卫科教〔2001〕31号）公布，医院血液病学和骨外科学成为首批江苏省“135工程”重点学科，医院黄建安、吴德沛、李红、吴翼伟、刘一之、陈卫昌为江苏省“135工程”医学重点人才。

28日 钱海鑫副院长当选九三学社苏州市第七届委员会主任委员。钱海金、浦金贤当选九三学社江苏省第五次代表大会代表。

12月

3日 国家科委、中国科学技术信息研究所、信息研究中心在北京举行的新闻发布会公布苏大附一院荣获2000年度SCI收录和论文引用数全国医疗机构第十四名。

3日 江苏省卫生厅直医院综合目标管理责任制和不定期重点检查专家组来院检查工作，院长作了题为“加强医院内涵建设、实施综合目标管理、努力建设基本现代化医院”的工作汇报。

13日 江苏省卫生厅规划处对医院经济管理和考核指标落实情况进行了检查，财务处作了题为“综合目标责任制考核暨会计基础工作规范化自查书面汇报”的工作汇报。

18日 医院印发《考勤制度和各种假期若干规定的补充意见》。

20日 江苏省卫生厅文件（苏卫医〔2001〕57号）公布，医院核医学科、医学影像科、骨科、呼吸内科、泌尿外科、普外科、神经外科、心胸外科、心血管内科、血液内科为江苏省重点临床专科。

21日 钱永贤当选民盟江苏省第九次代表大会代表。

25日 江苏省卫生厅文件（苏卫科教〔2001〕34号）公布，医院血液病学、骨外科学为“135工程”重点学科。

25日 院党委书记黄厚甫当选第四届江苏省卫生系统政研会理事并获“优秀政研会工作者”称号。

28日 江苏省政府文件（苏政发〔2001〕172号）公布，陈卫昌为2000年度江苏省有突出贡献中青年专家。

28日 医院与中国农业银行苏州分行签订“银行金穗卡缴费系统”项目合作协议，省内首个自助挂号收款系统在医院启用。

31日 江苏省卫生厅文件（苏卫医〔2002〕72号）公布，医院麻醉科、传染科、妇产科为省级临床重点专科。

是月 由陈明斋教授主编，董天华教授、陈赐龄教授任副主编的《外科学简史》

正式出版，全书96万字，是国内第一部关于外科学简史的专著。

是年 惠国桢教授的“人脑垂体腺瘤的临床实践与基础研究”获首届中华医学科技奖三等奖。

是年 薛永权教授的“伴有8；21染色体易位恶性血液病的临床和实验研究”获江苏省科技进步奖三等奖。

是年 孙俊英主任的“全髋关节置换术的系列研究”获江苏省科技进步奖三等奖。

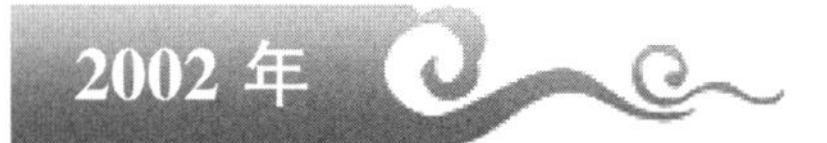

1月

8日 苏州大学考核小组通过召开座谈会、进行述职、民主测评推荐，对医院领导班子进行了4天的考核。

10日 江苏省卫生厅副厅长黄祖瑚等在苏州市卫生局副局长谭伟良的陪同下来医院看望援圭亚那医疗队队员家属，并视察了即将启用的外科大楼。

14日 香港大学外科学教授范上达来院参观访问，进行了学术讲座，并受聘为兼职教授。

16日 医院被评为“苏州市医院健康教育先进单位”。

18日 根据教育部教研函〔2002〕2号文，苏大附一院放射医学、内科学（血液病）为高等学校重点学科。

22日 附一政〔2002〕2号文：决定麻醉科改名麻醉手术科。

22日 在院周会上，书记黄厚甫通报了江苏省卫生厅直属单位工作会议精神及医院综合目标管理责任制考核获一等奖情况。

27日 西藏卫生局代表团在江苏省卫生厅领导的带领下来院参观考察，温端改书记向与会同志介绍了医院近况。

28日 苏大办复〔2002〕26号文：同意附一院成立器官移植中心。

28日 台湾阳明大学生物力学研究所郑诚功教授携夫人来院访问，进行学术讲座，并被聘为兼职教授。

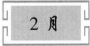

2 月

5 日 医院与美国亚西公司签订中美合作苏州医学院附属第一医院眼科诊疗中心终止合同。

6 日 江苏省卫生厅文件公布，苏大附一院唐天驷教授为项目负责人的“脊柱与髋关节外科学习班”被列为 2002 年第一批国家级继续医学教育项目。

7 日 医院召开全院中层干部大会，苏大党委书记闵春发等领导出席了大会，苏大党委副书记夏东民宣读了相关文件。苏大委组〔2002〕4 号文：决定吴爱勤任附属第一医院党委书记；免去黄厚甫附属第一医院党委书记、委员职务，温端改附属第一医院党委副书记职务，薛德宝附属第一医院纪委书记、党委委员、纪委委员职务。苏大人〔2002〕19 号文：聘任温端改为附属第一医院院长，吴爱勤为附属第一医院常务副院长（兼），钱海鑫为附属第一医院副院长，刘高金为附属第一医院副院长，陈卫昌为附属第一医院副院长；免去吴爱勤附属第一医院院长职务。

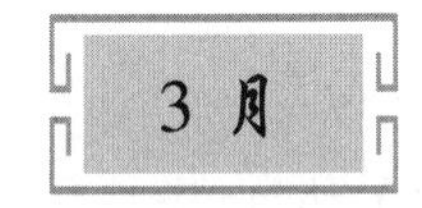

3 月

5 日 医院急诊护理组被评为“2000—2001 年度全省城镇妇女巾帼建功活动先进集体”。

6 日 江苏省卫生厅厅长周珉、副厅长吴坤平来院视察工作，察看了新大楼的血液科病房、手术室，询问了教学情况，院长温端改、党委书记吴爱勤陪同。

7 日 医院聘请曾因明教授为兼职教授。

8 日 苏大人〔2002〕21 号文：聘任温端改为临床医学一系（医学影像系、护理学系）主任，免去吴爱勤临床医学一系（医学影像系、护理学系）主任职务。

16 日 江苏省人大代表、苏州市人大领导黄俊度等来院视察外科大楼的建设使用情况。

18 日 医院被评为沧浪区“2000—2001 年度计划生育工作先进集体”。

20 日 医院举行 2001 年度总结表彰大会，对“白求恩杯”先进集体和个人进行表彰，同时重奖“135 工程”国家重点学科和个人，苏州大学副校长葛建一出席大会。

25 日 江苏省卫生厅文件（苏卫人〔2002〕11 号）公布，医院杨惠林、李德春为江苏省“333 二期工程首批第二次培养对象”。

26 日 医院印发《关于一次性使用无菌医疗用品的管理规定》。

4 月

6 日 江苏省卫生厅副厅长唐维新等来院视察，参观了江苏省血液研究所、血液净化病房并听取了医院工作汇报。

9 日 院周会宣布医院实行院领导接待日制度。

10 日 医院于学术报告厅召开全体党员大会，398 名党员以无记名投票方式通过差额选举，产生苏大附一院出席中国共产党苏州大学第九次代表大会代表 41 名。

11 日 江苏省卫生厅文件（苏卫人〔2002〕13 号）公布，医院黄建安、欧阳骏、陈卫昌、杨建平、吴爱勤、吴德沛为江苏省“333 二期工程首批第三层次培养对象”。

25 日 25—26 日，医院 41 名党代表出席苏州大学第九次党员代表大会。

29 日 医院介入科为新购的 DSA 机举办开机典礼，来自各医院的介入放射人员百余名参加典礼并举行了学术研讨会。

30 日 医院聘请美国王明涛博士、萧树东、王金熙为兼职教授。

是月 医院图书馆被江苏省图书馆学会医院图书馆委员会评为“1999—2001 年先进会员馆”。

5 月

14 日 江苏省首例脐带血治愈重型再障血液病在医院获得成功。

15 日 医院与苏州工业园区国有资产经营公司及诚信国际股份有限公司三方合资经营的苏州工业园区苏州滨凯医院签字仪式在工业园区管委会大楼举行，医院院长温端改、副院长陈卫昌出席签字仪式。

20 日 我国台湾地区李政道博士及其美国导师桑德勒博士应邀访问医院，院长温端改及血研所副所长陈子兴教授等接见并交谈。

21 日 医院聘请美国得克萨斯大学休斯顿医学院耿永健博士为兼职教授。

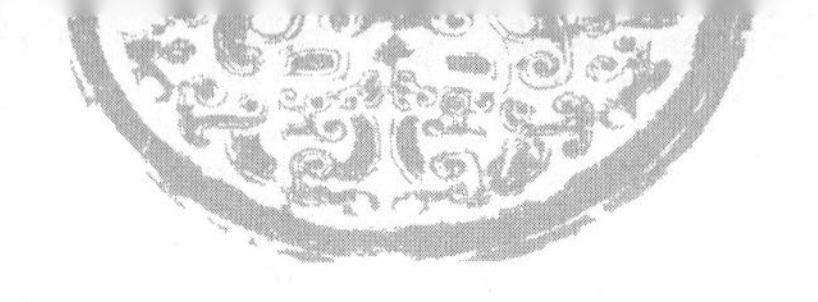

21 日　温端改院长被卫生部评为“卫生援藏工作先进个人”。

21 日　医院下属苏州市博习贸易公司与香港肇丰投资有限公司签署关于苏州博习肿瘤诊断治疗中心有限公司提前终止合同。

22 日　江苏省卫生厅三级医院门诊服务检查专家组来院进行专项检查，分门诊环境设施布局、窗口服务、基本制度、效益质量 4 个组进行检查。

27 日　苏大委组〔2002〕6 号文：决定沈宗海任附属第一医院党委副书记兼纪委书记（正处级）。

31 日　苏卫科教〔2002〕14 号文：由苏州大学阮长耿院士作为负责人的“血液学（血栓与止血）基础理论与诊疗技术新进展学习班”被列为 2002 年第二批国家级继续医学教育项目。

6 月

13 日　医院第一例非亲缘异基因骨髓移植患者陈霞的“周岁”生日活动在医院举行，江苏省红十字会常务副会长陈萍等来电祝贺，苏州市副市长朱永新等领导来院参加活动。

19 日　在圭亚那工作的医院援外医疗队员于该日晚及 22 日凌晨分两批抵达上海，院领导温端改、吴爱勤、钱海鑫及有关科室人员前往机场迎接。

24 日　医院第四届教职工代表大会第六次会议召开，审议通过了购买娄葑医院、合成晶体厂房地块的决定。

25 日　江苏省人事厅（苏人通〔2002〕144 号）文件公布，陈子兴、严春寅主任为 2001 年享受政府特殊津贴专家。

27 日　医院与苏州市娄葑中心卫生院达成协议，合作建设苏大附一院娄葑分院。

7 月

4 日　医院印发《“135 工程”重点学科及建设单位基金管理办法》《“135 工程”重点医学人才基金管理办法》。

8 日　江苏省卫生厅唐维新副厅长等来院召开关于创建基本现代化医院工作调研座谈会，医院老领导、现任领导及行政职能科室负责人参加会议。

9 日　美国得克萨斯州大学呼吸和危重病学教授罗达托来院讲学。

12 日　江苏省第四期援圭亚那医疗队回国工作总结会在医院召开，卫生部援外

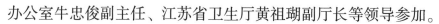

办公室牛忠俊副主任、江苏省卫生厅黄祖瑚副厅长等领导参加。

19日 苏大委〔2002〕66号文：调整有关学科和院系（临床医学一系：影像医学系、护理学系）。

23日 苏大人〔2002〕60号文：决定聘任温端改为医学院副院长（兼）。

29日 江苏省卫生厅文件（苏卫人〔2002〕35号）公布，严春寅主任为2001年享受政府特殊津贴专家。

是月 医院泌尿外科郭震华教授当选中国透析移植研究会第九届全国委员会委员。

是月 医院甘建和副教授当选中华医学会第一届人工肝专业委员会委员。

是月 医院院报《两岸联手救陈霞，三地直播见亲情》一文标题被中国医院院报协会评为全国医院院报好标题，宣传科科长王馨荣被全国医院院报协会评为优秀编辑。

8月

10日 附一政〔2002〕99号文：决定成立苏大附一院药品临床研究基地（筹）。

19日 医院成立苏大附一院人事制度改革领导小组。

21日 医院召开人事制度改革动员大会，800余名职工参加，会上院长温端改宣读了附一政〔2002〕77号文《关于调整苏大附一院党政职能部门机构设置的通知》，附一政〔2002〕78号文《关于苏大附一院党政职能部门负责人竞争上岗实施方案》等文件。党政职能部门调整为院办、组织人事科、财务处、医务处、门急诊部、护理部、科教处、信息科、保健体检中心、临床教学办公室、后勤服务中心、保卫科、采供中心、党办、纪监审办公室、离退休办公室、工会、团委18个部门。

21日 江苏省卫生厅“苏卫疾控〔2002〕32号”文：批准苏大附一院为第四批艾滋病检测初筛实验室设置单位。

21日 第十例我国台湾地区捐赠的骨髓送达医院，至22日凌晨骨髓移植顺利结束。

23日 医院与苏州市吴中人民医院合作设立苏大附一院吴中分院，签约仪式在苏州市吴中人民医院举行。

26日 苏大研〔2002〕34号文：妇产科学、影像医学与核医学（苏大附二院牵头与苏州大学核医学院、苏大附一院共建）为苏州大学校级重点学科

（专科）。

28 日 医院 92 名同志在院学术报告厅参加党政职能负责人、中层干部竞聘演讲答辩会，竞聘党政部门的 17 个正职位和 35 个副职位。

9 月

2 日 附一政〔2002〕82 号文：决定成立肾病科、风湿科病区，肾病科设病床 20 张，风湿科设病床 14 张。

4 日 江苏省药品监督管理局组织专家对医院建设的国家临床药物实验基地进行初查，并报国家药物试验基地进行评审。

10 日 常州市第一人民医院院长叶青来院，向阮长耿院士颁发常州市第一人民医院高级顾问、血液科名誉主任聘书。

19 日 我国台湾慈济骨髓移植中心主任叶金川和慈济骨髓捐赠中心高级专员陈乃裕来院访问。

23 日 医院中层干部竞聘上岗首轮顺利结束，对竞聘上岗的中层干部进行了聘任。

23 日 附一政〔2002〕88 号文：信息科更名为信息处，财务科更名为财务处，保卫科更名为保卫处，撤销组织人事科，恢复人事科并更名为人事处，恢复组织科并更名为组织处。

25 日 医院与苏州大学计算机系（研究所）签订医院设立办公自动化系统（Office Automation System，OA 系统）合同。

26 日 中华红十字会干细胞移植骨髓库主任洪俊峻、江苏省卫生厅原厅长刘洪祺、江苏省红十字会秘书长张利民等来院，对医院干细胞移植配型实验室进行初查。

是月 吴翼伟主任当选中华医学会核医学分会第六届中青年委员。

11 日 中国红十字总会委派骨髓库专家委员会副主任孔繁华和委员范立安在江苏省卫生厅、江苏省红十字会、苏州市卫生局等单位有关领导陪同下来院考察干细胞移植配型实验室的建设工作，吴爱勤院长及阮长耿院士等接待了专家并汇报医院工作。

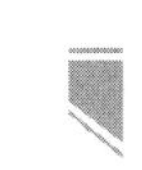

12日 江苏省卫生厅、江苏省中医药局“苏中医综〔2002〕52号”文：熊佩华主任被评为“江苏省名中医”。

23日 由苏州市卫生局组织的市三级医院不定期检查组来院检查，经综合评定，医院在全市接受检查的医院中名列第一。

24日 美国休斯顿卫生健康科学院综合生物系和药理系主任、诺贝尔生理学或医学奖获得者弗里德·穆拉德教授应邀来苏为医院科研人员作专题学术讲座，并受聘为苏州大学名誉教授。

25日 医院印发《职工服务期的认定及违约赔偿的规定》《在职职工报考硕、博士研究生（或学位）的规定》。

29日 吴爱勤书记被评为“全国城市医院文化工作先进个人”。

30日 苏州市政府秘书长韩天信副主任、陈卫军副主任来院商谈筹建苏州干部保健中心事宜。

31日 医院临床药物基地申报检查验收专家组来院检查，并在丽都大酒店进行为期2天的培训。

是月 医院主任医师詹月红被评为“全省归侨先进个人”。

11月

1日 在中华医学会江苏分会血液学专业委员会换届改选会议上，阮长耿院士任主任委员，吴德沛、李建勇任副主任委员。

7日 医院印发《进一步加强病历书写质量的若干规定》《医疗事故处理的暂行规定》《医疗事故防范措施》。

8日 “苏大附一院娄葑分院”挂牌庆典仪式在娄葑医院新址隆重举行，院长温端改和苏州市卫生局局长府采芹为分院揭牌，妇产科、消化内科、肿瘤内科、皮肤科等专家在分院开展医疗义诊。

11日 江苏省副省长张连珍在苏大党委副书记夏东民、副校长葛建一等的陪同下来院视察工作，视察新外科大楼，参观血液科病房并与净化舱内骨髓移植患者通电话进行交流慰问。

14日 医院成功实施苏州市首例椎动脉瘤介入栓塞术。

14日 江苏省卫生厅2002年省级临床重点专科检查专家组对医院消化内科、神经内科、烧伤科、麻醉科、妇产科进行了检查。

18日 由商业用房改建成的150余平方米输液室正式启用。

27 日　何怀获“江苏省残疾人康复工作先进个人”称号。

28 日　江苏省卫生厅综合目标管理考核检查组来院检查工作，并进行了检查情况反馈通报，苏大党委副书记宋锦汶、副校长葛建一及医院党政领导、各临床职能科室负责人等参加了会议。

是月　孙志敏获全省教育系统“优秀工会工作者”称号。

是月　苏州市委副书记杜国玲来院考察苏州市保健中心建设规划事宜，支持医院发展特需医疗服务区，全体院领导及院办基建科人员等陪同。

12 月

3 日　医院新设江苏省首家日间病房。

5 日　全院职工举行苏州市沧浪区人大代表换届选举投票，历时一个半月的沧浪区双塔街道第 10 选区选举工作顺利完成，院长温端改当选正式代表。

5 日　经研究决定，医院成立苏嘉杭高速公路急救站。

23 日　国防科工委常委副主任、中央候补委员张华祝，人事司副司长崔锐等来院视察工作。

24 日　我国香港地区著名实业家、周氏医学科研教育基金会创办者周文轩先生来院考察访问，双方就中医中药领域的科研合作达成了初步共识。

26 日　经苏大学位评定委员会评定，医院温端改、张世民、吴德沛、张日、陈卫昌被批准为博士生指导教师。

28 日　周岱主任被江苏省科学技术协会等评为“江苏省‘讲理想比贡献竞赛活动’先进个人”。

是年　副院长钱海鑫当选第十届全国人大代表。

是年　新外科大楼一期工程通过验收，荣获“2002 年苏州‘姑苏杯’优质工程奖”。

是年　阮长耿教授的“血小板膜糖蛋白和 VWF 基因多态性及其与血栓性疾病关系的研究”获中华医学科技奖三等奖、江苏省科技进步奖三等奖。

是年　陈子兴教授的“以对造血细胞转基因为基础的基因治疗策略研究”获江苏省科技进步奖三等奖。

2003 年

1 月

1 日　苏大附一院办公自动化系统正式在各职能科室运行。

7 日　苏卫办〔2003〕1 号文《关于对厅直单位实行综合目标管理责任制考核情况的通报》：苏大附一院获一等奖。

7 日　7—8 日，医院召开护士长竞争上岗答辩会，89 名竞聘者参加答辩。

10 日　江苏省卫生厅文件（苏卫人〔2003〕1 号）公布，惠杰、沈振亚、王中为“333 二期工程第二批第二、三层次培养对象”。

11 日　医院印发《关于重申进一步加强医院一次性使用无菌导管管理、严禁重复使用的通知》。

13 日　医院印发《关于论文发表管理的规定》。

15 日　江苏省医院管理学会年会暨“扬子江杯”创建基本现代化医院院长论坛颁奖大会在南京召开，龚卫平获一等奖，温端改、李惠玲获二等奖，医院获组织奖。

16 日　院长温端改、党委书记吴爱勤出席在南京召开的江苏省卫生厅直属单位会议及全省卫生工作会议。

19 日　医院詹月红主任出席苏州市第十三届人民代表大会。

20 日　中国人民政治协商会议江苏省苏州市第十一届委员会第一次会议在苏州市会议中心胜利闭幕。副院长钱海鑫当选苏州市政协副主席，骨科副主任杨同其当选苏州市政协常委。

24 日　香港地区著名实业家周文轩先生来医院考察访问并参观高级专家会诊中心。

26 日　医院在东方渔港召开中层干部迎新春联谊会，苏州大学党委副书记宋锦汶、副校长朱秀林，苏州市卫生局局长府采芹、书记马耀庭等及全体院领导、院士、部分老领导和老专家、全体博导、医院中层干部参加了联谊会。

27 日　医院副院长钱海鑫当选九三学社第十一届中央委员会委员。

30 日　苏州市副市长谭颖、苏州市政府秘书长董宙宙及苏州市卫生局领导来院视察工作。

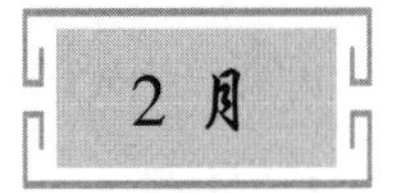

11 日　医院召开院史编写及布置院庆相关工作会议，初步确定院庆基本组织机构、人员分工、程序及方案设计等。

13 日　附一政〔2003〕10 号文：决定成立高级特需医疗健康保健服务中心董事会。

20 日　医院被苏州市卫生局评为“宣传报道先进单位”。

26 日　医院在职工活动中心召开年度总结表彰大会，600 余名医护人员参加。

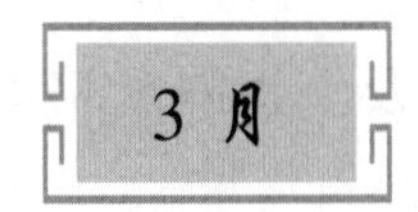

5 日　全国人大代表钱海鑫赴北京出席全国人大十届一次会议。

12 日　医院召开临床医技科室负责人竞争上岗动员大会，印发《苏大附一院临床、医技科室正副主任竞争上岗实施方案（试行）》，苏州大学副校长葛建一到会并讲话，各科室及教研室正副主任、护士长、党支部书记、党政职能部门正副主任、临床医技科室中级职称以上人员 700 余人参加了大会。

12 日　医院职工代表参加苏州大学教代会。

19 日　在苏州南林饭店，苏州市人大组织欢迎全国人大代表钱海鑫返苏，院领导温端改、吴爱勤参加欢迎仪式。

19 日　19—21 日，医院在学术报告厅举行临床医技科室主任竞聘上岗答辩会，苏州大学组织部副部长陆霞明、人事处科长沈学伍，苏州市卫生局人事处处长杨光华等全程参加答辩会。

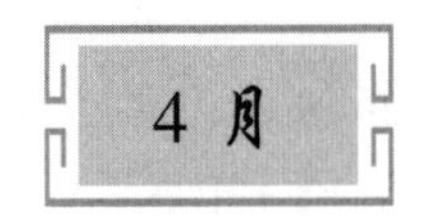

2 日　医院召开全体党员大会，全国人大代表钱海鑫传达“两会”精神。

2 日　苏州市卫生局召开市区各大医院“非典”防治紧急动员大会，会议确定苏大附一院感染病科为苏州市“非典”防治定点病区。

3 日　医院召开各职能科室紧急会议，研究部署“非典”防治工作，成立“非典”防治领导小组、医疗救治专家组、医疗小组、护理抢救小组、后勤

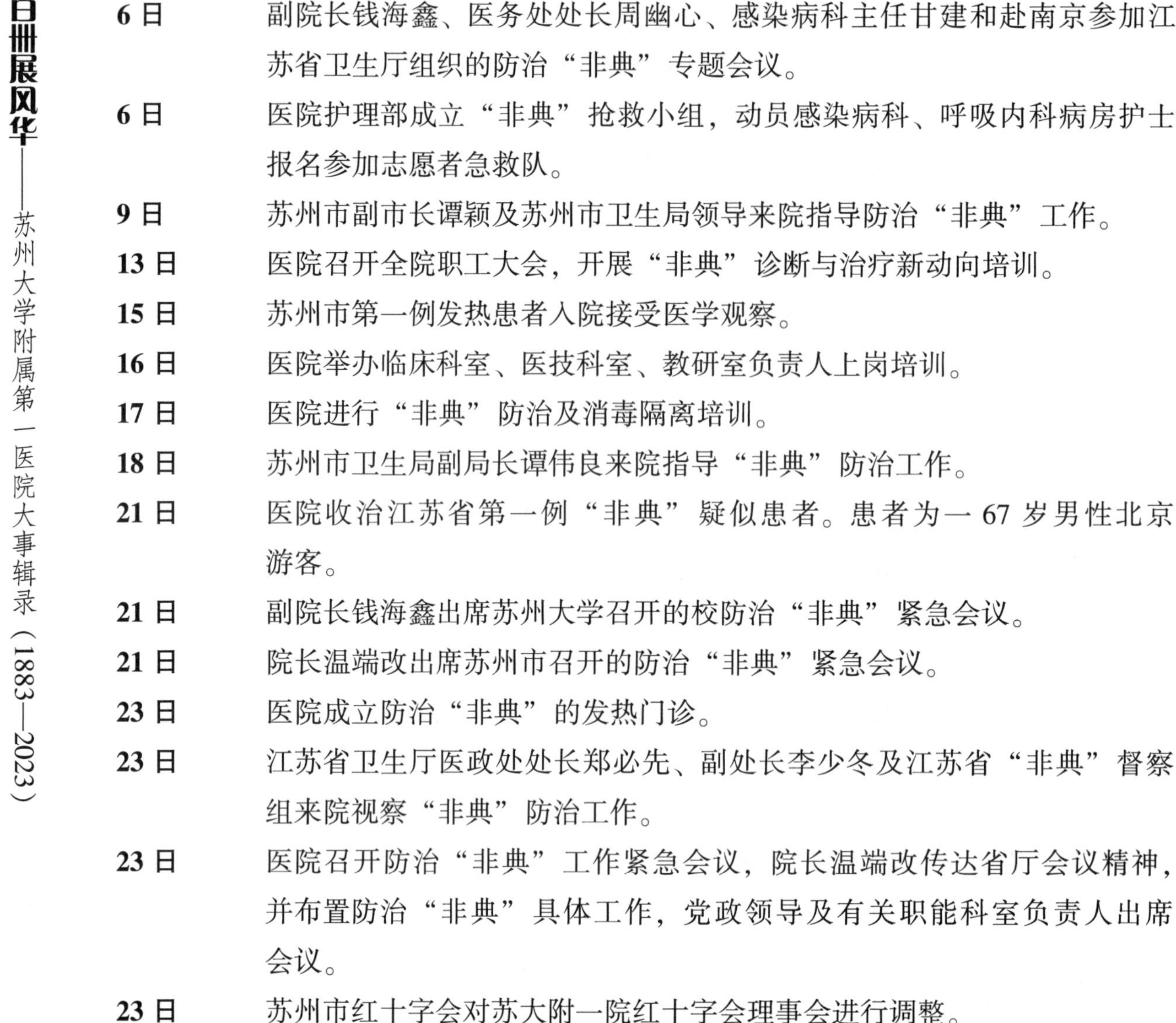

保障小组、消毒隔离小组。会议决定立即对感染病科进行全面整修，并对全院开展防治“非典”理论知识培训和专科医护人员培训。

6日 副院长钱海鑫、医务处处长周幽心、感染病科主任甘建和赴南京参加江苏省卫生厅组织的防治“非典”专题会议。

6日 医院护理部成立“非典”抢救小组，动员感染病科、呼吸内科病房护士报名参加志愿者急救队。

9日 苏州市副市长谭颖及苏州市卫生局领导来院指导防治“非典”工作。

13日 医院召开全院职工大会，开展“非典”诊断与治疗新动向培训。

15日 苏州市第一例发热患者入院接受医学观察。

16日 医院举办临床科室、医技科室、教研室负责人上岗培训。

17日 医院进行“非典”防治及消毒隔离培训。

18日 苏州市卫生局副局长谭伟良来院指导“非典”防治工作。

21日 医院收治江苏省第一例“非典”疑似患者。患者为一67岁男性北京游客。

21日 副院长钱海鑫出席苏州大学召开的校防治“非典”紧急会议。

21日 院长温端改出席苏州市召开的防治“非典”紧急会议。

23日 医院成立防治“非典”的发热门诊。

23日 江苏省卫生厅医政处处长郑必先、副处长李少冬及江苏省“非典”督察组来院视察“非典”防治工作。

23日 医院召开防治“非典”工作紧急会议，院长温端改传达省厅会议精神，并布置防治“非典”具体工作，党政领导及有关职能科室负责人出席会议。

23日 苏州市红十字会对苏大附一院红十字会理事会进行调整。

24日 医院发热门诊启用。

24日 医院对苏州工业园区和苏州市第五人民医院进行防治“非典”知识培训。

27日 江苏省卫生厅副厅长唐维新、苏州市副市长谭颖在苏州市卫生局领导陪同下来院督察“非典”防治工作。

28日 医院召开抗击“非典”全院动员大会。医生代表吴建成、护士代表周小萍、支部书记代表徐亚英分别发言和宣读抗击“非典”倡议书。

29日 医院进行院长行政查房，检查防治“非典”措施落实情况。

30日 医院召开防治“非典”紧急会议，对援疫区志愿者及院内志愿者进行专项培训。

30 日　医院举行“非典”专业知识培训。

30 日　医院组建内科护理学、外科护理学及护理学基础教研室，李惠玲任内科护理学教研室主任，乔美珍任外科护理学教研室主任，汪小华任护理学基础教研室副主任（主持工作）。

30 日　苏地〔2003〕25 号文《关于同意苏州大学附属第一医院建设苏州市干部保健中心工程项目拨用土地的批复》：原六菱公司 8 155.9 平方米土地的使用权正式归医院所有。

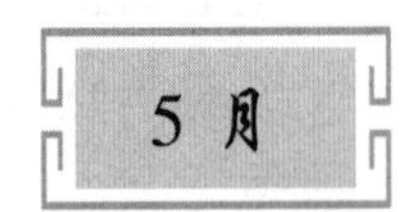

5 月

1 日　苏州市卫生局党委书记马耀庭、副局长谭伟良，医院院长温端改、原党委书记吴爱勤电话慰问抗击“非典”一线员工。

7 日　全体院领导及相关人员参加苏州市卫生系统抗击“非典”誓师大会，院长温端改、副院长钱海鑫分别作为医疗机构代表与医生代表发言。

7 日　江苏省第一例“非典”疑似患者康复出院。

12 日　院领导及呼吸内科全体医护人员欢送朱晔涵医生赴内蒙古支援抗击“非典”。

12 日　“护士节”来临之际，院领导慰问抗击“非典”一线护士。

14 日　苏州大学党委书记闵春发来院视察，指导“非典”防治工作。

26 日　苏大委组〔2003〕23 号文：聘任倪祥保为苏大附一院党委书记，免去吴爱勤苏大附一院党委书记职务。

26 日　位于凤凰街 386 号、面积 8 169 平方米土地的使用权正式归医院所有。

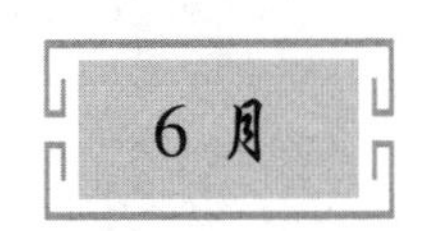

6 月

3 日　苏州市卫生监督所副所长蔡平带队来院检查《中华人民共和国传染病防治法》的实施情况。

13 日　医院与姜堰市人民医院举行血液病诊治中心签字仪式，姜堰市委副书记蔡德熙及江苏省血液研究所所长阮长耿院士、医院院长温端改等出席了签字仪式。同日在姜堰举行了“陈霞”两周岁庆典活动。

18 日　医院在苏州市会议中心召开干部保健中心大楼设计论证会。

18 日　院党委书记倪祥保到南京迎接赴内蒙古支援抗击“非典”的朱晔涵医师返苏。

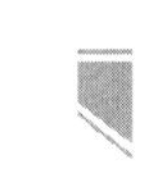

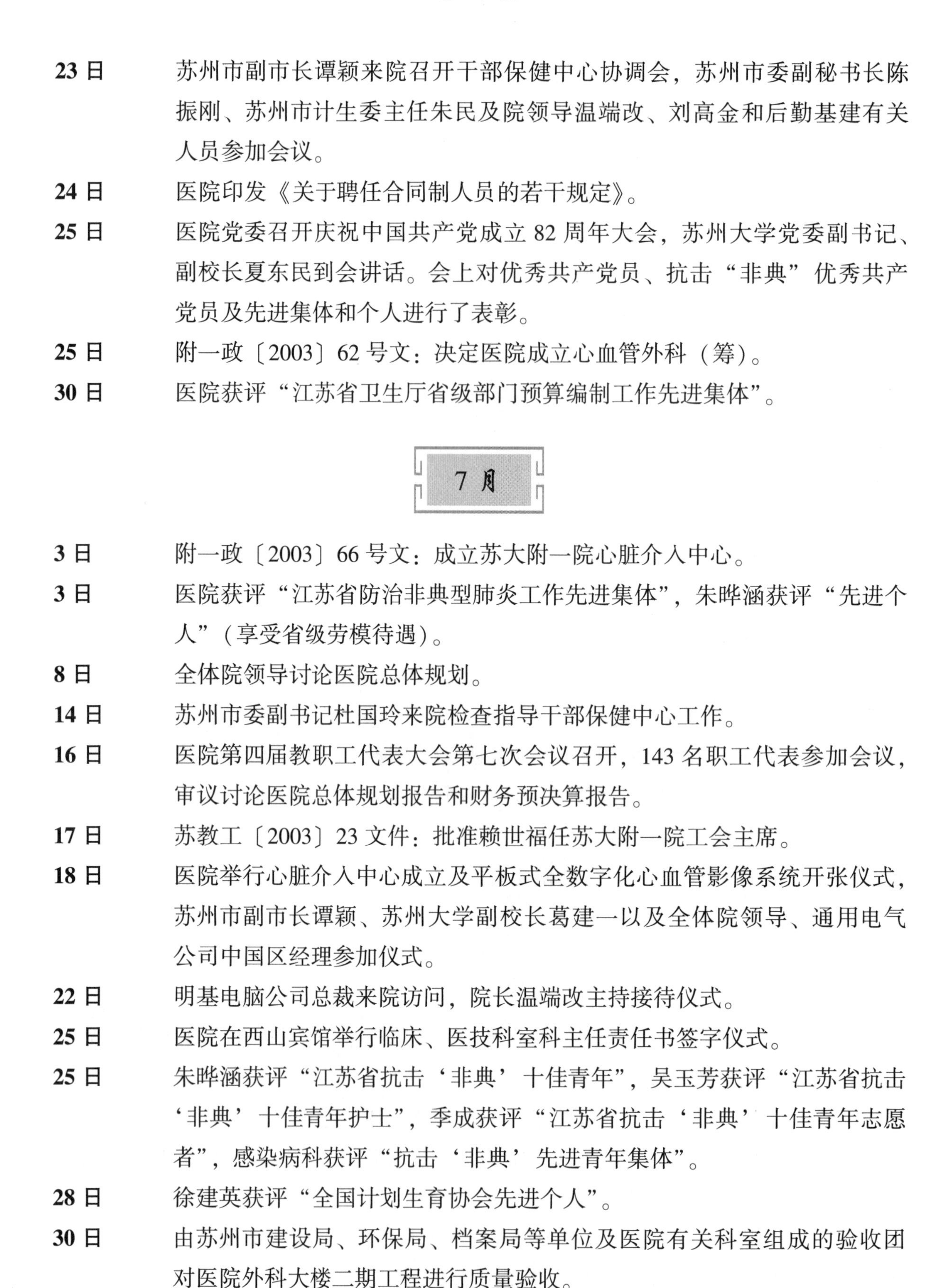

23 日　苏州市副市长谭颖来院召开干部保健中心协调会，苏州市委副秘书长陈振刚、苏州市计生委主任朱民及院领导温端改、刘高金和后勤基建有关人员参加会议。

24 日　医院印发《关于聘任合同制人员的若干规定》。

25 日　医院党委召开庆祝中国共产党成立 82 周年大会，苏州大学党委副书记、副校长夏东民到会讲话。会上对优秀共产党员、抗击“非典”优秀共产党员及先进集体和个人进行了表彰。

25 日　附一政〔2003〕62 号文：决定医院成立心血管外科（筹）。

30 日　医院获评“江苏省卫生厅省级部门预算编制工作先进集体”。

7 月

3 日　附一政〔2003〕66 号文：成立苏大附一院心脏介入中心。

3 日　医院获评“江苏省防治非典型肺炎工作先进集体”，朱晔涵获评“先进个人”（享受省级劳模待遇）。

8 日　全体院领导讨论医院总体规划。

14 日　苏州市委副书记杜国玲来院检查指导干部保健中心工作。

16 日　医院第四届教职工代表大会第七次会议召开，143 名职工代表参加会议，审议讨论医院总体规划报告和财务预决算报告。

17 日　苏教工〔2003〕23 文件：批准赖世福任苏大附一院工会主席。

18 日　医院举行心脏介入中心成立及平板式全数字化心血管影像系统开张仪式，苏州市副市长谭颖、苏州大学副校长葛建一以及全体院领导、通用电气公司中国区经理参加仪式。

22 日　明基电脑公司总裁来院访问，院长温端改主持接待仪式。

25 日　医院在西山宾馆举行临床、医技科室科主任责任书签字仪式。

25 日　朱晔涵获评“江苏省抗击‘非典’十佳青年”，吴玉芳获评“江苏省抗击‘非典’十佳青年护士”，季成获评“江苏省抗击‘非典’十佳青年志愿者”，感染病科获评“抗击‘非典’先进青年集体”。

28 日　徐建英获评“全国计划生育协会先进个人”。

30 日　由苏州市建设局、环保局、档案局等单位及医院有关科室组成的验收团对医院外科大楼二期工程进行质量验收。

30 日　2000 年 3 月奠基、总建筑面积为 32 925. 7 平方米的外科病房楼竣工。

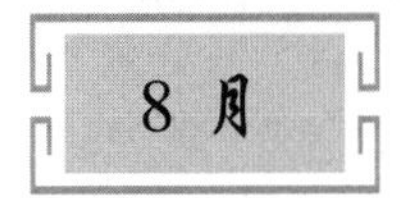

8月

1日 苏州市副市长周伟强、朱永新一行来院慰问在一线“战高温”的医务人员。

1日 医院网上预约挂号系统正式启用。

2日 江苏省人民医院院长黄峻带团来院访问参观，党委书记倪祥保接待。

8日 医院获评“江苏省卫生系统抗击‘非典’先进集体”，温端改、朱晔涵、黄建安、甘建和获评“先进个人”。

9日 由中华护理学会主办的全国护理部主任新知识学习班学员一行来院参观考察，副院长钱海鑫接待了总会教育部部长战苏群及62名来自全国各大医院的护理部主任。

13日 医院迎接新职工及举行岗前培训（于15日结束）。

14日 江苏省第四次核医学学术会议在扬州召开，吴翼伟主任当选新一届核医学会分会主任。

24日 医院收治苏州工业园区39名食物中毒患者，其中26人病情较重，在医务人员的努力下，患者们得到了及时治疗。25日，院长温端改就此事接受中央电视台的采访。

28日 苏州工业园区某建筑工地工棚遭龙卷风和暴雨袭击倒塌，81名伤员先后被送到医院急诊科，全院共30个护理单元的130名护士紧急出动，参与突发性抢救。

9月

8日 苏大委组〔2003〕35号文：聘任刘高金为中共苏大附一院党委副书记兼纪委书记，免去沈宗海中共苏大附一院党委副书记兼纪委书记职务。

8日 苏大人〔2003〕121号文件：聘任沈宗海为苏大附一院副院长（正处级），免去刘高金苏大附一院副院长职务。

10日 周幽心被评为中国农工民主党“抗击‘非典’优秀党员”。

18日 由苏州市各界人士组成的民主评议行风检查组来院进行行风检查。

22日 苏大人〔2003〕125号文：聘任杨建平为苏大附一院副院长。

22日 附一政〔2003〕96号文：医院成立输液中心。

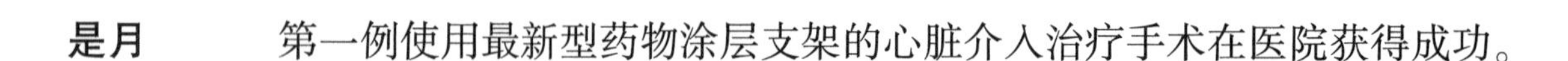

是月　第一例使用最新型药物涂层支架的心脏介入治疗手术在医院获得成功。

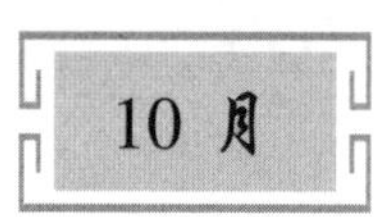

10月

10日　10—11日，中共苏大附一院第七次党代会召开，118名党代表及列席代表参加会议，苏州大学党委书记闵春发、党委副书记宋锦汶、组织部部长王尧等出席了会议。医院党委书记倪祥保代表六届党委作了题为“实践‘三个代表’重要思想，高水平地创建基本现代化医院”的工作报告，党委副书记兼纪委书记刘高金代表六届纪委作了题为“加强党风廉政建设、促进医院改革发展”的纪委工作报告。大会通过无记名投票选举产生了由刘高金、杨建平、李德春、沈宗海、陈卫昌、倪祥保、温端改、赖世福等9人组成的新一届委员会，并选举产生了由曲常青、刘高金、李麟元、陈雷、龚卫平等5人组成的新一届纪律检查委员会。

16日　护理部举行“温馨天使”颁奖晚会，来自香港地区的周文轩先生及其家人、全体院领导参加了晚会。

17日　江苏省卫生厅文件（苏卫人〔2003〕35号）公布，医院周幽心、侯建全、李金全、倪才方、王之敏为“省333工程第三批第二、三层次培养对象”。

17日　新的院训、院徽、院歌正式启用，原院训、院徽、院歌停止使用，新的院训为“博习创新，厚德厚生”。

18日　《苏大附一院院报》被全国医院院报协会评为“全国优秀医院院报”。

21日　建院120周年院庆系列活动拉开序幕，由120名医护员工组成的自行车队举行环城宣传活动。

24日　苏州大学同意医院聘任香港理工大学护理学院汪国成教授为苏州大学客座教授。苏州大学副校长白伦代表学校向汪教授颁发聘书和校徽。

25日　院庆系列活动之一的大型专家咨询义诊活动在苏州市会议中心广场举行，27名专家为市民提供医疗咨询服务。

26日　大型义诊活动在医院门诊部举行，85名专家参加义诊。

28日　医院建院120周年庆典活动在苏州市会议中心举行。全国人大常委会原副委员长、中国医学科学院原院长、两院院士吴阶平，上海市政协副主席石四箴，苏州市委副书记杜国玲，国防科工委副秘书长马鸿林，江苏省卫生厅厅长周珉，苏州市常务副市长汪国兴，苏州大学校长钱培德，江苏省人大常委会原副主任、政协副主席、原苏州医学院院长杜子威，法国蒙彼利埃总医院院长克埃·凡尼，卢森堡中央大学教授兼法国科学院研究员凯佛·乃里，以及苏州市领导徐国强、陈炳斯、朱永新、孙中浩、王少东，苏州市卫生局局长府采芹，苏州大学党委副书记宋锦汶，部分省、市医疗单位来宾，苏州大学及其他各单位负责人，苏大附一院全体院领导及部分医护人员参加庆典大会。会上，院长温端改致辞并介绍了医院的发展历程、目前的发展概况及今后的发展目标。两院院士吴阶平、苏州市常务副市长汪国兴、江苏省卫生厅厅长周珉、苏州大学校长钱培德、江苏省人民医院院长黄峻、法国蒙彼利埃总医院院长克埃·凡尼分别讲话。江苏省省长梁保华发贺电祝贺。

28 日 下午在医院学术报告厅举办院士论坛，9 名院士参加，吴阶平院士作重要讲话。

28 日 医院举行干部保健中心奠基仪式、新外科大楼及医学影像楼揭牌仪式，苏州市委副书记杜国玲等参加仪式并致辞。

28 日 在苏州大学存菊堂举办职工自编自演的庆祝建院 120 周年文艺晚会。

30 日 医院印发《苏大附一院职工购房货币补贴的补充办法》。

是月 医院参加全国医院感染监控网 2003 年全国医院感染现患率调查，成绩显著，被卫生部全国医院感染监控管理培训基地颁发荣誉证书。

11 月

11 日 苏州大学同意医院聘任加拿大蒙特利尔大学陈惠方教授为苏州大学兼职教授。

12 日 教育部医院参观访问团一行 30 余人来院参观。

24 日 由江苏省卫生厅组织的厅直单位综合目标管理责任制考核专家组一行 13 人莅临医院检查工作，院长温端改作题为“为全面贯彻‘要小康先健康’目标任务而努力创建基本现代化医院”的工作汇报。

25 日 血液科主任吴德沛和护士长朱霞明前往台湾省花莲市，接受并护送当地志愿捐赠的骨髓回苏州，并顺利进行异基因造血干细胞移植，将骨髓输入到患者体内，这是医院接受的第十二例台湾慈济骨髓库捐赠的骨髓。

25 日 医院血液科副主任孙爱宁和副主任技师常伟荣前往台湾省花莲市，接受并护送当地志愿捐赠的骨髓回苏州，顺利进行医院第十三例异基因造血

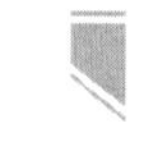

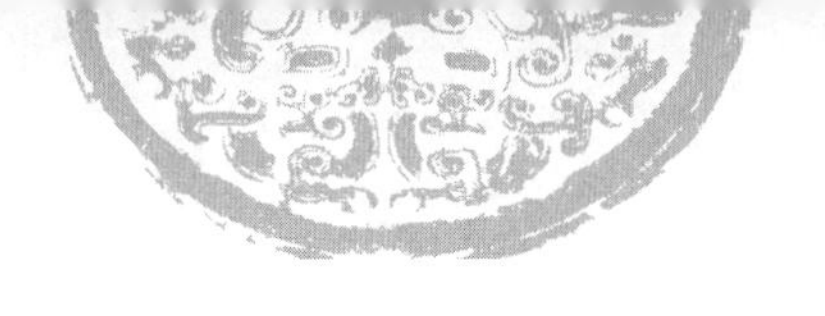

干细胞移植。

26 日 院党委副书记刘高金代表医院在车站迎接参加苏州市卫生系统赴陕西榆林支医的外科副主任医师朱麟回苏。

28 日 孙志敏获评“全国第三届科技活动周暨江苏省第十五届科普宣传周先进个人”。

29 日 苏大附一院党委获评“全国城市医院抗击‘非典’先进集体”。

31 日 医院印发《苏大附一院护士长竞争上岗实施方案（试行）》。

是月 急诊护理组获江苏省“三八红旗集体”称号，吴玉芳获“三八红旗手”称号。

12 月

1 日 医院印发《关于奖金发放的若干规定》。

2 日 在北京举行的全国援外医疗队派遣 40 周年纪念暨表彰大会上，由苏大附一院组成的江苏省第四届圭亚那医疗队被评为“先进集体”，眼科副主任丁洁被评为“先进个人”。

3 日 医院第四届教职工代表大会第八次会议举行，143 名代表参加会议，审议了“职绩津贴试行方案”。

4 日 医院聘请上海同济大学口腔医学院石四箴院士为兼职教授。

5 日 薛小玲被聘为苏州专家咨询团成员。

16 日 江苏省卫生厅副厅长姜锡梅一行来院检查指导工作。

17 日 亚洲核合作论坛核医学研讨会 8 国代表团一行来院参观访问，院长温端改、党委书记倪祥保接待。

20 日 医院创建基本现代化医院委员会成立。

20 日 江苏省医院管理学会年会暨第二届“扬子江杯”创建基本现代化医院院长论坛征文颁奖大会在泰州市举行。院长温端改、副院长杨建平及相关部门负责人、论文获奖作者参加。医院获一等奖 1 名，二等奖 1 名，三等奖 4 名。

23 日 苏卫办〔2003〕58 号文：江苏省卫生厅对 18 个厅直单位综合目标责任制考核的情况进行了通报，医院荣获一等奖。

27 日 由江苏省卫生厅主办、苏大附一院承办、葛兰素史克投资有限公司协办的江苏省继续医学教育项目“医院管理与发展策略研讨会”在苏州西山

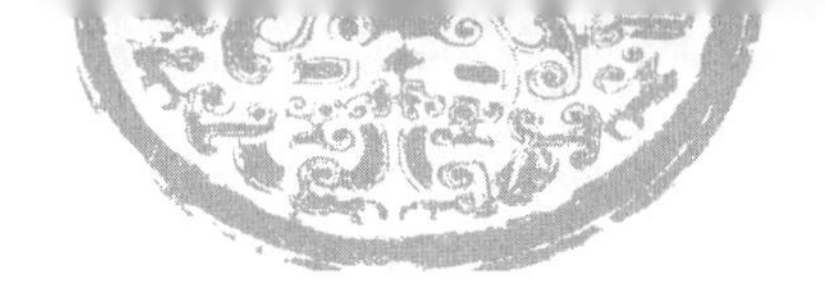

举行，医院职能科室和临床科室主任参加（于28日结束）。

是年　由医院骨科唐天驷教授、杨惠林主任主持研究的科研成果“脊柱后路经椎弓根内固定的基础和临床研究”荣获江苏省人民政府科技进步奖一等奖，这是全省获2003年度江苏省科技进步奖一等奖的唯一医学项目。

是年　在博士生导师薛永权教授的指导下，陈苏宁博士培养出一株人类急性单核细胞白血病细胞系-SHI-1，填补了国内在该领域的空白，并已申请到国家自然科学基金资助。

是年　阮长耿教授的“SZ-21基因工程抗体的制备和抗血栓作用研究”获江苏省科技进步奖。

是年　杨惠林主任的“脊柱后路经椎弓根内固定的基础和临床研究”获江苏省科技进步奖。

是年　沈海林主任的“CT、MR成像新技术在星形胶质细胞瘤中的诊断应用系列研究”获江苏省科技进步奖。

是年　蒋文平教授的“心电生理——从临床到细胞”获江苏省科技进步奖。

是年　沈振亚主任的“原位心胸移植的临床研究”获江苏省科技进步奖。

是年　詹月红获评“江苏省致公党为经济建设服务先进个人”。

2004年

1月

8日　医院被评为“2003年度苏州市医院健康教育先进单位”。

12日　西藏拉萨市卫生局考察团一行来院考察。

17日　医院在苏州市会议中心召开中层干部新春联谊会，苏州市副市长谭颖，苏州市卫生局局长府采芹、党委书记马耀庭，苏州大学校长钱培德等及医院新老领导、全院中层干部参加。

是月　法国外交部科技协作局医院管理处处长郝维德·奥兰德先生、法国驻上海总领事馆科技专员助理提莫西·古泰先生来院进行合作交流调查，院长温端改、血液研究所所长阮长耿接待。

是月　医院被评为“2001—2002年度苏州市教育系统工会工作先进集体”。

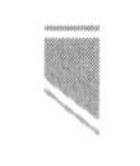

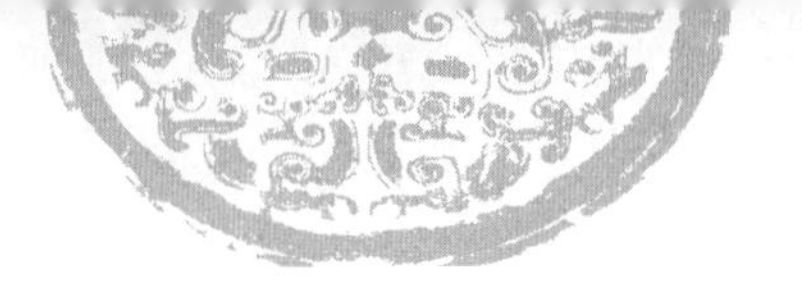

2月

3日 附一门〔2004〕1号文：成立苏大附一院医保办公室。

6日 6—7日，医院领导、副处级干部、党政职能科室正职（含主持工作的副职）80余人进行岗位绩效述职及测评考核。

12日 医院在苏州大学文正学院设立苏州大学附属第一医院文正医疗站。

16日 医院举行科技获奖庆功会，对荣获江苏省科技进步奖一等奖的由骨科唐天驷教授、杨惠林主任领导的科研小组进行表彰。

18日 医院召开2003年度总结表彰大会，苏州大学党委副书记宋锦汶出席大会，院长温端改作工作总结、计划，大会表彰了院十三届“白求恩杯”先进集体、先进个人及院外获得先进的人员。

18日 美国北岸社区学院副总裁弗兰克先生与高级财务师来院参观访问，院长温端改向来宾介绍医院创立发展情况及门急诊量、患者平均住院日等。

19日 江苏省医院管理学会一行来院进行公立医院体制改革调研，并发放问卷，进行不记名答卷。

3月

1日 全国人大代表、苏州市政协副主席、医院副院长钱海鑫赴北京参加第十届全国人民代表大会。

11日 医院与苏州市第二人民医院（苏州市母子医疗保健中心）签订共同开展辅助生殖技术协议书。

12日 医院与连云港市第一人民医院签订关于成立苏州大学附属第一医院连云港血液病诊治中心的合作协议。

13日 医院在苏州大学红楼会议室举行2004年度临床医技科室科主任责任书签字仪式，院领导及60余名各临床医技科室主任参加了签字仪式。

14日 医院开展的苏州首次全身放疗获得成功。

18日 增选苏州大学四届三次教职工代表大会附属第一医院代表26人、副团长1人。经投票，倪祥保担任副团长，温端改继续担任团长。

22日 医院印发《制止医务人员收受“红包”和药品器械“回扣”的规定》。

23日 医院印发《贯彻苏大附一院医疗废物安全管理暂行规定的通知》。

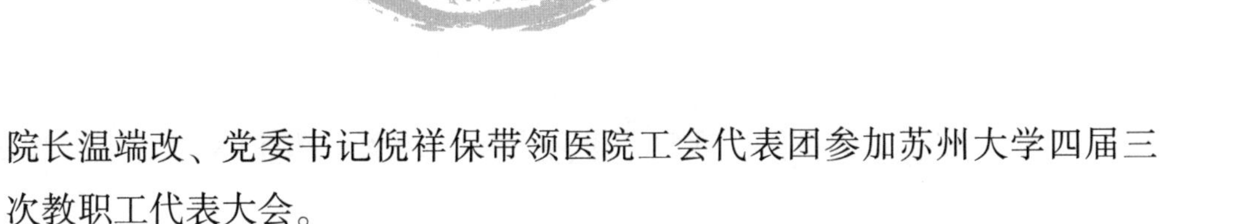

24日 院长温端改、党委书记倪祥保带领医院工会代表团参加苏州大学四届三次教职工代表大会。

29日 苏州市卫生局局长府采芹、医院院长温端改率领医院特派专家，赴常熟市第二人民医院援助、指导“3·29”特大交通事故处理救治工作。

31日 苏州市卫生局、苏州市公安局等部门对医院医学影像楼进行放射防护项目竣工审查验收，各测点的照射量率符合《电离辐射防护与辐射源安全基本标准》（GB 18871—2002），同意医学影像楼投入使用。

是月 医院计划生育协会获评“江苏省计划生育协会工作先进集体”。

4月

1日 院团委召开首届“十佳青年”评选活动。

7日 附一医〔2004〕2号文：医院成立全院集中式重症监护室（Intensive Care Unit）（ICU中心）。

8日 江苏省卫生厅副厅长唐维新就苏大附一院规划与发展问题来院座谈，全体院领导参加。

8日 朱玲获“中国图书馆学会医院图书馆先进学会工作者”称号。

12日 医院印发《关于职工外出进修学习的暂行管理规定》。

13日 苏州市卫生局局长府采芹就医疗体制与机制改革相关问题来院商谈，院长温端改接待。

14日 附一医〔2004〕3号文：医院中医科更名为中西医结合科。

17日 香港理工大学心理学博士李怀敏教授来院作题为“复归根本，世界观与护理工作关系”的讲座。

19日 医院获“2001—2003年度江苏省临床检验质量管理先进单位优良奖”。

20日 苏州电视台“2004年苏州爱心第一拍”栏目为医院白血病患者王建南筹集爱心捐款。

21日 黄建安主任被苏州大学批准为内科（呼吸系病学）专业博士生导师。

23日 江苏省三级医院综合目标管理考核检查组来院检查，听取了院长温端改关于医院现状与发展的工作汇报，进行分组检查，并召开了反馈通报会。

23日 《解放日报》及苏州电视台等媒体来血液科进行骨髓移植患者的采访报道，院长温端改、党委书记倪祥保等参加。

29日 苏州市副市长谭颖与苏州市卫生局党委书记马耀庭等来院视察“五一”

节前安全工作，视察了医院发热门诊及干部保健中心施工现场。

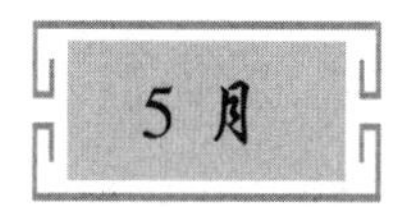

5月

3日 江苏省三级医院综合检查评分在南京揭晓，医院以141.37分的最高分名列全省第一。

12日 急诊科主管护士沈秀琴荣获苏州市“十佳护士”称号。

14日 江苏省血液研究所薛永权教授及其博士生完成了对骨髓增生异常综合征（myelodysplastic syndromes，MDS）患者的染色体研究，这是世界上首次报道的新的病种类型，国内30多家媒体先后进行了报道。

19日 澳大利亚代表团一行13人来院参观血液科、眼科、针灸科。

20日 院长温端改荣获“全国卫生系统先进工作者”称号。

21日 共青团苏大附一院团校成立，柴志军任团校校长，苏州市团委、苏州市卫生局团委等领导参加成立仪式，同时表彰了院“十佳青年”及“十佳岗位能手”。

21日 苏卫医〔2004〕35号文：同意成立江苏省血液内科专业医疗质控中心、江苏省神经外科专业医疗质控中心、江苏省核医学专业医疗质控中心，挂靠在苏大附一院。

24日 各党支部换届改选工作圆满完成。

26日 苏州市副市长谭颖来院召开干部保健中心基建协调会，听取基建工作汇报，就干部保健中心基建工作与居民的问题进行了协调。

27日 医院在学术报告厅举行建党83周年“迎七一”党的知识竞赛。

6月

12日 医院在西山宾馆召开医疗质量管理研讨会，院领导及部分老专家参加。

14日 医院将推出医生工作站系统，即日起对全院医师进行医生工作站电脑操作培训。

16日 在市政府的协调下，医院解除了同华润超市于1998年6月22日签订的房屋租赁协议。

22日 苏州市副市长谭颖等来院看望中国工程院院士、血液病学专家阮长耿教授，并就苏州医疗市场主营体制与机制的改革等问题进行了交流和探讨。

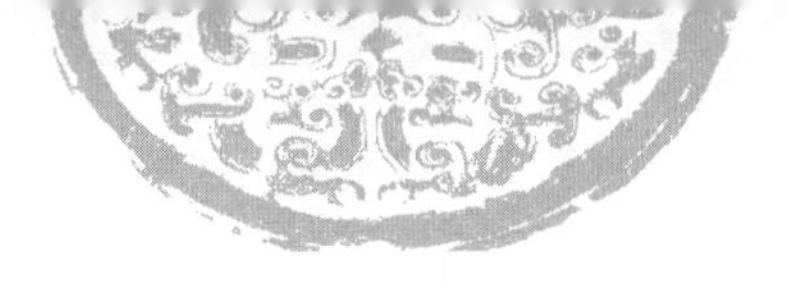

7 月

7 日 江苏省卫生厅科技处处长袁建平等来院进行 2004 年度省“135 工程”重点学科重点个人现场复查。

14 日 医院召开药品购销廉洁合约签订会，共有 65 家医药公司、制药厂参加。

15 日 医院召开四届九次职工代表大会，136 名代表出席，听取了院长温端改关于医院整体规划的报告，审议通过了《医院 2003 年财务决算及 2004 年财务预算报告》。

26 日 通用电气公司医疗系统集团全球总裁乔·霍根等来苏州，苏州市副市长朱永新在市政府会见厅会见了乔·霍根一行，医院院长温端改参加会见。

27 日 医院副院长杨建平会见了来访的日中医疗技术交流会副理事长陈若富、俞刚一行，双方就心血管介入医疗技术的国际交流与合作事项进行了探讨。

是月 医生工作站正式投入试运行，骨科、精神科率先开展。

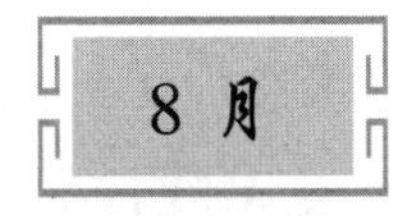

8 月

5 日 附一〔2004〕18 号文：医院成立基建办公室。

5 日 医院印发《关于临床、医技科室各类岗位管理考核的实施办法（试行）》。

9 日 医院与苏州卫校东校区进行固定资产交接工作。

11 日 医院举行 2004 年迎新会，院领导、各职能科室负责人、支部书记、大内科和大外科正副主任出席会议，并对 120 名应届硕士生、博士生等毕业生进行为期 1 周的岗前培训。

25 日 由苏州市卫生局局长府采芹带领的行风检查组来院进行工作检查，医院院长温端改等领导出席了检查会。

26 日 医院被评为“2002—2003 年度苏州市文明单位”。

是月 杨惠林获“江苏省留学回国人员先进个人”荣誉称号。

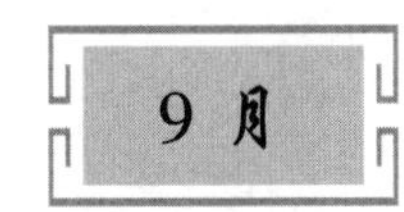

9 月

1 日 医院实行出院患者电话回访制度。

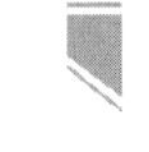

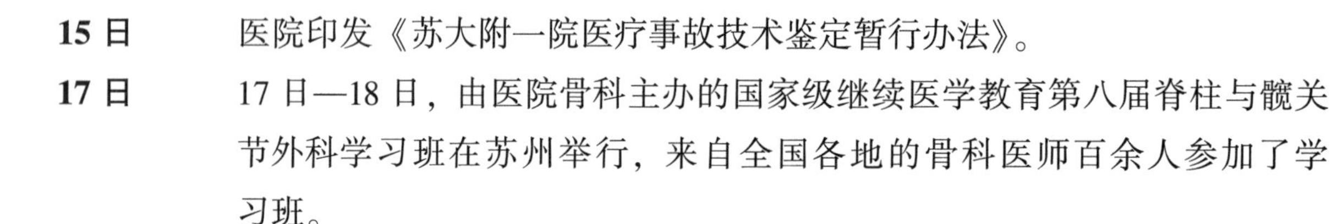

15 日 医院印发《苏大附一院医疗事故技术鉴定暂行办法》。

17 日 17 日—18 日，由医院骨科主办的国家级继续医学教育第八届脊柱与髋关节外科学习班在苏州举行，来自全国各地的骨科医师百余人参加了学习班。

21 日 医院印发《关于重申加强专家门诊管理的有关规定》。

24 日 医院院长办公室获评“全省卫生系统办公室工作先进集体”。

27 日 在江苏省援外医疗队派遣 40 周年纪念暨表彰大会上，医院获评“全省援外医疗工作先进管理单位”，眼科副主任医师、第四期援圭亚那医疗队队长丁洁荣获评“先进个人”。

是月 国家卫生部、江苏省卫生监督所在江苏省卫生厅、苏州市卫生监督所等陪同下来院进行医疗执业、医疗美容、消毒隔离、医疗废物、安全管理等方面的专项检查。

10 月

10 日 江苏省卫生厅副厅长郭兴华、苏州市副市长谭颖、苏州市卫生局局长府采芹等领导来院指导工作并参观了外科大楼和医学影像楼。

11 日 11—13 日，法国蒙彼利埃总医院代表团来医院参观访问，并签订了医疗合作交流协议书。

12 日 12—14 日，医院与中华护理学会苏州分会、苏州市科技学会联合主办的“2004 年苏州国际护理会议——21 世纪护理专业发展研讨会”在苏州大学法学院召开，参加会议的有来自全国各地及海外的护理同行共计 350 余人，中华护理协会理事长黄仁健、卫生部护理处处长郭燕红及护理界前辈出席了开幕式。

17 日 医院图书馆获“江苏省图书馆学会医院图书馆专业先进会员馆”证书，朱玲获“先进工作者”证书。

20 日 医院特聘陆肇阳教授为兼职教授。

是月 医院获“全国城市医院文化建设先进集体奖”。

11 月

17 日 医院获“江苏省医疗保险先进定点单位”荣誉。

17 日 17—18 日，江苏省卫生厅规财处处长沈婉兰带领的检查组对医院进行了综合目标管理责任制的财务部分检查。

18 日 共青团苏大附一院第十次代表大会召开，111 名代表及列席代表出席了会议，苏州市领导、苏州大学领导、卫生局团委领导及医院党政领导等出席了会议，柴志军代表上一届团委作了题为“团结一致开拓创新，全面开创我院共青团工作的新局面”的工作报告，会议通过无记名投票选举产生了新一届团委。

21 日 美国得克萨斯大学休斯顿医学院医学访问团来院访问，苏州大学党委副书记夏东民陪同。

23 日 23—24 日，国家药品安全监管司组织 7 位专家对医院 18 个专业进行药物临床试验基地认定检查工作，经过检查，医院受到了专家的高度评价。

24 日 江苏省卫生厅综合目标管理责任制考核组来院检查考核，院长温端改作了题为“落实科学发展观，努力建设基本现代化医院”的工作汇报，考核组分别对医院的工作效率、质量指标、事业发展、管理工作、精神文明等指标进行了检查。

25 日 日本龟田综合医院外山雅章教授来院访问并举行学术讲座，苏州大学党委副书记夏东民、医院院长温端改参加接待。

是月 在医院院长论坛上，院长温端改荣获“江苏省优秀医院院长”称号，医院荣获“院长论坛组织奖”，医院 11 篇论文获“优秀论文奖”。

是月 11 月 29 日—12 月 2 日，由医院骨科、介入科主办的国家级继续医学教育经皮椎体成形术和后突成形术暨临床应用与进展研讨会在苏州举行，全国有 60 名专家学者参加了会议，美国纽约州立大学医学院骨科袁汉生教授作了讲座，会议期间医院党政领导会见了袁汉生教授。

12 月

17 日 附一医〔2004〕4 号文：医院成立医院康复医学科综合病区（Ⅱ）。

20 日 由苏州市卫生局组织的检查组对医院进行了年终质量考评。

24 日 医院顺利开展了 1 例心肺联合移植手术，术中用完了苏州、无锡血库中的 AB 型血液，医院 11 名同志主动献血。

26 日 江苏省血液内科、神经外科、核医学科质控中心成立暨二、三级医院科主任会议在医院召开，江苏省卫生厅副厅长、江苏省医院管理学会会长唐维新等领导到会并讲话。

27 日　医院荣获江苏省厅直单位综合目标管理责任制考核一等奖。

28 日　28—31 日，院领导及临床医技科室正副主任、护士长、党政职能科室负责人、支部书记共 235 人就 2004 年的工作学习情况进行述职、民主测评。

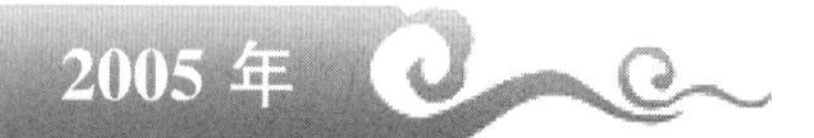

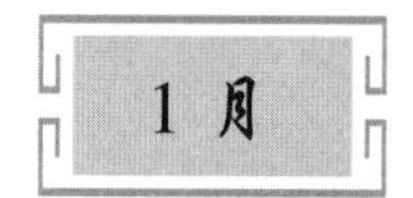

6 日　医院在第三会议室召开民主党派迎新座谈会，会议由党委书记倪祥保主持。

24 日　北京积水创格医疗科技有限公司董事长一行来院考察，副院长杨建平在医院第一会议室接待了来宾。

27 日　秦山核电站慰问团一行来院，院长温端改、党委书记倪祥保在医院第一会议室接待了慰问团。

30 日　医院在东方渔港大酒店召开院中层干部联谊会，苏州市副市长谭颖，苏州市卫生局局长府采芹、书记马耀庭，苏州大学党委副书记夏东民、副校长葛建一，医院老专家、老领导及全体院领导，中层干部、科主任、护士长、支部书记参加大会。

2 月

2 日　医院领导慰问医院老专家、老干部。

3 日　在吴江市卫生局，医院院长温端改与吴江市卫生局局长陈强签订了经营管理吴江市第三人民医院合同。

8 日　医院领导及相关职能科室负责人慰问医院除夕值班人员。

18 日　医院盛泽分院揭牌仪式在吴江盛泽隆重举行，吴江市委、市政府、盛泽镇政府、吴江市卫生局有关领导与医院全体领导及部分科室负责人参加揭牌仪式，院长温端改代表苏大附一院讲话，吴江市卫生局局长陈强宣布吴江市第三人民医院正式冠名为“苏大附一院盛泽分院”。

28 日　上午，山东莱芜医院代表团来院参观，党委书记倪祥保、医务处处长周幽心、护理部副主任乔美珍、院办副主任许津陪同参观。

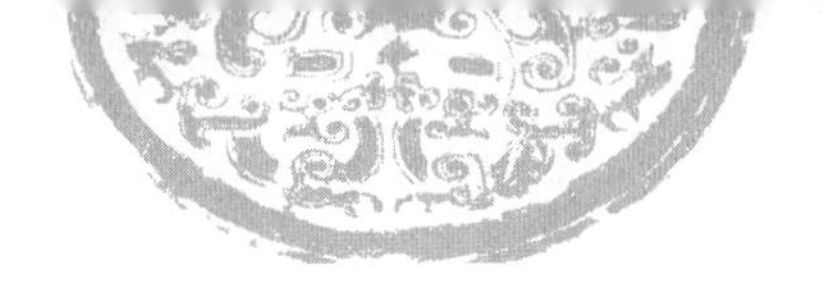

3 月

1 日 医院 2004 年度总结表彰大会在综合楼 4 楼活动中心隆重举行，苏州大学副校长葛建一及医院全体院领导在主席台就座，大会由副院长钱海鑫主持。院长温端改作 2004 年度工作总结及 2005 年工作计划报告，沈院长、刘书记、陈院长、杨院长分别宣读表彰决定，最后院党委书记倪祥保和苏州大学副校长葛建一作了讲话。

6 日 江苏省临床检验中心副主任许斌、夏永祥、梁志超一行 3 人，受江苏省卫生厅委托，对医院检验科、实验室按“江苏省医院检查检验科建设与管理规范”进行实施情况的现场考核。下午，专家组就检查结果向医院进行了反馈，医院得分较高。医院副院长杨建平、处长周幽心、助理史献义、主任陈子兴、副主任魏琳等接待了专家组成员。

7 日 日本日立株式会社日立综合医院院长一行 5 人来医院参观，陈卫昌副院长、蒋文平教授、许津副主任接待了日本贵宾。

7 日 医院在综合楼 4 楼召开大会，苏州大学党委对医院行政班子进行换届考核，大会由苏州大学党委副书记夏东民主持。医院党政领导，医学一系正副主任，院党委委员、纪委委员，党政职能科室正副负责人，党支部书记，院工会主席，团委书记，临床医技科室、教研室、研究室、实验室负责人，各民主党派负责人，离退休原院老领导及博士生导师参加了大会，并进行了民主测评。

8 日 8—10 日，苏州大学与医院 162 名人员进行了意见交流。

11 日 法国蒙彼利埃总医院代表团 6 人来院进行感染管理评估。此次评估为期 6 天，代表团考察了医院手术室、供应室等科室，总体评价医院在感染管理、消毒隔离方面做得很好，有些方面甚至超过了国外，建议以后在消毒干手方面进一步加强。

13 日 医院专家陈志伟、杨惠林、李龙标、严春寅、董万利、成兴波、温晓持、黄建安等应邀参加了由苏州广播电视总台举办的“315 健康维权走进医药活动”。

14 日 由陕西省卫生厅组织的各家医院药剂科主任考察团来院学习交流，杨院长、药剂科缪丽燕主任、医务处施从先处长、院办许津主任接待了考察团一行。

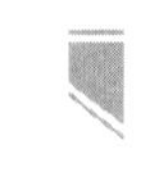

24 日　24—26 日，由医院承办的第三届国际暨全国肝衰竭与人工肝学术会议在苏州饭店吴乐宫隆重举行，来自美国、德国、法国、英国、日本等国家及中国内地（大陆）、香港地区、台湾地区的肝病专家、学者们共 500 多名参加了会议。浙江省卫生厅厅长李兰娟，苏州市副市长谭颖，阮长耿、郑树森、黎磊石三位院士，苏州大学副校长张学光，苏州市卫生局局长府采芹，苏大附一院院长温端改等出席开幕式并讲话。

25 日　苏大人〔2005〕28 号文：免去沈宗海苏大附一院副院长职务。

28 日　2004 年度国家科学技术奖励大会在北京人民大会堂举行，由医院骨科唐天驷教授、杨惠林教授为主的课题组主持的“脊柱后路颈椎根内固定的基础和临床研究”荣获国家科技进步奖二等奖。党和国家领导人胡锦涛、温家宝、曾庆红、黄菊、李长春出席大会并为获奖代表颁奖。此次获奖是医院历史上获得的最高级别科研项目奖励，同时刷新了苏州大学国家级科技进步奖获得数量的历史纪录。

29 日　医院在综合楼 4 楼职工活动中心召开周会，苏州大学组织部部长主持会议，苏州大学党委副书记夏东民宣读苏大人〔2005〕29 号文、苏大人〔2005〕30 号文、苏大委〔2005〕20 号文：温端改任苏大附一院院长兼苏州大学医学院副院长；钱海鑫、杨建平、侯建全任苏大附一院副院长；陈卫昌任苏大附一院党委副书记兼纪委书记，免去陈卫昌苏大附一院副院长职务；免去刘高金苏大附一院党委书记兼纪委书记职务。

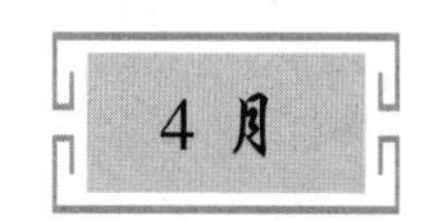

1 日　黄山市第一人民医院来院参观。院长温端改在医院第一会议室接待来宾。

8 日　医院在苏大红楼 217 室举行了临床医技科室主任岗位责任制任务书签字仪式。院长温端改与 39 位临床医技科室的主任一一签订了任务书。

14 日　温州市第一人民医院来医院参观。院长温端改等接待来访者一行。

5 月

9 日　医院在苏大红楼 217 室举行骨科荣获国家科技进步奖二等奖庆功会。江苏省卫生厅科教处处长袁建平，苏大校长钱培德参加了庆功会。

20 日　澳大利亚文化交流访问团一行 14 人来院参观。访问团参观了医院针灸科，观看了现场诊治，并亲身体验了中国传统医学。

20 日 法国液化空气公司副总裁艾博先生与驻北京代表处首席代表杨义文先生来院调研医用气体的现状和前景。医院党委书记倪祥保、采供中心主任秦勇、麻醉手术科医生李康和护士长王莉、基建科夏牧涯参加了调研。

25 日 医院团委在行政楼 5 楼学术报告厅召开苏州大学附属第一医院青年志愿者协会成立暨青年文明号创建推进大会。医院党委书记倪祥保、苏大团委副书记孙庆明、苏州市卫生局团委书记严伟斌出席会议。医院各相关职能科室、各党支部书记、医院文明号负责人及部分团员近百人参加会议。会议宣读了医院青年志愿者协会成立的决定，并向医院青年志愿者协会授予会旗和队旗；还宣读了医院青年志愿者协会第一届理事会理事名单、青年志愿者协会章程。

30 日 由江苏省人民医院护理部张镇静主任、江苏省卫生监督管理所张进宝主任、东台市人民医院护理部周春霞主任及徐州中心医院护理部刘莹莹主任一行 4 人组成的专家组受江苏省卫生厅医改处委托，来院进行整体护理专项检查。医院党委书记倪祥保，副院长杨建平，院办副主任许津，护理部副主任杨惠花、乔美珍及相关职能科室负责人参加了考核接待工作，副院长杨建平在接待会上向专家组详细介绍了医院整体护理工作情况。这次重点检查医院护理部在以《江苏省整体护理质量评价标准（试行）》为主的护理相关文件的贯彻情况、护理依法执业情况等，并抽查了护理部台账、护士持证上岗率、“三基”理论知识、支持系统满意度调查。现场对护理程序利用能力及操作考核等几个方面进行检查。

6 月

7 日 法国巴黎第十二大学医院院长、法国亨利蒙道尔医院肿瘤中心、法国肿瘤及放疗协会主席，欧洲肿瘤及放疗教学学会主席让·保尔·勒·布尔乔亚教授及夫人等一行 4 人来院交流建立沟通渠道。副院长杨建平及肿瘤内科主任陶敏、介入科主任倪才方、放疗科许昌韶等参加接待。

2 日 2—9 日，医院在行政楼职工活动中心举办住院医生工作站第一期培训，培训科室为心血管内科及血液内科。

5 日 5—7 日，根据苏州市统一部署，迎接全国文明城市检查，医院作为卫生窗口单位是此次检查的重点。

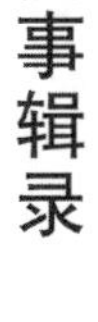

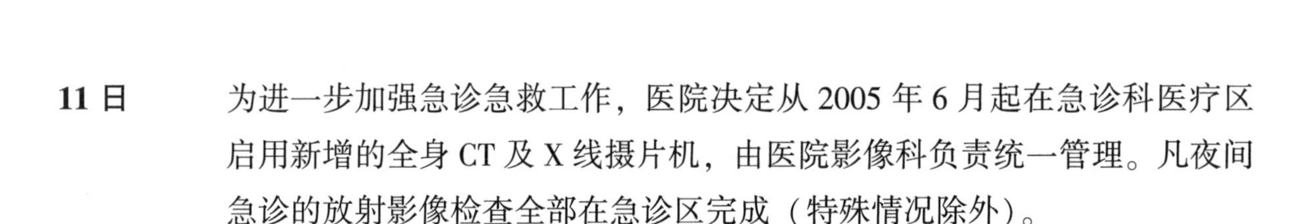

11 日 为进一步加强急诊急救工作，医院决定从 2005 年 6 月起在急诊科医疗区启用新增的全身 CT 及 X 线摄片机，由医院影像科负责统一管理。凡夜间急诊的放射影像检查全部在急诊区完成（特殊情况除外）。

14 日 病区医生工作站——电子病历即日起开始上线，第一批上线科室为血液内科（二十八区）、心血管内科（十六区）。

15 日 医院组织全体党员观看反腐倡廉警示教育片《内蒙古第一贪——肖占武受贿案》。

20 日 医院门诊改造工程项目中的门诊收款挂号处改造完工并投入使用。

18 日 中华医院管理学会会长、卫生部原副部长曹荣桂，江苏省卫生厅副厅长、江苏省医院管理学会会长唐维新，江苏省医院管理学会秘书长卢晓玲一行 7 人来院视察指导工作。在院长温端改、副院长杨建平的陪同下，考察团一行参观了医院外科大楼、血液科净化舱、手术室、重症监护室，并就卫生行业体制改革、药品比例、医患矛盾、医院总体布局规划等方面与院领导一起进行讨论。

24 日 徐州医学院附属医院谈院长一行 6 人来院参观，副院长杨建平、门诊部主任顾美华、信息处处长金陵、财务处处长张竹生、院办副主任许津及护理部副主任乔美珍参加接待。

24 日 南昌市第一医院副院长张晋湘、外科重症监护室（Surgical Intensive Care Unit，SICU）中心主任万建国、护理部副主任兼手术室护士长刘燕、SICU 中心护士长张小波一行来院参观交流。院领导温端改、杨建平及詹英、蒋芳琴、陈建英、魏琳参加接待。

21 日 日本亀田综合医院心脏血管外科部长外山雅章教授、吴海松博士、临床技师山崎隆文主任、手术室主管护师近藤广美、手术室护士柳渊海香，心脏重症监护室（Coronary Care Unit，CCU）主管护师饭塚裕美、CCU 护士千美枝子及 TBS 电台工作人员一行来院交流，在院期间与心胸外科合作，独立进行外科手术 3 台。外山雅章教授代表日本亀田综合医院向苏大附一院捐赠医疗设备。24 日，在医院阶梯教室 1 楼举行外山雅章苏州大学兼职教授聘任仪式，苏州大学副校长张学光教授及院领导参加仪式。张校长向外山雅章教授颁发了聘书并为其佩戴校徽。仪式结束后，外山雅章教授进行了一场学术讲座。

7月

14日 14—17日，我国台湾慈济骨髓捐赠治疗中心主任李政道教授应邀来院洽谈建立脐血库及骨髓移植等相关事宜，其间李政道博士还进行了一场精彩的学术报告。国务院台湾事务办公室、中央电视台科教频道（CCTV-10）《人物》栏目对此做了采访。

13日 美国弗吉尼亚州乔治梅森大学护理与健康科学学院终身教授，护理科学、哲学博士，国际南丁格尔学会荣誉委员袁剑云女士来院参观。院长温端改会见了袁剑云博士，副院长杨建平、护理部主任李惠玲、护理系主任薛小玲与袁博士参加了座谈交流。双方就护理人力资源配备、人性化服务、医院建设、科学管理及护理教学等方面进行了交流。

26日 为庆祝八一建军节，院工会在综合楼举行转业、复员、退伍军人及军烈属座谈会。会议由院党委副书记兼纪委书记陈卫昌主持，院长温端改作讲话。讲话中，温院长希望大家继续发扬和继承革命军人的优良传统。与会同志回顾了参军的历程，很多老同志还兴致勃勃地高歌革命歌曲以庆祝节日。

21日 江苏省卫生厅副厅长姜锡梅随同省厅“135工程”检查组一行来院重点考核医院“135工程”开展以来5个学科（室）建设和13名人才培养工作，并组织温端改、侯建全、阮长耿、蒋文平、唐天驷、惠国桢、陈子兴、沈振亚、吴德沛、刘一之等医院领导及专家召开座谈会，听取省厅下一轮实施学科建设和人才培养工作的建议和要求。省厅教育处处长袁建平主持会议，副院长侯建全代表医院作“135工程”工作总结。

26日 苏州市委副书记杜国玲、市委组织部副部长朱玉文一行来院视察干部保健中心施工现场。杜书记表示：干部保健中心是一项政府实施工程，市委、市政府非常重视，希望借助苏大附一院雄厚的医疗实力、先进的硬件设施，筹建现代化的干部保健中心，把干部看病、保健工作做好。

8月

1日 苏州市委副书记杜国玲、副市长谭颖，市人大常委会副主任谢慧新、市政协副主任孙中浩等领导来医院老干部病区看望住院的32名离退休老干部。院长温端改、党委书记倪祥保陪同慰问。

1日 1—3日，医院护理部召开PBM（Problem Based Managing，以问题为本的管理）质量分析研讨会，各科护士长及新护士导师代表130多人分别就各科落实规章制度、专科新手培养及如何避免5年内新护士发生护理差错等问题进行交流探讨。会议由护理部主任李惠玲主持。

10日 医院在苏州市会议中心沧浪厅举行苏大附一院总体规划专家咨询会。市规划局、市发展计划委员会、市建设局、市人防局、市环保局、市文广局、市消防支队、市园林局、市国土局等部门领导出席咨询会。院领导及基建科负责同志参加了咨询会。

13日 13—14日，苏州大学心血管外科博士论坛在新城花园酒店举行，来自北京、上海及江苏其他城市的15名心血管外科博士在论坛作学术报告。在论坛开幕式上，苏州大学副校长白伦教授、医院党委书记倪祥保教授分别致辞，副院长侯建全主持论坛，院党委副书记陈卫昌等出席论坛。

18日 医院在学术报告厅召开四届十次教职工代表大会，会议由院党委副书记陈卫昌主持，108名代表到会听取了院长温端改有关医院经济运行和医改形势的讲话及财务处长张竹生作的“医院2004年财务处决算及2005年财务预算报告”并就此进行了热烈的讨论。党委书记倪祥保在讲话中指出，医院将认真研究职工们提出的意见和建议，开源节流，增收节支，处理好职工收入和医院建设发展的关系。

19日 苏州市委副书记徐国强、副市长谭颖一行来院慰问医院“战高温”人员并视察建设中的保健中心。

20日 苏大附一院保持共产党员先进性教育活动动员大会在东吴饭店举行。医院全体共产党员共600人出席了大会，担任医院各临床和行政职能科室领导职务的非共产党员人士和医院各民主党派负责人应邀出席，大会由院长温端改主持，苏州大学督导组领导作讲话，院党委书记倪祥保作动员、部署实施方案。

9月

1日 医院在苏州大学红楼会议中心217室召开临床医技科室科主任会议，院领导、临床医技科室科主任、有关职能科室负责人参加会议。会议为经济工作会议，对医院应如何应对省有关部门对医疗收费项目和价格所做的

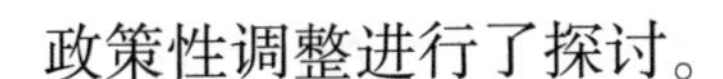

政策性调整进行了探讨。

2 日 新疆伊犁哈萨克自治州友谊医院赴江苏考察团一行 6 人在该院党委副书记、副院长张菊的带领下来院参观交流，院领导、院办接待。

6 日 6—7 日，在医院职工活动中心，在保持共产党员先进性教育活动结束阶段，院党委书记倪祥保上了题为“怎样保持共产党员先进性”的党课。

14 日 附一人〔2005〕21 号文：决定成立医患沟通办公室（二级科室）。

17 日 在全国科普日，门诊内科为慢性粒细胞白血病患者举办联谊会，来自安徽、上海、淮安、盐城、泰州等地的病友及血液科专家、护理人员共 120 多人参加。这是苏大附一院首次举行白血病病友联谊会，旨在通过医、护、患、家属共同交流与探讨，加大患者对慢性粒细胞白血病专业知识的了解。

20 日 美国得克萨斯大学休斯敦医学院心血管研究中心主任耿永建教授（苏州大学兼职教授）来院洽谈双交流合作事宜，院长温端改、副院长侯建全、临床免疫实验室主任罗信通、院办段健攀参加接待。

20 日 全体院领导，临床医技主任，各党政职能科室正职、支部书记在东吴饭店第一会议室，召开迎接医院管理年度检查工作专题会议，部署迎检工作。

21 日 医院副院长杨建平接待日本归田综合医院外山雅章教授并商谈合作事宜。

24 日 医院在东吴饭店会议室召开保持共产党员先进性活动“学习动员阶段总结，分析评议阶段动员”大会。院党委书记倪祥保主持会议并发言，苏大督导组朱玉行作了发言，苏大组织部长作了题为“全球化与中国共产党的历史使命”的课堂培训。

24 日 江苏省医院管理学会信息技术研讨会在医院召开，由医院信息处主办。江苏省医院管理学会秘书长卢晓玲、医院副院长侯建全出席会议。全省有来自 50 家医疗卫生单位的 76 人参加会议并现场观察了医院信息建设工作。

26 日 江苏省卫生厅临床医学重点专科检查组潘良熹、许斌、顾建平、时开网、王春芳、韩泰熊等一行 6 人来院对神经内科、介入科、检验科进行检查。相关职能科室、被查科室参与接待。

28 日 美国斯克利普斯研究所研究员周泉生来院进行学术交流，院长温端改、副院长杨建平及阮长耿院士、吴德沛主任参加接待。

29 日 我国台湾慈济慈善事业基金会副执行长林碧玉女士一行来院访问，并商谈人类白细胞抗原（HLA）脐血库合作及义诊合作事宜。院长温端改、党委书记倪祥保及血液科主任吴德沛接待。

29 日 医院按照《江苏省医疗服务项目价格》实行新的收费标准，信息科收费标准系统上线。

10 月

10 日 医院医务处、财务处、信息处组织全体临床医师进行新价格收费工作流程的培训。

12 日 12—23 日，中华人民共和国第十届运动会在江苏举行，苏大附一院承担苏州分赛场参加运动会的记者、运动员、裁判员等人员的医疗保健工作。

15 日 医院医务处、财务处、信息处、门急诊部、护理部等职能部门联合发布《切实解决“看病难，看病贵”，降低医院药占比例措施的紧急通知》，按照卫生部医院管理年的指标精神，进一步实现江苏省卫生厅对全省三级医院药占比例的指标。

16 日 医院在本部、园区新城花园、高新区苏州科技学院北大门举行大型义诊活动，百余名党员、专家教授及医护人员参加大型义诊健康咨询活动。累计 2 500 余名市民得到义诊和健康咨询服务，这也是将保持共产党员先进性教育活动与医院管理年活动结合起来的一次活动。

18 日 为迎接卫生部医院管理年的检查，医院进行医院管理年检查医院自查行政查房。

18 日 江苏省辐射防护检测中心来院对放射科、核医学科、放疗科、心血管内科进行放射环评。

20 日 医院急诊皮肤科、急诊口腔科医生工作站上线。

21 日 苏州市行政中心召开全市卫生人才与科技工作会议。院长温端改，副院长侯建全及医院享受特殊津贴专家、有突出贡献中青年专家、“333”培养对象、市优秀技术拔尖人才、“135 工程”培养对象等人才项目工程代表近 40 人参加大会。温端改院长作大会报告。

24 日 急诊眼科、急诊五官科医生工作站上线。

24 日 日本信州大学校长、小儿科专家小宫山淳教授来院参观访问，主要参观血液内科，院办副主任许津及血液科仇惠英、贾亚南接待。

25 日 扬州市物价局、江苏省苏北人民医院一行 14 人在扬州市物价局副局长胡

德宝、江苏省苏北人民医院副院长杨荣林的带领下来院交流，主要交流新收费项目及药价调整后医院系统上线情况，党委书记倪祥保、院办主任于曙东、财务处处长张竹生、信息处处长金陵等参与接待。

25日 医院对省“135工程”重点学科进行自查自评，迎接省“135工程”重点学科检查。

31日 医院在全市41所医疗机构医院感染管理质量检查中以满分获第一名。

11月

1日 国家药监局文件（食药监安函〔2005〕161号）公布，医院获得国家药物临床试验机构资格，申报专业组心血管内科、神经内科、感染（肝病）科、肿瘤内科、妇产科、血液内科、消化内科、呼吸内科、风湿免疫科、麻醉科、神经外科、皮肤科、眼科、泌尿外科、骨科、普通外科、医学影像科（诊断、治疗、核医学）等全部通过认定。

4日 江苏省卫生厅文件（苏卫人〔2005〕37号）公布，医院杨惠林为厅直单位2004年度享受政府特殊津贴人员。

12日 新疆伊犁卫生系统一行12人在伊犁哈萨克自治州卫生局党组书记李秀英的带队下来院参观交流，院长温端改，副院长钱海鑫，院办副主任许津接待，增援伊犁哈萨克自治州中心医院，医院消化内科温晓持主任、许春芳主任陪同接待。

15日 医院在学术报告厅举办“传统文化医院管理讲座”，浙江大学法学院院长高级研修班特聘专家张应杭教授作“中国传统文化与现代医院管理”专题讲座。

20日 医院在东山山水度假村报告厅举办省级继续教育项目“医院文化建设与现代医院管理学习班”，院党委书记倪祥保教授结合医院工作实际，作了“医院管理改革与医院文化建设”专题讲座。温端改院长等党政职务科室负责人、临床医技科室负责人等参加学习班并听取专题报告。

18日 附一〔2005〕29号文：医院成立高级诊疗中心特需病区，共设床位54张，分特需一区床位36张，特需二区床位18张。

28日 医院在高级诊疗中心广场举办高级诊疗中心开张典礼仪式，院长温端改、党委书记倪祥保、副院长杨建平及部分职能科室负责人参加仪式。同时，老干部病区和保健体检中心搬入诊疗中心。

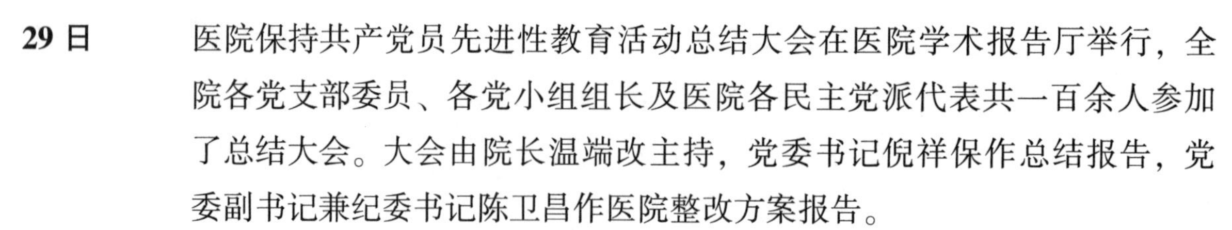

29 日　医院保持共产党员先进性教育活动总结大会在医院学术报告厅举行，全院各党支部委员、各党小组组长及医院各民主党派代表共一百余人参加了总结大会。大会由院长温端改主持，党委书记倪祥保作总结报告，党委副书记兼纪委书记陈卫昌作医院整改方案报告。

是月　江苏省卫生厅综合目标管理暨医院管理年专家组对医院进行暗访，通过夜间总值班到相关场所现场查看。

12 月

4 日　4—6 日，江苏省卫生厅综合目标管理暨医院管理年专家组一行 14 人在省厅医政处副处长李少冬的带队下，对医院进行综合目标管理年相关内容的考核，考核分 6 个组进行，分别为外科及指标组、内科组、护理组、规划财务组、人事行风组、教育科研组。

23 日　日本名古屋藤田保健卫生大学医院副院长、看护部副部长玉利玲子等一行 4 人来院参观访问，副院长杨建平接待，双方进行了友好座谈。座谈会后，护理部主任李惠玲及副主任乔美珍带来宾参观了高级诊疗保健中心、供应室、神经外科。下午，日方在医院学术报告厅举行了专题讲座。

26 日　由加拿大蒙特利尔大学移植中心的陈惠方教授等主讲的“器官移植的免疫耐受”和“新型免疫抑制的临床前期评价”学术讲座在院学术报告厅举行。

26 日　原苏州医学院院长杜子威教授来院座谈。院长温端改、副院长侯建全及大外科主任周岱、脑外科主任张世明接待。

28 日　医院新建营养食堂开张。

是月　香港理工大学在香港与来自内地（大陆）、澳门地区及台湾地区的 21 所高等院校联合成立华夏高等护理教育联盟。苏州大学护理学院也应邀成为 21 所创办院校之一。

2006 年

1 月

7 日　7—9 日，医院院领导、党政职能科室正职、临床医技科室正主任（含副职主持工作）及教研室主任进行年终述职。

9 日　医院“135 工程”临床专科及个人总结汇报大会在医院综合楼 4 楼会议室举行，副院长侯建全主持。

10 日　江苏省卫生厅文件（苏卫医〔2006〕2 号）公布，医院介入放射科、神经内科为新增省级临床重点专科。

17 日　17—18 日，医院工会组织无偿献血工作，医院无偿献血总人数达 320 名。

19 日　医院护理部公布患者坠床、自杀、出走、烫伤的护理风险防范预案。

21 日　医院 2006 年迎新春团拜会在苏州饭店阙园厅隆重举行，苏州市副市长谭颖，苏州大学副校长张学光、夏东民、葛建一，苏州市卫生局局长府采芹、党委组织部部长沈先荣出席了团拜会。院党委书记倪祥保主持领导讲话，苏州市副市长谭颖、苏州大学副校长张学光及苏州市卫生局局长府采芹分别讲话，院长温端改致团拜会贺词，联谊会部分由段健攀、法逸华主持。

24 日　秦山核电站领导来院拜年，院长温端改、院党委书记倪祥保接待。

25 日　苏州市卫生局局长府采芹来院慰问老专家及阮长耿院士。

28 日　除夕日，苏州市委书记王荣、市长阎立等一行来院视察工作并慰问在院职工，院长温端改，医院党委书记倪祥保，副院长钱海鑫、杨建平、侯建全，医院党委副书记陈卫昌等院领导陪同视察。

28 日　除夕日，院长温端改，党委书记倪祥保，副院长钱海鑫、杨建平、侯建全，党委副书记陈卫昌等院领导慰问住院患者，送上一封慰问信和一盒节日蛋糕。

2 月

6 日　医院护理部在苏州大学红楼会议室召开各护理单元 2006 年工作展望报告

会暨目标责任书签订仪式大会。会议由护理部主任李惠玲主持，杨建平副院长及全体护理管理者出席会议。

15 日 江苏省人民医院副院长王红一行 6 人来院参观访问，院长温端改、副院长杨建平、院长助理史献义、院办主任于曙东接待，并参观了医院新建的高级诊疗中心。

24 日 苏大附一院盛泽分院（吴江市第三人民医院）院领导会议召开，会上决定：由温端改任苏大附一院盛泽分院院长兼党委书记；李龙标任常委副院长，全面主持工作；龚卫平任分院院长兼党委副书记，负责院行政、党务、后勤、工会工作；翁罗荣任分院副院长兼医务科科长，负责医院医技工作；翁根龙任分院副院长，负责社区服务、预防保健；匡玉庭任院长助理；刘济生任院长助理；王浩任护理总监，指导护理部工作；程菊珍任财务总监，指导财务及核算、医保结算工作；贝金理任院长助理。同时分院原院长顾美华同志，主管后勤保障工作的宋建民调回苏大附一院。

27 日 院长温端改、副院长杨建平、医务处处长周幽心及护理部主任李惠玲到南京参加江苏省医院协会第六次会员代表大会暨第四届“扬子江杯”基本现代化医院院长论坛优秀论文颁奖大会。院长温端改被评为江苏省医院管理学会优秀工作者；人事处申报项目“医院临床科室岗位管理考核使用手册”获医院管理创新奖；施从先荣获论坛优秀论文奖一等奖；史献义、吴洪涛、段健攀获论坛优秀论文奖二等奖；高颖鹃、李惠玲获论坛优秀论文奖三等奖；医院获第四届“扬子江杯”基本现代化医院院长论坛组织奖。

28 日 医院 2005 年度总结表彰大会在职工活动中心召开。大会由副院长钱海鑫主持。院长温端改作 2005 年度工作报告并部署 2006 年度工作计划。副院长杨建平宣读 2005 年度第十五届“白求恩杯”先进集体、先进个人表彰决定；副院长侯建全宣读 2005 年度各级各类成果及获奖表彰名单；院党委书记倪祥保、苏州大学副校长张学光分别作讲话。

是月 医院新增的 2 台高压氧舱在康复医学科正式启用。

3 月

5 日 医院第五党支部和团委在医院过街楼举行义诊活动（部分人员安排免费

胸透、B 超)，15 名义诊医务员工均为党员、入党积极分子和团员志愿者。至 11:30，体检人数已超过 1 000 人次。此次义诊活动得到了第四支部、第六支部的大力支持，同时苏州中学高二国际班的 15 名志愿者也加入了导医行列。

9 日 医院进行医院管理年活动大查房，内容为医院管理年专项检查。

13 日 从本日起，医院利用每周一、周五下午在学术报告厅对临床医生进行为期两个月的“三基理论”培训。

16 日 医院在 4 楼职工活动中心召开全院党员大会。400 余名党员参加会议。会议由院长温端改主持。党委副书记、纪委书记陈卫昌作 2005 年党委工作总结，并部署 2006 年党委工作。院党委书记倪祥保为全体员工上了关于“学习党章与反腐倡廉”的专题党课。

18 日 医院感染病科在医院门诊前广场举行“3・18 爱肝日”大型义诊活动，12 名感染科专家共接待了 500 人次。

21 日 苏州大学党委组织部在学术报告厅组织对新任院领导侯建全副院长进行试用期满测评考核。

23 日 医院在苏州大学红楼会议中心 217 室召开科主任会议，全体院领导、临床医技科室主任及相关职能科室负责人参加。会议由院长温端改主持。会议主要内容：① 签订 2006 年度科主任岗位责任制任务书；② 纪委书记陈卫昌就“行风建设和商业贿赂治理工作”有关问题讲话；③ 讨论医院“十一五”规划。

25 日 院长温端改及 11 名中层管理干部参加“复旦大学-葛兰素史克医院管理高级研修班”学习，研修班在杭州浙江大学医学院附属第一医院举行开学典礼，温院长在开学典礼上作讲话，浙江省卫生厅、浙江大学领导及浙江大学医学院附属第一医院领导出席开学典礼。

28 日 南京医科大学附属医院人员来院参观交流，在医院第一会议室由党办、组织处接待。

29 日 29—31 日，首届中国医院博览会在南京举行，医院参展。院领导带队参加开幕式，并与金正明、王进红、方琪、陈文等专家一起进行了义诊咨询，骨科资深专家董天华教授赴会进行健康科普讲座。本届博览会的主题是“医患携手，维护健康”。在参展的 23 家医院中，苏大附一院为苏州唯一参展医院。

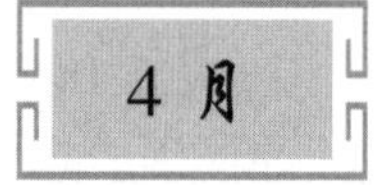

4 月

12 日　医院四届十一次教职工代表大会在医院学术报告厅举行，院党委书记倪祥保主持会议，共计 300 余人参会。

12 日　省委巡视二组陈章浩、杨军、张伟、周政兴等一行来院就“卫生体制机制改革”及“看病难、看病贵等问题的对策和建议”等进行座谈，院领导温端改、倪祥保、杨建平、陈卫昌及苏州大学附属儿童医院院长郁申华、苏州卫校校长姜渭强、苏州市卫生局副局长单泓及潘处长参加座谈。

18 日　香港大学医学院副院长梁宪孙教授、李国维教授一行 5 人来院交流，并进行学术讲座，院领导温端改、侯建全及阮长耿院士、陈子兴教授、吴德沛教授接待。

20 日　江苏省卫生厅放射防护检查组来院检查，钱海鑫副院长及相关负责人接待。

25 日　医院在苏州大学红楼学术报告厅举行我国台湾大学余玉眉教授担任苏州大学护理学系客座教授授聘仪式。苏州大学副校长张学光，医学院院长吴爱勤，苏大附一院党委副书记陈卫昌及护理学院主任薛小玲出席了仪式。

27 日　江苏省卫生厅召开治理医药购销领域商业贿赂专项工作电视电话会议，院领导倪祥保、陈卫昌，医务处处长周幽心，纪检室主任李麟元，药剂科主任缪丽燕主任至苏州市政府六号楼会场收看电视讲话。

27 日　苏州市禽流感防控监督小组来院检查。

5 月

11 日　医院阳光女性俱乐部在职工活动中心成立，此次活动的主题是“关爱，亲情，感恩，新生”，整个活动在背景音乐“相亲相爱一家人，圣母颂，感恩的心”中进行。活动由医院护理部主办，苏州市抗癌协会护理分会、香港保健协会、苏州大学心理咨询中心协办。

12 日　苏大附一院开展放射治疗 70 周年学术研讨会暨西门子 PRIMUS-M 型直线加速器开机典礼在综合楼学术报告厅举行。院长温端改，院党委书记倪祥保，党委副书记兼纪委书记陈卫昌，放疗科专家钱铭伟、丁乙、许昌韶教授出席大会，大会由放疗科主任周菊英主持，美国加州大学放射治疗资深物理师 Hong Chen 博士、美国密歇根大学肿瘤放射治疗物理学博士黄岁平、上海肿瘤医院放射治疗科主任付小龙应邀出席大会并作了学术报告。

16 日 德国比勒费尔德中等企业应用科学大学健康经济访问团一行 8 人在乌维·桑德尔教授的带领下来院参观。在医院高级诊疗中心会议室，院党委书记倪祥保、医务处副处长冯薇接待来宾，并就医院的有效组织控制和节俭经营进行了讨论交流。

19 日 澳大利亚代表团一行 3 人来院参观了血液科、眼科、针灸科，院党委书记倪祥保，院办副主任许津、魏琳接待。

19 日 苏州市沧浪区建设健康城市示范路领导小组在区委潘书记的带领下来院对医院建设健康医院进行评估检查，院党委书记倪祥保及院办、党办、医务处、护理部、门急诊部、创建办、后勤服务中心、保卫处等职能部门负责人参加接待，评估组进行了座谈、现场环境查看及问卷调查。

19 日 医院团委对第二届“十佳青年”和“十佳岗位能手”进行表彰。院党委书记倪祥保，苏州市卫生局团委书记盛乐出席表彰大会，会议地点在医院学术报告厅。

21 日 江苏省卫生厅副厅长姜锡梅一行来院视察高级诊疗中心，院长温端改、副院长侯建全接待。

26 日 安徽省阜阳市肿瘤医院汪院长一行 3 人来院参观医院高级诊疗中心及地下车库，院办副主任魏琳陪同。

30 日 苏州市卫生局文件（苏卫医〔2006〕29 号）公布，医院中医肾病科为市级临床重点专科（专病）。

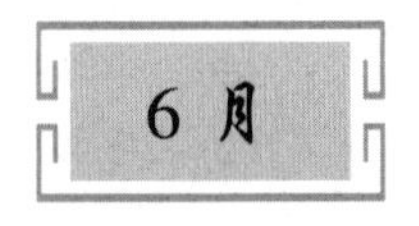

6 月

1 日 苏州工业园区医保与医院联网成功，在医院正式启用。

3 日 吴江市卫生局来院与医院签订吴江市第三人民医院托管终止协议。院长温端改、院党委书记倪祥保参加签字仪式。

5 日 拉萨市卫生局局长格列率拉萨市卫生考察团一行 14 人来院进行对口项目交流和参观考察，党委书记倪祥保、院办主任于曙东在医院高级诊疗中心大楼会议室接待考察团一行。

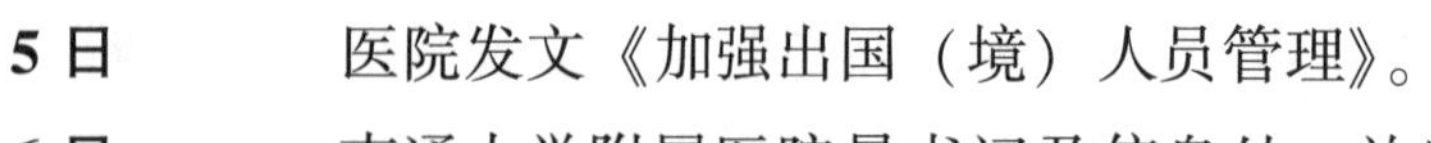

5日　医院发文《加强出国（境）人员管理》。

6日　南通大学附属医院景书记及信息处、放射科等工作人员一行来院参观影像归档和通信系统（Picture Archiving and Communication System，PACS）建设，副院长侯建全及信息处处长金陵接待并带领他们观摩了医院影像归档和通信系统。

7日　医院治理商业贿赂暨行风评议及“白求恩杯”竞赛活动动员大会在职工活动中心召开，院长温端改，院党委书记倪祥保，副院长钱海鑫，院党委副书记兼纪委书记陈卫昌，副院长侯建全，苏州市卫生局局长府采芹，苏州市卫生学院政风、行风评议组成员及医院职工600余人参加大会。

8日　医院与苏州工业园区娄葑医院续签业务合作协议。

9日　医院成立治理医药购销领域商业贿赂专项工作领导小组及办公室。

23日　医院高级保健体检中心开张，分管工作的副院长杨建平亲临开张工作现场。

28日　美国得克萨斯大学休斯顿健康科学中心纳米医学研究中心实验室主任丁·康亚司博士、心血管生物和动脉硬化研究中心主任及休斯顿卢克医院心脏研究室主任耿永建博士来院进行学术交流并进行学术讲座。副院长侯建全主持讲座。

28日　在医院学术报告厅，院党委举行建党85周年、红军长征胜利70周年暨“学习党章，牢记党的宗旨，假如我是一个患者”征文宣讲大会。大会由副院长杨建平主持，院党委书记倪祥保在会上作了讲话。200余名党员出席大会。20名新党员在组织处处长欧阳琴的带领下举行入党宣誓仪式，新党员代表孙书方作了发言，16名同志作了宣讲和发言。

29日　江苏省卫生厅三级医院医疗服务质量检查组一行5人在南京医科大学第二附属医院院长季国忠的带队下来院检查病史质量及“三合理”规范执行情况。全体院领导及医务、护理、门诊、后勤等相关职能部门参加接待、陪同检查。

30日　6月30日—7月3日，由医院感染病科承办的江苏省第11次感染病学学术会议在木渎镇中华园大饭店举行。国际澳大利亚籍知名学者斯蒂芬·洛卡涅尼教授及日本的八桥弘教授出席大会，国内著名专家庄辉院士和翁心华教授作了专题讲座。江苏省卫生厅副厅长黄祖瑚主持会议。

7月

8日　由苏州市护理学会、医院护理部、医院血液科、医院门诊部联合主办的第二届慢性粒细胞白血病病友联谊会在医院学术报告厅举行。血液病学专家吴德沛教授进行了专题讲座。

8日　苏州市卫生局文件（苏卫医〔2006〕38号）公布，医院消化科、眼科、风湿病专科为市级临床重点专科（专病）。

10日　苏州大学新任党委书记王卓君来院视察工作，并在医院高级诊疗中心4楼会议室进行了座谈。院长温端改、院党委书记倪祥保代表医院党政领导汇报医院工作。副院长钱海鑫，院党委副书记陈卫昌，副院长杨建平等领导参加座谈。

12日　泗洪县人民医院高院长率大内科、大外科主任等一行4人来院就对口支农工作进行交流。党委书记倪祥保、医务处处长周幽心接待。

12日　医院在第三会议室召开治理医药购销领域商业贿赂专项工作座谈会，由副院长杨建平主持。会上集中学习《中国共产党党员领导干部廉洁从政若干准则（试行）》《高强部长在卫生部全国卫生系统治理医药购销领域商业贿赂专项工作会议上的讲话》《江苏省卫生厅加强预防职务犯罪工作的意见》及卫生部行业纪律“八不准”等有关文件。

15日　医院派出的首批支援泗洪县人民医院的6名医生正式赴泗洪县人民医院支农，这6名医生为李金虎、秦磊、李卫东、赵欣、倪斌、季成。

20日　江苏省首届“江苏省医学杰出贡献奖”“江苏省优秀医学重点学科带头人”“江苏省优秀医学重点人才”评选揭晓，医院骨科专家唐天驷教授成为2名“江苏省医学杰出贡献奖”获得者之一；中国工程院院士、血液病学专家阮长耿获“江苏省优秀医学重点学科带头人”称号；骨科主任杨惠林、血液科主任吴德沛、心血管外科主任沈振亚获“江苏省优秀医学重点人才”称号。

26日　在学术报告厅，院党委书记倪祥保主讲《江苏省预防职务犯罪条例》，各职能科室负责人、支部书记参会并学习。

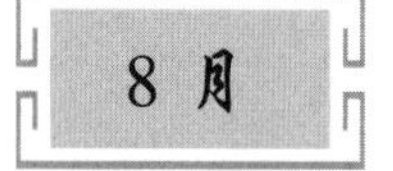

8 月

1 日 卫生部检查组一行 4 人（其中江苏省卫生厅 2 人）来院对医院内部医疗废物管理现状进行调查。副院长杨建平及医务处、护理部、后勤服务中心、博习物业公司、门急诊部等相关科室负责人参与接待。

16 日 医院在职工活动中心开展医药购销领域不正当交易行为自查自纠阶段动员大会。会议由副院长钱海鑫主持，副院长杨建平、院党委书记倪祥保、院长温端改先后传达相关会议、文件精神并作动员讲话。

22 日 在医院第三会议室，苏大附一院与苏州市第二人民医院召开正电子发射计算机断层显像配置相关工作协调会。

23 日 《江苏医药》编辑部主任张国楼在医院学术报告厅进行学术讲座。

24 日 无锡市第一人民医院常务副院长郑院长率医务、护理人员一行 6 人来院参观特需病区，副院长杨建平、护理部主任李惠玲接待。

28 日 日本川崎医科大学附属医院整形外科、美容外科冈博昭教授来院做学术访问，并在医院学术报告厅进行了以“褥疮修复与对策”“日本褥疮局部治疗的设计原则”为主题的讲座。这是医院烧伤科主办的创面愈合与褥疮修复研讨会的重要内容。讲座由副院长侯建全主持，烧伤科主任李永林主译。

9 月

3 日 苏州大学校长朱秀林、党委副书记宋锦汶、副校长葛建一等领导来院进行工作调研并与院领导进行了座谈，就苏州大学及苏大附一院的发展规划进行了深入而广泛的交流。座谈会在保健体检中心大楼远程会议中心会议室举行。

5 日 由医院团委组织的多名志愿者在苏州市文庙广场参加了苏州市卫生局组织的“千名医师进社区”启动仪式暨大型义诊活动。

6 日 医院在锦地星座第一会场召开医疗质量研讨会，院领导倪祥保、钱海鑫和医院病案管理委员会成员及科室质控医生 40 余人出席了会议。院党委书记倪祥保作了重要讲话，副院长钱海鑫作了“抓管理促落实，提高医疗质量，确保医疗安全”专题讲座。

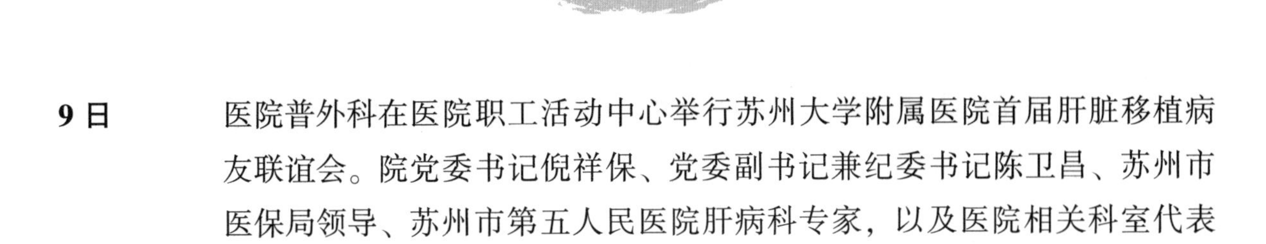

9 日 医院普外科在医院职工活动中心举行苏州大学附属医院首届肝脏移植病友联谊会。院党委书记倪祥保、党委副书记兼纪委书记陈卫昌、苏州市医保局领导、苏州市第五人民医院肝病科专家，以及医院相关科室代表参加联谊会。

10 日 江苏省卫生厅检查组杜明华、王自正、常国钧一行来院进行发射型计算机断层扫描仪现场检查。院长办公室副主任魏琳、医务处副处长施从先接待。

21 日 江苏省辐射站及苏州市区环保部门一行 3 人来院进行放射、辐射检查，院长办公室、医务处、核医学科、放射科、放疗科接待。

21 日 21—23 日，由亚太血栓与出血协会、中华医学会血液学分会、中华动脉粥样硬化学会、中华医学会实验医学分会，以及中国工程院医药卫生学部联合主办，苏州大学附属第一医院、江苏省血液研究所承办的第四届亚太地区血栓与止血大会在苏州会议中心举行。国内外 600 余名嘉宾出席大会。苏州市副市长谭颖，苏州大学校长朱秀林，中华医学会副会长祁国明，江苏省卫生厅副厅长姜锡梅，大会名誉主席、中国工程院院士王振义，大会主席、江苏省血液研究所所长、中国工程院院士阮长耿，国际血栓与止血委员会、教育委员会主席塞利格松，以及苏大附一院院长温端改，院党委书记倪祥保，副院长钱海鑫、侯建全等出席大会。

10 月

12 日 12—13 日，江苏省苏州市卫生监督所一行 4 人来院进行放射防护诊疗许可检查，院办、医务处及核医学科、放射科、放疗科接待。

20 日 苏州大学医学院专家组一行在院长吴爱勤的带领下来院检查临床一系的本科教学评建工作。

20 日 第九次全国血液学学术会议传出消息，中国工程院院士、苏大附一院血液学专家阮长耿教授当选中华医学会血液学分会第七届委员会主任委员，这在江苏省尚属首位。

23 日 在苏州大学南校区杏林堂举行聘任日本金泽大学向田直史教授为苏州大学兼职教授仪式，副院长侯建全主持仪式，副校长张学光出席并作了讲话。

24 日 江苏省医院感染管理专项检查组由任玲等一行 3 人来院进行专项检查，副

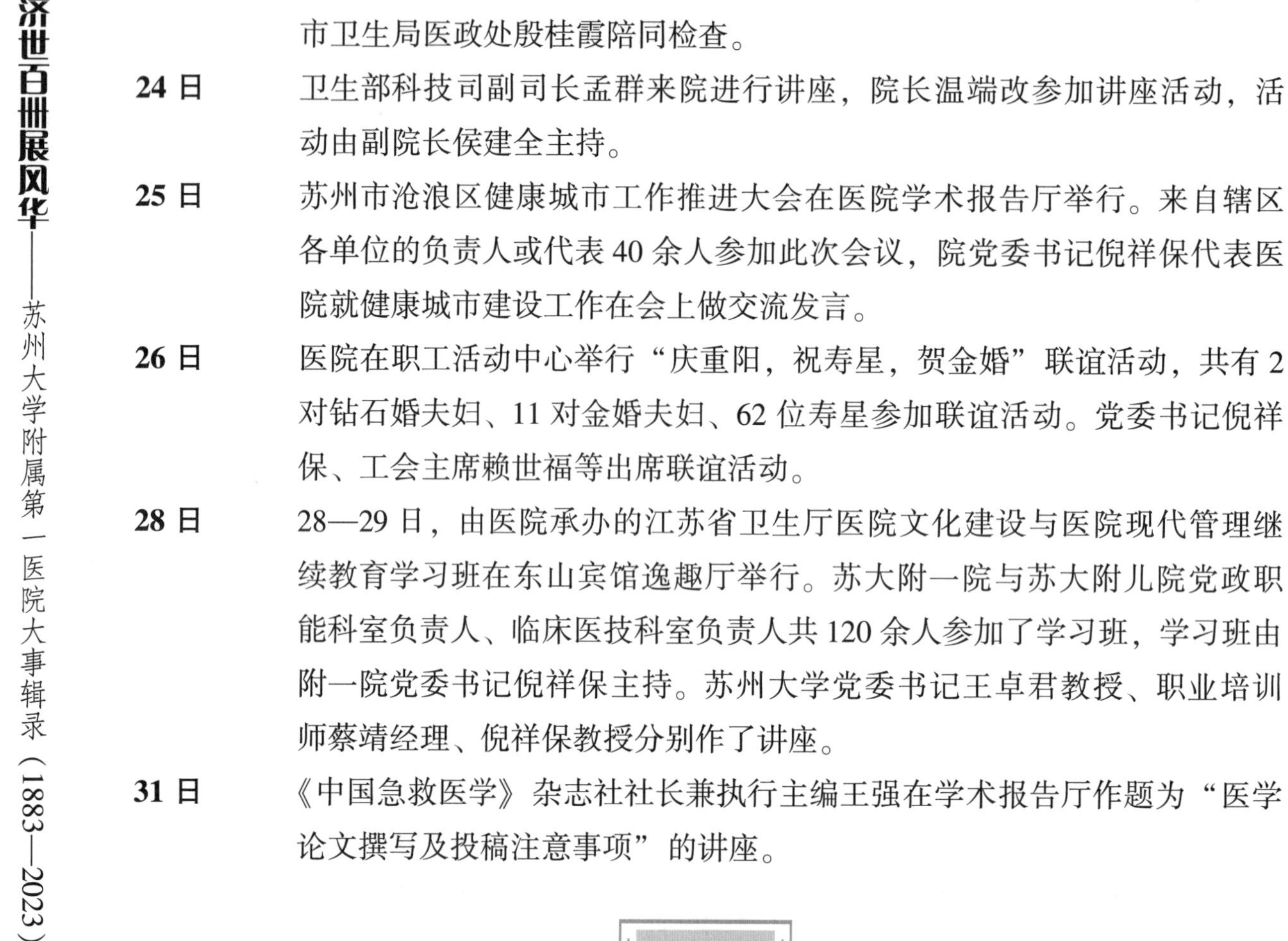

院长杨建平，医务处、护理部、门急诊部、院办接待并协助检查，苏州市卫生局医政处殷桂霞陪同检查。

24 日　卫生部科技司副司长孟群来院进行讲座，院长温端改参加讲座活动，活动由副院长侯建全主持。

25 日　苏州市沧浪区健康城市工作推进大会在医院学术报告厅举行。来自辖区各单位的负责人或代表 40 余人参加此次会议，院党委书记倪祥保代表医院就健康城市建设工作在会上做交流发言。

26 日　医院在职工活动中心举行“庆重阳，祝寿星，贺金婚”联谊活动，共有 2 对钻石婚夫妇、11 对金婚夫妇、62 位寿星参加联谊活动。党委书记倪祥保、工会主席赖世福等出席联谊活动。

28 日　28—29 日，由医院承办的江苏省卫生厅医院文化建设与医院现代管理继续教育学习班在东山宾馆逸趣厅举行。苏大附一院与苏大附儿院党政职能科室负责人、临床医技科室负责人共 120 余人参加了学习班，学习班由附一院党委书记倪祥保主持。苏州大学党委书记王卓君教授、职业培训师蔡靖经理、倪祥保教授分别作了讲座。

31 日　《中国急救医学》杂志社社长兼执行主编王强在学术报告厅作题为“医学论文撰写及投稿注意事项”的讲座。

11 月

3 日　附一〔2006〕19 号文件：成立临床免疫研究所。

3 日　美国亚利桑那大学哈奇教授在医院学术报告厅作题为“宫颈癌的腹腔镜治疗”“宫颈癌的免疫治疗”的讲座。

3 日　3—5 日，日本名古屋保健卫生大学神经外科主任佐野公俊教授一行 2 人来院讲学、交流，副院长侯建全及脑外科主任张世明在苏州饭店接待佐野公俊一行。

4 日　4—5 日，由江苏省教育厅、江苏省学位委员会主办，苏州大学承办，苏州大学附属第一医院协办的江苏省博士研究生心肺疾病临床诊疗进展与创新学术论坛在苏州市会议中心举行。论坛邀请多名两院院士及著名专家举行专题讲座并进行论文点评，来自省内外的专家，博士研究生代表共 200 余人参加论坛交流。

7 日　在苏疗养的中共中央政治局原委员、中共中央军委原副主席、原国务委员兼国防部部长迟浩田上将来医院高级体检诊疗中心体检。苏州市有关领导陪同，院长温端改及体检中心工作人员热情接待。

9日 亚洲核合作论坛“2006中国放疗剂量质量控制/保证考察团”一行6人（日本5人，印度尼西亚1人）来院参观交流，副院长钱海鑫在第一会议室接待了考察团一行。考察团到医院放疗科进行了现场交流，放疗科主任周菊英接待。

11日 由中国医院协会统一组织的“医患携手，共赢健康——中国医院协会义诊全国统一大行动”在全国统一开展。医院20名专家教授在苏州市大公园参加义诊活动。院党委书记倪祥保及有关职能部门在现场组织活动。

24日 卫生部专家组一行在卫生部科技司认证认可与实验室管理处处长刘晓波、副处长郭苗云的带领下来院，就医院申请卫生部血栓与止血重点实验室召开专业论证会，专家组一致同意向卫生部推荐在苏州大学附属第一医院、江苏省血液研究所建立卫生部血栓与止血重点实验室。江苏省卫生厅副厅长姜锡梅、科教处处长孙宁生，苏州大学副校长白伦、科研处处长崔志明，医院院长温端改、党委书记倪祥保、副院长侯建全，江苏省血液研究所所长阮长耿院士参加了论证会。会议地点在苏州市会议中心吴会厅。

24日 江苏省卫生厅综合目标管理责任制考核组来院进行年度考核检查。

27日 医院感染科、保健体检中心在门诊过街楼举行“珍惜健康，关爱生命，为了您和家人的健康，请注射乙肝疫苗”乙肝防治义诊咨询活动。

28日 江苏省卫生科技创新大会在南京隆重举行。医院唐天驷教授获“江苏省医学杰出贡献奖”，阮长耿院士获“江苏省优秀医学重点学科带头人”称号，杨惠林、吴德沛、沈振亚教授获“江苏省优秀医学重点人才”称号。大会共表彰了2名“江苏省医学杰出贡献奖”获得者，10名“江苏省优秀医学重点学科带头人”和25名“江苏省优秀医学重点人才”。副省长何权出席大会并发表重要讲话，会议由江苏省卫生厅厅长郭兴华主持。

12月

4日 苏州市卫生局医院管理年监督组一行9人在苏州市卫生局医政处处长胡浩成、组长王晓梅的带领下来院进行为期一天的年终检查。督查分5个小组对医疗、护理、行政、行风、财务等方面进行督查，院领导倪祥保、陈

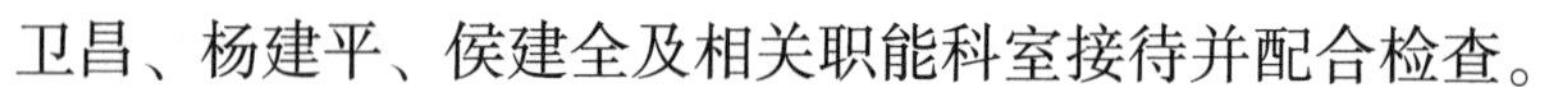

卫昌、杨建平、侯建全及相关职能科室接待并配合检查。

4日 苏港科研合作暨周氏“温馨天使”奖励捐助仪式在医院学术报告厅举行。仪式上举行了苏港科研合作项目签字仪式，向“温馨天使”示范病房颁发爱心赠言绣匾，侨办领导向捐赠者颁发确认书。苏州大学校长朱秀林，苏州市人民政府侨务办公室副主任沈晋华，苏州市人民政府侨务办公室侨政处处长王哲莉，周氏家族（周文轩）代表周薇青女士、袁绍良先生、丁陈翠萍女士，医院副院长侯建全、护理部主任李惠玲、门急诊部主任顾美华参加了捐助仪式。

5日 苏州大学校长朱秀林、副校长葛建一及学校人事、研究生处等部门负责人来院就血液病学的学科规划与发展进行调研。院长温端改、血研所所长阮长耿院士、副院长侯建全、血液科主任吴德沛及科教处副处长杨炳华参加了调研座谈会。

5日 苏州大学附属第三医院（常州市第一人民医院）副院长杨依林、信息科强科长一行3人来院参观医院信息中心及门诊各信息系统，医院信息处处长金陵接待。

6日 院党委在学术报告厅举行贯彻落实十六届六中全会精神学习交流会，院党委书记倪祥保、党委副书记陈卫昌及150余名医务人员出席了会议。温晓持、杨小芳、黄洗兵、吕若凤、肖峰、李勇刚、王阿军、王菲、刘笑明、法逸华等10名同志在会上作交流发言。

14日 江苏省卫生厅综合项目管理责任制考核检查组一行7人在江苏省卫生厅医政处处长郑必先的带队下来院进行年度工作考核。检查分医疗、护理、人事、行风等小组进行。同行的检查组专家有谈瑗声、季国忠、江虹、戴建础、顾建等。院领导及各职能科室负责人参与接待。

2007年

1月

5日 由苏州市医学会主办、苏州大学附属第一医院协办的苏州市整形烧伤外科与美容外科学专业委员会暨首届学术年会在苏州财苑饭店召开，苏州市卫生局副局长陈小康、医院副院长侯建全应邀参加会议。医院烧伤科主任陆兴安当选顾问，烧伤科李永林主任当选主任委员，副主任医师祁强任秘书。各医疗机构，各县、市、区医学会专家、学者共56人参加会议。

8日 苏州市健康教育办公室丁主任一行来院进行健康教育工作年终检查，创建基本现代化医院办公室、保健体检中心、后勤服务中心、医务处、护理部、门急诊部等相关职能科室接待并配合检查。

8日 全院副处级以上干部（共9人）到苏州大学校本部大礼堂参加苏州大学本科教学工作咨询评估开幕式暨汇报会。

12日 院长温端改参加苏州市沧浪区人民代表大会。

15日 院长温端改赴南京参加江苏省卫生工作会议。

17日 全体院领导参加在苏州大学红楼会议中心217室举行的原苏医附一院卫校地块、医院分部葑葑医院地块土地置换签字仪式。

23日 苏州大学附属第一医院中美骨科示范中心签约仪式在苏州工业园区尼盛万丽酒店贵宾厅举行，苏州大学副校长葛建一，美国史赛克公司亚太区总裁，院长温端改、院党委书记倪祥保及骨科资深专家唐天驷教授在仪式上讲话。仪式由副院长侯建全主持，美国史赛克公司中国区总经理伊集雄与院长温端改分别代表双方在骨科示范中心协议上签字。

27日 医院召开第五次教职工代表大会和工会第十六次代表大会。与会代表认真听取并审议院长温端改所作的医院工作报告和工会主席赖世福所作的十五届工会委员会工作报告。

29日 由医院党委组织处、医院党委办公室联合主办的党小组以上干部联谊会在医院职工活动中心举行。

31日 医院党委在第三会议室召开迎新统一战线座谈会，20余名民主党派人士和无党派人士出席座谈会。座谈会由医院党委书记倪祥保主持，院长温端改通报了一年来医院医疗、教育、科研等各项工作情况，苏州市政协委员、骨科副主任医师杨同其，苏州市政协委员、风湿科主任陈志伟，苏州市人大代表、致公党苏大支部副主委、神经内科主任医师詹月红分别通报了近期召开的苏州市“两会”盛况。

是月 荷兰莱顿护理学院安德里亚斯·维斯贝克教授来院为护理系师生授课，授课采取会议桌讨论和PBL相结合的方法。

2月

1日 医院宣传工作暨院报通讯员会议在医院职工活动中心召开，医院党委书记倪祥保、党委副书记陈卫昌及60余名院报通讯员参加会议。

2日 苏州市卫生局对医院“安全生产，综合治理”工作进行评检，检查组一行9人分3组，进行实地查看，总体情况较好。

2日 苏州市卫生系统安全工作会议在东山召开，医院获评“2006年度全市卫生系统安全生产综合治理工作先进集体”。

6日 苏州大学发布《关于明确苏州大学附属第一医院科职干部任免权限的通知》（苏大人〔2007〕12号），通知规定：经校党委九届第174次常委（扩大）会研究决定，附属第一医院院长办公室、党委办公室、人事处和财务处等处室的正职由苏州大学任免，其他科职干部仍由附属第一医院按有关规定任免，并报苏州大学备案。下午，苏州大学党委书记王卓君、校长朱秀林等党政领导一行来院宣布附一院领导班子调整事宜，会议由苏州大学党委副书记兼纪委书记宋锦汶主持。医院领导、党政科室负责人、临床医技科室主任、支部书记参加会议。会上宣读苏大人〔2007〕11号文：经校党委九届第174次常委（扩大）会研究决定，聘任葛建一为附属第一医院院长（兼），钱海鑫为附属第一医院副院长，陈卫昌为附属第一医院副院长、临床一系副主任（主持工作），杨建平、侯建全、张建中为附属第一医院副院长。免去温端改附属第一医院院长、临床一系主任职务。同时宣读苏大组委〔2007〕3号文：王顺利任附属第一医院党委书记（兼）；温端改任附属第一医院党委副书记（常务）（正处职）；卢祖元任附属第一医院党委办公室主任（保留原副处级待遇）。免去倪祥保附属第一医院党委书记职务，免去陈卫昌附属第一医院党委副书记兼纪委书记职务。苏大人〔2007〕13号文：于曙东为苏州大学附属第一医院院长办公室主任（正科职）；沈学伍为苏大附一院人事处处长（正科职）；贲能富为苏大附一院财务处处长。

7日 医院第七党支部在医院高级体检中心1楼会议室召开“我为党旗增光辉”主题座谈会。支部委员、党小组长、2005—2006年入党的新党员、入党积极分子20余人参加座谈会。

9日 苏州市委书记王荣、副市长谭颖一行来院对血液研究所进行工作调研，

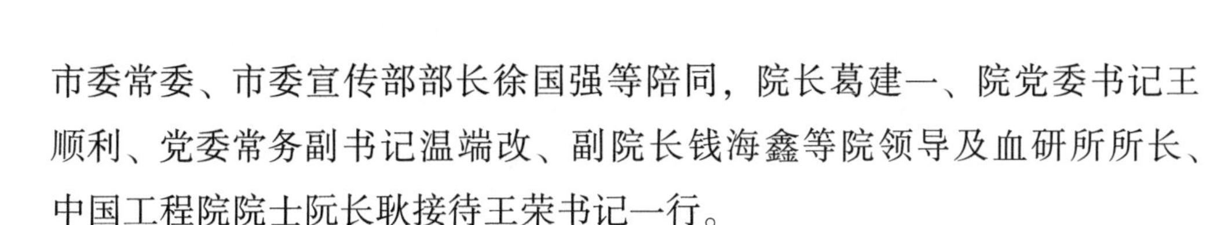

市委常委、市委宣传部部长徐国强等陪同，院长葛建一、院党委书记王顺利、党委常务副书记温端改、副院长钱海鑫等院领导及血研所所长、中国工程院院士阮长耿接待王荣书记一行。

10日 10—11日，医院在苏州大学红楼会议中心217室召开临床、医技科室科主任调研会。全体院领导、职能科室负责人、支部书记及各临床、医技科室科主任参加调研会。调研会采取以科主任汇报为主，职能科室及分管院领导相互交流的方式进行。

11日 苏州大学附属第一医院2007迎新春团拜会在苏州南林饭店春酣厅举行。医院全体党政领导、党政职能科室负责人、临床医技科室科主任和护士长、部分博导、老专家、老领导300余人欢聚一堂喜迎新春。苏州市副市长谭颖、苏州大学党委书记王卓君、苏州大学校长朱秀林、苏州市卫生局党委书记马耀庭及其他领导应邀出席团拜会。团拜会由医院党委书记王顺利主持，院长葛建一致新年贺词。

12日 即日起，医院晨会交班纪要由院办负责在医院办公网“院内公告”栏目中发布。

12日 江苏省血液研究所年度总结大会在医院学术报告厅举行，苏州大学校长朱秀林、苏大附一院院长葛建一等应邀出席大会。

13日 苏州市委常委、组织部部长王立平，副市长谭颖，市人大常委会副主任宋胜龙、市政协副主席苏慧新等领导来到医院老干部病区看望住院的30余名离休干部，医院党委书记王顺利、常务副书记温端改等院领导陪同看望老干部。

13日 医院保健体检中心为2位有特殊贡献的离休干部和1位劳模免费体检。

14日 医院进行全院医护安全夜查房。

17日 医院领导、相关职能科室主任慰问大年夜在岗职工。

26日 全体院领导参加苏州大学校党委第九届十八次全委（扩大）会议，地点在苏州大学西门大礼堂。

28日 医院护理部在医院学术报告厅召开2006年度全院护士总结表彰大会，院长葛建一，医院党委书记王顺利，副院长侯建全、杨建平、张建中等出席大会。会议表彰了“温馨示范病房”“安全护理诚心奖”“‘三基’理论考核优胜奖”“‘三基’技术考核优胜奖”“优秀带教老师”等荣誉获得者。

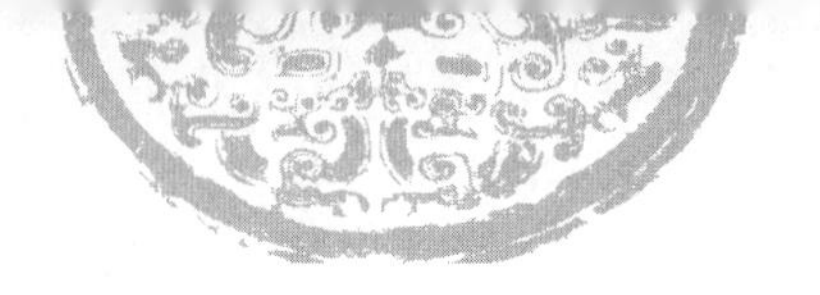

3 月

1 日　卫生部文件（卫科教发〔2007〕78 号）同意组建卫生部血栓与止血重点实验室。

2 日　医院为夜间总值班医生及急诊科医生配备对讲机。

16 日　医院开设苏州市首个肌肉疾病专科门诊。

16 日　医院开通职工工资信息查询系统，取消纸质工资条的发放。

16 日　苏嘉杭高速发生一起车祸，送来 5 名伤员，他们分别被收治在普外科、急诊 ICU、心血管外科、脑外科、中心 ICU 等科室。苏州市委书记王荣、市长阎立亲临医院现场，指示医院要尽全力救治伤员，副省长仇和及江苏省卫生厅厅长郭兴华分别到医院，苏州市卫生局局长府采芹及医院领导葛建一、王顺利、杨建平等亲自指挥抢救工作。

16 日　医院团委、第十党支部、神经内科有关人员到火车站为赴陕西扶贫支医志愿者蔡秀英医师送行。

19 日　江苏省卫生厅文件（苏卫人〔2007〕2 号）公布，医院王中为厅直单位 2006 年度江苏省有突出贡献中青年专家。

19 日　医院在行政楼第一会议室举行首次新闻发布会，医院党办主任卢祖元、院办主任于曙东、门急诊部主任史献义、医务处处长顾美华，新华日报、苏州日报、姑苏晚报、城市商报、苏州广电总台社会经济频道、苏州广电总台生活咨询频道、新闻综合频率、交通经济广播频率、调频生活广播网、名城苏州网等 10 家新闻媒体参加发布会。

20 日　经医院党委会研究同意：陈卫昌任工会主席，杨振贤任工会副主席（副科职），杨惠花任工会副主席。

20 日　2006 年度医院工作总结表彰大会在职工活动中心举行。院领导葛建一、王顺利、温端改、陈卫昌、杨建平、侯建全、张建中及医务员工 300 余人出席大会，苏州大学校领导夏东民到会并讲话。大会由常务副书记温端改主持。院长葛建一作工作报告，副院长杨建平宣读 2006 年度第十六届“白求恩杯”先进集体和先进个人的表彰决定，副院长侯建全宣读科教成果及获奖表彰名单。

24 日　医院组织部分职能科室负责人及临床、医技科室负责人到浙江大学附属第一医院、浙江大学附属第二医院参观学科建设、保健体检及门急诊工作。

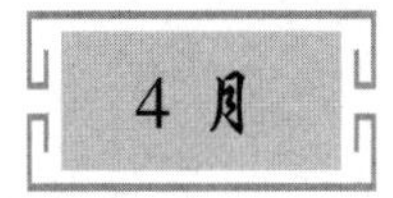

4 月

4 日 医务处组织相关部门进行夜查房，主要检查医生在岗情况及病史质量。

4 日 4—5 日，医院职工代表团参加苏州大学职工代表大会，院领导葛建一、温端改带队。

5 日 苏大委组〔2007〕13 号文：葛建一任附属第一医院党委副书记（兼）。

6 日 医院临床、医技科室科主任会议暨科主任岗位责任制任务书签字仪式在苏州大学王健法学院 2 楼 201 会议室举行，全体院领导参加会议。院长葛建一与各临床、医技科室科主任签订 2007 年度岗位责任制任务书。

11 日 在医院学术报告厅，苏州大学政治与公共管理学院田芝健教授来院为党委中心组学习成员、全体党员及入党积极分子上了题为“和谐文化与和谐建设”的党课。

12 日 医院开设神经心理专病门诊。

13 日 美国得克萨斯大学休斯顿健康科学中心心血管研究中心主任耿永健教授来院作题为“炎症反应动脉粥样硬化和急性血管综合征”的讲课，地点在心内科示教室。

14 日 医院开设记忆障碍专病门诊。

16 日 江苏省卫生厅文件（苏卫人〔2007〕8 号）公布，医院吴德沛为厅直单位 2006 年度享受政府特殊津贴人员。

18 日 18—26 日，法国蒙彼利埃大学医疗中心行政代表团（大学医疗中心总院院长助理让 · 路易先生；大学医疗中心医疗政策部、对外交流部主任凯瑟琳女士；大学医疗中心医疗委员会副主席皮埃尔 · 弗朗索瓦先生；大学医疗中心与苏州合作联络员陆肇阳先生）来院访问、交流，对双方既往合作进行总结，对今后的合作进行设想与交流。

19 日 即日起，每周四定为院领导接待日，时间为下午 2—3 点，来访者提前到两办（院长办公室、党委办公室）进行登记预约，按预约先后安排接待。

23 日 门诊启用播音系统疏导挂号排队患者。

23 日 23—27 日，教育部专家对苏州大学进行本科教学水平评估，教育部本科教学工作水平评估专家、北京大学医学部孟繁荣教授来院进行实地评估。

26 日 全省三级医院病历质量专项检查组专家一行来院检查，检查组首先听取了院长葛建一所作的专项汇报，然后分小组检查。院领导葛建一、王顺利、钱海鑫、陈卫昌、杨建平、张建中及医务处、护理部、门急诊部、信息处等相关职能科室人员参加汇报会，院办负责接待联络事宜。（专家组成员：南京医科大学第二附属医院副院长季国忠；江苏省人民医院心内科主任李新立；鼓楼医院普外科主任谢敏、普外科汤文浩、血液科主任范询楠）。

27 日 康奈尔大学病理系副教授、得克萨斯州总医院免疫组织化学中心主任、全美华人病理学家协会副主席、2004—2006 年美国最佳医生翟启辉来院讲学，内容为美国医疗体制及临床肿瘤病理，地点在医院阶梯教室 1 楼。

27 日 美国罗切斯特大学医学院病理与检验医学系副教授徐浩东来院讲学，内容为特发性肺纤维化，地点在阶梯教室 1 楼。

28 日 江苏省卫生厅转发文件（苏卫人〔2007〕15 号）《关于确定江苏省“333 高层次人才培养工程”首批中青年科技领军人才的通知》，医院骨科杨惠林教授当选江苏省“333 高层次人才培养工程”中青年首席科学家，这是自 1997 年以来评选的三批“333 高层次人才培养工程”中第一位医学界第一层次中青年首席科学家。

30 日 医院在学术报告厅举行第四届专科护理进展双语读书报告会。

30 日 按《处方管理办法》要求，医院即日起从门诊工作站开始将所有的药品名称都改用通用名（商品名）。

30 日 医院血液科主任吴德沛教授荣获江苏省“五一”劳动奖章，表彰大会在苏州市人民大会堂举行，医院党委书记王顺利出席会议。

是月 医院工资分配制度改革第一阶段工作落实到位。

5 月

9 日 医院召开临床、医技科室工作调研会。全体院领导、相关职能科室及临床医技科室正副主任、护士长参加调研会。

11 日 由中国免疫学会血液免疫分会主办，苏州大学附属第一医院、江苏省血液研究所承办的第六届血液免疫学术会议，于 11—14 日在苏州友谊宾馆召开，同时还举办了国家级继续医学教育项目“白血病和肿瘤的基础和临床研究进展学习班”。全国各地 150 名代表到会交流。江苏省血液研究所王兆钺教授任大会主席，江苏省血液研究所所长、中华医学会血液病学分会主任委员阮长耿院士致开幕词。

15 日　附一医〔2007〕2 号文：特需二区更名为五十三病区（骨科病房）。

17 日　应医院介入科邀请，美国克利夫兰医学中心血管介入放射科医生格雷戈里·皮尔斯来院作题为“经颈内静脉肝内体合流术——克利夫兰医学中心 15 年经验回顾”的讲座，王维平医生作题为“泌尿生殖系统介入诊断和治疗：适应证和技术”的讲座。

20 日　应医院介入科邀请，《介入放射学杂志》主编程永德教授来院作题为“介入放射学撰稿的若干问题”的讲座，徐州医学院影像系主任祖茂衡教授来院作题为“静脉血栓介入治疗进展”的讲座，上海交通大学附属第六医院科研处处长程英升教授来院作题为“影像医学研究方法”的讲座。

21 日　由苏州大学附属第一医院和苏州市立医院共同出资引进的美国通用电气公司生产的医学影像设备“Discovery STE 16 PET-CT”已安装调试完毕。5 月 21 日—6 月 21 日为试运行阶段。

22 日　曾三任苏州博习医院院长的美籍院长苏迈尔先生的后裔一行 6 人来到医院，参观医院新貌和苏迈尔先生的故居，并向医院赠送由家族精心保留至今的 1946 年博习医院年报、博习医院成绩记录等珍贵资料。医院党委书记王顺利、副院长钱海鑫、泌尿外科主任陈赐龄、院办等相关人员一起陪同接待。

23 日　医院在学术报告厅召开全院党员大会，组织观看反腐倡廉电教片。

28 日　苏州博习医院首任院长柏乐文的后裔一行 7 人来院访问交流，参观医院新貌、圣约翰堂和苏州大学本部，并在医院档案室查阅相关资料，回顾柏乐文医生在医院期间的工作和生活情况。柏乐文的外孙女还向医院捐赠了《东吴医院一周的工作》《东吴医院简史》等珍贵资料。医院党委书记王顺利，泌尿外科主任陈赐龄，院办、党办等部门相关人员接待来宾。

是月　医院组织实施国有资产清查工作，时间为 5—10 月。医院成立以院长葛建一为组长，副院长杨建平、张建中，院办、党办、财务处、后勤服务中心、纪监审办、采供中心、信息处、医务处和护理部等职能部门负责同志为组员的领导小组，小组下设办公室，负责组织资产清查工作。

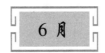

6 月

5 日　印度卫生部特别处处长率领印度医学代表团一行 7 人来院，就印度留学生在苏州大学附属第一医院学习医学的情况进行交流。院长葛建一、党委

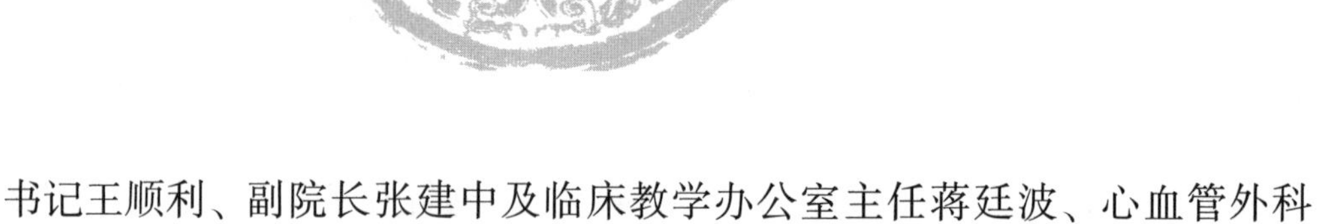

书记王顺利、副院长张建中及临床教学办公室主任蒋廷波、心血管外科主任沈振亚等接待代表团一行。代表团成员包括印度国家考试委员会委员、印度几大医学类高校的教授以及印度驻上海领事馆的官员。

6 日 原苏州医学院院长、脑外科专家杜子威教授（旅居日本）来院交流。医院党委书记王顺利，副院长侯建全、张建中，以及脑外科主任张世明，副主任王中、周幽心，大外科主任周岱等在特需 1 楼会议室接待杜教授。

8 日 医院对院数据库服务器进行升级。

11 日 为深入开展医院管理年活动，严格落实医疗质量和医疗安全的核心制度，医院组织各临床科室副高及以下职称人员（不含实验室人员）进行临床医技人员医疗安全相关法律法规及医疗核心制度培训。

11 日 即日起，医院开设遗传咨询门诊。

13 日 医院临床医疗安全相关法律法规及核心制度培训系列讲座“临床差错事故案例分析”在学术报告厅举行，由资深专家蒋文平教授主讲。

15 日 根据《国家发展和改革委员会关于开展全国药品和医疗服务价格重点检查的通知》（发改价检〔2007〕1004 号）和江苏省物价局《关于开展药品和医疗服务价格专项检查的通知》（苏价检〔2007〕186 号）文件精神，医院于 15—19 日开展药品和服务价格自查工作。

16 日 江苏省卫生厅组织专家来医院进行 45 岁以下各级医师“三基理论”考试抽考。

18 日 卫生部日前公布首批可开展人体器官移植手术医院的名单，苏州大学附属第一医院获准肾脏移植，江苏省共有 6 家医院成为通过卫生部人体器官移植委员会审核的医疗机构，另有 3 家指定开展器官移植的医院（须在 1 年后再次接受卫生部的审核）。

是月 经江苏省人才工作领导小组研究，确定医院陈卫昌、周幽心、王中、倪才方、欧阳骏、周菊英、缪丽燕、李向东、崔岗、仇惠英、何军、董宁征、方琪、赵红如为中青年科学技术带头人。

7 月

1 日 在原苏州医学院学术报告厅举行卫生部血栓与止血重点实验室挂牌仪式。卫生部科教司司长刘雁飞，江苏省卫生厅副厅长姜锡梅，苏州市政府副秘书长凌鸣，苏州大学副校长白伦，苏州大学副校长、苏州大学附属第一医院院长葛建一，江苏省血液研究所所长阮长耿出席挂牌仪式并分别讲话。苏州市卫生局局长府采芹、苏州市科技局局长周旭东、苏州市财政局局长朱晓平、苏州市卫生职业技术学院党委书记袁建平、江苏省医学会丁丽华及学术委员会10余名委员和特邀专家参加挂牌仪式。院领导王顺利、陈卫昌、侯建全、张建中及相关职能部门负责人参加了仪式。

3日 为提高门诊服务质量，解决“三长一短”问题，经研究决定对门诊各级医师诊治患者实行限量挂号，每位医师半天诊治患者限号为50人次（特殊情况除外）。

6日 美国匹兹堡大学医学中心陈忠孚博士来院讲座，讲座题目为“介入性阵痛学”。

9日 经研究决定，该年“战高温”从2007年7月9日起至8月17日止。“战高温”期间，凡调休不超过2天，不影响高温奖；超过2天、不超过3天，高温奖减半；超过3天，高温奖取消。

10日 江苏省卫生厅文件（苏卫医〔2007〕41号）公布，苏大附一院为首批准予开展非血缘造血干细胞移植、采集医院。

11日 苏州市副市长谭颖，苏州市政府秘书长凌鸣，苏州市卫生局局长府采芹，苏州市卫生局党委书记马耀庭，苏州市财政局、苏州市科技局、苏州市人事局有关领导一行来院进行苏州市“科教兴卫工程”工作调研，谭颖副市长一行重点调研了医院血液内科、心血管内科。

12日 医院与苏州大学文正学院医疗站终止合作。

14日 副院长杨建平、医务处处长顾美华、副处长林伟等一行赴泗洪县人民医院参加支医合作1周年庆祝大会。江苏省卫生厅副厅级巡视员、医政处处长郑必先，泗洪县委副书记、江苏省驻泗洪扶贫工作队队长严艺祥，泗洪县副县长史宇芳，泗洪县卫生局局长傅玉鹏参加庆典活动。共建一年来，医院先后安排5批共36名专家赴泗洪县人民医院坐诊、查房、教学、手术，免费帮助进修培养近30名医务人员。

16日 吴江永鼎集团副总经理及集团所属医院王院长一行来院洽谈合作事宜，副院长杨建平、院办主任于曙东在医院贵宾室接待来宾。

16日 根据卫生部《临床输血技术规范》（卫医发〔2000〕184号），并根据实际情况，医院制定《自身贮血等临床用血管理的有关规定》，即日起执行。

17日 西安交通大学医学院党委书记李旭、泌尿外科田普训教授一行来院就学科建设工作进行交流，苏州大学学位办处长姜建民陪同来宾，医院副院

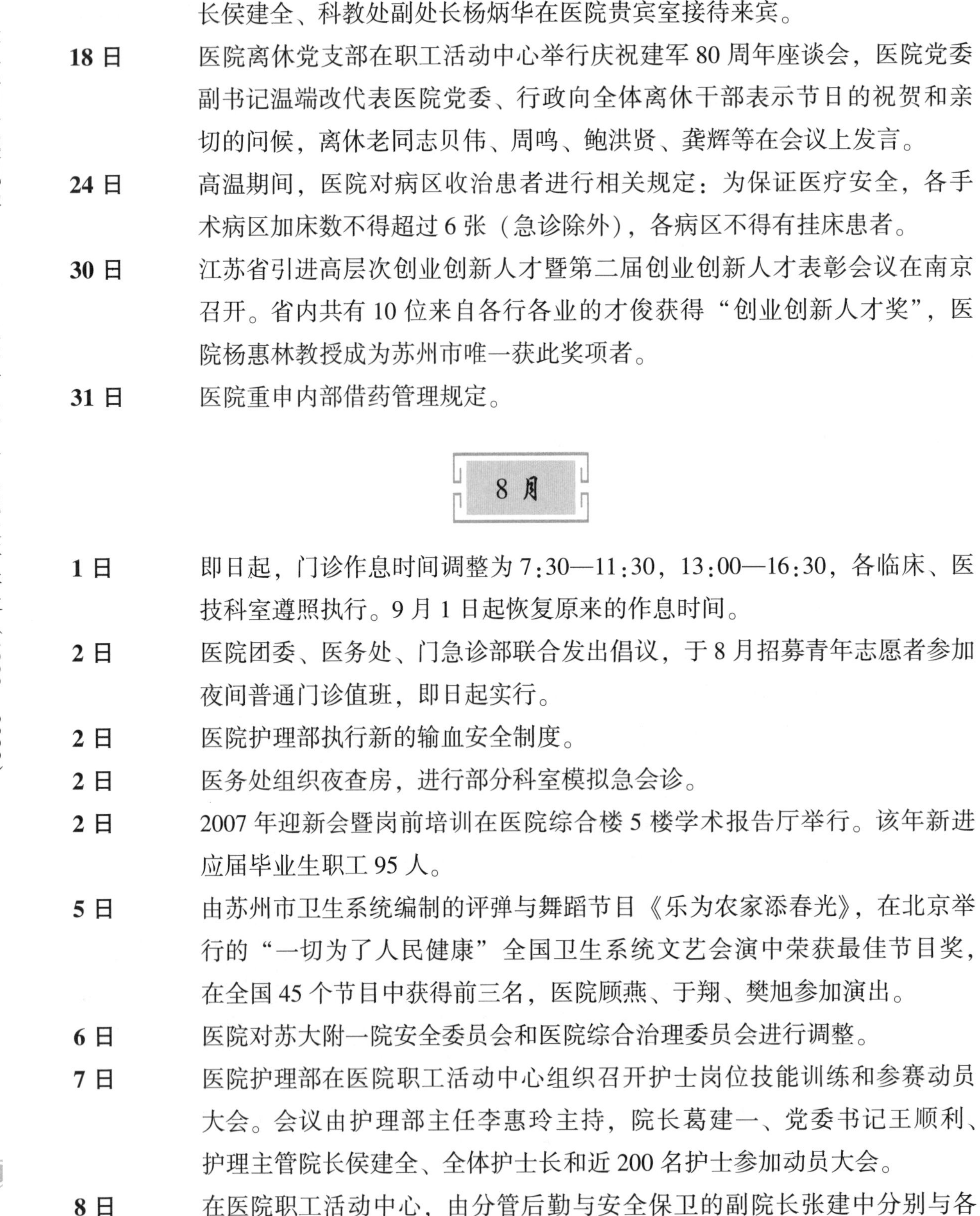

长侯建全、科教处副处长杨炳华在医院贵宾室接待来宾。

18 日 医院离休党支部在职工活动中心举行庆祝建军 80 周年座谈会，医院党委副书记温端改代表医院党委、行政向全体离休干部表示节日的祝贺和亲切的问候，离休老同志贝伟、周鸣、鲍洪贤、龚辉等在会议上发言。

24 日 高温期间，医院对病区收治患者进行相关规定：为保证医疗安全，各手术病区加床数不得超过 6 张（急诊除外），各病区不得有挂床患者。

30 日 江苏省引进高层次创业创新人才暨第二届创业创新人才表彰会议在南京召开。省内共有 10 位来自各行各业的才俊获得“创业创新人才奖”，医院杨惠林教授成为苏州市唯一获此奖项者。

31 日 医院重申内部借药管理规定。

8 月

1 日 即日起，门诊作息时间调整为 7:30—11:30，13:00—16:30，各临床、医技科室遵照执行。9 月 1 日起恢复原来的作息时间。

2 日 医院团委、医务处、门急诊部联合发出倡议，于 8 月招募青年志愿者参加夜间普通门诊值班，即日起实行。

2 日 医院护理部执行新的输血安全制度。

2 日 医务处组织夜查房，进行部分科室模拟急会诊。

2 日 2007 年迎新会暨岗前培训在医院综合楼 5 楼学术报告厅举行。该年新进应届毕业生职工 95 人。

5 日 由苏州市卫生系统编制的评弹与舞蹈节目《乐为农家添春光》，在北京举行的“一切为了人民健康”全国卫生系统文艺会演中荣获最佳节目奖，在全国 45 个节目中获得前三名，医院顾燕、于翔、樊旭参加演出。

6 日 医院对苏大附一院安全委员会和医院综合治理委员会进行调整。

7 日 医院护理部在医院职工活动中心组织召开护士岗位技能训练和参赛动员大会。会议由护理部主任李惠玲主持，院长葛建一、党委书记王顺利、护理主管院长侯建全、全体护士长和近 200 名护士参加动员大会。

8 日 在医院职工活动中心，由分管后勤与安全保卫的副院长张建中分别与各科室护士长签订治安、消防责任书。

10 日 为健全与完善患者安全识别制度，最大限度地减少和避免临床中的不安全隐患，根据苏医协评〔2007〕8 号文及《JSPHA 患者安全目标及评估

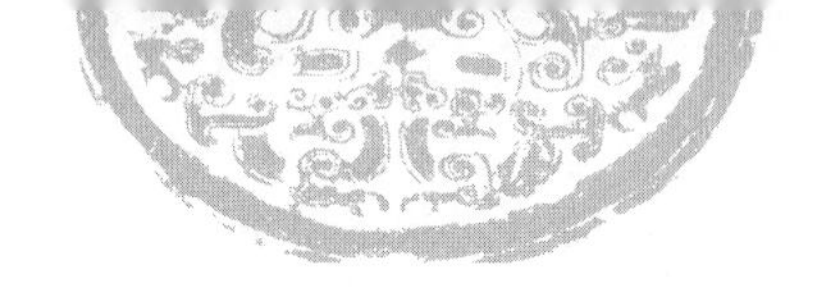

标准》，即日起，所有新入院患者均使用腕带识别标识。

10日 无锡市第二人民医院医务处黄培副主任来医院交流，主要内容是医院二级分配及医技科室加班费相关工作。医务处副处长施从先、财务处副处长陆正洪接待来访人员。

15日 医院邀请苏州市沧浪区交管、城管、运管部门相关部门负责人来医院第一会议室商谈黑车治理问题。经研究，将对该类车辆进行建档并集中定点停放，对不服从管理者将向政府部门举报查处。

17日 为加强急诊管理，进一步提高院前急救医疗和服务质量，经研究，黄坚兼院前急救站站长，童本沁兼院前急救站副站长。

18日 江苏省卫生厅医院管理年督察组11人由盐城市卫生局副局长蒋忠率队（督察组由盐城市卫生局，盐城市第一人民医院、第三人民医院的专家组成，包括：盐城市卫生局医保处处长严东明，医政处处长张华；盐城市第一人民医院呼吸内科柏宏坚，普外科穆向明，感染科谭思源，医务科程池宽；盐城市第三人民医院副院长纪敏，普外科葛苏扬，外科曹国平，财务科徐寿森）来院检查。督察组分财务、行风、护理、控感、管理、服务、质量、安全等小组进行检查，同时进行了夜间暗访，苏州市卫生局医政处处长倪川明陪同检查。

20日 中华人民共和国教育部发布《教育部关于公布国家重点学科名单的通知》（教研函〔2007〕4号），经审核批准，医院内科学（血液病）、外科学（骨科）为国家重点学科。

23日 徐州医学院附属医院副院长郑骏年一行3人来院参观医院信息化系统，一行人参观了门诊、药房、检验等部门和电子病历模块系统。

23日 苏州市第一例亲属间活体肾移植手术在医院顺利进行。51岁的纪姓父亲为身患尿毒症的24岁儿子捐出左肾。泌尿外科主任、博士生导师严春寅教授等为患者实施手术。

24日 经医院党委研究，聘任：张慧娟为麻醉手术科主任；嵇富海为麻醉手术科副主任；詹英为麻醉手术科副主任（负责中心ICU工作）。

是月 依据“谁主管，谁负责”原则，结合医院实际，落实消防、治安承包责任制。8日，由主管院长与2名护士长签订了护士长责任书；13—14日，由主管院长与医院18个保险箱的保管负责人签订了医院保险箱保管责任书，与医院9个仓库的保管责任人签订了医院仓库保管责任书；15—20日，由主管院长与56名科室责任人签订了消防、治安承包责任书。

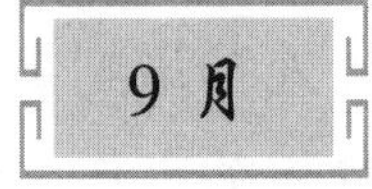

9月

1日 医院在苏州大学红楼会议中心召开科主任会议。院领导葛建一、王顺利、钱海鑫、陈卫昌、杨建平、侯建全、张建中，阮长耿院士，蒋文平教授，唐天驷教授，大内科主任刘志华，大外科主任周岱，各临床医技科室主任，相关职能部门负责人及支部书记参加会议。会议的主要议题是：① 各临床医技科室和相关职能科室主任汇报医院管理年检查及迎接等级医院复审的准备工作；② 讨论综合目标管理科室考核指标调整方案；③ 通报医院发展规划。会议由院长葛建一主持。

1日 医疗事故技术鉴定专家培训班在南京双门楼宾馆举行，医院有47名专家入选此届（第二届）医疗事故技术鉴定专家库候选专家成员。

8日 苏大附一院百年老院暨附属医院命名50周年庆典大会在南园饭店举行。苏州大学党委书记王卓君，苏州市副市长谭颖，江苏省卫生厅副厅长黄祖瑚，南通大学副校长、南通大学附属医院院长陆少林等领导到会祝贺并发表讲话。苏州大学校长朱秀林、副校长张学光出席庆典。苏州大学副校长、苏大附一院院长葛建一向与会领导、专家和来宾全面介绍医院的百年发展历程并重点介绍医院命名为附属医院50周年的巨变。医院老院长、放射医学老专家陈王善继被授予医院百年历史上首位“杰出贡献奖”。

13日 医院党委在医院活动中心召开统战工作座谈会。医院党委书记王顺利、党委常务副书记温端改，医院党外高级知识分子，各民主党派医院负责同志，台联及侨联医院负责同志，以及政协委员、人大代表等20余位同志参加座谈会。

18日 院长葛建一到急诊室进行急诊工作实地调研。门急诊部主任史献义、医务处处长顾美华、人事处处长沈学伍、后勤服务中心主任曲常青、护理部主任李惠玲、门急诊部副主任顾金圣、护理部副主任杨惠花等职能科室负责人及急诊科主任、护士长参加调研。

19日 首届“中国公共交通周及无车日”（9月16—22日）活动在全国108个城市开展。医院团委积极响应上级团组织的号召，于该日在医院门诊过街楼开展以“绿色交通与健康”为主题的公交周及无车日活动。

20日 医院行风办组织召开医患沟通座谈会。医院党委书记王顺利，各窗口单位、相关职能科室负责人及各病区患者、患者家属代表40余人参加座谈会。

26 日 苏州市政风行风评议员在第三会议室听取医院政风行风建设汇报。医院党委书记王顺利，相关职能科室负责人，苏州市 2007 年政风行风评议员，苏州市纪委纠风室、苏州市卫生局人员等 20 余人参加会议。

28 日 江苏省卫生厅评审专家组在江苏省护理学会常务副理事长兼秘书长、主任护师霍小蓉的率领下一行 5 人来院进行急诊急救护理专科护士培训基地现场评审。

是月 临床医学一系教学工作会议在苏州大学应用技术学院大会堂举行。会议由教学办公室主任蒋廷波主持。会议总结了教学工作成果，探寻了今后医学人才培养的思路。出席会议的有苏州大学医学院副院长蒋星红，苏州大学应用技术学院院长顾刚，苏州大学医学院临床一系副院长陈卫昌，医学院综合办主任黄恺文，教务处生产实践科谢根甫老师，以及各教研室代表及系办公室人员 70 余人。

10 月

8 日 医院西门（王长河头）改造完成，即日起允许汽车和行人通行，禁止非机动车辆进入。

10 日 美国芝加哥 Advocate Christ 医学中心、Advocate Hope 儿童医院副总裁罗伯特·斯坦，伊利诺伊州大学医学院神经病学教授、Advocate Christ 医学中心神经科主席梅尔文·维歇尔等一行 6 人来院交流。院长葛建一、副院长侯建全、心血管外科主任沈振亚、血液科主任吴德沛、血研所专家陈子兴、神经内科副主任薛寿儒接待来宾。

11 日 11—12 日，临床医学一系举行第十二届中青年教师授课竞赛。竞赛从教学内容、教学方法、教学效果、创新特色 4 个方面全面考核竞赛选手。张卫国获一等奖；李洁、沙文刚获二等奖；朱慧、费梅、张秀乾、宋琳毅、何宋兵获三等奖。

12 日 12—13 日，医院组织代表团参加苏州大学第十次党代会，医院代表有 57 人。

17 日 医院肾内科开设肾病营养咨询门诊。

19 日 附一〔2007〕26 号文：经院务会研究决定，即日起成立腔镜病区（三十一病区），设病床 21 张。

31 日　医院主办“学科建设品牌之路”江苏医院管理苏州高峰论坛。全省各医院院长及职能部门代表参加了此次论坛。

11 月

1 日　经研究，取消综合一病区，其床位 30 张。

1 日　医院南区（原苏州医学院本部和竹辉路分部）安保由两家中标公司进行管理，具体由苏州市通元物业公司负责管理医学院本部，苏州市成副物业公司负责管理竹辉路分部。

3 日　3—4 日，医院主办的苏州国际临床论坛在苏州会议中心举行，300 多位国内外医学专家就临床医学的最新进展进行交流与学习。卫生部科技教育司司长刘雁飞、苏州市副市长谭颖、江苏省卫生厅副厅长黄祖瑚在开幕式上致辞；中国工程院院士阮长耿、顾玉东、邱贵兴参加论坛。苏州大学校党委书记王卓君，苏州大学副校长、苏州大学附属第一医院院长葛建一分别介绍了大学及医院的概况，苏州大学副校长张学光主持开幕式。论坛共设血液学、骨外科学、心血管外科学、神经外科学、临床免疫学、核医学、护理学等 8 个分会场。来自北京协和医院、清华大学第一附属医院、北京阜外医院、复旦大学华山医院、南京大学鼓楼医院、上海交通大学附属瑞金医院，以及美国、法国、瑞士、芬兰、日本、印度等国的著名医学专家在论坛上作学术交流。此次论坛是苏州市首次临床国际论坛，也是苏州医学界历年来规模最大的一次论坛。开幕式上，还举行了苏州 PET-CT 中心及苏州市移植免疫重点实验室揭牌仪式。其间，医院与国外专家进行了 10 余场次的合作洽谈。

9 日　学习和贯彻党的十七大精神辅导报告在医院学术报告厅举行，报告由苏州大学政治与公共管理学院陆树程教授主讲，医院全体党员及入党积极分子聆听报告。

11 日　参加国际临床论坛护理学会分场的专家、江苏省人民医院国际骨关节中心主任张中南教授来院，对骨科五十三病区进行基础护理质量查房。

12 日　江苏省护理学会名誉理事长、南京脑科医院护理部主任屠丽君来院进行神经外科护理查房现场演示。查房后，屠主任为观摩者进行了题为“神经外科护理新进展”的讲座。

15 日　15—18 日，由中华医学会主办，上海胸心血管外科学会、江苏省胸心血管外科学会、苏州大学附属第一医院协办的中华医学会第七次全国胸心血管外科学术会议在苏州市会议中心举行。本次会议是历年来首次在地级市举行的全国胸心血管学术会议，全国各地近 1 500 名胸心血管外科学专业代表参加了会议，人数是历年来最多的一次。中华医学会胸心血管外科学会主任胡盛寿、美国胸心血管外科学代表阿克教授、欧洲胸心血管外科医师学会主任席加埃塔诺·罗科教授到会致辞。中华医学会副会长祁国明到会讲话。大会同时举行 2007 年中华医学会胸心血管外科青年医师论坛。

16 日 医院成立护理安全管理委员会，由副院长侯建全任委员会领导小组组长，护理部主任李惠玲、副主任杨惠花、副主任乔美珍任副组长。

16 日 16—22 日，根据江苏省财政厅关于《江苏省行政事业单位自查核实暂行办法》（苏财绩〔2007〕22 号）的通知要求，医院完成资产清查自查工作，并通过江苏省卫生厅委派的中介机构进行现场核查，予以公示。

17 日 在苏州市卫生局、常熟市卫生局、民进苏州大学委员会的支持下，民进苏大委员会附属医院支部组织苏大附一院、附二院、附儿院的部分民进党会员，包括骨外科、急诊外科、老年科、妇产科及儿童学院、儿童保健等各科专家，赴常熟市，在常熟新区医院（原中医院）举办“贯彻十七大精神，健康义诊进社区”大型义诊活动，共诊治患者近百名。

17 日 医院在原苏州医学院学术报告厅及第三会议室分别召开医疗安全工作恳谈会。全体院领导、各临床医技科室主任、主要职能部门主任及专家代表陈易人教授参加恳谈会。

20 日 附一〔2007〕31 号文：成立中心实验室。

是月 医院在中间地下汽车车库安装 12 只电视监控探头，并调试使用。

12 月

4 日 医院在第三会议室召开网站工作会议，布置网站的更新、维护与改版工作。医院党委书记王顺利，院办主任于曙东，信息处处长金陵及各科室网络信息员参加会议。

6 日 根据江苏省卫生厅“苏卫办应急〔2007〕11 号”文件精神，医院学习贯彻《中华人民共和国突发事件应对法》。

6 日 按照江苏省卫生厅医政处《关于对推进公立医院改革进行调研的函》的

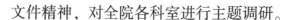

文件精神，对全院各科室进行主题调研。

7 日 医院在学术报告厅举行题为“PET-CT 的临床应用”的讲座，主讲人为核医学科主任吴翼伟教授。

8 日 江苏省卫生厅综合目标责任制考核检查组来院检查，共分 4 个小组对全院各项工作进行检查与考核。检查从“建设发展任务”“主要任务与管理”“党的建设，领导班子建设，廉政行风建设”“宏观控制指标”等方面进行。检查组由江苏省机关党组书记李庆荣、南京医科大学第二附属医院副院长季国忠、江苏省护理学会原理事长谈瑗声、苏北人民医院副院长顾健、江苏省口腔医院医务处处长杨建荣组成。检查组在听取葛建一院长的汇报后，分医疗、护理、管理三个组进行了一天的检查。

10 日 在 2007 年中华医学会骨科学分会（Chinese Orthopedic Association，COA）大会上，医院骨科唐天驷教授荣获“中华医学会骨科学分会专家会员”称号。这是中华医学会首次评聘专家会员，首次评聘的 16 名专家均来自骨科学领域的院士及历届主委、副主委。

10 日 《苏州大学附属第一医院年鉴》（2005，2006）荣获江苏省第二届优秀档案编研成果奖三等奖，是全省各档案馆、机关和企事业单位报送的 380 项编研成果中唯一获奖的医院年鉴。

10 日 按照省厅防控人禽流感工作要求，医院恢复感染科门诊及发热门诊。

14 日 美国路易斯维尔大学教授孙明德来院讲课，题目为“自身免疫性疾病的发病机制”，地点在医院第三会议室，院长葛建一及陈子兴教授、陆培荣医师参加交流。

14 日 苏州市卫生局组织专家来院进行年终综合质量考评。检查组在听取汇报后，分医疗、护理、管理三个组深入病区，调阅台账，实地察看各项考核指标执行落实情况。

19 日 医院血液科唐晓文、神经内科方琪、血液科何军、介入科倪才方等 4 名医生上报的研究项目获“六大人才高峰”第四批项目资助。

19 日 “百家医院行风评议”省、市评议组胡雅萍、陈湘、周兴云、单弘、陈宪伟等一行 5 人来院进行行风检查，院领导葛建一、王顺利、杨建平、侯建全等参加汇报。

24 日 苏州市节水办公室对医院进行节水工作检查，充分肯定并表扬医院节水工作。2007 年，通过管网改造，全年节约水费 9.31 万元。

24 日 苏州市劳动和社会保障局来院检查，医院党委书记王顺利，副院长钱海

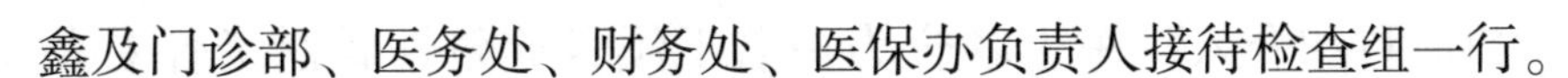

鑫及门诊部、医务处、财务处、医保办负责人接待检查组一行。

26 日 医院召开行政总值班人员座谈会，有经验的值班人员张永森作了经验传授，院长葛建一出席座谈会并讲话，会上决定从 2008 年起实行行政总值班备班制度。

28 日 医院成功开展苏州市首例全腔镜下甲状旁腺肿瘤切除术，患者康复出院。腔镜病区毛忠琦主任为 23 岁的女患者（刚生育小孩 2 个月）实施该项手术。

29 日 29—31 日，苏州大学医学教育发展研讨会暨校友会在苏州大学举行，来自海外的 50 多名校友齐聚母校，为母校发展献计献策。其间，校友参观了苏大附一院，部分校友与医院进行合作洽谈，其中骨科、神经内科、放射科、肿瘤免疫、临床免疫、移植免疫等科室或科研方向达成合作备忘录。医院宴请返校参会的全体校友。

29 日 江苏省卫生厅文件（苏卫医〔2007〕64 号）公布，苏大附一院为首批准予开展心血管疾病介入诊疗技术的医院。

2008 年

1 月

1 日 我国著名放射诊断家、医学教育家、医学放射学的主要创始人之一、原苏州医学院院长、原苏州医学院附属第一医院院长、一级教授、主任医师、苏州大学附属第一医院“杰出贡献奖”获得者陈王善继因病医治无效在苏大附一院逝世，享年 98 岁。

1 日 医院实行行政总值班备班制度。

2 日 医院在第三会议室召开民主党派座谈会。人大代表、政协委员、民革、民盟、民建、民进、农工党、致公党、九三学社、台盟、无党派等组织代表 20 余人出席会议。院长葛建一、院党委书记王顺利到会并讲话。

10 日 苏大人〔2008〕5 号文：聘任苏大附一院沈振亚为对外联络接待办公室副主任（兼）。

10 日 苏州市第十四届人民代表大会第一次会议召开，医院副院长钱海鑫当选苏州市人大常委会副主任。

11 日 口腔科和介入科医生联合为一名下颌骨放射性骨髓炎伴右颈总动脉假性动脉瘤患者（64 岁，男性）实施手术，挽救了该患者的生命。

14 日 徐州市中心医院副院长张居洋、心内科主任宫海滨一行 7 人来院交流，观摩心内科膜片钳技术，参观核医学科 PET-CT。

15 日 卫生部心律失常介入诊疗培训基地评审专家组一行 6 人（黄从新、吴立群、马衣彤、陈林、李莉、杨波）来院进行实地评审。

16 日 医院在第三会议室举行《中华人民共和国劳动合同法》学习讲座。讲座由苏州市社会和劳动保障局政策法规处处长陆伟明主讲，医院党委书记王顺利及相关职能部门负责人等参加学习。

19 日 医院团委联合苏州市国税局团工委、市交巡警支队团总支联合举办“原石之约”迎新联谊会，三家单位的 200 余名团员青年欢聚一堂，共迎新年。院党委书记王顺利出席联谊会。苏州市卫生局团委副书记栾琳应邀出席联席会。

21 日 苏大人〔2008〕15 号文：聘任吴爱勤为苏州大学附属第一医院正处级调研员。

21 日 经由苏州大学十届党委第 12 次常委（扩大）会研究决定，聘任：阮长耿为医学部名誉主任；薛小玲为医学部护理学院院长；李惠玲为医学部护理学院副院长。

21 日 医院职工参加无偿献血（21 日及 24 日）。参加人员 430 名，献血总量达 10 万毫升，献血人数占全院职工数的 1/6。

22 日 医院图书馆搬迁至医院南区（原苏州医学院）。

25 日 江苏省医学会 2008 年工作会议在南京高楼门饭店召开，江苏省医学会常务理事、副会长阮长耿，常务理事专科分会主任委员温端改，常务理事杨建平，专科分会主任委员吴翼伟、吴德沛、吴爱勤等应邀出席会议，会议由阮长耿主持。

27 日 医院在南林饭店举行 2007 年科室总结交流大会，全体院领导参加总结交流会。

27 日 医院在南林饭店春酣厅举行 2007 年全院总结表彰大会暨 2008 年迎新春团拜会。苏州市副市长谭颖，苏州大学党委书记王卓君，苏州市卫生局局长张月林，医院全体党政领导科室负责人，部分老专家和老领导，2007 年度医院“十佳医生”“十佳护士”“十佳医技、管理先进个人”等 300 余人参加团拜会。团拜会由医院党委书记王顺利主持，苏州大学党委常委、苏州大学副校长、苏大附一院院长葛建一致新年贺词。

28 日 苏州市副市长谭颖在苏州市卫生局局长张月林等的陪同下来院查看医疗救护工作，现场查看急诊、骨科、妇产科等科室。

28 日 按照江苏省卫生厅及苏州市卫生局的要求，医院执行灾害天气期间相关卫生信息零报告制度。

28 日 医院召开紧急会议，制定《苏大附一院防雪减灾应急保障预案》，成立以院长为组长，全体院领导和相关职能部门负责人为成员的医院防雪减灾应急保障领导小组，并下设医疗保障组、护理保障组、交通保障组、后勤物资保障组和安全保障组 5 个小组，分工负责应急保障工作。

29 日 江苏省十一届人大一次会议举行第三次大会，选举产生江苏省出席第十一届全国人民代表大会代表。医院副院长钱海鑫当选全国人大代表，将出席 3 月 5 日在北京召开的十一届全国人大一次会议。

2 月

5 日 苏州市卫生局局长张月林来院慰问阮长耿院士及资深专家蒋文平教授、唐天驷教授。

6 日 医院组织除夕安全工作抽查及慰问除夕夜值班工作人员。

20 日 医院获评“2007 年度苏州市创建‘平安单位’先进集体”。

22 日 美国乔治·华盛顿大学索尔·埃德尔斯坦教授及日本株式会社急救代表吉田一正一行来院访问。院长葛建一、副院长杨建平，创建发展办公室、麻醉手术科及急诊科相关负责人接待来宾，双方就麻醉、急诊及医疗国际化工作进行了交流。

22 日 22—23 日，医院举办 2008 年首届护士长管理学习班，全院近 60 名护理管理者参加学习班学习。院长葛建一应邀作专题讲座。

26 日 江苏省卫生厅“科教兴卫工程”考核组组长蒋玲一行对医院 2 个临床医学中心、3 个医学重点学科（实验室）、3 名医学领军人才和 12 名医学重点人才进行现场考核评估，葛建一院长向考核组作专项汇报。

27 日 医院首次设置跨科室院内培训项目，经院内项目培训评审小组评议表决：“气管插管术”“医疗机构合理用药与用药安全”“医院网站为临床服务质量的提高和长效管理”等 11 个适宜项目通过评审。

29 日 著名国际脊柱外科专家、北美脊柱外科前执行主席、国际脊柱功能重建学会主席汉森教授带领12位美国医学专家来院进行学术交流，并演示了编织袋扩张椎体后凸成形术等3项新技术。

3月

1日 医院高级管理层学习成长沙龙在金鸡湖大酒店举行，院办、科教处、医务处、护理部、门急诊部等职能科室负责人，医院十大培训项目负责人及其他兄弟单位领导50余人参加此次学习。沙龙由院长葛建一主持，邀请中国卫生部干部培训专家委员会委员、上海交通大学海外管理学院特邀教授、资深顾问、加拿大籍华人宋振钦教授作题为“21世纪现代医院的经营管理”的讲座。

4日 苏大人〔2008〕19号文：聘任吴德沛为江苏省血液研究所副所长、苏州大学血液研究所副所长。

5日 医院组织民兵队员参加苏州市沧浪区“学雷锋，创建文明一条街”活动。

7日 医院女职工委员会在医院职工活动中心举行“三八”国际妇女节庆祝活动。

15日 医院各职能科室办公室搬迁至13号楼（原护士公寓）。原综合楼及7号楼改造作病房。

21日 苏州市委、市政府在苏州会议中心召开全市推进自主创新暨科技奖励大会，医院阮长耿院士荣获“苏州市科技创新创业市长奖”（全市共7人获奖），陈子兴教授荣获苏州市科学技术进步奖一等奖（全市共5人获奖）。苏州市委书记王荣、市长阎立向获奖者颁发证书。

24日 日本株式会社秘书室星香理女士及关根富士子女士一行2人，在苏州高新区管委会招商处丁勇军的陪同下来院交流，双方就护理工作的交流与合作进行意见交换。

26日 医院召开传达全国“两会”精神报告会，苏大附一院副院长、全国人大代表钱海鑫应邀到会作报告，院领导，全体科主任、护士长，党政职能科室负责人，支部书记出席报告会。

26日 医院举行“苏州市2006年医保政策”讲座，苏州市劳动保障局医疗保险处处长伏克强应邀主讲。

30日 苏州大学附属第四医院（无锡市第四人民医院）院长程之红一行35人来院参观交流。院领导王顺利、钱海鑫、杨建平及相关职能部门负责人在学术报告厅接待来宾。副院长杨建平作简要介绍，双方各职能科室分别进行“对口”交流。

31日 加拿大蒙特利尔圣·玛丽医院中心总裁阿文德·乔西先生，北美超级医学中心蒙特利尔大学医疗中心行政总裁斯尔文·维利亚先生一行来院访问，院长葛建一、副院长杨建平接待来宾。

4月

1日 附一〔2008〕6号文：成立高级诊疗与体检中心、创建发展办公室（与院长办公室合署办公）、社区卫生（预防保健）处（与医务处合署办公）。撤销原创建基本现代化医院办公室、保健体检中心。

1日 附一委〔2008〕5号文《关于调整基层党组织设置的通知》：经院党委会研究决定撤销医院党委11个党支部建制，合并设置6个党总支。

6日 加拿大麦吉尔大学医疗中心总裁亚瑟·波特博士一行5人来院交流，双方就医疗领域国际化合作及中加纪念白求恩大夫来华75周年医院管理研讨会等事宜进行会谈。苏州市卫生局局长张月林，院领导葛建一、王顺利、杨建平等在特需4楼会议室接待。

12日 在苏州市相城区在水一方大酒店举行神经外科鲍耀东教授九十华诞祝寿会。苏州大学校长朱秀林，苏州市卫生局局长张月林出席祝寿会并讲话，院长葛建一致辞。祝寿会由院党委书记王顺利主持。大外科主任周岱、神经外科主任张世明等300余名嘉宾出席祝寿会。

13日 医院在苏苑饭店召开科主任工作会议，对医院经济运行进行分析，对三级甲等医院复审进行动员部署。院领导葛建一、王顺利、温端改、陈卫昌、杨建平、侯建全、张建中，阮长耿院士，唐天驷教授，党政职能科室主任，临床、医技科室主任，党总支书记参加会议，老专家陈易人应邀参会并发言，会议由院党委书记王顺利主持。

13日 医院在苏苑饭店进行科主任管理培训，由美国爱荷华州立大学工商管理硕士、爱荷华州立大学医院与卫生管理博士钱庆文作题为“品质圈管理与全面质量管理”的培训。全院临床、医技科室主任，部分党政职能科室主任，党总支书记，医院十大培训项目负责人约70余人参加培训。

14日 著名纳米与光电子材料专家、中国科学院院士、香港城市大学李述汤教授，美国密歇根大学骨科李思齐博士（李述汤之子）应邀来院访问交流。

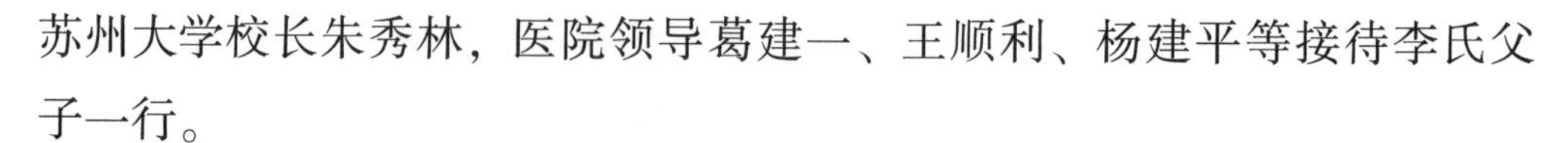

苏州大学校长朱秀林，医院领导葛建一、王顺利、杨建平等接待李氏父子一行。

16日　李思齐博士来院作题为“脊椎矢状面畸形的评价和矫正技术”的专题讲座，讲座由院长葛建一主持。

17日　医院举办首届苏州地区血友病患者病友会，该年的主题是“算我一个”。

17日　江苏省卫生厅三级医院病史质量检查组一行6人在组长孙广辉的带队下来院检查病历处方及“三合理”医疗。

18日　18—20日，由江苏省医学会主办、医院协办的江苏省第五次风湿病学学术会议在苏州新世纪大酒店召开。江苏省医学会秘书长马敬安、苏州市卫生局局长张月林、苏大附一院副院长侯建全出席开幕式并致辞。

20日　中华医学会骨科学分会第八届委员会扩大会议在苏州工业园区国际科技园会议中心召开。中华医学会骨科学分会第八届常委、苏大附一院骨科主任杨惠林教授汇报了第三届COA会议苏州工作筹备情况。

25日　香港唐仲英基金会徐小春、孙幼帆、张小丽一行来到苏州大学及苏大附一院进行苏州大学唐仲英血液学研究中心项目合作签字仪式，并与苏大附一院康复医学科进行合作洽谈。苏州大学校长朱秀林，苏州大学副校长、苏大附一院院长葛建一，苏州大学副校长路建美，江苏省血液研究所所长阮长耿院士，苏大附一院副院长杨建平及相关科室负责人接待徐小春女士一行。

27日　医院举行第十一届肾友会，100余名肾移植患者及家属参加肾友会。院长葛建一到会并讲话，泌尿外科主任严春寅作题为“关爱患者、关爱健康”的讲座。

是月　医院将电视监控系统移机到消防监控中心，实行24小时监控。

5月

1日　医院召开紧急会议，副院长杨建平传达江苏省卫生厅关于加强手足口病等肠道病毒感染性疾病防控工作电视电话会议精神，并部署门急诊部、医务处、院办、儿科、感染病科等科室做好相关工作。

6日　医院在学术报告厅召开迎“三甲”复审动员大会。院长葛建一作题为“集中精力发展潜力形成合力，为创‘三甲’优秀而努力奋斗”的报告，副院长杨建平进行具体工作部署，临床、护理、医技、行政、后勤、老专家代表向全院职工发出倡议，苏州大学党委副书记、副校长江涌到会并作重要讲话。

8 日 在第六十一个世界红十字日来临之际，医院组织“携手人道，关爱生命”为重症青少年点燃希望之光捐款活动，活动持续两天，共募集资金 4 369 元。

10 日 中国生物医学工程学会心律分会第七届全体委员会会议在苏州工业园区星湖国际大酒店召开。来自全国各地的 60 余位心血管病专家出席会议。院领导葛建一、王顺利出席会议。医院心内科蒋文平教授当选名誉主任委员。

12 日 四川汶川县发生里氏 8.0 级大地震，医院连夜组建抗震救灾医疗队，整装待命，随时出发。

12 日 医院泌尿外科新开设病区（三十二病区）正式投入使用，病区核定床位 30 张，第一天的床位使用率为 96.67%。

14 日 医院组织为四川地震灾区慈善募捐。

17 日 医院邀请北京大学第一医院血管介入科主任邹英华教授作题为“颈动脉狭窄与脑中风——颈动脉支架的临床应用”的讲座。

19 日 按国务院公告，全院职工为在四川汶川地震中遇难的同胞默哀 3 分钟。

21 日 医院成立爱心赈灾病区作为接受四川地震伤员专用病区，核定床位 30 张。

23 日 来自地震灾区的首批 193 名伤员抵达南京。根据卫生部统一部署，江苏省卫生厅成立医院救治专家组。医院骨科主任医师、博士生导师唐天驷教授任江苏省医疗专家组组长，于 9:30 第一时间赶赴南京。

26 日 苏州市副市长谭颖来院视察爱心赈灾病区筹备工作。

26 日 院长葛建一到无锡硕放机场听取江苏省卫生厅副厅长黄祖瑚传达转送四川灾区伤员现场办公会精神。

27 日 医院派出 84 名医护人员组成的 40 个医疗小组在院党委书记王顺利、副院长杨建平、医务处副处长林伟的带队下赴无锡硕放机场接转四川地震灾区伤员来院治疗。20:20，飞机在大雨中降落机场。21:20，29 名伤员被安全送上救护车。22:45，救护车秩序井然地安全抵达苏大附一院爱心赈灾病区，医院组织志愿者 21 分钟内将 29 名地震灾区伤员全部转入病房。苏州市委、市政府领导，苏州市卫生局、药监局、财政局等领导，全体院领导，医院老专家，骨科全体医护人员，爱心赈灾病区全体工作人员，相关职能部门负责人和工作人员，自发赶来的志愿者，苏州各大媒体近

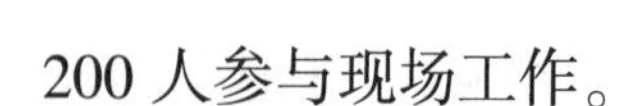

200 人参与现场工作。

28 日　医院作为苏南地区首家“微笑列车唇腭裂修复慈善项目”合作医院，成功为 1 例出生仅 28 天的女婴实施唇裂修补术，该婴儿是医院开展该项目以来的第一个受惠者。

29 日　苏州大学校党委书记王卓君、校长朱秀林等一行来院视察慰问地震灾区伤员和医院爱心赈灾病区工作人员，向灾区伤员代表献花并发放慰问金。

30 日　医院邀请江苏省医学会医疗事故技术鉴定工作办公室主任蒋士浩来院作题为“医疗知情和告知”的专题讲座。

31 日　医院举办苏南地区第一届糖尿病规范化治疗学习班。

6 月

3 日　医院举行陪护地震伤员志愿者培训，首批培训 30 名四川籍志愿者，培训由精神科陈文主任主讲。

5 日　四川 29 名伤员到医院的第十天，江苏省地震灾区伤员医疗救治专家组组长唐天驷教授、苏南分组组长杨惠林教授带领医疗小组在爱心赈灾病区进行大查房，对 29 名伤员逐一做详细的检查。

5 日　一位肝移植的母亲在医院自然分娩一名 2.5 千克女婴。产妇该年 26 岁，产前 15 个月曾在苏大附一院进行过肝移植术。这是全国第三例肝移植患者当上母亲，全世界有 40 多位肝移植患者当上母亲。

5 日　医院与美国通用电气公司联合举办分子影像学战略合作研讨会。

11 日　医院召开苏大附一院五届二次教职工代表大会。大会由工会主席陈卫昌和工会副主席杨振贤主持，全体院领导出席会议，包括特邀列席代表在内的 160 名代表参加大会。大会听取并通过葛建一院长所作的题为“解放思想，科学管理，创新发展，以优异成绩通过三级甲等医院复审”的工作报告和财务处处长贲能富所作的“苏大附一院 2007—2008 年财务工作报告”。

13 日　医院组织复合伤患者急救模拟应急演练。

16 日　附一〔2008〕16 号文：成立输血科（与检验科合署办公）、院内感染管理科（与医务处合署办公）。

18 日　即日起，实行医院院内交通改向。医院补液室前的道路改为机动车入口，博习药店前的道路改为机动车出口，西侧的王长河头大门实行分时段单向通行。原有的 2 个地下车库的出口改为入口，入口改为出口。

19 日 经过 23 天的治疗，首批 6 名伤员康复出院，重返家园。医院在“爱心赈灾病区”门口举行了简短的欢送仪式，苏州市卫生局医政处处长倪川明，院领导王顺利、陈卫昌、杨建平、张建中等为康复出院伤员献花。医院为所有出院伤员买好火车票及两天的路上生活用品，发放返乡安置费 500 元并将他们送上火车。

21 日 医院首批赴四川省绵竹市地震灾区对口支援医疗队启程赴川，帮助灾区同胞进行灾后重建及提供医疗保障，首批医疗队共由 7 名医生和 4 名护士组成：匡玉庭、陈亮、罗二平、王军、余斌、何志松、黄慧妙、穆丽茜、李小勤、王蓉、张新梅。

21 日 医院在西山宾馆联合举办苏大附一院健康讲座暨行风监督员座谈会。

23 日 医院赴绵竹医疗队在江苏省赴川医疗队总队的带领下，深入绵竹市五福、富新、绵远、什地等乡镇卫生院进行实地考察，协商救援工作，连夜进入医疗点。医疗队白天帮扶医疗，晚上开展专题讲座，努力帮助提高当地医院业务水平。

26 日 苏大附一院联邦中青年医生培养基金签约仪式在雅戈尔富宫大酒店举行，院长葛建一、联邦制药国际控股有限公司副总裁朱苏燕代表双方在协议书上签字。

26 日 由中华医学会主办、医院协办的中华医学会第六届全国哮喘学术会议暨中国哮喘联盟第二次大会在苏州市会议中心召开，院长葛建一出席开幕式并致辞。大会邀请了英国、日本、丹麦和新西兰等国国际知名专家作专题报告，与会人员达 700 人。

7 月

1 日 医院召开庆祝建党 87 周年暨表彰大会，院领导葛建一、王顺利、温端改、陈卫昌、杨建平，全体党委委员、纪委委员，各党总支书记，各党总支党员代表，受表彰的优秀党员，参加入党宣誓的预备党员和入党积极分子 100 余人出席了大会。会上进行了新党员的入党宣誓，表彰了 2006—2007 年度医院优秀共产党员。

7 日 绵竹市委、市政府、市抗震指挥部举行抗震救灾“先进集体”“先进个人”表彰大会。医院医疗队获评“抗震救灾先进集体”，是江苏省 20 余

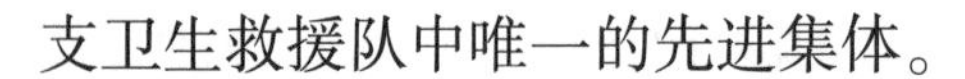

支卫生救援队中唯一的先进集体。

9 日　高温期间，医院门诊提前 15 分钟开诊，即 7:30 准时开诊。执行时间为 7 月 9 日—8 月 31 日。

9 日　医院召开苏大附一院国际科研项目交流合作汇报会。苏州大学校长朱秀林，副校长张学光、陈一星及相关部门负责人一行 8 人出席汇报会，院领导葛建一、王顺利、陈卫昌、杨建平、侯建全等就医院在国际交流合作方面的工作和骨外科研究所筹备工作进行汇报。

10 日　医院杨惠林教授被评为“江苏省高等学校优秀共产党员”。

11 日　医院派康复科医生昝云强、倪波业参加省厅组建的康复医疗队，赴四川灾区开展康复医疗。

14 日　医院进入“战高温”阶段，时期为 7 月 14 日—8 月 22 日。

23 日　院党委第四党总支（行政后勤党总支）在“战高温”期间，安排党员到门诊大厅进行志愿导医服务。

24 日　医院召开座谈会，欢迎医院首批赴四川绵竹医疗队凯旋。

26 日　江苏省委常委、苏州市委书记王荣，苏州市委常委、市长阎立一行赴绵竹市江苏对口支援点大本营慰问苏大附一院医疗队队员及驾驶员。

26 日　医院在苏州饭店芳舟厅召开科主任管理培训暨工作会议。上午举行科主任管理培训，由美国通用电气公司高级培训师傅源女士进行“西格玛”管理培训。下午召开科主任工作会议。

是月　心胸外科为一名胸壁向内凹陷了 20 多年的漏斗胸患者实施微创漏斗胸矫形术，这是目前国际上领先的治疗方法，3 天后患者在家人的陪同下“昂首挺胸”走出医院。

8 月

1 日　为做好奥运期间维稳工作，即日起，医院实行双档行政总值班，即原来排定的备班也到医院值班，并参加晨会交班。

1 日　医院制定《苏大附一院奥运期间维稳信访安全工作预案》，成立信访安全工作领导小组。

2 日　江苏省教育厅厅长沈健来院调研工作，苏州大学校长朱秀林、副校长江涌陪同调研。

3 日　3—5 日，医院在综合楼学术报告厅举行 2008 年迎新会暨新职工岗前培

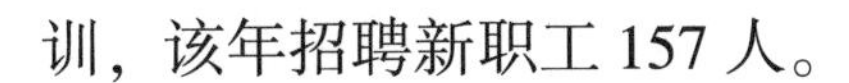

训，该年招聘新职工157人。

6日 江苏省委常委、苏州市委书记王荣一行来院看望高温期间住院的老干部，院长葛建一陪同慰问。

8日 即日起，奥运期间医院每天向苏州市卫生局进行安全生产“零报告”。

11日 日本立花外科医院院长泌尿外科医生立花裕一博士来院访问，副院长侯建全接待来宾。

14日 苏州大学校长医学发展顾问、苏州大学兼职教授、苏大附一院病理科海外主任漆丹毅博士来院访问，阮长耿院士、陈卫昌副院长、病理科康苏娅主任接待了漆博士。

15日 15—16日，副院长杨建平率有关职能部门负责人一行10人赴南京参加全省三级医院复核评价与评审培训班。

19日 葛建一院长主持召开大会，传达江苏省卫生厅8月15—16日举办的三级医院复核评价与评审培训班的精神，进行迎复审工作的再动员和再落实。全体院领导和全院中层干部参加会议。

22日 江苏省卫生厅医政处处长李少冬、主任科员邵淑滨来院对医院迎接等级医院复审的准备工作及医院的建设与发展工作进行调研。

27日 在上一年国际合作交流的基础上，约翰斯·霍普金斯大学医学院王国本教授来院指导呼吸科肺部疾病介入诊治。

28日 在苏州市“医卫青年岗位大练兵”急救技能比赛中，医院获得团体一等奖。

28日 医院举行“合理使用抗生素”专题学术讲座。

9月

1日 为继续深入开展医院管理年活动，落实等级医院复审的要求，医院实行职能部门与业务科室结对联络工作制度。

1日 根据《卫生部办公厅关于印发〈医院向内部职工公开的信息目录〉的通知》精神，医院发布《苏大附一院关于做好向内部职工信息公开工作的通知》，加强院务公开工作。

1日 1—5日，院复审自评专家组组织院内专家开展迎“三甲”复审第一次模拟评审。专家组按照《江苏省三级医院评价标准与细则》分行政管理，医疗管理、技术、服务，护理工作，医技科室4个组进行“一模”自评。

3 日　医院后勤物资零库存管理系统上线。

4 日　医院召开医患沟通座谈会。

5 日　江苏省卫生厅办公室文件（苏卫办人〔2008〕10 号）公布，医院缪丽燕为厅直单位 2008 年度江苏省有突出贡献中青年专家。

5 日　医院召开全院病患质控医师工作会议，通报江苏省卫生厅 2008 年病历处方质量专项检查情况及迎“三甲”复评工作。

5 日　医院召开医院感染监控网络会议。

6 日　医院召开改善医疗服务行动督导会。

8 日　院长葛建一参加全市医院工作大会，并在大会上作管理经验交流。

10 日　医院举行庆祝第二十四个教师节暨表彰本科教学评估先进集体及先进个人。

11 日　江苏省卫生厅巡视组一行 7 人，在巡视组组长、省纪委驻厅纪检组组长周政兴的带领下，来院巡视指导工作，了解医院领导班子关于贯彻落实科学发展观，执行党的路线、方针、政策和决议、决定，执行民主集中制，落实党风廉政建设责任制和廉政勤政，领导干部选拔任用情况。

11 日　按照《关于江苏省卫生厅巡视组对苏大附一院开展巡视的通知》要求，医院在学术报告厅召开巡视组巡视工作见面会。全体院领导，党总支书记，职能部门正、副负责人，临床和医技科室正主任参加会议。

16 日　由联邦制药国际控股有限公司在医院设立的苏州大学附属第一医院联邦中青年医生培养基金评选活动揭晓，许春方、陈亮、卢国元、陆培荣、蒋军红、朱晓黎、李纲、嵇富海、陈友国、周亚峰、唐晓文、何广胜、韩悦、管洪庚、章斌等 15 名医生获奖。

18 日　江苏省卫生厅专家组一行 4 人来院开展为期 1 天的三级医院复审调研初评，主要采用沟通交流、查阅资料、实地查看、病员访谈等方法进行重点内容、重点项目的抽查。

19 日　根据卫生部 2008 年 9 月 16 日电视电话会议及江苏省卫生厅 2008 年 9 月 17 日电视电话会议精神，关于“三鹿奶粉事件”医疗救治工作安排，医院为定点筛查单位。

22 日　医院积极参与 2008 年“中国城市无车日”活动，该年的主题是“人性化街道”。倡议全院职工“少开一天车，给空气一个星期天，给交通一个星期天”，尽量采用步行、骑自行车或乘坐公共交通工具上下班等。

22 日　为配合做好苏州市文明城市创建工作，医院成立苏大附一院创建全国文明城市工作小组，进行值班巡视。

25日 医院为美国密歇根大学医学院血液/肿瘤部主任詹姆斯·费拉拉教授举行客座教授授聘仪式。仪式由副院长侯建全主持，院长葛建一为其颁发聘书，并佩戴校徽。血液科主任吴德沛与费拉拉教授分别代表双方签署血液学领域合作协议。

27日 江苏省血液研究所成立20周年庆典在苏州大学学术报告厅隆重举行。中国科学技术协会副主席、中国工程院院士陈赛娟，中国工程院院士陆道培，中法科技促进会会长卡恩·让教授等来自各地的200名专家、学者参加论坛和庆典。中国工程院院士、江苏省血液研究所所长阮长耿，中国工程院院士陈赛娟，中华医学会党组织书记刘雁飞，苏州市副市长谭颖，苏州大学校长朱秀林，苏州大学血液中心主任吴庆宇出席庆典并发表讲话。庆典大会由苏州大学副校长、苏大附一院院长葛建一主持。卫生部部长陈竺和江苏省卫生厅厅长郭兴华分别发来贺电。

27日 医院第二批赴四川绵竹市支医的医务人员金建强、朱磊顺利完成任务，返回医院。

10月

1日 博习陪护物业将从医院撤离，由苏州市春光服务公司接管。

5日 医院组织对部分临床科室进行医疗查房和模拟急会诊，对查实的问题进行网上公示反馈。

7日 医院第三批赴四川绵竹市支医的医务人员张建平、高杰、艾永丽在苏州市卫生局统一集中后启程。

8日 为迎接苏州市创建全国文明城市检查，医院门诊挂号收款窗口实行分时分批开窗，6:30起开始挂号。

9日 苏州市委副书记、市长阎立一行来院视察，协调处理张家弄14号1幢居民反映营养食堂噪声污染事宜，市政府有关局领导及医院领导葛建一、王顺利、张建中陪同视察。

10日 根据院务会再次就“三甲”复审工作专题进行讨论，决定即日起，医院进入迎“三甲”复审工作倒计时阶段。

13日 为提高医院临床医师的技能操作水平，更好地迎接“三甲”医院复审，医院举办临床医师技能培训系列讲座。

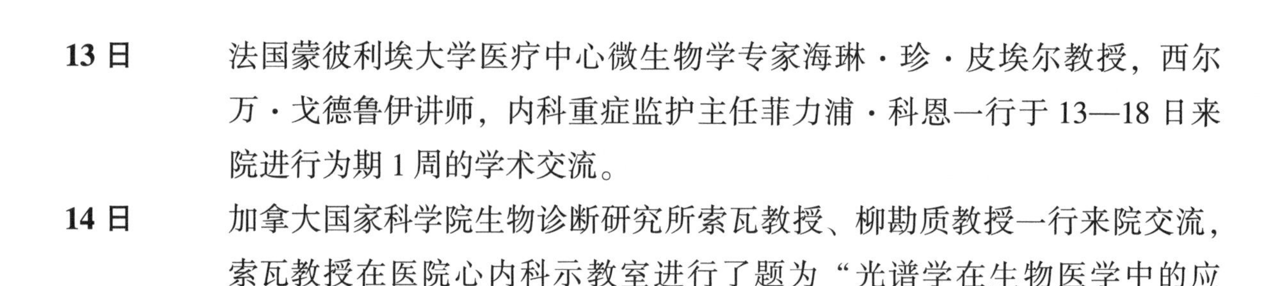

13 日　法国蒙彼利埃大学医疗中心微生物学专家海琳·珍·皮埃尔教授，西尔万·戈德鲁伊讲师，内科重症监护主任菲力浦·科恩一行于 13—18 日来院进行为期 1 周的学术交流。

14 日　加拿大国家科学院生物诊断研究所索瓦教授、柳勘质教授一行来院交流，索瓦教授在医院心内科示教室进行了题为“光谱学在生物医学中的应用——动脉粥样硬化形成的光学图像及光谱分析”的讲座。

15 日　卫生部临床药师制试点医院督导专家组一行 6 人莅临医院检查指导临床药师制工作。专家组由中国医院协会药事管理专业委员会名誉主任委员吴永佩，中国医院协会药事管理专业委员会主任委员颜青、秘书李善西，山东千佛山医院副院长蒋仲敏、药剂科主任李建宏，中南大学湘雅二医院药剂科主任彭六保组成，吴永佩任专家组组长。

20 日　医院召开周会，传达全省卫生系统商业贿赂典型案例警示教育电视电话会议精神。

21 日　苏州市委、市政府在苏州科技文化中心大礼堂举行第二届苏州杰出人才奖颁奖典礼，医院血液科主任吴德沛荣获“苏州杰出人才提名奖”。

22 日　医院在门诊窗口单元开展以“温馨伴你行，满意促和谐”为主题的优质服务月活动。

22 日　为了做好等级医院现场评审的接待工作，经研究决定成立医院“三甲复审”现场评审专家迎接小组，医院成立行政管理、医院质量、医疗技术、医疗服务、护理工作、人才队伍、医院信息、医疗设备、基础设施等 9 个小组。

23 日　美国伊利诺伊大学王明涛教授来院访问，并进行学术讲座。

23 日　由医院组织主办的和谐护患关系构建与优质服务研讨班在苏州大学本部大礼堂举行。

23 日　江苏省卫生厅黄祖瑚副厅长应邀来院进行“病人安全文化建设”专题讲座。全体院领导，各党政职能部门负责人，各临床、医技科室正主任（含主持工作副主任），党总支书记参加聆听。

23 日　医院康复科病区由医院娄葑地块搬迁至医院南区原沧浪宾馆地块，搬迁后，病房居住条件、治疗设备大为改善，成为苏南地区规模最大、项目设施最完善的康复医学科。

25 日　由中华医学会创伤学分会组织修复学组主办，苏州市医学会和苏州大学附属第一医院承办的第六届全国创伤修复（愈合）与组织再生学术交流

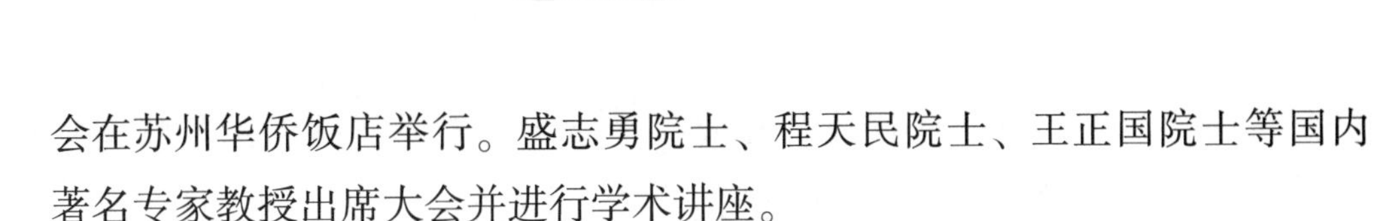

会在苏州华侨饭店举行。盛志勇院士、程天民院士、王正国院士等国内著名专家教授出席大会并进行学术讲座。

25日 苏州大学党委书记王卓君，校长朱秀林，党委副书记兼纪委书记、医学部党委书记高祖林等一行5人来院对医院迎接三级医院现场评审工作做现场指导。

27日 医院纪念白求恩赴华援医75周年。

27日 麦吉尔大学健康中心（加拿大魁北克省蒙特利尔市）与苏州大学附属第一医院第一届秋季研讨会在麦吉尔大学健康中心隆重举行。院长葛建一、心血管外科主任沈振亚、妇产科主任沈宗姬出席大会。

28日 医院口腔科开展种植牙治疗。

29日 江苏省卫生厅等级医院现场评审专家组在领队袁家牛、组长陈鼎荣的带领下一行8人抵达苏州，对医院开展为期两天半的现场评审。29日下午，专家组一行首先听取医院评审工作汇报。专家组全体成员，苏州大学党委书记王卓君、校长朱秀林、党委副书记兼纪委书记高祖林，全体院领导、各临床医技科室主任、党政职能科室负责人及党委书记出席会议，会议由专家组领队袁家牛主持。随后，专家组分行政管理、人才、医疗质量、医疗技术、护理、医疗服务、医院感染、信息基础设施及医疗设备等9个专业组进行现场评审。31日下午，专家组在医院学术报告厅进行现场评审意见反馈会，9位专家逐一作评审反馈。苏州大学校长朱秀林出席反馈会并作重要讲话。

30日 美国通用电气公司副董事长、基础设施集团总裁兼首席执行官约翰·赖斯先生一行来院交流，就签署“战略合作伙伴关系”后的具体合作进行充分交流。院领导葛建一、王顺利、杨建平、侯建全及相关科室主任接待来宾。

是月 医院心胸外科成功开展首例全腔镜下肺癌根治术。

是月 骨科成功为1名患者实施人工颈椎间盘置换术，这是当时最精巧的人工关节，康复效果好。

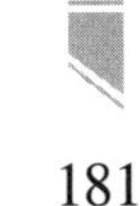

11月

4日 医院邀请《解放军护理杂志》袁长蓉老师来院进行“科研设计与综述撰写”专题讲座。

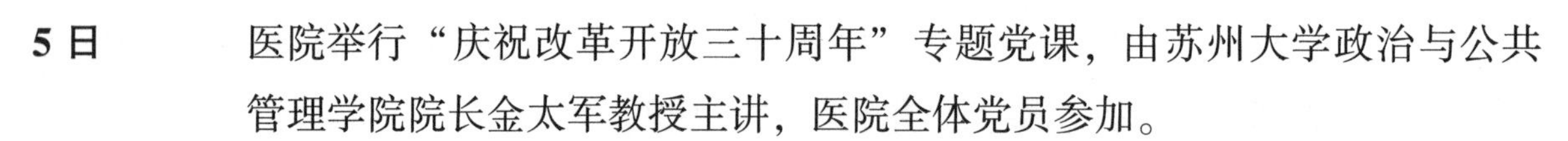

5 日	医院举行“庆祝改革开放三十周年”专题党课，由苏州大学政治与公共管理学院院长金太军教授主讲，医院全体党员参加。
8 日	后勤服务中心办公地点搬迁至 26 号楼（原驾驶班）2 楼，实行一体化办公。
10 日	医院妇产科主任陈友国为一名 36 岁且伴有妊娠高血压疾病的高龄产妇实施剖宫产手术，产下四胞胎女婴，老大、老三均为 1 600 克，老二为 1 300 克，老四为 1 050 克。
10 日	由日本 EPS 控股株式会社及其集团关联公司的高管组成的研修团一行 44 人来院参观访问，院长葛建一接待代表团并作访谈式交流。
13 日	13—16 日，医院隆重承办中华医学会第十届骨科学术会议暨第三届国际 COA 学术大会，注册参会代表 8 400 余人，实际参会 10 000 余人。参会代表来自 22 个国家和地区，其中境外专家代表 242 名，参展厂商 140 家。大会分脊柱、创伤、关节、关节镜、运动医学、骨肿瘤、骨质疏松、足骨外科、康复医学、骨科护理等 10 个分会场。大会开幕式于 13 日晚在苏州工业园区国际博览中心隆重举行，江苏省副省长何权，苏州市市长阎立，苏州市委常委、宣传部长徐国强，中华医学会党组织书记、卫生部医政司原司长吴明江，苏州大学校长朱秀林，江苏省卫生厅副厅长黄祖瑚，江苏省医学会会长、江苏省卫生厅原副厅长唐维新，中华医学会骨科学分会主任委员邱贵兴院士，苏州市副市长谭颖等前排就座。学术年会的主题是“同一个骨科，同样的使命”。
14 日	医院在南区（原苏州医学院）学术报告厅召开骨科学科发展研讨会，中国工程院院士、中华医学会骨科学分会主任委员邱贵兴院士，中国工程院院士戴尅戎，中国医师协会骨科分会党耕町会长等 20 余位骨科学顶级专家出席大会，为推进医院骨科学科发展建言献策。苏州大学副校长张学光，江苏省卫生厅科技处处长蒋玲，院领导葛建一、王顺利、侯建全、张建中等参加会议，会议由副院长侯建全主持。
14 日	采供中心办公地点搬迁至 26 号楼（原驾驶班）2 楼。
16 日	保卫处办公地点由原综合楼 2 楼搬迁至 21 号楼 3 楼（阶梯教室楼 3 楼）。
19 日	医院首次组织专家对新技术、新疗法的开展进行专家评审。
22 日	医院在苏州海关总署外事教育培训基地举行党建工作研讨会。苏州大学党委书记王卓君，苏州大学党委常委、医院院长葛建一，院党委书记王顺利，各党总支书记，党支部书记及相关人员共 50 余人出席会议。会议

由院党委书记王顺利主持。

26日 苏大附一院2003—2007年科技工作表彰大会在医院学术报告厅隆重举行。苏州大学校长朱秀林，江苏省卫生厅科技处处长孙宁生，苏州大学党委副书记、纪委书记、医学部党工委书记高祖林，苏州市科技局副局长吴伟澎，苏州市卫生局副局长陈小康等出席会议并讲话。出席会议的还有苏州大学副校长张学光、路建美，以及医院领导、博导、临床重点学科带头人，各人才工程获得者。会上，对科技工作先进集体、先进个人进行了颁奖。

27日 苏州血友病诊疗中心在医院成立，中华医学会血液学分会主任委员、中国工程院院士阮长耿教授到会祝贺。苏州市医学会秘书长许衷寒，院领导葛建一、杨建平、侯建全等出席大会。

12月

5日 医院邀请江苏省卫生监督所顾健主任医师进行“医院消毒药械的监督管理”主题讲座。

5日 医院邀请苏州大学党委副书记、纪委书记高祖林教授主讲“党风廉政建设与我校青年干部的廉洁自律”主题报告会，全院科职干部参加。

7日 医院在南林饭店远香堂举行2008年第四季度科主任管理培训暨工作会议。浙江大学附属邵逸夫医院院长何超教授应邀作题为“医院中层领导管理艺术”的专题培训。同时，还举行了2008年度联邦中青年医生培养基金颁奖仪式。

8日 医院举行2008年度青年教师授课竞赛暨苏州大学青年教师课堂教学竞赛选拔赛。

10日 医院召开首届临床护理带教创新实践交流会。

11日 江苏省卫生厅综合目标责任制考核组一行6人在组长李庆荣的带领下来院进行厅直单位综合目标责任制考核。考核时间为半天，在听取院长葛建一代表医院所作工作报告后，分组进行检查。

12日 医院首届腹膜透析患者肾友会在新世界大酒店举行，来自全市的腹膜透析患者及家属共30余人参加肾友会。

14日 医院医疗质量专题管理研讨会在张家港市国贸宾馆举行，这是医院顺利通过“三甲”复审后新一轮医疗质量管理强化工作的开端。

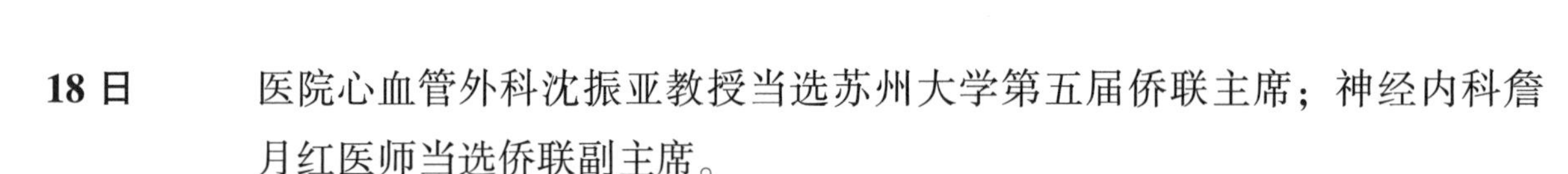

18 日　医院心血管外科沈振亚教授当选苏州大学第五届侨联主席；神经内科詹月红医师当选侨联副主席。

19 日　根据江苏省卫生厅的发文《关于公布 2008 年医院复核评价和评审结果的通知》（苏卫医〔2008〕68 号），苏州大学附属第一医院通过“三甲”复审，等次为“三级甲等”，新确认的等次有效期为 2008 年 12 月 18 日至 2012 年 12 月 17 日。

19 日　医院聘任复旦大学附属妇产科研究所所长、教授、博士生导师李大金教授为妇产科兼职教授；聘任美国约翰斯·霍普金斯大学医学院主任王国本教授为呼吸科客座教授。

20 日　中共苏大附一院第八次党代会在医院学术报告厅隆重举行。142 名党员代表、列席代表、特邀代表出席会议。苏州大学党委书记王卓君应邀出席开幕式并作重要讲话。大会审议通过王顺利代表第七届党委作的题为“实践科学发展观，为创建国内一流、国际知名的综合性医院而努力奋斗”的工作报告。经无记名投票，大会选举产生新一届党委委员和纪律检查委员会委员。

23 日　在副院长钱海鑫的带领下，医院院办、门急诊、医务处、科教处、人事处、药剂科等科室相关人员一行参观江苏省人民医院。

25 日　苏大委组〔2008〕92 号文：同意苏大附一院第八届党委换届选举结果，王顺利任党委书记，葛建一任党委副书记，欧阳琴任纪委副书记。

26 日　在院长葛建一、副院长侯建全的带领下，医院院办、医务处、护理部、人事处、科教处、肿瘤内科、消化内科、介入科、放疗科等科室部分负责人一行 13 人参观上海复旦大学附属肿瘤医院。

2009 年

1 月

1 日　即日起，医院对来院车辆（汽车）及职工车辆实行刷卡计时收费管理。按照苏府〔2006〕83 号文规定，批准苏大附一院按照苏州市二类地区政府指导价收费。

1 日　即日起，医院落实实施《苏州市医师计分考核管理办法（试行）》。

5 日　为切实加强劳动纪律，进一步规范考勤制度，医院颁布《苏州大学附属第一医院关于职工考勤制度的暂行规定》。

7 日　医院在职工活动中心召开苏大附一院研究生导师工作座谈会。苏州大学副校长、苏大附一院院长葛建一，苏州大学研究生部党工委书记曹健，苏大附一院党委书记王顺利，以及苏大附一院有关处室领导，研究生导师出席座谈会，会议由科教处副处长凌春华主持。

9 日　按照《苏大附一院关于医德考评工作的实施意见》，推荐评选出 2008 年度医德考评“优秀”人员 289 人，此系医院首次对医务人员进行医德考评。

11 日　医院网站获“2008 年度苏州大学优秀校园网站评比鼓励奖”，在 58 个参评网站中，医院网站是唯一入围参评并获奖的附属医院网站。

12 日　2008 年度全院护士总结表彰大会在学术报告厅举行，院党委书记王顺利，副院长侯建全、张建中等出席大会。护理部主任李惠玲作总结报告，大会由护理部常务副主任杨惠花主持。会上，对 2008 年度护理诚信文化建设中表现突出的 9 个科室进行了表彰。

12 日　按照《关于评选 2008 年度“先进集体”“十佳医生”“十佳护士”“十佳医技、管理先进个人”奖励事项的通知》文件（附一人〔2008〕18 号）精神，医院评选出心内科、妇产科、医务处、护理部、药剂科等 5 个先进集体；评选出马海涛、王翎、吴德沛、杨惠林、沈宗姬、邹操、陆培荣、金建强、倪才方、唐天驷等 10 位“十佳医生”；评选出万慎娴、王卫珍、张新梅、陈瑛、季萍萍、金花、胡蓓蓓、赵雪花、徐蓉、穆丽茜等 10 位“十佳护士”；评选出万莉芸、于立华、江苏跃、张炜、金晓华、徐文涛、郭亮、顾美华、缪丽燕、魏琳等 10 位“十佳医技、管理人员”。

13 日　江苏省“十佳医德医风楷模”和“百名医德医风标兵”评选结果揭晓，医院骨科唐天驷教授荣获“百名医德医风标兵”称号。

13 日　13—14 日，医院近 400 名员工参加无偿献血活动。

15 日　苏劳社医〔2009〕2 号文：根据 2008 年度考核结果，苏州大学附属第一医院被评为苏州市“和谐医保定点单位”。

18 日　在 2008 年度江苏省卫生厅组织的等级医院复核评价和评审中，医院以优异的成绩成功卫冕。该日在医院举行的迎新春团拜会上，苏州市副市长谭颖与苏州大学副校长殷爱荪共同为“三甲医院”揭牌。

18 日　医院在苏州博览中心多功能厅召开苏大附一院 2009 年迎新春团拜会暨总

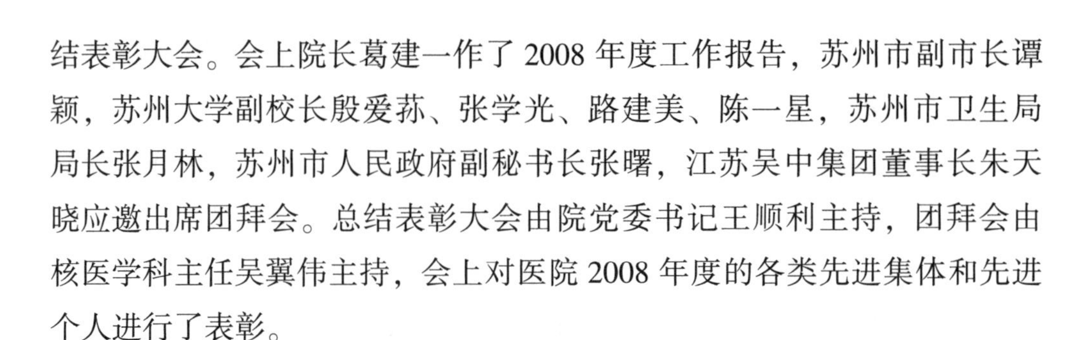

结表彰大会。会上院长葛建一作了 2008 年度工作报告，苏州市副市长谭颖，苏州大学副校长殷爱荪、张学光、路建美、陈一星，苏州市卫生局局长张月林，苏州市人民政府副秘书长张曙，江苏吴中集团董事长朱天晓应邀出席团拜会。总结表彰大会由院党委书记王顺利主持，团拜会由核医学科主任吴翼伟主持，会上对医院 2008 年度的各类先进集体和先进个人进行了表彰。

19 日　苏州市委常委、组织部部长王立平等一行来院慰问住院的离休老干部，院党委书记王顺利陪同慰问。

20 日　院领导葛建一、王顺利等到部分退休职工家中进行节前慰问。

21 日　医院取得先天性心脏病介入治疗、心脏起搏器安装、冠心病介入治疗、心律失常介入治疗等 4 项心脏介入技术准入资格。在此基础上，医院又被卫生部批准为我国首批心律失常介入诊疗培训基地。这标志着医院心内科介入诊疗综合水平和手术量达到国内领先水平。

21 日　医院部署节日期间医疗安全及防火防盗、出行、饮食安全工作。

21 日　苏州市卫生局局长张月林来院慰问阮长耿院士，老专家蒋文平教授、唐天驷教授、王光杰教授、陈易人教授。

23 日　医院在第三会议室召开省级临床重点专科建设工作会议，布置 2009 年医院各省级临床重点专科迎评工作。院领导葛建一、王顺利、陈卫昌、杨建平、侯建全、张建中等，医院 15 个临床重点专科负责人，以及相关职能部门负责人参加会议。

25 日　医院组织党政职能部门负责人分 8 个小组慰问大年夜值班人员。

2 月

2 日　为维护和保障本院职工身体健康，医院决定对 45 周岁以上在职职工进行健康体检。

3 日　医院在第三会议室召开留学生教务工作会议，研究部署留学生生产实习工作。

3 日　医院发文《苏州大学附属第一医院临床医技科室主任考核聘任暂行办法》（附一〔2009〕4 号）、《关于成立医院临床医技科室主任考评和聘任工作考核组的通知》（附一〔2009〕5 号）、《关于成立医院临床医技科室主任聘任资格审查小组的通知》（附一〔2009〕6 号），部署医院临床医技科

室科主任届满考核和换届聘任工作。

7日 2008年度护士长管理经验分享会在医院学术报告厅召开，60余名护理管理者参加会议。副院长侯建全、护理督导庞曼渠应邀出席会议并讲话，会议由护理部主任李惠玲主持。

15日 医院首届多发性骨髓瘤联谊会在学术报告厅举行。

18日 江阴市人民医院代表团一行34人在该院院长杨惠光的带领下来院参观交流，代表团主要由党政职能科室负责人及部分临床医技科室主任组成，院领导葛建一、王顺利、陈卫昌、侯建全和相关职能部门、临床医技科室负责人接待来访。

19日 医院骨科杨惠林教授被聘为国务院学位委员会第六届学科评议组临床医学组成员，是苏州大学医学专业唯一受聘者。

19日 在苏州市会议中心召开的全市卫生工作会议上，蒋文平教授、唐天驷教授荣获“十佳医德医风楷模”称号，李德春教授、朱晔涵医师、童本沁护士荣获“百名医德医风标兵”称号。

19日 由镇江市卫生局医政处处长任一鸣带队的代表团一行5人，在苏州市卫生局副处长徐俊华的陪同下来院参观交流。医院党委书记王顺利、副院长杨建平及相关职能部门负责人接待来宾。

20日 一名高龄主动脉夹层动脉瘤患者经过3个多月的治疗，康复出院。患者70岁，患主动脉夹层动脉瘤，病变广泛，撕裂的血管由升主动脉一直延伸到髂动脉。医院为患者实施主动脉瓣膜成形和升动脉部分主动脉弓的人造血管置换，并且同时实施降主动脉支架的置入。

21日 各临床、医技科室主任在医院学术报告厅进行届满考核述职。

21日 苏大附一院、苏大附二院神经外科在南林饭店为杜子威教授举行退休纪念晚会。杜子威教授早年毕业于日本庆应义塾大学医学部，于1972年怀着满腔热情，克服重重困难回到祖国。历任苏大附一院脑外科副主任、主任，苏州医学院教授、副院长、院长。

25日 医院召开2009年度首次新技术、新疗法院内专家评审会。超声科的“超声造影在临床中的应用”、血液科的“树突状细胞-细胞因子诱导的杀伤细胞（DC-CIK）细胞治疗在恶性血液病患者中的临床应用”、核医学科的“胸苷激酶1（TK1）的报告”、神经内科的“A型肉毒素瘤注射治疗面肌痉挛”等4个项目获得评审通过。评审会由副院长杨建平主持。

26日 中国民主同盟中央委员会对全国民盟系统抗震救灾事迹突出的集体和个

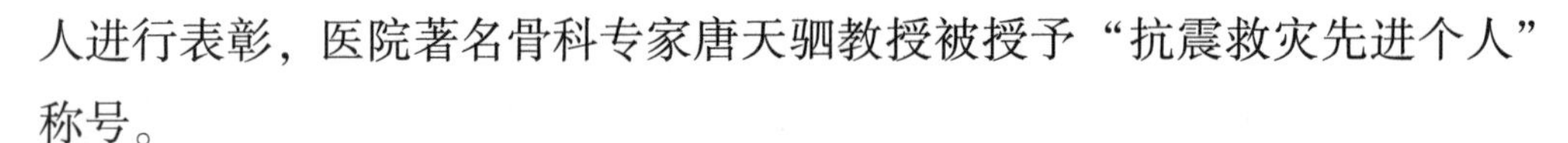

人进行表彰，医院著名骨科专家唐天驷教授被授予“抗震救灾先进个人”称号。

26 日 医院放射科主治医生李勇刚、王希明在全国大型医用设备 CT 上岗证考试中，分别获得第二名和第五名的优异成绩。

27 日 厦门市医学会一行 4 人在学会王中和秘书长的带队下来院交流，学习借鉴第三届 COA 大会成功举办的经验。副院长侯建全、院办主任于曙东及骨科相关人员接待来访。

3 月

1 日 医院门诊楼接建改造工程开工。

3 日 苏州市医疗安全百日专项行动专家组来院检查。

5 日 团委、护理部组织 8 名志愿者在双塔公园广场开展“学雷锋”义诊活动。

6 日 医院在职工活动中心举行庆祝“三八”国际妇女节文艺活动，副院长兼工会主席陈卫昌出席文艺活动，并代表院领导向全院女职工致以节日的祝贺。

6 日 医院在学术报告厅举行放疗科瓦里安医用加速器开机典礼，该加速器在全国共有 5 台，这是苏州市第一台。

10 日 原装在娄葑医院旧址的两台高压氧舱搬迁至康复医学科新址（原沧浪宾馆）。

11 日 医院在学术报告厅召开深入学习实践科学发展观动员大会，院领导，党政职能部门负责人，临床医技科室、教研室正副主任、护士长，党总支书记和党支部书记参加大会。苏州大学科学发展观活动领导小组联络员应邀出席会议。院党委书记王顺利作报告，院长葛建一作重要讲话。

12 日 苏大委组〔2009〕12 号文：郁申华任苏大附一院党委副书记兼纪委书记，保留原待遇。

14 日 医院首期法语培训班开课，参加培训人员 44 人，来自医院 23 个科室。培训班由苏州大学外国语学院资深教师授课。

15 日 15—18 日，日本明治大学副校长针谷敏夫、农学部生命科学院教授加藤幸雄夫妇、博士生蔡立义及东海大学医学部临床医学系妇产科教授和泉俊一郎一行 6 人来院访问交流。院领导陈卫昌、侯建全及相关职能部门、临床科室负责人接待来宾。17 日，加藤幸雄教授作题为“脑垂体的组织特异性转录因子与性腺产生细胞的分化”的讲座；和泉俊一郎教授作题为“日本辅助生殖技术和围产医学的动态”的讲座。

16 日 医院发文聘任临床医技科室主任（附一人〔2009〕12 号）。

17 日 第四党总支在学术报告厅举行深入学习实践科学发展观活动动员辅导报告，报告由第四党总支书记陈汉超主讲，第四党总支全体党员参加学习。

17 日 医院在急诊室组织医疗模拟应急演练。

17 日 为贯彻落实市政府实事工程，医院成立“一卡通”工程领导小组，葛建一任组长，王顺利、侯建全任副组长。

19 日 医院邀请日本东京大学医学院松野教授作题为“树突状细胞在同种异体肝脏移植免疫抑制中的功能”的讲座。

21 日 医院邀请《中华医学杂志（英文版）》编辑部副主任郝秀原博士作题为“英文医学论文投稿前的准备”的讲座。

23 日 江苏省平安医院考评工作组来院检查。

27 日 27—29 日，由中华医学会健康管理学会体验评估学组与苏州大学附属第一医院、苏州市健康管理学会共同承办的“2009 中国健康管理（体检）机构规范与发展峰会暨首届中国健康管理产业联盟大会”在苏州维景国际大酒店举行。中华医学会副会长白忠书到会并致辞，江苏省医学会会长唐维新、苏大附一院院长葛建一、苏州市卫生局副局长陈小康出席大会。

28 日 医院与各临床医技科室科主任签订 2009 年度科主任岗位责任制任务书。

28 日 医院邀请四川大学华西医院院办主任兼信息中心主任黄勇来院作题为“医院信息化战略实施”的授课培训，培训在南林饭店远香堂举行，这是医院新一轮临床医技科室主任履新后的首次培训。

31 日 吴中医药苏大附一院大药房正式运行。

是月 北美脊柱外科学会原执行主席、国际脊柱功能重建学会主席、美国纽约州立大学汉森教授受医院邀请来院，带来美国最新设计研发的 NUBAC 人工髓核系统与 Ouroboros 腰椎椎间融合系统，为 2 名腰椎间盘突出症患者和 4 名腰椎滑脱、腰椎不稳患者实施手术。

是月 医院腔镜病区成功为一名长期便秘的患者实施了“腹腔镜下结肠次全切除+阑尾切除术”，开创了医院腹腔镜技术治疗顽固性便秘的先例。

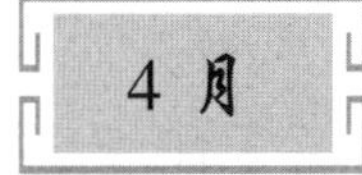

4 月

7 日 医院召开党风廉政、行风建设责任书签约会。院党委书记王顺利，党委副书记兼纪委书记郁申华，党委纪委委员，各党总支书记，以及党办、人事处、财务处、基建办公室、后勤服务中心、药剂科、采供中心、信息处等部门人员参加会议。

8 日 “苏州大学附属第一医院药事质量管理论坛暨品管圈（QCC）成果发布会——医疗机构合理用药与用药安全”在苏州凯莱酒店举行。来自南京、苏州等地医院药剂科的同人及医院药剂科品管圈项目成员参加会议。苏州市卫生局副局长陈小康，苏大附一院院长葛建一、副院长侯建全应邀出席会议。

9 日 医院进行医德医风查房。

9 日 西门子医疗系统集团副总裁、客户方案实施总经理伟凌霄一行 5 人来院访问，对西门子公司医疗设备在医院的使用情况进行深入了解。

9 日 医院第一届恶性淋巴瘤患者家园活动在医院学术报告厅举行。

10 日 医院进行行政总值班培训，院长葛建一到会讲话。

10 日 江苏省教育厅厅长沈健来院调研。

11 日 第二届血友病医患联谊会暨苏州大学附属第一医院血友病诊疗中心揭牌仪式在医院举行，副院长陈卫昌、江苏省血液研究所所长阮长耿到会致辞并为苏州大学附属第一医院血友病诊疗中心揭牌。

13 日 医院举行中华麻醉学会靶控输注（TCI）技术培训中心揭牌仪式，阿斯利康大区销售总监冯俊、医院院长葛建一、副院长杨建平等出席。

14 日 深入学习实践科学发展观活动分析检查阶段动员大会在学术报告厅举行，党委书记王顺利作动员报告。

15 日 医院开展以“感染控制，从我做起，从手开始”为主题的“医院感染控制宣传活动周”活动。苏州市卫生局副局长陈小康出席开幕仪式，院长葛建一在开幕式上作题为“医院感染控制与手卫生”的讲座。

16 日 江苏省卫生厅医疗安全及病历处方质量检查组专家一行 11 人在南京医科大学第二附属医院副院长季国忠的率领下来院对医疗安全、病历和处方质量、“三合理”规范执行情况进行专项检查。

18 日 对医院招生带教的 2004 秋季海外留学生进行毕业实习前临床技能考核。

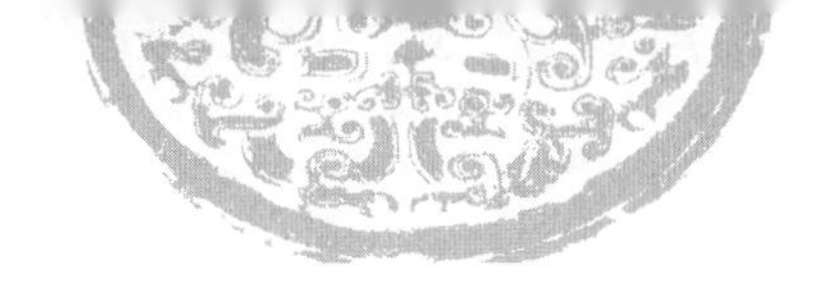

19 日 医院第十二届肾友联谊会在学术报告厅举行，来自各地的150名肾病患者参加联谊会，副院长张建中到会致辞。联谊会由泌尿外科浦金贤主持。

20 日 邀请美国工程学院院士、美国约翰斯·霍普金斯大学赵以甦教授来院作题为“脊柱生物力学及在颈椎、腰椎问题的管理中使用矫形装置的原理”的讲座。

23 日 江苏省卫生厅来院进行“科教兴卫工程”年度考核。

23 日 “护士节”庆祝活动之一的青年护士双语读书报告在学术报告厅举行。

23 日 医院于2008年获得批准的“‘十一五’国家科技支撑计划——骨髓增生异常综合征的规范化诊断与治疗方案策略研究”项目正式启动。来自其他4所血研所（北京大学血液病研究所、中国医学科学院血液学研究所、华中科技大学同济医学院血液病学研究所、上海血液学研究所）及各省、直辖市的血液病诊疗中心共17家单位的30余名专家齐聚一堂，共同参加由阮长耿院士领导、吴德沛教授负责的该项目。

24 日 广东佛山市第一人民医院代表团一行15人在该院党委书记刘永耀的带领下来院参观交流，医院党委书记王顺利及有关职能部门负责人接待来宾。

25 日 江苏省免疫学会血液免疫学专业委员会在苏州成立，医院王兆钺教授任专业委员会主任委员，何广胜、余自强任专业委员会委员，何广胜兼任专业委员会秘书。

29 日 医院转发《卫生部办公厅关于加强人感染猪流感防控应对和应急准备工作的通知》，并按照省、市要求，加强人感染甲型H1N1流感的防控工作，加强应急值守。

30 日 医院转发国务院关于《医药卫生体制改革近期重点实施方案（2009—2011年）》，要求全院职工加强学习，并针对（结合）工作实际提出对医院发展的合理化建议。

是月 医院心血管外科成功应用杂合技术为一名患有主动脉夹层、主动脉狭窄关闭不全、动脉导管未闭等3种不同心血管疾病的患者成功实施手术，这是医院首次应用该技术。

是月 医院神经外科成功为一名60多岁、颅内有两处多发性脑膜瘤的老年患者实施锁孔切口切除，患者术后第二天便可下地行走。

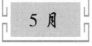

5 月

4 日　医院护理部举行双人心肺复苏技能预赛。

4 日　修葺一新的医院南区体育馆正式向全院职工开放。

4 日　医院举行甲型 H1N1 流感诊疗方案及防控措施培训。

9 日　医院党委书记王顺利一行 2 人参加在杭州萧山举行的“百年名院”联谊会，全国 29 家具有百年建院史的三级甲等医院代表出席会议。“百年名院”联谊会由中国医院协会副秘书长张宝库主持，中国医院协会会长曹荣桂到会致辞。

9 日　苏州市关节炎病友会在医院学术报告厅举行。

12 日　医院在苏州大学红楼学术报告厅举行纪念国际护士节表彰活动暨急救技能操作竞赛，中国工商银行苏州分行在医院设立“金牡丹护理奖”“银牡丹护理奖”“十佳牡丹护理奖”，连续 3 年每年投入 10 万元。

15 日　由苏大附一院承办的中国医师协会神经外科医师分会第四届全国代表大会在苏州市会议中心举行。中国医师协会副会长蔡忠军，中国医师协会神经外科医师分会会长只达石、总干事张玉琪，国家最高科技奖获得者王忠诚院士出席大会。

19 日　医院开设胰腺疾病专病门诊。

20 日　医院召开部署落实苏州市政府实事工程之一“一卡通”工程会议，着力推进医院“一卡通”工程。

22 日　由中国生物医学工程学会医学物理分会和靶向治疗分会主办，苏州大学附属第一医院、苏州大学放射与公共卫生学院、上海交通大学医学院附属新华医院承办的全国立体走向放射治疗技术暨多重影像引导下的放射治疗研讨会在苏州在水一方大酒店举行。中华医学会放射肿瘤分会主任委员于金明，苏州大学副校长、苏大附一院院长葛建一到会致辞。

23 日　由中国医院协会开展的区域医院药事管理交流与合作项目，组织华东、华南、华西地区卫生部门领导及三甲医院药剂科主任一行 50 人来院参观交流。院长葛建一接待来访团，中国医院协会学术与培训部主任姚洪向医院赠送“2009 医院药事管理交流合作项目”纪念牌，代表团一行在医院药剂科主任缪丽燕的陪同下参观了医院。

23 日　由医院各民主党派专家组成的代表团一行 20 人赴苏州平江新城进行义诊

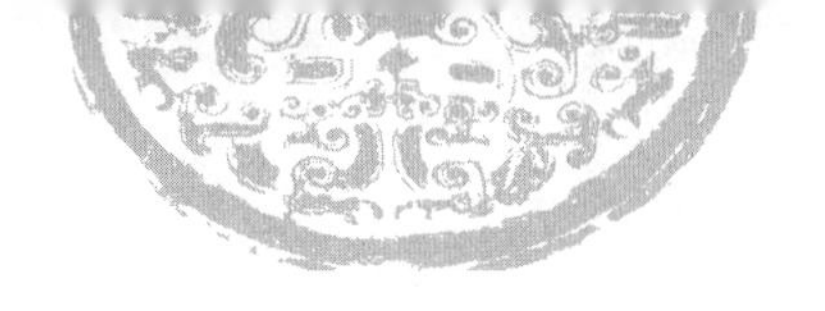

活动。

27 日 医院首次召开医院管理学教学工作座谈会，总结 3 年来的教学工作经验，商讨学科教学计划和学科发展。苏州大学副校长、医院院长葛建一出席座谈会并讲话。

27 日 瑞士苏黎世大学医院颅颌面外科主任克劳斯·格雷茨教授来院访问，院长葛建一、科教处处长杨炳华及口腔科主任葛自力接待克劳斯·格雷茨教授。

28 日 在苏州大学校长朱秀林的带领下，泰州市卫生局副局长、泰州市人民医院院长徐洪涛一行 6 人来院参观交流。

28 日 一名患粟粒性肺结核、结核性肺炎的巴基斯坦籍留学生经医院感染病科精心诊治后，病情好转出院。

28 日 卫生部在上海浦东国际会议中心举行心血管介入诊疗技术培训基地授牌仪式，来自华东地区的 13 家医院参加会议。医院为苏南地区唯一的心律失常介入诊疗技术培训基地。

30 日 医院骨科和介入科联合举办的国家级医学继续教育学习班——椎体成形术和后凸成形术学习班在苏州饭店开班，全国 10 多个省、市的近 200 名骨科医务人员参加学习。

30 日 由血液科阮长耿院士，吴德沛教授主持的“十一五”国家科技支撑计划“骨髓增生异常综合征的规范化诊断与治疗方案策略研究”项目研讨会在苏州南林饭店召开，中国医学科学院血液学研究所血液病医院、天津医科大学总医院、上海交通大学附属瑞金医院等 8 家单位出席研讨会，对骨髓增生异常综合征的形态学检查方法、内容及要求达成初步共识。

6 月

1 日 医院邀请苏州市立医院信息处处长陆建新进行“一卡通”工程专题培训，院“一卡通”工程工作小组全体成员及信息处工程师 20 余人参加培训。

2 日 医院聘请美国加州大学戴维斯分校医学中心刘虹博士为医院心内科客座教授，受聘仪式在明楼酒店举行。

6 日 医院在沧浪实验小学举行第十四个“全国爱眼日”宣传义诊活动，该年“全国爱眼日”的主题是“关注青少年眼健康”。

9 日 美国瓦里安医疗系统有限公司亚太区销售董事布雷特·杰克逊一行 4 人来

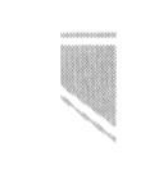

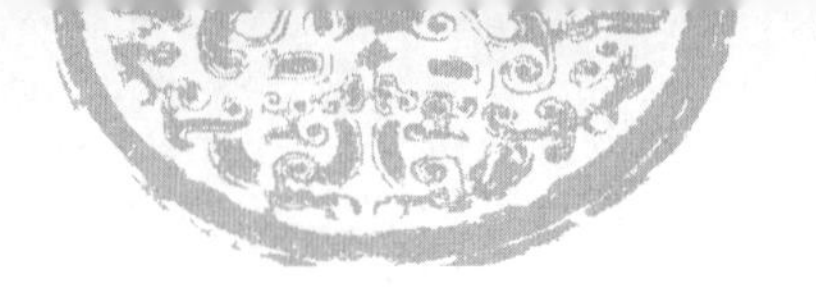

院访问，详细了解医院放疗科当年 3 月购置的瓦里安医用加速器的使用情况。院长葛建一、副院长侯建全、采供中心主任惠杰在特需 4 楼会议室接待来宾。

10 日　医院根据《关于我市开展 2009 年“安全生产月”活动的通知》要求，在全院组织安全生产查房。

10 日　为推进惩治和预防腐败体系建设，加大源头预防和控制职务犯罪，医院成立苏大附一院平江分院工程建设预防职务犯罪协作小组及其办公室，党委书记王顺利任组长，党委副书记、纪委书记郁申华任办公室主任。

11 日　医院举行第二届多发性骨髓瘤病友联谊会，40 多名患者及其家属参加联谊会。

12 日　附一人〔2009〕20 号文：聘任凌春华为医务处处长，试用期 1 年；顾美华为广慈医院负责人；杨贵水为主任科员；汤寿昌为副主任科员。免去顾美华医务处处长职务；凌春华科教处副处长职务。

附一人〔2009〕22 号文：聘任杨炳华为科教处处长；杨惠花为护理部常务副主任；刘济生为创建发展办公室副主任；段健攀为创建发展办公室副主任；吴影秋为社区（预防保健）处副处长；王斐为基建办公室副主任；卢惠娟为高级诊疗体检中心副主任。

14 日　14—15 日，美国得克萨斯大学安德森肿瘤治疗中心整形外科俞培荣教授来院讲学。

15 日　医院成立苏大附一院职工爱心基金会。

19 日　苏州市卫生局局长张月林一行 5 人来院进行“一卡通”工程中期督查指导，“一卡通”工程是苏州市政府 2009 年实事工程之一，苏大附一院要起到试点与示范作用。院领导王顺利、郁申华、陈卫昌、侯建全、杨建平、张建中等参加座谈。

20 日　苏大附一院周氏“天使之星”颁奖活动在医院学术报告厅隆重举行，表彰了 46 名“天使之星”。我国香港地区著名实业家周文轩先生的妻子周严云震女士，香港地区幼儿园教育专家、苏州港澳政协委员、苏大附一院护理部名誉主任周薇青女士，苏大副校长、苏大附一院院长葛建一，苏大附一院副院长侯建全、张建中等出席颁奖仪式。

20 日　20—21 日，江苏省卫生政促会卫生文化专业委员会第二次会议在淮安召开，卫生文化专业委员会副主任委员、医院党委书记王顺利出席会议。

22 日　苏州市红十字会与苏州市医学会在苏大附一院应急救援培训基地联合举

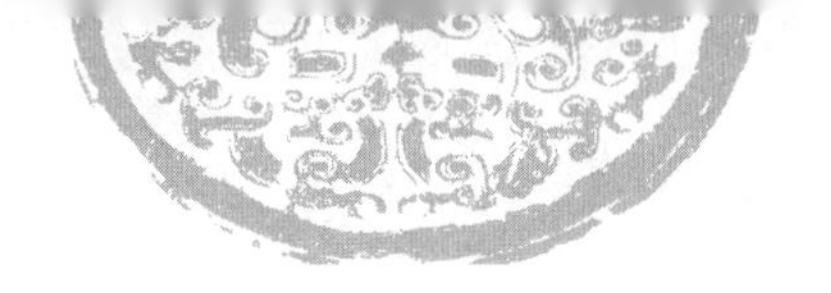

办应急救援医疗队培训班，医院红十字会应急救援队员参加培训。

22 日 附一人〔2009〕23 号文：聘任陈苏宁为血液病研究室主任，试用期 1 年；包健安为药剂科副主任，试用期 1 年。

附一人〔2009〕24 号文：增补顾美华为医院督导委员会副主任委员。

23 日 医院在第三会议室举行优秀综合网页及十佳网站管理员终评会。院长办公室获“优秀综合网页一等奖”，科教处、药剂科、骨科获“优秀综合网页二等奖”，放射科、心血管外科、神经内科、后勤服务中心、腔镜病区、检验科获“优秀奖”，党委办公室等 22 个科室获“鼓励奖”；腔镜病区获“最佳美工奖”，信息处获“最佳功能奖”，药剂科获“最佳内容奖”；程宗琦等 10 人被评为“十佳网站管理员”。

24 日 由医院承办的第二届苏州市“医卫青年岗位大练兵”系列比赛之青年影像医师读片竞赛在学术报告厅举行。苏州市卫生局副局长陈建平，院党委副书记郁申华到场并发表讲话。苏州 8 家医院共 16 名青年影像医师参加竞赛。

25 日 苏大附一院 2009 届研究生毕业典礼暨学位授予仪式在苏州大学本部敬贤堂举行。苏州大学副校长、苏大附一院院长、学位委员会主席葛建一教授，苏大附一院党委书记王顺利，副院长侯建全，博士生导师沈振亚、黄建安、陈子兴、薛永泉，以及 2009 届全体毕业研究生 270 余人出席毕业典礼，典礼由苏大附一院副院长陈卫昌教授主持。

26 日 由中国建设银行苏州分行出资设立的苏大附一院建行管理奖合作意向书签字仪式在南林饭店举行。院长葛建一，院党委书记王顺利，副院长陈卫昌、张建中，中国建设银行苏州分行副行长徐挺，分行营业部总经理王慧力，业务部总经理许永良，个人金融部副总经理张铁民等出席签字仪式。

7 月

1 日 医院党委在学术报告厅召开全院党员大会。大会由院党委书记王顺利主持，苏大副校长、苏大附一院院长葛建一，苏州市委宣传部副部长高志罡在主席台就座。大会开始前，27 名新党员面对党旗进行入党宣誓。大会上，苏州市委宣传部副部长高志罡做了“学习实践科学发展观”专题辅导报告。

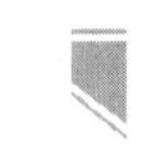

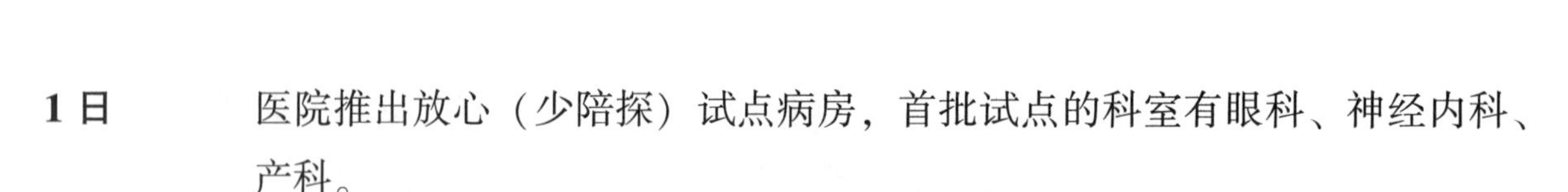

1日 医院推出放心（少陪探）试点病房，首批试点的科室有眼科、神经内科、产科。

4日 医院深入学习实践科学发展观活动总结测评大会在苏州香格里拉大酒店举行。苏州大学校党委常委、苏州大学副校长、医院院长葛建一，苏州大学检查指导组成员、纪委正处级纪检员朱锁龙出席总结测评大会。医院党委副书记郁申华，副院长陈卫昌、杨建平、侯建全、张建中，党政部门负责人及临床医技科室正副主任130余人参加会议。

4日 2009年第二季度科主任管理培训暨工作会议在苏州香格里拉大酒店举行。培训特邀上海市医疗质量管理委员会副主任、复旦大学附属华山医院副院长汪志明教授作了题为“新时期医疗质量、医疗安全管理的思考与实践”的讲座。院领导、各党政职能部门负责人、各临床医技科室正副主任、党总支书记及护士代表共计145人参加培训。培训由陈卫昌副院长主持。下午，召开科主任工作会议，主题是“科室医疗安全干预”。

7日 昆山市第一人民医院代表团一行20余人在该院院长陈健的率领下来院交流访问，院领导葛建一、郁申华、陈卫昌、杨建平、侯建全、张建中及有关职能部门接待代表团一行，双方就等级医院复审工作及管理工作进行了广泛的交流。

8日 医院护理部和团委联合举行青年护士临床护理工作安全干预知识竞赛活动。院党委书记王顺利、党委副书记郁申华、副院长侯建全、党办主任黄恺文、团委书记柴志军、各党总支书记以及护理督导庞曼渠参加此次活动。

9日 医院在第三会议室召开院外行风监督员聘任会，来自院外14个工作单位的14名监督员受聘。

10日 苏大附一院平江分院工程建设预防职务犯罪工作启动仪式在第三会议室举行。经与苏州市人民检察院协商，共同签署《关于苏大附一院平江分院工程建设预防职务犯罪工作联系和配合的实施意见》。院党委书记王顺利、院党委副书记、纪委书记郁申华参加启动仪式。

10日 医院网上预约挂号数量由原来的上午5个号调整为上午5个号加下午5个号。

11日 医院在苏州市会议中心举行苏大附一院平江分院总体规划设计竞赛评审会。评审组专家对投标的9套评审方式进行分析评审，以无记名方式选出3套设计方案。评审会由院党委书记王顺利主持，院长葛建一致答谢辞。

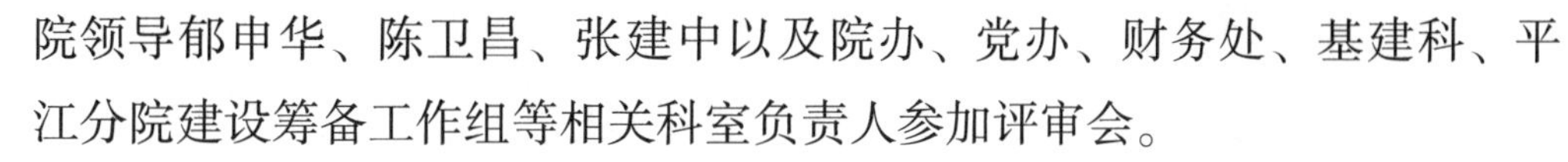

院领导郁申华、陈卫昌、张建中以及院办、党办、财务处、基建科、平江分院建设筹备工作组等相关科室负责人参加评审会。

13 日 医院中西医结合科被评为第一批“省示范中西（中西医结合）科建设单位”，为苏州市首家入选单位。

13 日 由苏州市卫生局医政处主任胡浩成、苏州市健康促进会会长吴胜天带队的一行 5 人来院检查安全工作，副院长杨建平、张建中及相关部门、科室接待并陪同检查。

15 日 医院特邀江苏省护理专业深资专家屠丽君、朱亚萍来院进行 PBM 护理查房。护理部正副主任、护理总长及相关科室护士长参加现场查房。

16 日 为宣传学习医院放射科陈王善继、血液科陈悦书、普通外科陈明斋等三位老专家高尚的医德医风，医院举行“三陈精神”宣传启动仪式。院党委书记王顺利宣布成立“三陈精神”宣传工作领导小组和工作小组，院长葛建一作重要讲话。

18 日 由副院长陈卫昌带队的一行 16 人赴中南大学湘雅三医院考察学习临床技能训练中心筹建工作。

18 日 医院神经外科主任虞正权带领的治疗组成功为一名松果体瘤患者实施切除手术，患者为 15 岁男性，瘤体大小为 4.5 cm×4.5 cm，该手术的成功实施标志着苏大附一院神经外科该类手术技术达到国内外同类技术的先进水平。

21 日 美国北弗吉尼亚医疗集团（INOVA）一行 11 人在总裁诺克斯·辛格尔顿的带领下来院访问交流，就技术、管理、人才培养方面进行广泛的交流。院领导葛建一、王顺利、陈卫昌、杨建平，大外科主任杨惠林，以及院办、党办、科教处、护理部和相关临床医技科室负责人接待来宾，苏州大学校长医学顾问、医院病理科海外主任漆丹毅博士陪同外宾一行。

22 日 8：56，苏州市第一个“日全食宝宝”在医院诞生，小宝宝为男孩，重 3 600 克。

23 日 江苏省卫生厅专家来院进行药事工作专项检查，院领导葛建一、杨建平、侯建全，苏州市卫生局医政处胡浩成主任、宋进才主任及医院有关科室主任接待专家组，专家组在听取药剂科包健安主任的专项工作汇报后，进行实地检查。

23 日 苏州市医院反扒工作交流会在医院召开，苏州市公安局、苏州市区 9 家医院分管院长及保卫处（科）长共 32 人参加会议。院领导王顺利、张建中参加会议。

24日 江苏省人体器官移植专项检查组莅临医院检查人体肾移植临床开展情况。

24日 江苏省第十一次骨科学学术会议在无锡湖滨饭店召开，会议同时还进行了骨科分会换届选举，医院骨科主任、博士生导师杨惠林教授当选第七届主任委员，孙俊英教授担任委员，陈亮副教授担任秘书。

25日 卫生部心血管介入诊疗技术（心律失常）培训基地落户医院心内科，医院在竹辉饭店举行基地揭牌仪式。苏州市副市长谭颖、医院院长葛建一共同为基地揭牌。苏州市卫生局局长张月林、副局长陈小康，院领导王顺利、郁申华、张建中，著名心血管专家蒋文平，以及来自全国的100多名心内科医生参加揭牌仪式。

28日 美国国际脊柱功能重建学会主任汉森教授一行来院进行手术交流，成功为9名患者施行经皮椎体后凸成形术和Ouroboros腰椎椎间融合系统2项国际前沿性手术。

29日 29—30日，医院分别召开上半年离休干部、老领导通报会和民主党派情况通报会。院党委书记王顺利，院党委副书记、纪委书记郁申华，副院长张建中出席会议并分别作相关情况通报。

是月 医院内分泌科开展动态血糖监测技术应用，该技术利用植入腹部脐周皮下的感应器动态监测24—72小时的血糖。

8月

1日 1—5日，医院举行2009年迎新会暨岗前培训，170名新职工参加培训。

2日 即日起，医院开设夜间志愿者门诊（21日停止）。

3日 医院按照江苏省卫生厅关于100%做好出院患者电话随访工作的要求，借助信息技术管理平台，采用数据库挖掘技术、网络技术、通信技术、编制专用软件，建立出院患者电话随访管理系统。

3日 第二批5个病区（妇科病区、骨科一区、骨科二区、消化内科五十一区、心内科五十二区）启动放心（少陪探）病房试点工作。

4日 医院发文《关于开展临床医技科室医疗安全干预活动的通知》（附一医〔2009〕1号），即日起各科室开展科内自查工作。

5日 医院人事处、党办组织邀请院长葛建一向2009年新职工作题为“让我们共同承担起苏大附一院持续发展的光荣使命”的专题讲座。讲座由人事

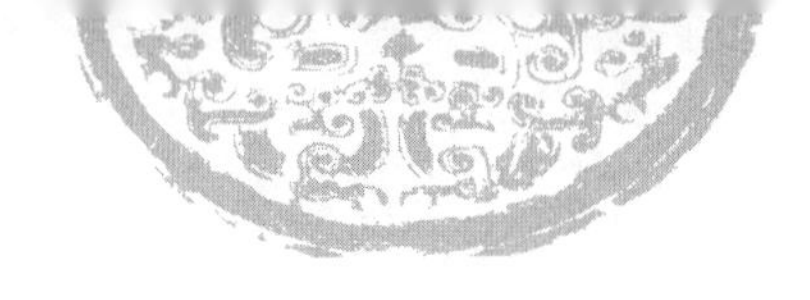

处处长沈学伍主持。

8日 8—9日，医院在吴江同里召开一年一度的教学工作会议，各教研室管理人员及教师代表60余人参加会议，会议由教学办公室主任蒋廷波主持。

10日 10—17日，医院举行医院管理常用法律法规知识竞赛。

10日 医院对近3年入院的博士研究生进行考核，考核围绕医、教、研三方面进行，考核结果作为晋升、岗位调配、培训教育等工作的依据。

12日 医院发文《关于围绕庆祝新中国成立60周年深入开展爱国爱院教育活动的意见》（附一委〔2009〕16号），根据意见，国庆期间医院将举行系列活动。

13日 即日起，医院对各职能部门进行“基本职能，基本制度，基本流程”专题管理“三基”研讨，研讨会每两周召开1次，每次涉及1个职能部门。

13日 医院召开财务工作内控研讨会，研讨会从医院成本核算、支出控制、设备使用、人员利用、预算控制、制度执行等方面讨论财务内控制度建设的有关工作。

17日 苏州社会保险基金中心主任谭国明一行6人来院调研，院党委书记王顺利及有关职能部门接待谭主任一行。

18日 药剂科、信息处、门急诊部联合发出通知，对医院电子处方提出规范化要求。

18日 医院与苏州广慈肿瘤医院签署合作协议，成立苏大附一院广慈分院。院领导葛建一、郁申华、杨建平、侯建全、张建中及吴中区卫生局局长蒋连保、广慈肿瘤医院董事会成员出席签约仪式，签约仪式在苏州广慈肿瘤医院多功能会议厅举行。

20日 由江苏省卫生厅组织的省级临床重点专科评审专家一行17人，对医院血液科、神经内科、普通外科、医学影像科、心血管内科、骨科6个省级重点专科进行复审，同时对通过初审的新申报科室消化内科、医学检验科、药剂科进行评审。

21日 医院召开专项会议，加强院内感染的预防和控制，加强外来手术器械跟台人员及相关人员的管理。

21日 医院门急诊部发出通知，要求各窗口单位认真做好工作，迎接国家对苏州市公共文明指数暗访测评。

22日 医院召开第一临床医学院口腔医学专业2009年教学工作会议，会议在苏州金龙大酒店举行。

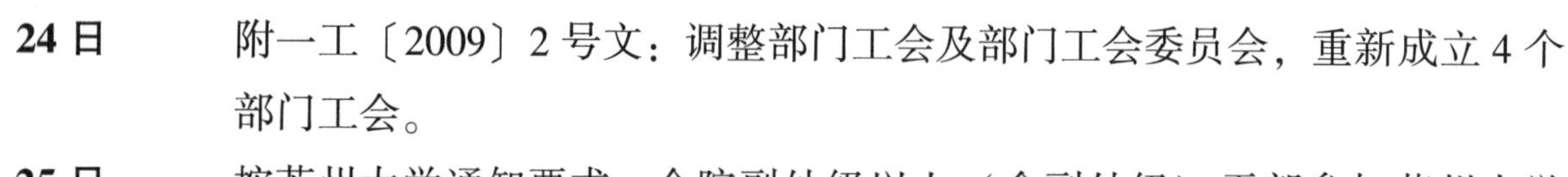

24 日 附一工〔2009〕2 号文：调整部门工会及部门工会委员会，重新成立 4 个部门工会。

25 日 按苏州大学通知要求，全院副处级以上（含副处级）干部参加苏州大学发展战略研讨会。

25 日 由《环球慈善》杂志社主办，新华社、中国新闻社、人民日报社、工人日报社等 10 多家主流媒体单位组成的“中国爱心城市发现之旅”一行在苏州市红十字会会长严晓凤、周小容部长带队下来医院血液科参观采访。

26 日 医院感染病科在东吴饭店举行国家“十一五”科技重大专项子课题——“抗病毒及免疫调节结合人工肝支持治疗乙型重型病毒性肝炎的应用临床研究”启动会议。苏州、南通、南京、盐城、泰州等地近 20 家传染病医院（科室）有关人员出席会议。

27 日 美国西弗吉尼亚医学院骨科助理教授李丙运博士一行 4 人来院交流，李博士的研究项目涉及纳米技术、生物、能源和环境等。

31 日 江苏省医疗机构护理和临床检验工作专项检查组一行 8 人来院检查护理与临床检验工作。

31 日 江苏省平安医院创建活动协调小组发文，确定苏州大学附属第一医院为首批省级平安医院。

是月 医院在各护理单元开展“优质环境示范病房”评比活动。经民主测评现场考核，腔镜病区、泌尿外科三十二区、消化内科五十一区、心内科五十二区获“优质环境示范病房”称号。

是月 按照江苏省卫生厅要求，医院开展“全面改善医疗服务推进医德医风建设”专项行动。行动从 8 月开始，为期 1 年。

9 月

7 日 苏州市 2008 年社会发展科技计划项目——“构建临床适宜技术三级推广网科技示范工程”中期促进会在医院南校区学术报告厅召开。项目组组长、苏大附一院院长葛建一作项目中期工作汇报。

10 日 医院召开教师座谈会，庆祝第二十五个教师节。

11 日 为迎接世界淋巴瘤日，《城市商报》策划并联合苏州大学附属第一医院在竹辉饭店举行大型义诊活动。该年活动的口号是“无惧淋巴瘤，我们能!”，共有 60 多名淋巴瘤患者到现场咨询。

17 日　江苏省卫生厅“2009 年医疗质量万里行——血液安全督导检查组”专家来院检查安全用血工作及血液制品的管理。

17 日　医院选派 10 名选手赴南京参加江苏省医院协会“豪森杯”医院管理常用法律法规知识竞赛复赛。

19 日　由医院举办的国家级继续教育项目“神经肌肉疾病诊治进展”学习班在枫桥分院举行。苏州市医学会秘书长许衷寒、苏州大学副校长张学光教授、苏州高新区卫生局局长刘寿林出席开班仪式并发表讲话。

23 日　苏大附一院 BD 静疗培训中心签约仪式在医院学术报告厅举行。院长葛建一出席签约仪式并讲话，副院长侯建全、BD 公司华东地区总经理代表双方签署合作协议。

26 日　医院篮球队在“恒丰杯”第四届双塔街道社区运动会上荣获亚军。苏州市沧浪区全区共有 12 支队伍参赛。

28 日　医院召开放心（少陪探）病房专题研讨会，以进一步落实“医疗质量万里行活动”精神。院党委书记王顺利主持研讨会，副院长杨建平、侯建全、张建中及有关职能部门负责人参加会议。

30 日　医院职工刘笑明的摄影作品《时间就是生命》获苏州大学教工书画摄影作品一等奖。此次摄影比赛共评出 100 幅参赛作品，获一等奖者仅 2 人。

30 日　由医院自主研发的自助挂号缴费一体机正式投入使用。

30 日　苏大附一院红十字会将募集的 16 200 元“诚善”捐资助学款交至苏州市红十字会，用于资助 26 名贵州安顺地区贫困学生完成该年度学业。

30 日　医院党委举行“迎国庆、贺中秋”茶话会，应邀出席茶话会的 20 余名民主党派人士、无党派人士、归侨、侨眷、台属欢聚一堂，畅谈祖国 60 年的辉煌成就、医院 60 年的跨越发展。

10 月

1 日　即日起，实行晚上行政总值班人员夜间巡查制度，每天巡查 5~6 个科室。

9 日　9—11 日，由苏大附一院、江苏省血液研究所主办的“2009 苏州国际临床（技术）论坛——苏州血液学峰会”在苏州市会议中心举行，来自北美、欧洲、亚洲等地区的 205 名代表参加大会。大会期间，举办了第十二届全国血栓与止血会议，会议收到论文 195 篇，共有国内外代表近 300 人参加会议。

9日 附一人〔2009〕29号文：聘任柴志军为人事处副处长（正科待遇不变），试用期1年；方琪为科教处副处长，试用期1年；吴洪涛为采供中心副主任，试用期1年；徐先泉为信息处副处长，试用期1年。

10日 2009年第三季度科主任管理培训暨工作会议在苏州竹辉饭店举行。会议分两部分，上午进行科主任管理培训，苏州大学校长朱秀林教授、上海交通大学医学院附属第九人民医院院长张志愿教授应邀分别为科主任进行管理培训；下午为科主任工作会议，会上举行了眼科、神经内科、麻醉手术科、骨科、妇产科、心内科等6个科室的“亚专科”建设启动经费发放仪式，以进一步推动医院“亚专科”建设。

11日 医院在学术报告厅举行窗口人员文明服务规范培训，120多名窗口人员利用休息时间参加培训。

12日 美国康奈尔大学医学院医学系主任安德鲁·谢弗教授来院访问，并与医院签订科研合作协议。院长葛建一，中国工程院院士、江苏省血液研究所所长阮长耿及有关职能部门负责人接待来访人。

13日 医院邀请苏州市吴中区人民检察院检察长王建华来院作“反腐倡廉”专题讲座，讲座由院党委副书记、纪委书记郁申华主持。全体院领导，临床医技科室正副主任、护士长，教研室正、副主任，党政职能科室负责人，以及各总支书记出席讲座。

14日 医院纪律检查委员会组织部分“高危”部门、“高危”岗位工作人员赴江苏省苏州监狱进行参观警示教育。

15日 15—18日，第十二届全国神经科学学术会议在北京国际会议中心举行。由中华医学会、中华内科杂志社主办的“VB脑·立·场实践领跑者”项目暨中青年医师学术演讲比赛全国总决赛同期进行。医院神经内科董万利主任率领队伍参赛，经过苏州市、江苏省的初赛、复赛，最终医院神经内科徐耑医师以江苏省第一的成绩晋级全国总决赛。后经过角逐，徐耑成为江苏省唯一跻身全国十二强的选手，荣获“全国实践超级领跑者”称号，董万利主任获“育人奖”。

15日 医院在学术报告厅举行“我和祖国共奋进，我与医院同发展”演讲比赛，各党总支共选派12名选手参加比赛。

16日 医院党委理论中心组在第三会议室集中学习十七届四中全会精神，院党委书记王顺利主持学习班，部署学习《中共中央关于加强和改进新形势下党的建设若干重大问题的决定》。

19 日　医院组织对全院各科室（病区）进行医德医风巡视。

22 日　医院与《城市商报》健康顾问团联手推出“手术直播室”，市民可现场观看麻醉、脊柱微创手术的精彩全程。

22 日　苏州市“一卡通”便民就医工程专家组成员一行来院考核、验收“一卡通”工程建设实施情况。

23 日　23—24 日，江苏省肝脏外科学术研讨会在苏州会议中心举行，研讨会由江苏省医学会外科学分会肝脏外科学组主办，苏州大学附属第一医院承办，参会人员 180 余名，院长葛建一、江苏省医学会秘书长任华轶到会祝贺，副院长、江苏省医学会外科学分会肝脏外科学组副组长钱海鑫主持会议。

23 日　23—25 日，由江苏省医院协会主办、苏大附一院承办的医院文化与医院发展论坛暨江苏省医院协会医院文化建设委员会 2009 年学术年会在苏州南亚宾馆举行。来自全省三级医院及主要二级医院的党委负责人，相关职能部门负责人，江苏省医院文化建设专业委员会及论文作者 200 余人参加论坛。中国医院协会副会长、江苏省医院协会会长唐维新，苏州市人民政府秘书长张曙，苏州大学党委副书记、副校长江涌，苏州市卫生局局长张月林，江苏省医院文化建设专业委员会主要委员、南京医科大学副校长张前德应邀出席开幕式并作重要讲话。院领导王顺利、侯建全、张建中参加会议。开幕式由江苏省医院协会副会长、秘书长卢晓玲主持。

28 日　苏州大学附属第一医院广慈分院举行揭牌仪式。吴中区副区长周晓敏，吴中区卫生局局长蒋连保、副局长杨斌，院领导葛建一、王顺利、陈卫昌、杨建平、张建中，广慈医院董事林志勇、林建祥出席揭牌仪式。仪式由广慈分院院长顾美华主持。

28 日　由医院托管的沧浪区政府实事工程——双塔街道社区卫生服务中心正式启用，苏州市副市长谭颖出席启动仪式。

30 日　10 月 30 日—11 月 1 日，由苏大附一院、苏州大学主办的第二届苏州国际临床（技术）论坛在苏州市会议中心隆重举行，本届论坛的主题是“临床先进技术沟通健康生活”，来自北美、欧洲、东南亚等地区 7 个国家的近 1 000 名代表参加大会。论坛设血液学、骨外科学、心内科学、胸外科学及心血管外科学、神经内科学、临床免疫学、综合组（分子生物学、泌尿外科学、口腔医学、放射医学、普外科学）、院长论坛等 8 个分会场。

30 日 10 月 30 日—11 月 1 日，由医院承办的 2009 年全国介入放射学新技术研讨会议暨第六届全国介入放射学组成立大会和《介入放射学杂志》第六届编委第一次全体会议在苏州在水一方大酒店召开，美国、意大利、中国 500 余人参加大会。卫生部、江苏省卫生厅领导，医院党委书记王顺利，江苏省医学会秘书长任华轶到会并作讲话。会议由医院介入科主任倪才方主持。

31 日 在第二届苏州国际临床论坛开幕式上，同期举行苏州大学骨科研究所、美国得克萨斯脊柱研究所——苏州大学附属第一医院临床基地揭牌仪式。

10 月 根据江苏省卫生厅“苏卫科教〔2009〕19 号”文，医院获江苏省医学新技术引进奖 12 项，其中一等奖 6 项、二等奖 6 项。

11 月

2 日 附一人字〔2009〕33 号文：聘任陈亮为院长助理（正科职），试用期 1 年。

4 日 医院与对口帮扶单位青海省人民医院结为友好医院，双方在第三会议室举行友好医院协议签字仪式。苏州市委常委、组织部部长王立平，苏州市卫生局局长张月林，青海省人民医院党委书记、院长褚以德，苏州大学副校长、苏大附一院院长葛建一及有关人员出席签字仪式，仪式由苏大附一院党委书记王顺利主持。

5 日 医院举行部分职能科室正副负责人轮岗述职考核，23 人参加述职。

6 日 美国宾夕法尼亚大学免疫学专家罗伯特·艾森伯格教授来院进行学术交流并作报告，报告由医院风湿科主任陈志伟主持。

6 日 由医院主办的江苏省继续教育项目“医院药学新进展研修班”在苏州会议中心举行，副院长陈卫昌、中国药学会医院药学专业委员会副主任委员主任袁锁中出席开幕式并致辞，开幕式由医院药剂科主任缪丽燕主持。

6 日 医院为本院消化内科创始人杨鸿声教授举行九十大寿祝寿活动。院领导葛建一、王顺利、钱海鑫、陈卫昌、张建中及消化科同人参加祝寿会。

6 日 6—8 日，医院承办的“2009 江苏省中西医结合呼吸病学术年会暨呼吸病诊治新进展国家级继续教育学习班”在南林饭店举行。院长葛建一出席开幕式并讲话。

10 日 医院组织召开第四季度医患沟通座谈会。骨科、普外科、泌尿外科等 19

个临床科室21个病区的部分患者与家属代表参加沟通座谈会。院党委副书记、纪委书记郁申华列会并作讲话，座谈会由纪检审办公室主任欧阳琴主持。

13日 医院第四党总支（行政、后勤党总支）一、三、四党支部利用周末时间组织党员前往宁波参观旅游，34人参加了此次活动。

13日 医院护理部在阶梯教室组织医院静脉治疗培训中心首次培训活动。

13日 医院开始门急诊楼周围市政工程施工。

13日 13—15日，由医院举办的经支气管针吸活检相关技术研讨会暨江苏省继续医学教育项目学习班在南林饭店举行。美国约翰斯·霍普金斯大学王国本教授、第二军医大学上海长海医院李强教授、广州呼吸病研究所李时悦教授、广州顺德人民医院荣福教授等国内外呼吸介入病学专家出席会议。

14日 为响应联合国“糖尿病日”的主题号召，医院内分泌科联合苏州市各大医院内分泌科在医院南区举行全市范围的大型糖尿病义诊活动，近400名患者、市民前来询诊。

18日 根据《卫生部办公厅关于加强甲型H1N1流感医疗救治工作的通知》要求，按照江苏省卫生厅部署，医院派出中心ICU主任詹英、呼吸科主任衡伟赴甘肃支援兰州大学第一医院重症甲型H1N1患者的医疗救治。

18日 附一人〔2009〕34号文：聘任杨卫新为双塔街道社区卫生服务中心主任（兼）；何怀为双塔街道社区卫生服务中心副主任（兼）。

18日 医院消化科与腔镜科合作，为一名胃底平滑肌瘤患者成功施行国内首例腹腔镜辅助下胃全层切除术。迄今为止，全世界范围内该切除术共施行4例。

19日 苏州市卫生局局长张月林、苏州市财政局副局长黄济美等领导及由上海专家组成的“一卡通”工程绩效考核组来院考核评估“一卡通”工程。院领导葛建一、侯建全，“一卡通”领导小组及工作小组成员陪同参加考核工作。

20日 院长葛建一赴南京参加第八届医院院长论坛暨2009年医院协会年会，全省二、三级医院院长及其他管理人员350多人参会。医院获“优秀论文奖”一等奖1人、二等奖1人、三等奖2人，医院获“组织奖”。

21日 全国公立医院改革制度设计与实践研修班在南京举行，院长葛建一出席并主持主旨报告，全国14个省、市、自治区的450多名代表参加研修。

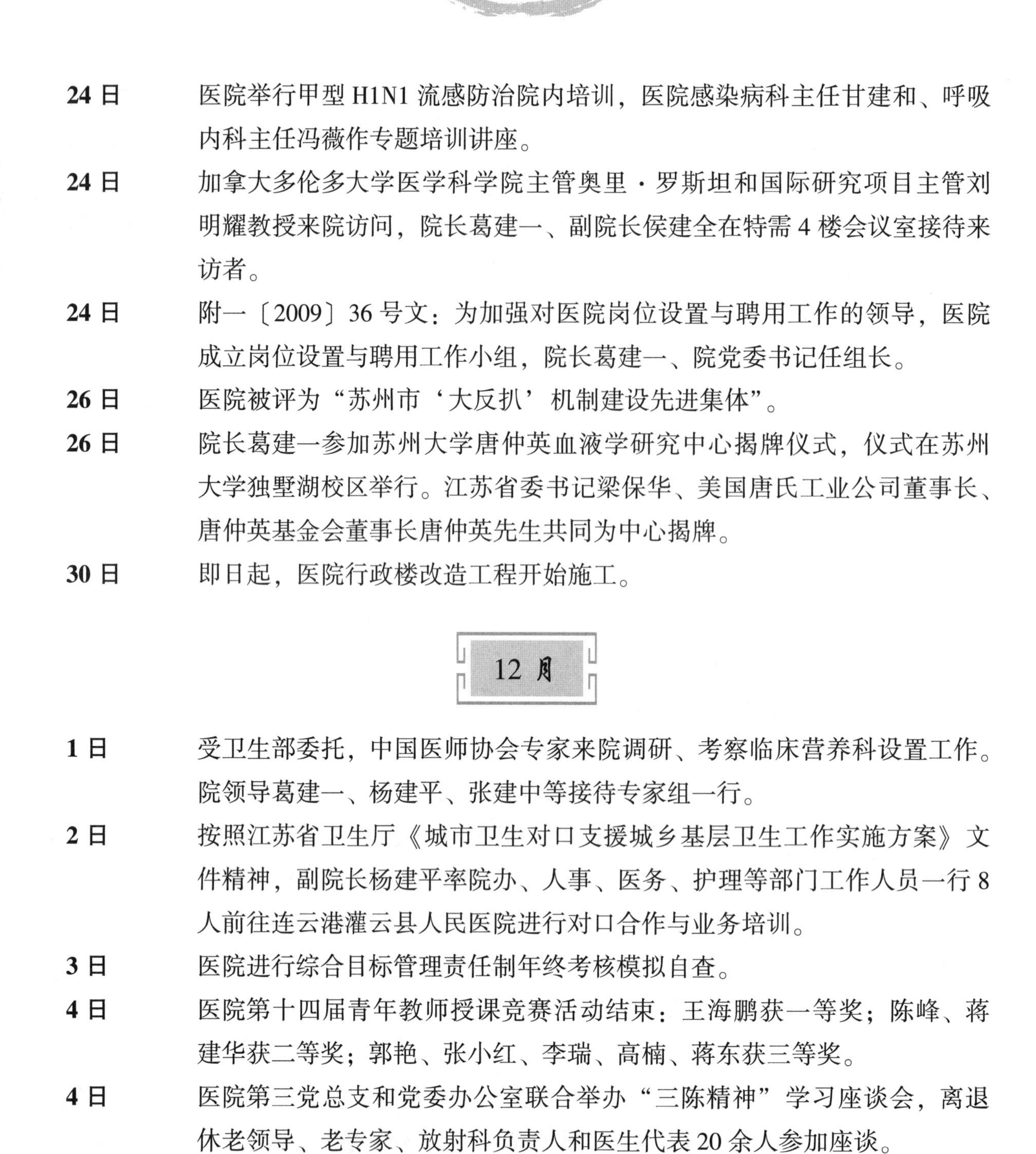

24日　医院举行甲型H1N1流感防治院内培训，医院感染病科主任甘建和、呼吸内科主任冯薇作专题培训讲座。

24日　加拿大多伦多大学医学科学院主管奥里·罗斯坦和国际研究项目主管刘明耀教授来院访问，院长葛建一、副院长侯建全在特需4楼会议室接待来访者。

24日　附一〔2009〕36号文：为加强对医院岗位设置与聘用工作的领导，医院成立岗位设置与聘用工作小组，院长葛建一、院党委书记任组长。

26日　医院被评为"苏州市'大反扒'机制建设先进集体"。

26日　院长葛建一参加苏州大学唐仲英血液学研究中心揭牌仪式，仪式在苏州大学独墅湖校区举行。江苏省委书记梁保华、美国唐氏工业公司董事长、唐仲英基金会董事长唐仲英先生共同为中心揭牌。

30日　即日起，医院行政楼改造工程开始施工。

12月

1日　受卫生部委托，中国医师协会专家来院调研、考察临床营养科设置工作。院领导葛建一、杨建平、张建中等接待专家组一行。

2日　按照江苏省卫生厅《城市卫生对口支援城乡基层卫生工作实施方案》文件精神，副院长杨建平率院办、人事、医务、护理等部门工作人员一行8人前往连云港灌云县人民医院进行对口合作与业务培训。

3日　医院进行综合目标管理责任制年终考核模拟自查。

4日　医院第十四届青年教师授课竞赛活动结束：王海鹏获一等奖；陈峰、蒋建华获二等奖；郭艳、张小红、李瑞、高楠、蒋东获三等奖。

4日　医院第三党总支和党委办公室联合举办"三陈精神"学习座谈会，离退休老领导、老专家、放射科负责人和医生代表20余人参加座谈。

4日　医院通知强化落实江苏省卫生厅"四个承诺"要求，即检查当日出报告，专家门诊全日制，门诊预约挂号，出院患者一周内电话随访率达100%。

4日　医院发通知调整甲型H1N1流感防控若干措施，加强甲型H1N1流感防治工作。

7日　医院组织对行政总值班人员进行甲型H1N1流感防控知识培训。

10日　附一人〔2009〕35号文：成立教育培训处和科技处，暂定人员编制各5人，撤销现科教处建制；博习贸易公司建制独立，不再隶属于后勤服务中心。

14日 医院发文：《关于李惠玲等同志职务任免的通知》（附一人〔2009〕37号）；《关于沈雪英等同志职务任免的通知》（附一委〔2009〕24号）；《关于周宏益同志职务聘任的通知》（附一委〔2009〕23号）；《关于罗信通同志职务任免的通知》（附一人〔2009〕36号）。

31日 附一人〔2009〕40号文：成立感染管理科。

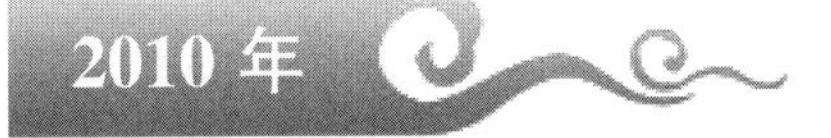

2010年

1月

1日 医院网站改版上线。

6日 苏大附一院平江分院初步设计方案向全院职工集中展示。

7日 7—8日，在苏州市会议中心举行苏大附一院平江分院设计方案评审会议。各设计公司对设计方案进行了详细介绍，医院邀请相关专家进行评审，并请医院领导、支部书记、职能科室负责人、科室正主任参与评审及投票，评选最佳设计方案。

8日 苏州大学党委书记王卓君、校长朱秀林一行来院进行工作调研。

8日 苏大附一院风湿病科成立10周年庆祝活动在苏州工业园区凯宾斯基大酒店举行。中华医学会风湿病学会、中国中西医结合学会风湿病专业委员会、中国免疫学会、苏州大学领导分别题祝贺词，省内外各大医院的风湿病专家60余人莅临会场。

9日 “2009第二届派罗欣杯‘夺银摘金’临床优秀病例评选大赛”在上海浦东香格里拉大酒店举行。医院感染病科陈祖涛医师获得全国赛金奖，并获得全额赞助出席2010年意大利国际肝病会议的资格。此次大赛由中华医学会感染病学分会、《中华传染病杂志》（上海市医学会）主办，罗氏公司协办。

11日 中共中央、国务院在北京人民大会堂隆重举行2009年度国家科学技术奖励大会。医院心血管外科沈振亚教授与中国医学科学院合作完成的“成体干细胞生物学特性与规模化制备技术”获2009年度国家技术发明奖二等奖。

12 日 苏州市政协主席王金华率领苏州市政协副主席 8 人、秘书长和部分政协委员共 30 多人来院视察政府实事工程。

13 日 医院与昆山市第一人民医院举行了心血管病诊治合作协议签字仪式。昆山市第一人民医院院长陈健，副院长李祥元、胡乃明，苏大副校长、苏大附一院院长葛建一，副院长杨建平及两家医院相关临床职能科室负责人参加签字仪式。

15 日 15—16 日，由苏州市医学会及医院举办的苏州市医学会介入放射专业委员会成立大会暨第一届苏州市介入放射学术研讨会在东吴饭店召开。医院介入科主任倪才方、刘一之当选苏州市介入放射学会主任委员、朱晓黎副主任当选苏州市介入放射学会委员兼秘书。

20 日 医院与昆山市中医院签订友好合作医院协议。医院院长葛建一参加签约仪式。

22 日 江苏省医学会优秀会员表彰大会在南京隆重召开，20 位医学专家分别获“终身医学成就奖”和“突出医学成就奖”。江苏省血液研究所所长、卫生部血栓与止血重点实验室主任阮长耿院士，医院心内科主任医师、资深专家蒋文平教授，江苏省临床医学中心骨科学主任、医院资深专家唐天驷教授荣获首届江苏“终身医学成就奖”；江苏省“333 工程”中青年首席科学家、医院骨科主任杨惠林教授获首届“突出医学成就奖”。该次表彰是江苏省医学会成立以来，首次在 56 个专科分会、60 000 多名会员中选拔。

22 日 来自苏州周边地区的 20 余名骨髓瘤病友及家属聚集一堂参加苏大附一院第三届骨髓瘤病友联谊会。

是月 在由卫生部、国家食品药品监督管理局、国家中医药管理局联合评选的全国医药卫生系统先进集体和先进个人中，医院杨惠林教授获“先进个人”荣誉称号。

2 月

1 日 苏州市卫生局在苏州市疾控中心会议报告厅召开全市健康教育与健康促进工作暨先进表彰会议，医院获得“先进集体”和“优秀项目奖”两项荣誉。

4 日 在全市深化医药卫生体制改革暨 2010 年卫生工作会议上，医院作为苏州市区三级医院唯一的“先进集体”，受到苏州市委、市政府的表彰。会议由苏州市委常委、宣传部长徐国强主持，江苏省委常委、苏州市委书记蒋宏坤，苏州市长阎立，苏州市领导曹福龙、谭颖等出席会议，医院院长葛建一出席。

5日 江苏省卫生厅在宁召开全省卫生系统党风廉政建设工作会议，总结交流2009年工作，安排部署2010年全省卫生系统党风廉政建设、行风建设和纪监监察工作。会上，医院党委书记王顺利代表院党委与江苏省卫生厅签订江苏省卫生厅党风廉政和行风建设责任书。

6日 医院在苏州工业园区中茵皇冠酒店隆重举行迎新春团拜会暨2009年度总结表彰大会，苏州市政府副秘书长张曙，苏州大学党委书记王卓君，苏州大学校长朱秀林，苏州大学副校长殷爱荪、张学光、路建美、田晓明、陈一星、熊思东和苏州市卫生局局长张月林等领导出席了会议，大会由院党委书记王顺利主持，苏州大学副校长兼医院院长葛建一作工作报告，全体院领导和中层以上干部400余人出席会议。

22日 2010年苏州市重点工程——苏州大学附属第一医院平江分院奠基仪式隆重举行。江苏省委常委、苏州市委书记蒋宏坤，苏州市委副书记、市长阎立，苏州市委宣传部长徐国强，苏州市委常委、秘书长王少东，苏州大学党委书记王卓君，校长朱秀林，苏州市副市长朱建胜、政协副主席程耀寰，秘书长陶孙贤，江苏省卫生厅规财处处长沈敏华，苏州市卫生局局长张月林，各兄弟医院院长、书记，苏大副校长、医院院长葛建一，医院党委书记王顺利、副书记郁申华，副院长陈卫昌、杨建平、侯建全、张建中，以及100多名职工代表出席奠基仪式，江苏省、苏州市各级主流媒体记者20余人出席仪式。

25日 由苏州市科技局主办的第三届推进自主创新暨科技奖励大会在苏州市会议中心丰乐宫3楼隆重举行，江苏省委常委、苏州市委书记蒋宏坤出席大会并发表重要讲话。会上，“苏州市科技创新创业市长奖”评选结果正式揭晓，医院杨惠林教授等6名获得者受到表彰。医院薛永权教授主持研究的“白血病中新的染色体异常、融合基因和白血病细胞系的研究及应用”项目获2009年度苏州市科学技术进步奖一等奖。此外，医院有3个项目获二等奖，5个项目获三等奖。

26日 苏州市卫生局在苏大附二院召开全市卫生系统党风廉政建设工作会议。会上，对苏州市卫生系统医德医风建设、院务公开工作“三个示范点”

进行了表彰授牌，医院被评为“苏州市卫生系统院务公开工作示范点”。

3 月

1 日 江苏省卫生厅血液净化技术准入进行现场审核。

1 日 医院血液科在江苏省成立首个“一日病房”。“一日病房”设在医院血液科门诊，床位 4 张，其中特需床位 2 张。

4 日 为持续开展医院管理年活动，医院深入推进“医疗质量万里行”活动，进一步巩固医疗质量建设成果，探求长效管理机制。医院医疗质量管理委员会工作会议在苏州大学南校区学术报告厅举行。

6 日 苏大附一院 2010 年第一季度科主任管理培训暨工作会议在苏州南林饭店远香堂举行。会议分两部分，上午进行科主任管理培训，首都医科大学附属北京朝阳医院感染和临床微生物科曹彬教授作了题为“综合医院抗生素管理模式探讨”的培训；下午进行科主任工作会议，围绕“院内感染”和“床位管理”主题，与会人员进行了深入的交流发言。

10 日 在医院阶梯教室第三会议室召开医院 2010 年度党风廉政、行风建设责任书签约会。

11 日 在苏州市健康促进会六届二次理事（扩大）会议上，医院作为 44 个 2008—2009 年度行业示范单位之一，被授予“行业示范单位”奖牌。

20 日 20—21 日，由中国抗癌协会神经肿瘤专业委员会主办、苏大附一院承办的苏州神经肿瘤——脑血管学术会议暨苏州大学附属第一医院脑神经研究室成立 30 周年纪念会在南林饭店举行。苏州大学副校长张学光，原苏州医学院院长杜子威，医院党委书记王顺利、神经外科老专家鲍耀东以及江苏省、苏州市相关医院神经外科专家 200 余人出席了会议。

21 日 卫生部医政司副司长赵明钢、处长郭燕红来院现场调研基础护理试点工作情况。

23 日 泰州市人民医院院长徐洪涛、副院长秦晓洪和孔旭辉率该院总务、基建和医务部门负责人访问医院。

23 日 医院党委中心组（扩大）在院学术报告厅举行学术活动。刚刚在北京参加完全国两会的全国人大代表、苏州市人大常委会副主任、九三学社苏州市委主委钱海鑫副院长向大家传达了全国人大十一届三次会议的主要精神。

25 日 在全市卫生系统工作会议上，医院荣膺“苏州市卫生宣传工作先进单位”称号，受到苏州市卫生局表彰。

25 日 全市卫生系统创文明行业暨宣传工作会议在吴中区姑苏锦江大酒店召开，会议总结交流了 2009 年全市卫生系统创文明行业和宣传工作，部署 2010 年工作任务。大会还颁发了多项奖项，医院李德春、缪丽燕、宋建平 3 名主任获得 2009 年度苏州市卫生系统“医德医风标兵”称号；心内科五十二病区获评卫生系统“示范病区”；药剂科门诊药房、急诊护理组获评“文明示范窗口”。

29 日 医院在第三会议室举行对口支援工作洽谈会，隆重欢迎来自革命老区延安市的延川县人民医院领导一行，并签署了医院对口支援协议书。

29 日 医院在会议中心举行平江分院设计方案规划论证会。

30 日 医院在第三会议室接待湖北省十堰市医疗卫生代表团来访。

31 日 附一人〔2010〕7 号文：成立临床营养科。

是月 医院分别于 3 日、9 日、10 日在医院第三会议室组织召开了行政部门、党务部门、临床医技科室负责人编制“十二五”发展规划系列座谈会。座谈会由“十二五”发展规划起草小组组长郁申华书记主持，院领导、行政部门、党务部门、临床医技部门负责人和部分起草小组成员等 75 人参加。

是月 苏州大学 2009 年“最佳党日活动”方案评选结果揭晓，医院四总支第二党支部申报的主题为“爱心助学行，歌声献给党”的党日活动获鼓励奖。

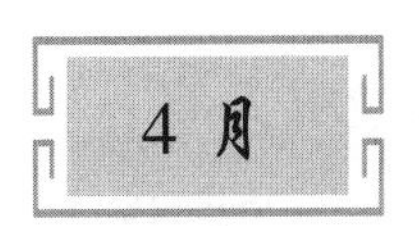

4 月

7 日 广州中山大学附属第一医院护理代表团一行来院访问交流。

9 日 医院党办、人事处、团委、医务处、护理部等代表，健康促进讲师团部分讲师及青年志愿者 20 人参加在苏州市会议中心举行的苏州市“健康促进百千万工程”启动暨“健康苏州大讲堂”首场健康知识讲座。

13 日 医院在学术报告厅隆重举行“迎世博，讲文明，满意在一院”优质服务竞赛活动动员大会及“在职党员进社区”活动动员大会。

13 日 医院在第三会议室接待山东省护理学会来访。

17 日 17—18 日，由卫生部医政司主办的全国第三期、第四期临床路径管理试点工作培训班在山东省济宁市举办。作为全国首批试点医院，医院医务

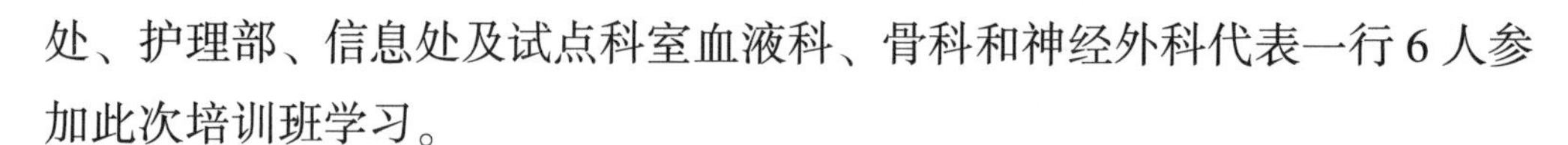

处、护理部、信息处及试点科室血液科、骨科和神经外科代表一行 6 人参加此次培训班学习。

21 日 江苏省卫生厅应急办主任崔伟一行在苏州市卫生局副局长王烨源等的陪同下来院检查世博会医疗救援保障工作准备情况。

21 日 卫生部世博会生物安全检查江苏浙江专家组一行对医院临床实验室和相关检验科室病原微生物的管理进行了严格检查。医院严格的管理措施受到了卫生部、江苏省卫生厅专家组的充分肯定。

21 日 全市卫生系统廉政工作会议在苏州大学附属第二医院报告厅召开。苏州市副市长谭颖、市纪委副书记兼监察局局长刘费加，苏州市卫生局局长张月林、副局长陈建平出席会议，医院院长葛建一、党委副书记郁申华，基建、采供、药剂、纪监审办公室负责人参加会议。大外科主任兼骨科主任杨惠林代表医院作会议交流。

21 日 江苏省血液研究所、苏州大学附属第一医院血液科、苏州大学附属第一医院血友病诊疗中心在阶梯教室联合举办了第三届血友病医患联谊会，来自苏州及周边地市的 31 名血友病患者及患者家属和医护人员 60 余人参加了联谊会。

23 日 附一团〔2010〕5 号文：决定撤销团委原 8 个团支部建制，合并并设置 4 个团总支，下设 24 个团支部。

25 日 医院泌尿外科在阶梯教室举行第 15 届肾友会。副院长侯建全，泌尿外科主任严春寅、浦金贤等以及 100 多名肾移植患者参加了联谊会。

27 日 五年一度的全国劳模表彰大会——2010 年全国劳动模范和先进工作者表彰大会在北京人民大会堂隆重举行，医院大外科主任、骨科主任杨惠林教授作为全市卫生系统唯一的候选人，获评“全国先进工作者”，受到党中央、国务院的表彰，并参加了陈竺部长等卫生部领导召集的卫生系统“2010 全国劳模先进座谈会”。

28 日 苏大附一院平江分院设计合同签约仪式在医院第三会议室举行。中标单位同济大学建筑设计院院长丁洁民和日本山下设计株式会社副社长藤田秀夫，苏州大学副校长、苏大附一院院长葛建一，苏大附一院党委书记王顺利、副院长张建中，以及同济大学设计研究院、日本山下设计株式会社相关人员和平江分院筹建工作小组成员出席签约仪式。

28 日 医院在第二会议室进行全省三级医院病历处方质量及抗菌药物合理应用专项检查。

是月　美国心脏病学会（American College of Cardiology，ACC）教育基地项目全国启动仪式在广州拉开序幕，医院心内科成为美国心脏病学会伙伴医院兼教育基地，全国只有 65 家三甲医院中选，江苏省仅有 3 家医院入选。

是月　江苏省血液研究所陈苏宁副研究员收到美国白血病淋巴瘤协会和国际华氏巨球蛋白血症基金会的正式合同，成功获得由这两大基金会联合资助的科研项目。该项目为期 3 年，年资助 10 万美元，总金额 30 万美元，将视项目第一年的完成质量，从此次入选的 4 个研究小组中选出 3 个小组继续给予第二和第三年的支持。

5 月

8 日　全国医院文化建设经验交流大会暨第三届医院文化建设先进表彰大会在北京隆重召开，全国近百家医院党政负责人汇聚首都，卫生部前副部长、中国医院协会会长曹荣桂等领导出席会议并为获奖单位和个人颁奖。作为全国医院文化建设先进单位，苏大附一院应邀出席大会，院党委书记王顺利登台领奖。院党委副书记、医院协会文化委员会城市分会秘书长郁申华获评“医院文化建设先进个人”。

11 日　医院在学术报告厅举行创建“无烟医院”启动仪式。仪式由创建“无烟医院”工作领导小组副组长、办公室主任郁申华主持，院长葛建一、党委书记王顺利等院领导，临床医技科室科主任、护士长及各总支书记等 160 余人参加了启动仪式。

17 日　华中科技大学同济医学院附属荆州医院及常州市武进人民医院护理代表团来院参观。

18 日　青海省人民医院一行 6 人在院长褚以德的带领下访问医院。

19 日　医院与加拿大国家科学院合作项目“红外线技术用于牙周炎的早期诊断”在第三会议室举行启动仪式。加拿大国家科学院柳勘质教授，苏州大学发展委员会办公室石福熙，苏州大学副校长、苏大附一院院长葛建一，院党委书记王顺利、副院长侯建全，党办、科教处、口腔科相关负责人及口腔医学系代表参加启动仪式。此项目获得加拿大为期 3 年的研究基金费，附一院项目组接受加拿大国家科学院提供的项目基金 3 500 加元。

27 日　日本东京大学内镜诊疗部部长、国际著名消化内镜专家藤城光弘教授应邀到医院访问、讲学。

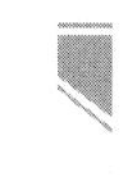

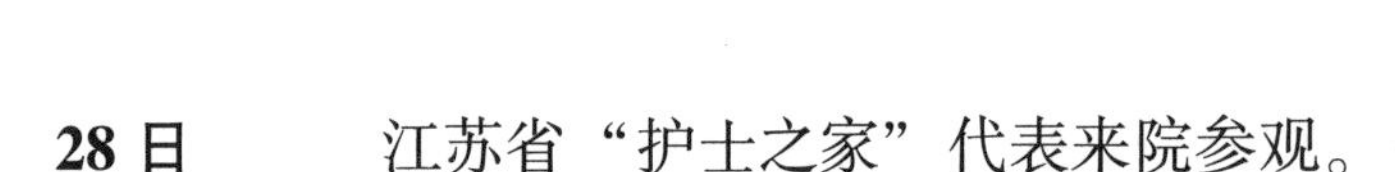

28日 江苏省“护士之家”代表来院参观。

是月 在苏州大学110周年校庆之际，苏大校史系列丛书之一《苏州医学院简史》由苏州大学出版社出版。

是月 江苏省护理学会在国际护士节来临之际，在全省表彰了为护理队伍成长和护理事业发展做出突出贡献的老一辈护理工作者，医院王美德主任和庞曼渠主任获得“护理终身成就奖”。同时，表彰了夯实基础护理，任劳任怨，甘于奉献，在平凡岗位上坚持“以病人为中心”的优秀护士，医院神经内科护士王稚获得“优质护理服务标兵”荣誉称号。在苏州市卫生系统评选“2010年度优秀护士”活动中，医院特需病区钱科燕获此殊荣。

6月

7日 江苏省人力资源和社会保障厅在南通召开全省医疗保险定点机构分组管理工作会议，确定苏大附一院等62家定点医疗机构为江苏省首批省级医疗保障AAA级诚信服务定点医疗机构。

10日 由中华医学会消化内镜学分会和香港消化内镜学会共同举办、苏州大学附属第一医院、苏州市立医院、第二军医大学附属长海医院共同举办的第十届国际治疗内镜及消化病学术大会在苏州国际博览中心召开，大会主席李兆中教授及苏州大学副校长、苏大附一院院长葛建一先后致开幕词。会议为期4天，会议内容精彩纷呈，参会人员达2 500余人。

11日 美国内布拉斯加大学医学中心代表团在副校长德布·托马斯的率领下对医院进行了为期3天的访问，双方就联合培养医学生、联合培养实用型人才、科研合作交流3个方面达成了初步的合作交流意向。

18日 美国加州大学戴维斯分校医疗系统副校长克莱尔·波默罗伊、助理副校长托马斯·内斯比特、麻醉副教授刘洪来院签署合作协议，并就远程医疗、医师互访、联合转化型研究项目商谈合作。

24日 江苏省卫生思想政治工作促进会第十次年会在南京召开，全省卫生系统200余名党务工作者代表出席了年会。医院思想政治工作研究会获评先进集体，院党委书记王顺利被评为优秀思想政治工作者。

24日 苏大附一院举行血液科净化病房启用暨苏大附一院恒瑞血液病爱心救助基金启动仪式。

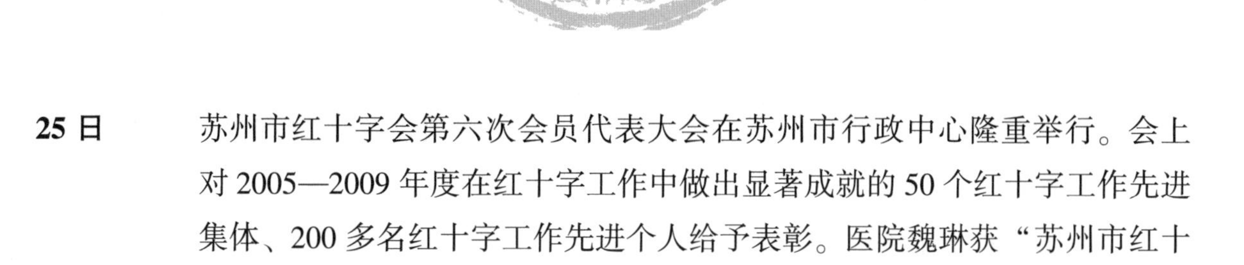

25 日 苏州市红十字会第六次会员代表大会在苏州市行政中心隆重举行。会上对 2005—2009 年度在红十字工作中做出显著成就的 50 个红十字工作先进集体、200 多名红十字工作先进个人给予表彰。医院魏琳获“苏州市红十字工作先进个人”称号。

25 日 在苏州市副市长谭颖的陪同下，江苏省红十字会会长吴瑞林一行 4 人来院参观血液科五十六区新病房大楼。

29 日 医院在阶梯教室隆重召开创先争优活动动员大会暨“七一”表彰大会，正式启动创先争优活动，同时表彰过去两年里在各个岗位取得优异成绩的优秀党支部和先进党员。

30 日 由苏州市卫生局主办、苏州大学附属儿童医院承办的苏州市“医卫青年岗位大练兵”系列比赛——庆世博窗口文明服务竞赛，在苏州大学附属儿童医院大礼堂成功举办，医院团委最终以总分 94.88 分位列全市第一，获特等奖。

7 月

1 日 美国国立卫生院（National Institutes of Health，NIH）负责骨骼肌肉组织工程和再生医学基金项目管理的官员和香港中文大学骨和创伤系骨肌实验室主任秦岭教授来医院骨科进行为期两天的学术交流访问，其间还参观骨科研究所并作了精彩的学术报告。

5 日 美国匹兹堡大学医学院骨科系力生物学实验室主任王惠聪教授来院进行为期两天的学术交流访问。

5 日 为进一步推动医院临床路径试点工作，卫生部医院管理研究所所长梁铭会来院现场评估指导临床路径相关工作。

7 日 江苏省评估专家在医院第三会议室参加临床路径管理试点工作首次现场省级评估会，会议由院长葛建一主持，医务处处长凌春华对医院推行临床路径管理试点工作情况作详细汇报。

9 日 由苏州市护理学会、苏州市护理质量控制中心主办，苏大附一院和苏大护理学院承办的第三届苏州国际护理论坛在苏州隆重召开。10 日的开幕式与论坛主题报告在苏州市会议中心人民大会堂举行，卫生部医政司护理处处长郭燕红、江苏省卫生厅副厅长黄祖瑚、苏州市副市长谭颖、江苏省护理学会理事长张镇静等出席开幕式。此次论坛共收到投稿论文近

140 篇，来自美国、英国、日本、韩国、菲律宾等国家和国内各地的 400 余名护理专家，通过专题报告、论文交流等形式，就护理安全管理、优质护理服务试点、专科护士培养、护理教育改革等问题进行了学习交流。

12 日 医院在第三会议室举行授聘仪式，来自美国爱诺华斐尔法克斯医院的奥黛丽·桑德胡森博士接受医院聘任，成为医院第一位境外护理质量督导。

14 日 附一人〔2010〕20 号文：成立血液透析室。

15 日 医院在第三会议室召开院外行风监督员会议，特邀市委老干部局、市教育局、苏大纪监审办公室、苏州第十中学、双塔街道、定慧寺巷等相关人员，以及媒体记者共 10 位院外行风监督员出席会议。

20 日 根据苏州市卫生局《2010 年全市卫生系统民主评议行风工作实施意见》(苏卫监〔2010〕5 号)，医院作为 5 个重点评议单位之一，接受了卫生局民主评议行风督查组评议调查阶段的检查。

20 日 医院与苏州电信共同举办号码百事通特约专家聘任仪式，沈振亚教授等 10 名高级专家成为中国电信 118114 在线健康顾问。

24 日 由中国心律学会、中国医师协会、中国心电学会共同主办，苏州大学附属第一医院承办的“2010 心律失常新理念巡讲中国行”在苏州竹辉饭店举行。

25 日 《自然医学》高级主编兰迪·莱文森博士和《骨质矿物研究杂志》高级副主编曹旭博士来医院骨科进行为期两天的学术交流访问。

29 日 7 月 29 日—8 月 1 日，由江苏省抗癌协会化疗专业委员会主办，苏大附一院协办的江苏省抗癌协会化疗专业委员会第八届年会于东山宾馆召开。全省 600 多名肿瘤专科医师参加了本次大会，围绕“肺癌规范化与个性化治疗”主题，就肺癌的多学科综合治疗与个性化治疗等多个专题进行学术交流和研讨。

31 日 2010 年苏州市卫生系统创文明行业知识竞赛在苏州三元宾馆成功举行。来自全市卫生系统的 24 支代表队参加了初赛、决赛的激烈角逐，医院代表队战胜所有参赛对手，摘得桂冠。

31 日 7 月 31 日—8 月 5 日，医院举行 2010 年新职工岗前培训，相关职能部门对 173 名新职工就医院规章制度、医德医风教育、核心制度落实、医疗保险政策、执业安全防护、科研教学方向、消防安全知识等多方面内容进行了系列培训。

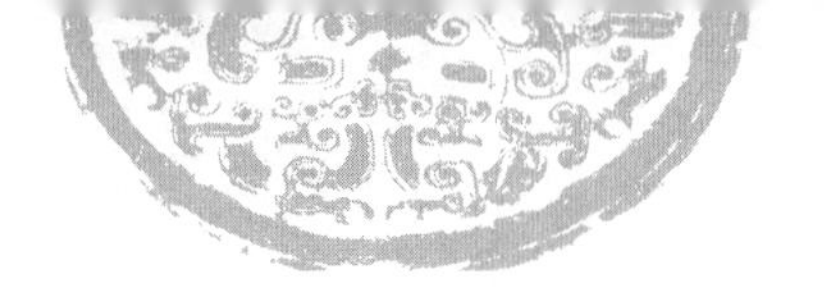

8月

6日 由中国妇产科学术会议组委会、《中华医学杂志（英文版）》（中华医学杂志社）、《中华医学杂志》（中华医学会）主办，苏大附一院承办，《中华妇产科杂志》（中华医学会）协办的“2010中国妇产科学术会议”在苏州举行。为期3天的会议就妇产科学发展的相关前沿问题进行了交流，近40位专家作了大会发言。来自全国的300多名妇产科专家和代表出席会议。

10日 江苏省委常委、市委书记、市创建指挥部总指挥蒋宏坤，市领导徐国强、王少东等率市公共服务窗口单位暗访督察组来院，对门诊窗口服务情况进行了全面督查。

11日 中国农工民主党建党80周年暨农工党苏州市委员会成立55周年纪念表彰大会在苏州市图书馆学术报告厅举行。大会表彰了一批先进集体和个人，我院农工党支部获“苏州市先进基层组织”称号。医院杨鸿声、卫仲升、倪镇、周幽心共同进入党员风采录；徐建英、杨同其获“江苏省优秀党员”荣誉称号；赵孟、陆士奇获“苏州市优秀基层干部”称号，周幽心、倪才方获“苏州市优秀党员”称号。

12日 12—14日，亚太脊柱微创学会第十届年会与世界内镜导航脊柱微创学会第四届年会于我国台湾地区联合召开，医院骨科杨惠林教授获联合大会唯一奖项——“2010年Vijay Goel基础科学奖”。

18日 苏州大学附属第一医院五届四次教（职）工代表大会于该日下午在南区4号楼隆重召开，本次大会应到代表162名，实到代表131名，特邀代表3名，列席代表20名。大会一致通过了院长葛建一所作的“抓住医改机遇，加快转型开放，促进科学发展”院长工作报告和财务处处长贲能富所作的“苏大附一院2009—2010年财务决算报告”。

19日 医院在第三会议室举行美国心脏病学院中国教育基地隆重的挂牌仪式，心血管领域权威学术机构的教育基地正式落户医院。全国有65家三甲医院中选，江苏省仅3家入选。

19日 江苏省人力资源和社会保障厅8月开始在全省开展医保基金专项检查，医院作为抽查对象在19日接受省医疗保险基金专项检查，检查组对医院保险基金管理和监督水平给予充分肯定和高度评价。

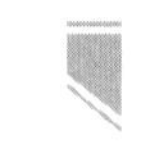

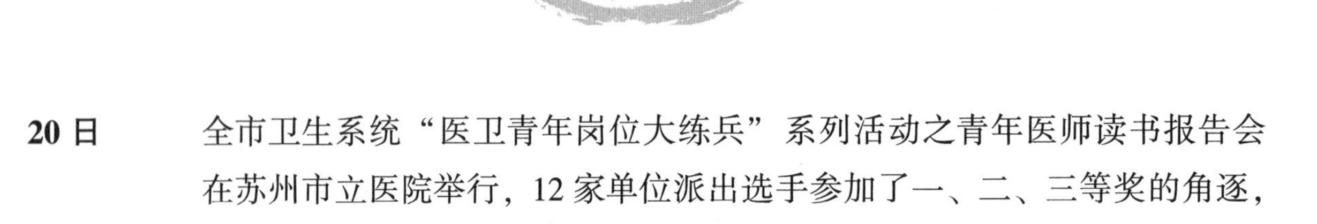

20 日 全市卫生系统“医卫青年岗位大练兵”系列活动之青年医师读书报告会在苏州市立医院举行，12 家单位派出选手参加了一、二、三等奖的角逐，最终医院消化科李锐获得第一名。

24 日 由苏州市档案局副局长沈慧瑛、苏州市卫生局副局长陈建平率领的苏州市医疗卫生机构档案行政执法检查组一行 6 人莅临医院，对医院档案工作进行全面检查和指导。

24 日 在中共中央组织部、人力资源和社会保障部、中国科学院和中国科学技术协会等的大力支持下，由中国侨联主办的第十届海外高新技术人才为国服务暨第三届新侨创新成果交流会开幕式在北京人民大会堂小礼堂隆重举行。医院沈振亚教授以科研项目“骨髓干细胞移植技术在心血管疾病中的应用”荣获中国侨联“双百侨界贡献奖”之“创新成果奖”，江苏省仅 8 人获得该奖项。

27 日 附一人〔2010〕26 号文：成立床位监督管理处，原信息处管理的病案统计室划归该处。

9 月

3 日 在瑞典哥德堡的瑞典展览和会议中心举行的第七届国际骨科与创伤外科学会年会上，医院骨科郭炯炯医师获得“最佳论文口头发言奖”和国际骨科与创伤外科学会“青年医师奖”。

6 日 医院在苏州大学敬贤堂召开 2010 级研究生迎新会。苏大副校长、附一院院长葛建一，副院长陈卫昌，教育培训处副处长于立华及 2010 年新入学的 425 名研究生参加迎新会。

6 日 医院与国际脊柱关节研究中心签署合作备忘录。

7 日 中国医院协会副会长陈晓红来院作题为“转变观念、勇于创新——公立医院护理管理改革探讨”的专题讲座，讲座后陈会长到医院“优质护理服务示范工程”试点病区进行参观考察。

8 日 上午，卫生部医政司司长王羽一行到医院就优质护理服务试点工作进行专题调研。座谈会后，王羽司长到特需病房、血液科五十六区净化舱进行现场调研，肯定了医院在试点工作中取得的成绩。下午，卫生部医政司护理处处长郭燕红到医院调研“优质护理服务示范工程”试点工作。在听取汇报和现场调研后，郭处长称赞医院示范病区的护理工作基本与国际水准接轨。

10 日 医院在苏州市沧浪区疾控中心举行殷雪群捐献造血干细胞欢送仪式。殷雪群不仅是医院医务人员捐献造血干细胞第一人，也是沧浪区首位捐髓配型成功志愿者。

15 日 苏州大学附属第一医院平江分院可行性研究及初步设计评审会议在中茵皇冠酒店圣托里尼会议厅召开。苏大副校长、附一院院长葛建一，苏大附一院党委书记王顺利、副院长张建中出席了会议，市相关单位及江苏省建筑设计院评审专家也参加了此次会议，江苏省发改委投资处杨越主持会议。

16 日 第六届全国再生医学（干细胞与组织工程）学术研讨会暨第三届中华医学会医学工程学分会干细胞工程专业委员会年会于 16—19 日在苏州市会议中心举行。此次会议由中华医学会主办，苏州大学附属第一医院、苏州大学附属第二医院、首都医科大学宣武医院承办。300 余位专家学者出席了大会，近 90 人作了专题发言。医院心血管外科同期举办了国家级继续教育项目“干细胞移植治疗心血管疾病的基础研究与临床应用”。

25 日 由医院主办的苏锡地区 ESD（endoscopic submucosal dissection，内镜黏膜下剥离术）沙龙在苏州玄妙索菲特大酒店举行。来自苏锡地区各大医院的 60 余位消化内镜专家共聚一堂，进行了内容丰富的学术交流。

26 日 26—30 日，美国爱诺华医疗集团执行副总裁托德·斯托特梅尔一行 9 人来院就临床医疗、综合项目运作等商谈合作。

10 月

6 日 附一人〔2010〕29 号文：成立胎源性疾病研究所。

12 日 以中国科学院戚正武院士为验收组长的国内血栓与止血领域的专家一行莅临医院，对卫生部血栓与止血重点实验室的建设进行验收。卫生部科教司设备处处长刘晓波，江苏省卫生厅科技处处长孙宁生，苏州市科技局副局长孙志军，苏大副校长、附一院院长葛建一，苏大副校长路建美、附一院阮长耿院士，附一院副院长侯建全，重点学科、重点实验室的负责人参加了验收会。

14 日 苏州市卫生局于苏州会议中心召开全市卫生信息工作大会，各市、区卫生局、医院及信息部门主要领导 200 多人参加。会议全面总结了近年来全

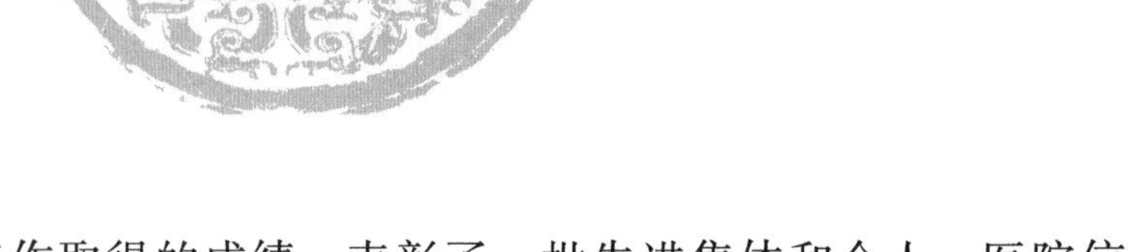

市卫生信息化工作取得的成绩，表彰了一批先进集体和个人，医院信息处获“苏州市卫生信息工作先进集体”称号，徐先泉获“先进个人”称号，会议还对“十二五”卫生信息发展规划进行了全面部署。

15 日 以澳门特别行政区卫生局局长李展润先生为团长的澳门医务界一行 28 人在江苏省卫生厅副厅长陈亦江、国际合作交流处处长石志宇、中医医政科教处处长孙志广的陪同下对医院进行友好访问。

15 日 15—17 日，“2010 苏州血液学峰会”、苏州市血液学年会暨国家级血液学的基础理论与诊疗技术新进展学习班召开，省内外血液学界 20 余家单位的 120 位专家相聚于苏州。会议期间，在江苏省医学会组织部的主持下，召开了江苏省医学会血液学分会换届选举会议，医院血液科吴德沛教授成功连任分会主任委员。

15 日 医院与国际脊柱关节研究中心签署合作协议。

16 日 医院 2010 年第三季度科主任管理培训及科主任工作会议在苏州南林饭店园中楼远香堂举行。院领导、院长助理、党政职能科室正副主任、资深专家、处级干部等相关人员参加培训。国家自然科学基金委员会临床医学学科主任叶鑫生教授，江苏省卫生厅副厅长陈亦江、科技处处长孙宁生应邀作相关培训或讲话。

20 日 20—21 日，美国加州大学戴维斯分校医疗中心整形外科住院医师培训项目主任迈克尔来院访问并作题为“显著减肥后身体的轮廓：从美国流行病中吸取的教训”的学术讲座。

20 日 卫生部对第三类技术基因芯片诊断技术进行现场审核。

24 日 “生命相髓”——首次海峡两岸暨香港、澳门骨髓捐受者相见欢活动在苏州科技文化艺术中心举行，12 对造血干细胞捐受者现场相见，此次为海峡两岸暨香港、澳门地区举办的首次骨髓捐受者正式见面活动，由中国红十字总会主办，是全国年度最具影响力的公益活动之一。活动得到了国台办、港澳办、中华骨髓库及省、市各级红十字会、台办的高度重视和全力支持，医院领导葛建一、王顺利、郁申华、侯建全、张建中和 80 多名医务工作者应邀参加活动。

27 日 医院党委召开创先争优活动阶段推进会，院党委书记王顺利出席会议并发表讲话，会议由组织处处长徐亚英主持，党办、创发办、各党总支、团委各相关领导参加会议。

27 日 第一临床医学院在阶梯教室举行第十五届青年教师授课竞赛暨苏州大学

第九届青年教师课堂教学竞赛选拔赛。院党委书记王顺利、副院长陈卫昌、院教学督导、参赛选手以及各教研室教师代表80余人出席本次教学竞赛活动。

27日 苏州市医学会风湿免疫专业委员会筹备会议及第一次会议召开，医院风湿科陈志伟主任当选主任委员，邓迎苏主任当选副主任委员。

26日 美国得克萨斯大学西南医学中心麻醉科主任萨姆教授来院访问并作题为“我们在溺死我们的患者吗？”的学术讲座。

是月 由中国医院协会、中国教育协会联合主办的2010年“晚期肿瘤患者教育管理”试点项目启动，苏大附一院成为全国20家“晚期肿瘤患者教育管理”项目试点医院之一。

是月 在该年的苏州市临床重点专科的评审考核中，医院内分泌科、肾内科两个临床医学专科被苏州市卫生局确认为苏州市市级临床重点专科。

11月

2日 德国柏林夏里特医学院吕凯教授与其助手于该日来院进行为期5天的访问，观摩并指导心胸外科手术，讨论进一步开展国际交流合作事宜。此次来访受江苏省卫生厅国际合作处“邀请境外专家来访”国际交流项目资助。

3日 江苏省开展临床合理科学用血专项检查。

3日 3—6日，美国得克萨斯大学安德森肿瘤治疗中心整形外科俞培荣教授、休斯顿整形外科协会主席Chevray教授来院作股前外侧皮瓣手术示范与学术交流。6日，两位专家参加了医院主办的第四届苏州市烧伤、整形、美容外科学术年会暨中美整形学术交流会并作专题讲座。

6日 医院党委在宜兴召开党务系统创先争优工作研讨会，院党委书记王顺利，副书记兼纪委书记郁申华，新一届当选的支部书记及党务系统相关工作人员60余人参加研讨会。

9日 江苏省卫生厅召开厅直属单位“十二五”卫生事业发展规划座谈会，厅直属单位分管领导、分管规划工作的科室负责人参加会议。医院郁申华副书记代表医院作“十二五”发展规划的交流发言。

11日 共青团苏大附一院第十一次代表大会在苏州大学敬贤堂隆重召开，来自4个团支部的120名代表参加本次代表大会。

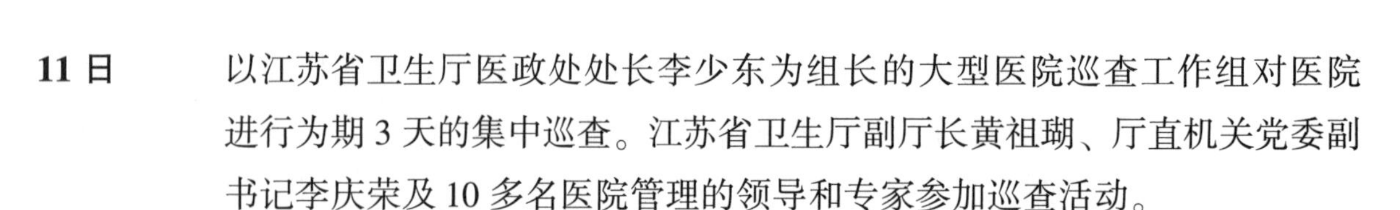

11 日 以江苏省卫生厅医政处处长李少东为组长的大型医院巡查工作组对医院进行为期 3 天的集中巡查。江苏省卫生厅副厅长黄祖瑚、厅直机关党委副书记李庆荣及 10 多名医院管理的领导和专家参加巡查活动。

17 日 德国著名医学专家菲利克斯教授及其助手一行来院进行访问，在交流的同时，重点讲授当今最先进的龋病治疗方法。

18 日 由中华医学会糖尿病学分会主办、江苏省医学会糖尿病学分会承办、苏大附一院协办的第十四次全国糖尿病学学术会议在苏州国际博览中心举行，5 000 名国内外糖尿病专家相聚在苏州。江苏省副省长何权，江苏省卫生厅厅长郭兴华，苏州市委副书记、市长阎立出席开幕式并作了讲话。中华医学会副会长、秘书长刘雁飞，江苏省医学会常务副会长唐维新，中华医学会糖尿病分会主任委员纪立农，苏州大学副校长、苏大附一院院长葛建一等领导一同出席开幕式。

19 日 由苏州医学会血液净化专业委员会主办，苏州大学附属第一医院承办，昆山市第一人民医院协办的苏州医学会血液净化专业委员会第二次会议在昆山时代宾馆召开，来自苏州市各级医疗机构的专家学者 100 余人参加会议。

19 日 苏州市卫生局爱卫办副主任孙扬帆、苏州市疾控中心健教所所长潘耀东等一行 3 人对医院创建苏州市“无烟医院”工作进行为期半天的指导评估。

22 日 苏大附一院心血管内科病房大楼正式启用，心脏病患者的检查、手术、治疗均在该楼内完成，这也是苏州市目前最大的心血管内科病区。

23 日 23—25 日，由医院承办的卫生部重点实验室规划工作研讨会在苏州召开。卫生部科教司司长何维、副司长刘登峰，科教司实验处处长刘晓波，江苏省卫生厅副厅长姜锡梅，苏州市卫生局局长张月林，苏州大学副校长路建美及医院院长葛建一、副院长侯建全等出席会议。

26 日 由苏州市医学会手外科专业委员会主办、苏州大学附属第一医院烧伤整形外科承办的第四届手外科年会于该日在南校区会议室召开，来自苏州市各级医疗单位的手外科专家学者 120 余人参会。

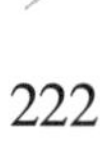

12 月

1 日 医院在特需 4 楼会议室为美国罗马琳达大学张鲁波教授举行胎源性疾病研究所海外主任授聘仪式。

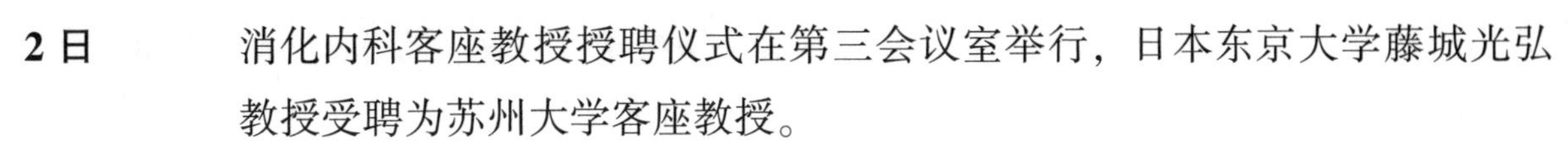

2日 消化内科客座教授授聘仪式在第三会议室举行，日本东京大学藤城光弘教授受聘为苏州大学客座教授。

6日 医院在平江分院建设工地举行平江分院桩基开工仪式。

8日 苏州市卫生局、爱卫办等部门来院督查评估“无烟医院”创建工作。

8日 苏州市文广新局宣传处处长缪智、苏州市爱卫办副主任孙扬帆及苏大附二院保健科主任王跃良等一行4人对医院“无烟医院”创建工作进行为期半天的督导评估。院党委书记王顺利、副书记郁申华、副院长张建中，以及15个党政职能部门负责人及支部书记参加评估会并陪同查看现场。

8日 为认真学习贯彻十七届五中全会精神，深入推进创先争优活动，院党委特邀苏州市委宣传部副部长郦方来院讲授专题党课。党课由院党委书记王顺利主持，院党委副书记兼纪委书记郁申华、组织处处长徐亚英、各总支书记、全体党员和入党积极分子参加培训。

9日 卫生部医管司来院对公立医院改革重点任务落实情况进行检查，检查内容为对口支援基层医疗机构工作开展情况、“优质护理服务示范工程”工作开展情况、临床路径管理工作开展情况和门诊预约挂号工作开展情况。

10日 由苏州大学附属第一医院和《介入放射学杂志》(上海市医学会)联合主办的苏州大学附属第一医院如意双平板DSA开机典礼暨2010年全国介入放射学新技术研讨会在苏州南园宾馆拉开帷幕。双平板血管机全国培训示范基地也在当天揭牌。全国介入放射学组组长、《介入放射学杂志》主编、东南大学医学院院长滕皋军教授，郑州大学常务副校长徐振鲁教授，东芝公司小田岛正先生，苏州大学副校长、苏大附一院院长葛建一，院党委书记王顺利，党委副书记郁申华，副院长陈卫昌、侯建全、张建中，附一院临床职能科室负责人以及来自国内的介入放射学及医学期刊顶级专家300余人参加会议。

21日 医院在阶梯教室召开“学习白求恩敬业为人民”主题活动动员大会，苏州市卫生局局长张月林应邀出席动员大会，并作重要讲话。院领导及党政职能科室负责人、支部书记、护士长出席动员大会。

28日 江苏省卫生厅在南京召开厅直属单位工作会议，总结“十一五”期间厅直属单位工作情况，部署2011年全省卫生工作。会上公布了2010年江苏省卫生厅直属单位综合目标管理责任制考核结果，该年医院再度荣获江苏省厅直属单位综合目标管理责任制考核一等奖。

28日 省级临床重点专科来院现场复核。

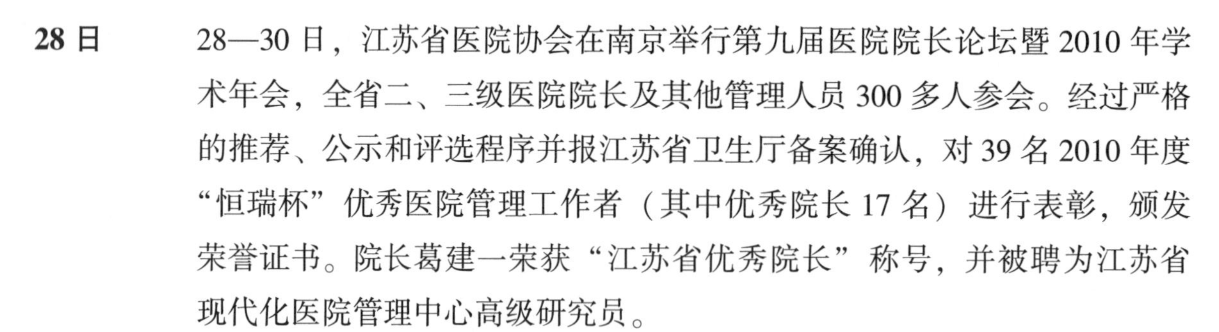

28日　28—30日，江苏省医院协会在南京举行第九届医院院长论坛暨2010年学术年会，全省二、三级医院院长及其他管理人员300多人参会。经过严格的推荐、公示和评选程序并报江苏省卫生厅备案确认，对39名2010年度“恒瑞杯”优秀医院管理工作者（其中优秀院长17名）进行表彰，颁发荣誉证书。院长葛建一荣获“江苏省优秀院长”称号，并被聘为江苏省现代化医院管理中心高级研究员。

31日　医院被苏州市卫生局和苏州市爱国卫生运动委员会办公室命名为首批“苏州市无烟医疗卫生机构”。

2011年

1月

1日　即日起，正式启动智慧医疗。通过手机、电脑上网，或者拨打12320呼叫中心电话，可以随时随地预约专家号、实时挂普通号及远程退号，并通过个人身份信息绑定银行卡，完成挂号费支付。

3日　3—4日，新疆伊犁州妇幼保健院院长郑苏一行12人来院访问。

7日　ARB领先学院优秀病例比赛全国总决赛在昆明隆重举行，医院心内科钱晓东医师荣获铜奖。

10日　青海省人民医院院长褚以德一行16人来院访问。

12日　由新疆伊犁州副州长叶尔肯赛山拜带队的卫生考察团来院参观交流。

12日　在由苏州市人才工作领导小组办公室、市委宣传部、市科技局、市人力资源和社会保障局及市科协联合开展的“2010年度苏州十佳魅力科技人物”评选中，医院心血管外科主任沈振亚入选。

17日　丹麦法尔克紧急救援咨询服务公司项目经理蒂娜、诺佳、伯尔诺一行3人来院就门诊、急诊的开展进行交流。

19日　北美脊柱外科学会原执行主席、国际脊柱功能重建学会主席、著名脊柱外科专家汉森教授来院特需门诊国际部与骨科杨惠林教授一起联合门诊。

22日　医院2010年度工作总结表彰大会暨新春团拜会在苏州在水一方大酒店会议中心召开，苏州市副市长王鸿声，苏州大学校长朱秀林及副校长殷爱荪、张学光、田晓明，苏州市卫生局局长张月林等领导出席会议。大会

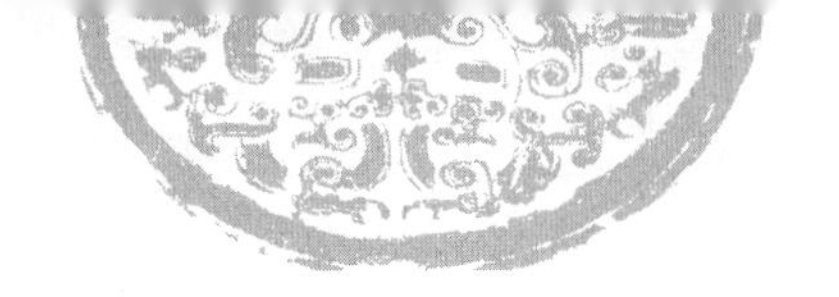

由院党委书记王顺利主持，院长葛建一作工作报告，全体院领导、全院中层以上干部及各类获奖集体代表、个人共400余人参加会议。

22日 “中美合作脊柱骨关节疾病诊疗部”揭牌仪式召开。国际脊柱及骨关节中心迈克总裁、国际脊柱及骨关节中心汉森教授、苏州市卫生局局长张月林，以及苏州大学副校长、苏大附一院院长葛建一，院领导王顺利、钱海鑫、郁申华、杨建平、侯建全、张建中，院长助理陈亮、李惠玲，资深专家唐天驷，骨科主任杨惠林，骨科和医院相关职能科室负责人出席了揭牌仪式。

是月 中共江苏省委、江苏省人民政府联合发文，命名表彰2007—2009年度江苏省文明村镇、文明单位。苏州大学附属第一医院被命名表彰为“江苏省精神文明建设工作先进单位”。

是月 苏州大学2010年“最佳党日活动”方案评选结果揭晓，医院第四党总支二支部申报的“爱的牵手，心的交流”党日活动获“最佳党日活动”优胜奖。

是月 在2010年度苏州大学团建工作综合考核中，医院团委被授予2010年度“苏州大学红旗团委”荣誉称号。

是月 医院骨科通过卫生部组织的申报材料评审和现场答辩，被确认为首批“国家临床重点专科”。目前为止，苏大附一院骨科成为江苏省唯一的国家级双重点学科。同时，江苏省卫生厅首批建设的10个省级专科（病）诊疗中心之一江苏省脊柱损伤诊疗中心也落户苏大附一院骨科。

是月 医院成功捐献造血干细胞，苏州市第一位捐髓成功的医务工作者殷雪群获评苏州市2010年度第十九届道德模范“十佳新人”。

2月

16日 苏州市副市长王鸿声至医院平江分院建设工地调研建设情况，苏州市政府副秘书长张曙、市规划局总规划师相秉军、市卫生局局长张月林陪同调研。院长葛建一、院党委书记王顺利、副院长张建中参加调研活动，葛院长代表医院汇报平江分院建设的总体情况。

21日 医院护理部特邀江苏省护理学会张镇静理事长来院对骨科、心内科进行“三甲”复审模拟查房。

25日 2011年苏州市健康教育与健康促进工作暨先进表彰大会在苏州市疾控中

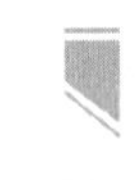

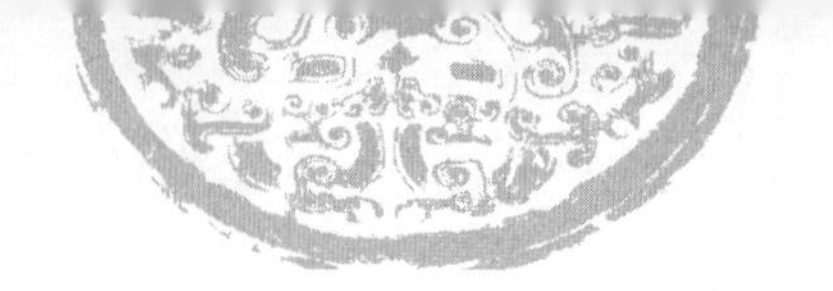

心隆重举行。医院因高质量地完成创建“无烟医院”工作被苏州市卫生局、苏州市爱卫办授予“苏州市首批无烟医疗卫生机构”称号。同时，医院获评“2010年度健康教育与健康促工作先进集体”并获“2010年度健康教育与健康促进工作优秀项目奖”。

28日 附一人〔2011〕11号文：经江苏省卫生厅批复，同意成立江苏省临床免疫研究所，为医院省级科研机构。

3月

1日 附一人〔2011〕10号文：采供中心更名为医学工程处。

2日 艾美仕市场调研咨询公司首席执行官及欧美医疗机构首席执行官一行30人来院访问，就医改在医院的实施情况进行交流。

4日 江苏省医院协会组织部分专家来院进行省级医疗质量控制工作考核和临床路径管理试点工作第三次省级评估。医院血液科、神经外科、核医学科为江苏省质量控制中心，血液科、神经外科、骨科为卫生部指定的临床路径试点科室。质控考核与临床路径管理试点工作省级评估由专家工作组采取查阅资料、听取汇报、实地考察、现场提问等方式进行。

5日 苏大附一院2011年第一季度科主任管理培训在中国建设银行苏州分行学术报告厅举行。院领导、各党政职能部门负责人、各临床医技科室正副主任、党总支书记、科护士长等共计200人参加培训，苏州市卫生局、食药监局局长张月林作了题为“医改与苏州医疗卫生事业发展”的精彩讲座。

5日 苏大附一院2011年第一季度科主任会议在中国建设银行苏州分行3号会议室举行。此次科主任会议的主题是“专科建设显成效，高效低耗促发展”。骨科、血液科等12个科室主任作交流发言，中国工程院院士阮长耿、资深专家唐天驷应邀到会并讲话。

5日 由江苏省卫生厅批准成立的江苏省临床免疫研究所在医院举行揭牌仪式。江苏省卫生厅副厅长姜锡梅、苏州市卫生局局长张月林到会祝贺并讲话。江苏省卫生厅科教处处长孙宁生、苏州大学副校长张学光教授、苏州大学附属儿童医院院长冯星教授等，医院葛建一院长、王顺利书记等院领导，以及职能科室部分领导、临床医技科室部分首席研究员和临床免疫学实验室全体职工参加揭牌仪式。

6 日 美国爱诺华医疗集团斐尔法克斯医院胸外科主任、胸部肿瘤项目外科主任桑迪普·克汉达尔教授与病理科漆丹毅博士来医院心胸外科进行为期两周的临床诊疗工作，联合开展胸部肿瘤的微创手术治疗。

7 日 7—9 日，北美脊柱外科学会原执行主席、国际脊柱功能重建学会主席、著名脊柱外科专家汉森教授再次来院与骨科杨惠林教授等一起出名医联合门诊、同台手术。

8 日 苏州大学骨科研究所在苏州大学南校区 1 号楼 3 楼召开工作汇报及发展规划研讨会。苏州大学校长朱秀林、副校长路建美，苏州大学副校长、苏大附一院院长葛建一，科学技术与产业部常务副部长朱巧明等，苏大附一院副院长侯建全，苏州大学生物制造中心李浩莹教授及骨科研究所特聘教授和专家参加会议。

12 日 为配合“世界青光眼日”主题“关注青光眼，光明随身行”，医院眼科于该日成立苏州市首个青光眼病友俱乐部，青光眼患者大学堂也在当天开讲。在医院阶梯教室，院党委书记王顺利、眼科主任李龙标、眼科主任医师沈伟为青光眼病友俱乐部举行揭牌仪式。

12 日 医院在学术报告厅为新引进的苏州市唯一的 3T 磁共振举行开机典礼。院党委书记王顺利、党委副书记兼纪委书记郁申华、副院长张建中，美国通用电气公司华中区副总裁赵东，医院相关党政职能科室负责人及放射科医务人员出席开机典礼。开机典礼结束后，进行了 GERSNA 磁共振新技术论坛，有关专家就 3T 磁共振临床初步应用、颅脑血管狭窄性病变、磁共振中枢神经应用价值等方面的内容进行探讨。

12 日 医院护理部特邀江苏省人民医院护理部主任顾则娟来医院泌尿外科进行 PBM 查房。

14 日 医院承办新形势下全国医院党建工作与文化宣传创新论坛。

14 日 苏州市开展临床安全用血专项检查。

16 日 由内蒙古呼和浩特卫生局组织，当地业务院长、护理部主任及护士长组成的 32 人学习团队来医院参观学习“优质护理服务示范工程”建设工作。

17 日 江苏省开展病历处方质量及“三合理”规范执行情况专项检查。

17 日 17—20 日，美国爱诺华医疗集团执行副总裁、斐尔法克斯医院首席执行官鲁文·帕斯捷尔纳克，国际事务总监吉姆·昂格莱德来院商谈合作事宜，并参加医院与爱诺华联合主办的 2011 年华东区胸部肿瘤微创治疗研讨会。

19 日 医院在第三会议室与昆山市第一人民医院签订合作协议。此次合作主要涉及远程医疗会诊、临床营养科两个方面。苏州大学副校长、苏大附一院院长葛建一，昆山市第一人民医院副院长吴晓阳，院办等相关科室负责人出席签约仪式。

19 日 首届苏沪医疗耗材管理交流研讨会在吴江市召开，本次会议由苏州医学会医学工程学专业委员会和上海医学会医学工程专科委员会共同主办，医院医学工程处承办。会议吸引了近 50 名苏、沪两地医疗耗材管理人员的参加。本次研讨会围绕医院医疗耗材的管理展开，探讨医疗耗材从企业资质审核到采购、物流、编码以及风险评估整个过程中的重要问题。

23 日 中国医师协会在人民网启动了“2011 全国脂肪肝健康促进”项目，在全国几个大城市成立 18 家诊治中心，苏大附一院成为中心之一。当天下午，医院在第三会议室举行全国脂肪肝诊治中心揭牌仪式，院党委书记王顺利，副院长、消化科主任医师陈卫昌教授共同揭牌。

24 日 医院在血液科五十六区三楼会议室举行“瑞信-苏大附一院救助白血病儿童专项基金”签约仪式。

30 日 江苏省卫生厅在南京召开 2011 年全省医院工作会议，医院被表彰为 2010 年度“江苏省优质护理服务先进单位”，神经内科获评 2010 年度“江苏省优质护理服务先进病区”。

是月 下旬，苏州市皮肤性病学学术会议在医院阶梯教室成功举办，来自苏州及周边六县市各级医院、医疗机构的代表 100 余人参会。

4 月

1 日 1—3 日，由中华医学会泌尿外科学分会主办、医院承办的 2011 全国泌尿外科尿控学术会议在苏州市会议中心举行。

2 日 由中国医师协会风湿免疫科医师分会主办，苏州市医学会、苏大附一院协办的“风湿免疫科临床路径意见征集暨诊疗指南培训项目”在医院学术报告厅进行。中国医师协会风湿免疫科医师分会副会长孙凌云教授、中国医师协会风湿免疫科医师分会秘书长李植、苏州医学会秘书长许衷寒等领导出席会议，来自苏州、无锡、常州的 220 余名风湿免疫科及相关科室医师参加培训。

8日　附一医〔2011〕9号文：成立骨科国际病房（五十二病区）。

9日　江苏省血液研究所、苏大附一院血液科、血友病诊疗中心联合举办第四届血友病医患联谊会。该年血友病日的主题是“相互鼓励，共同参与，实现人人享有治疗”。来自苏州市及周边城市的30余名血友病患者及家属参加联谊会。

13日　为进一步放大优质资源，做优、做强、做好苏大附一院，江苏省委常委、苏州市委书记蒋宏坤召集市政府、苏大、苏大附一院等单位的领导，就苏大附一院总体建设规划进行专题研究。会议充分听取了苏大附一院、苏大领导就医院总体规划的汇报，并在市政府前期协调的基础上，对苏大附一院总体规划布局、建设资金等问题作了逐一研究，确立苏大附一院的龙头作用，使其成为江苏一流并在全国有影响力的国家百强医院，要求苏大附一院确立总部搬迁的思想，要在平江新城建成一所占地200亩、开放床位2 500~3 000张的大型综合性医院，要提升医院内涵建设，打造有特色的专科。会议还对平江新城院区建设资金、建设用地等问题作了进一步明确。

15日　15—18日，中国医师协会神经外科医师分会第六届全国代表大会在南京顺利举行，国内有800余名神经外科专家参加会议。医院李向东主任医师荣获“2010年度王忠诚中国神经外科医师年度奖”，祁震宇副主任医师荣获“2011年度王忠诚中国神经外科医师年度奖”。这使苏大附一院成为全国唯一有两人获此同行业最高奖项的单位，并且是连续获得此项荣誉。

19日　美国工程院院士、梅奥医学中心及约翰斯·霍普金斯大学荣誉教授赵以甦来院进行学术交流访问。

20日　江苏省卫生厅组织工作人员来院进行人类辅助生殖技术现场评审。

20日　由拉萨市卫生局党组副书记、局长扎西德吉带队的拉萨苏州市卫生局考察团一行来院进行考察洽谈。

20日　20—28日，由浙江省物价局孙玉月队长带队的检查组一行6人对医院进行全国医药卫生服务价格大检查。

22日　在武汉召开的中国医院协会药事管理专业委员第四届委员会换届暨第二届全国医院药事管理优秀奖颁奖大会上，医院荣获“第二届全国医院药事管理优秀奖”，该奖项由中国医院协会设立，每4年评选一次。

23日　23—24日，以江苏省卫生厅科教处副调研员唐宁一为领队、泰州苏州市卫生局副局长陈鼎荣为组长的专家组一行13人对医院进行三级医院复核评价，苏州市卫生局陈小康、胡浩成等领导陪同检查。13 位专家在听取了医院建设情况的汇报后，就医疗质量、医疗技术、医疗服务、护理工作、医院信息等 5 个方面展开全面的检查，医院圆满完成迎评任务。

27 日 全市医药卫生系统“学习白求恩，敬业为人民”主题活动、创建文明行业总结表彰暨“三好一满意”活动动员大会在苏州人民大会堂举行。会议对为期 3 个多月的“学习白求恩，敬业为人民”主题活动进行全面的阶段性总结，表彰一批在学习活动和文明行业创建工作中涌现的先进集体和先进个人，全市 20 名“白求恩式医务工作者”和 50 名“德技双馨先进个人”受到奖励。医院“优质护理服务示范工程”成为全市卫生行业文明服务品牌；骨科二病区成为全市卫生系统“2010 年度示范病区”；住院部和高级诊疗体检中心成为全市卫生系统“2010 年度文明窗口”；殷雪群、孙晓欧被评为全市卫生系统“2010 年度文明职工”；中医科主任熊佩华、普外科主任李德春、超声科主任查月琴成为全市卫生系统“2010 年度医德医风标兵”；放射科主任郭亮、心胸外科主任马海涛、放疗科主任周菊英、血液室主任陈苏宁荣膺全市医药卫生系统“德技双馨先进个人”；经市民投票，周菊英获评“白求恩式医务工作者”，医院被表彰为全市卫生系统“2009—2010 年度文明单位”。

28 日 北京国际 SOS 救援中心的医疗专家一行对医院急诊室、特需门诊、外宾病房等进行实地考察，重点了解创伤、急救、涉外医疗服务的情况。

29 日 全省卫生科技创新大会在南京举行，会议总结了全省“十一五”期间医学重点学科建设和人才战略“科教兴卫工程”实施情况和经验，4 名“江苏省医学杰出贡献奖”获得者、9 名“江苏省优秀学科带头人”、60 名“江苏省优秀医学人才”受到表彰。医院阮长耿（血液病学）、唐天驷（骨外科学）、张学光（免疫学）荣获“江苏省优秀学科带头人”称号，吴德沛、沈振亚、侯建全、陈卫昌荣获“江苏省优秀医学人才”称号。

5 月

10 日 10—18 日，美国著名脊柱专家、得克萨斯州脊柱研究所斯科特·劳伦斯·布卢门撒尔教授与医院骨科杨惠林教授开展联合门诊，并为患者进行颈椎间盘置换和融合手术。

11 日 卫生部医政司处长焦雅辉一行 4 人来院督导检查公立医院改革重点项目的

落实情况。院领导葛建一、王顺利、钱海鑫、郁申华、杨建平及有关职能部门负责人参加接待、汇报。

14 日 国家心血管病中心苏州大学分中心揭牌仪式在南林饭店举行，这标志着国家心血管病分中心正式落户苏大附一院。国家心血管病中心主任、中国医学科学院阜外心血管病医院院长胡盛寿，中国医学科学院阜外心血管病医院院长助理李澎，苏州大学党委书记王卓君及副校长葛建一、路建美，苏大附一院党委书记王顺利及副院长陈卫昌、杨建平、侯建全，心血管外科主任沈振亚，以及苏州大学、苏大附一院相关职能科室负责人出席揭牌仪式。

16 日 16—17 日，中华骨髓库第三届年会暨中华骨髓库重新启动 10 周年庆祝会在北京召开。全国人大常委会副委员长、中国红十字会会长华建敏、中国红十字会特别顾问彭珮云、中国红十字会常务副会长王伟、卫生部副部长黄洁夫、世界骨髓捐赠者协会和世界骨髓捐赠者资料库首席执行官奥索恩博士、世界骨髓库及其他国家和地区主要骨髓库的代表参加了此次盛会。会上，中国红十字会副会长郝林娜宣布"关于颁发中华骨髓库重新启动十周年爱心奉献奖的表彰决定"，医院血液科吴德沛教授基于在我国骨髓移植领域及中华骨髓库建设发展过程中所作出的重要贡献，被授予"中华骨髓库重新启动十周年爱心奉献奖"，成为骨髓移植学术界 8 名获奖专家之一。

20 日 附一医〔2011〕12 号文：成立内分泌科（六十一病区）、风湿科（六十二病区），原内分泌科（二十三病区）、风湿科（二十六病区）病区号另行安排。

20 日 美国约翰斯·霍普金斯医院王国本教授来院为呼吸系统疾病诊治新进展暨江苏省继续医学教育项目学习班授课。

23 日 附一医〔2011〕13 号文：成立介入科（六十五病区），原介入科（二十一病区）病区号另行安排。

23 日 附一医〔2011〕14 号文：成立烧伤整形科（六十三病区），原烧伤整形科（二十五病区）病区号另行安排 。

23 日 23—24 日，由江苏省肿瘤医院冯继锋书记带队的专家组一行 21 人对医院通过初审的风湿免疫科、急诊医学科、内分泌科、烧伤外科和满 5 年的现有重点专科传染科、介入放射科、妇产科、核医学科、呼吸内科、麻醉科、泌尿外科、神经外科、心胸外科进行省级临床重点专科现场测评与复核。

26 日 26—28 日，江苏省卫生厅对医院全胰腺切除术、骨关节置换技术、泌尿外科腹腔镜治疗技术、输尿管镜技术、体表器官再造技术［含全鼻再造术、耳廓再造术、乳房再造术、指再造术（足趾游离移植法）、眼窝再造术等］、内镜逆行胰胆管造影诊疗技术 6 项技术进行临床应用能力审核。

26 日 26—28 日，由亚洲神经肿瘤协会和中国抗癌协会神经肿瘤专业委员会主办、苏大附一院神经外科承办的第八届亚洲神经肿瘤学术大会在苏州凯宾斯基酒店隆重召开，此次会议汇聚了 130 余名来自韩国、日本、印度、美国、荷兰等国家的参会者和 237 名国内的参会者，亚洲神经肿瘤临床及研究领域的一流专家悉数到场。

27 日 苏大人〔2011〕45 号文：葛建一任苏大附一院院长（兼）；杨建平任苏大附一院常务副院长，试用期 1 年；钱海鑫任苏大附一院副院长（兼）；陈卫昌任苏大附一院副院长（兼）；侯建全任苏大附一院副院长（兼）；沈学伍、陈亮、缪丽燕任苏大附一院副院长，贲能富任苏大附一院总会计师，试用期均为 1 年；免去张建中苏大附一院副院长职务。

30 日 美国梅奥诊疗医学中心查咏梅教授来院作学术交流。查咏梅教授和医院惠杰主任医师共同演示了房颤射频消融手术。手术结束后，查咏梅教授在心内科会议室举行有关房颤射频消融的讲座。

31 日 200 多名医学生汇聚一堂，隆重举行苏大附一院首届陈明斋奖助学金颁奖典礼。苏州大学校党委副书记、副校长江涌，陈明斋院长的亲属代表陈勤远先生，院领导王顺利、钱海鑫、张建中，校学生处、医学部党工委和医院相关职能部门负责人参加典礼。该年医院共有 20 名研究生和 15 名本科生及七年制学生获得首届陈明斋奖助学金的奖励和资助。

是月 江苏省委、省政府隆重表彰一批自 2006 年以来在全省改革开放、经济建设和各项社会事业发展中做出突出贡献的省劳动模范和先进工作者，医院吴德沛教授当选。

6 月

2 日 卫生部开展临床路径管理、电子病历试点工作省级评估。

7 日 世界顶级骨科专家斯蒂芬教授和美国匹兹堡大学医学院骨科系力生物学实验室主任詹姆斯教授来院开展联合门诊学术访问。

9日　医院在南林饭店举行平江分院总体规划研讨会。

11日　法国驻上海总领事馆举行授勋仪式，法国前总统瓦莱里·吉斯卡尔·德斯坦代表法兰西共和国总统先生向医院阮长耿院士授予法兰西国家功绩军官勋章。

15日　由江苏省医师协会、苏州市卫生局、苏大附一院、苏州日报社联合主办的“学习白求恩，敬业为人民——迎接6·26医师节”主题座谈会在南林饭店举行。江苏省卫生厅副厅长、省医师协会会长黄祖瑚、省医学会副会长任华铁，苏州市卫生局副局长陈小康、市文明办副主任刘文伟，《苏州日报》副主编常新，以及苏州市医疗卫生机构、高校学者专家、媒体记者、患者代表等40多人汇聚一堂，就医德建设的新途径、良好医师执业环境的营造、和谐医患关系的构建进行广泛探讨和交流。苏大附一院院长葛建一、院党委书记王顺利、院党委副书记郁申华等出席座谈会。

16日　美国克利夫兰医学中心王唯平教授来医院介入科指导工作。上午，王教授作有关青年医师培训的讲座。下午，王教授进行静脉输液港植入术的标准化手术演示。

23日　来自全国各地的慢性粒细胞白血病患者相聚在苏大附一院阶梯教室，参加第七届慢性粒细胞白血病病友联谊会。

25日　在江苏省医师协会举办的庆祝首届医师节暨江苏省医师终身荣誉奖表彰大会上，全省45位德高望重的老专家被授予“江苏省医师终身荣誉奖”。医院陈易人、杨鸿声两位老专家代表医院12位医技双馨的优秀医师赴南京受奖。获奖的12位医师是石志岐、朱道程、杨鸿声、陈易人、陈忠、陈赐龄、周自强、周康德、郭振兰、曹锡冲、鲍耀东、熊重廉。

26日　美国临床和转化科学学会创始人及首任主席、洛克菲勒大学临床与转化医学研究院院长、洛克菲勒大学医学院血液和血管生物中心主任巴里·科勒教授在中国工程院院士、江苏省血液研究所所长阮长耿院士的陪同下对医院进行学术访问。

28日　附一人〔2011〕20号文：成立药学部，撤销药剂科。药学部内设4个职能科室——药品调剂科、临床药学科、药品采购科、制剂科，该4个内设职能科室不作为医院科级机构管理。

28日　附一人〔2011〕21号文：决定医保办公室从门急诊部独立出来，为正科级建制。

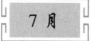

7月

1日 韩国仁川圣母医院企划调整室室长成济铉一行7人来院商谈合作意向，就普通外科、神经内科、康复和美容开展合作并签署合作备忘录。

3日 在由中华放射学会青年委员会和《中华放射学杂志》编辑部举办的第五届中国放射青年医师论坛中文演讲比赛中，医院放射科硕士研究生胡粟以优异成绩荣膺亚军。

4日 4—13日，美国康涅狄格州诺威治骨科医院迈克尔·霍尔柏林教授来院开展联合门诊和手术。

11日 卫生部进行“优质护理服务示范工程”现场调研。

11日 由苏大附一院介入科和血管外科联合举办的血管病首届病友会暨血管病专科门诊揭牌仪式在医院阶梯教室举行。

13日 附一医〔2011〕20号文：同意放疗科开设日间病房，地点设在放疗科大楼（17号楼）1楼。

16日 苏大附一院2011年第二季度科主任管理培训暨科主任会议在独墅湖会议酒店会议中心举行。会上，江苏省卫生厅副厅长陈亦江作关于学科建设与人才培养的讲座，复旦大学附属华山医院张永信对《抗菌药物临床应用管理办法》进行解读。下午医务处、护理部等14个科室主任就“努力争创国家级优质医院”的主题作交流发言。

20日 泰州市人民医院领导一行来访。

20日 无锡市及江南大学领导一行来访。

28日 苏大附一院心内科启动“医疗质量万里行，降压在行动”项目，正式挂牌成为江苏省7家高血压科普教育培训基地之一。中国医师协会事业发展部部长徐秉哲，苏州大学副校长、苏大附一院院长葛建一为教育培训基地揭牌，180多名市民参加挂牌仪式。

30日 医院2011年迎新会暨新职工岗前培训系列活动在学术报告厅隆重举行。162名新职工参加培训，其中博士后出站人员1名、博士研究生10名、硕士研究生53名、本科生39名、专科生59名。

是月 根据《江苏省卫生厅关于2011年三级医院复核评价情况的通报》（苏卫医〔2011〕57号），医院以本次检查中除南京外厅直属医院第一名及第二检查组第一名的优异成绩通过了该年省三级医院的复核评价。

是月 在全省“十二五”期间的“科教兴卫工程”遴选工作中，经过单位推荐、资格审查和专家答辩，由阮长耿院士、吴德沛教授领衔的血液病临床医学中心和唐天驷教授、杨惠林教授领衔的骨外科临床医学中心蝉联全省十大临床医学中心中的两席。

8月

2日 江苏省卫生厅国际合作处石志宇处长在南林饭店主持召开援圭医疗队第二阶段启动会，医院院长葛建一，院党委书记王顺利、副书记郁申华，副院长沈学伍，以及党办、院办和人事处负责人和苏大附一院、苏大附儿院、常熟一院、常熟二院的全体援外队员出席会议。经江苏省卫生厅审核确定，苏大附一院选派的江苏省第十期援圭医疗队的10名队员是朱新国、陆云锋、张跃明、赵小瑜、王希明、陆俭、高建瓴、詹升华、陆轶群、金建平。

8日 医院放疗科开设江苏省内首个日间病房。

9日 江苏省卫生厅组织专家一行3人对医院对口支援工作进行督查。专家组一行检查医院对口支援城乡基层卫生工作的执行情况、成效，并按江苏省城市卫生支援城乡基层卫生工作考核评价标准对医院对口支援工作进行评估。医院院长葛建一、副院长侯建全等陪同参加督查。

12日 在院长葛建一、党委书记王顺利、副院长陈亮等的陪同下，苏州市副市长王鸿声率市发改委、监察局、公安局、财政局、国土局、住建局、规划局、卫生局、环保局、民防局、土地储备中心、消防支队及平江区政府分管领导亲临建设工地，视察医院平江新院建设工程。

22日 苏州市检察院检察官孙起生、苏州大学纪委副主任肖平视察医院平江新院工程建设现场，并参加建设工作小组例会。医院副院长陈亮，基建办及各参建单位参加会议。

24日 苏州大学附属第一医院五届四次教（职）工代表大会在学术报告厅召开，大会应到代表164名，实到代表128名，特邀代表3名，列席代表20名。

26日 以上海市中医药发展办公室副调研员孙行军为组长的全国综合医院中医药工作示范单位评估专家组一行5人来院，对医院创建综合医院中医药示范单位工作进行系统评估，院长葛建一、党委书记王顺利、常务副院长杨建平、副院长兼药学部主任缪丽燕和相关科室负责人陪同专家进行评估。

26 日 省级医疗质量控制工作督查与卫生部临床路径管理试点工作进行中期评估。

26 日 我国著名器官移植专家、华中科技大学同济医学院器官移植研究所陈忠华教授来院就器官移植进行讲学指导。

是月 8 月 29 日—9 月 6 日，美国得克萨斯州脊柱研究所斯科特·基切尔教授来院开展联合门诊和手术。

是月 苏州市委、市政府隆重表彰了 6 名第三届“苏州杰出人才奖”获得者和 10 名“苏州杰出人才提名奖”获得者。医院血研所薛永权教授荣获“苏州杰出人才提名奖”。

9 月

2 日 医院进行美国组织相容性和免疫遗传学会认证实验室现场审核。

6 日 江苏省卫生厅对医院进行医疗机构执业行为及校验现场审查。

8 日 苏州大学副校长熊思东带领苏州大学医学部新一届领导班子来院进行调研，听取医院领导对苏州大学在医学教育、人才培养、科学研究等方面的意见和建议。

15 日 苏大附一院泌尿外科举行良性前列腺增生症健康管理基地揭牌仪式。中国医师协会在省内共设立 2 家基地，负责对大型医院泌尿外科、老年科等相关科室医师、社区医院医师进行良性前列腺增生症等相关疾病临床诊治及医疗安全与风险的培训。

20 日 20—22 日，全国卫生系统“号、手”创建活动表彰暨经验交流会在苏州市会议中心召开，此次表彰大会由卫生部、共青团中央主办，江苏省卫生厅承办，苏州市卫生局、苏大附一院、昆山市中医医院协办。

21 日 卫生部党组成员、副部长，卫生部直属机关党委书记，全国医药卫生系统创先争优活动办公室主任陈啸宏来院调研。陪同调研的领导有卫生部直属机关党委副书记窦熙照，江苏省卫生厅党组成员、厅直机关党委书记余西、副书记李庆荣，苏州市副市长王鸿声、卫生局局长张月林。苏大校长朱秀林，苏大副校长、附一院院长葛建一，党委书记王顺利等参加调研活动。

22 日 国际著名骨科运动医学专家、美国加州洛杉矶 Kelan-Jobe 骨科临床中心院

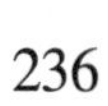

长拉尔夫·甘巴尔代拉教授来院进行学术访问。

23 日 在江苏省纪委驻卫生厅纪检组长、厅党组成员周政兴的带领下，江苏省卫生厅行风巡查小组成员李毅、邢书博、朱春燕等一行 8 人在苏州市卫生局副局长陈建平等的陪同下莅临医院开展卫生行风巡查工作。

26 日 附一人〔2011〕32 号文：决定生殖医学中心独立，不再隶属于妇产科。

是月 卫生部共青团中央授予医院药学部“全国青年文明号”称号。

10 月

10 日 附一医〔2011〕23 号文：成立感染病科（六十六病区）、感染病科 ICU（六十七病区），原感染病科（四十一病区）病区号另行安排。

11 日 医院常务副院长杨建平带领党办、人事、医务、科技、教育培训、护理等部门一行 8 人前往医院对口支援单位海门市人民医院签订合作协议，结为对口帮扶友好医院。

11 日 江苏省“科教兴卫”工程临床医学中心、重点学科项目评审来医院进行现场论证。

15 日 苏大附一院 2011 年第三季度科主任管理培训在苏州市会议中心举行。院领导、党政职能部门负责人、临床医技科室正副主任、党总支书记、科护士长等共计 200 余人参加培训。会议首先由南京军区南京总医院财经管理中心主任张庆波作“基于信息系统的医院运营管理”专题讲座，随后上海交通大学附属瑞金医院院长朱正钢就完善门急诊服务和抗菌药物的合理整治进行发言，最后钱海鑫副院长向参会人员介绍医院抗菌药物专项整治情况。

16 日 苏州市医学会第十次会员代表大会在苏州太湖国际会议中心举行，来自全市卫生系统及驻苏部队的 200 多位专家学者参加会议。苏州市人大常委会副主任钱海鑫、副市长王鸿声，中国工程院院士阮长耿出席会议。会上，钱海鑫当选苏州市医学会新一届会长。

19 日 荷兰癌症研究所外科主任、乳腺癌工作小组主席，欧洲癌症研究与治疗组织秘书长埃米耶尔·罗格斯来院作题为“赫赛汀对 HER2 阳性乳腺癌的辅助治疗和新辅助治疗”的讲座。

26 日 江苏省省长助理、省科技厅厅长徐南平一行来院调研科技工作，陪同调研的有苏州市副市长浦荣皋、市政府副秘书长朱国强，江苏省科技厅机构条件处处长景茂、社会发展处副处长郦雅芳，苏州市科技局局长黄戟、副局长潘华露，医院及临床医学研究院领导等参加调研会。

是月 卫生部公布2011年评定的国家临床重点专科名单，医院血液内科、心脏大血管外科、临床护理专业和血栓与止血重点实验室跻身国家临床重点专科行列。其中，血液内科成为唯一同时拥有1个国家重点学科和2个国家级临床重点专科的学科。

是月 江苏省十二五“科教兴卫工程”医学领军人才暨创新团队、医学重点人才评审结果公布，医院戴克胜、何军、王中、周幽心等人跻身“江苏省医学领军人才与创新团队带头人”行列。陈亮、陈苏宁、方琪、周亚峰、赵军、李纲，陆培荣、缪丽燕、嵇富海、何靖康、韩悦、何广胜、唐晓文等人被评为“江苏省医学重点人才”。

11 月

2日 加拿大传爱医援会代表团急救培训小组一行5人来院进行心肺复苏培训及交流活动。护理部、第三届江苏省急诊急救专科护士培训班学员参加此次活动。

4日 医院在苏州市会议中心隆重举办“2011苏州国际临床（技术）论坛”。中国工程院副院长、中国人民解放军第四军医大学校长、著名消化病临床医学专家和医学教育家樊代明院士，中国工程院院士阮长耿教授，卫生部科教司司长何维，中华医学会副会长刘雁飞，中国医院协会副会长唐维新，江苏省卫生厅副厅长姜锡梅，苏州市副市长王鸿声，苏州市卫生局局长张月林等领导及国内外专家学者600余人出席开幕式。此次大会以“转化医学让健康增值”为主题，共设骨外科学、血液学、临床免疫学、泌尿外科学、围产医学、微创外科与技术、肿瘤学、口腔医学、呼吸内科学、心脏大血管外科、影像与介入学、护理学、医院管理学13个分会场。为期两天的论坛吸引了来自美国、加拿大、巴西、瑞士、英国、日本等国家的50多位海外著名专家学者及800多位国内医学界的专家教授前来参加会议。

7日 以江苏省护理学会张镇静理事长为首的专家一行4人来院进行全省三级医院优质护理服务检查。

8日 由南京市第一医院、江苏省人民医院、东南大学附属中大医院和盐城市

第一人民医院专家组成的督导检查组来院进行抗菌药物临床应用专项整治活动实施情况督导检查。

10 日 附一医〔2011〕26 号文：成立血液科（五十五病区）。

12 日 德国罗斯托克大学斯蒂芬 · 索拉教授来院开展骨科联合门诊和手术。

15 日 卫生部医政司医疗机构管理处处长李大川在江苏省卫生厅医政处副处长张金宏的陪同下来院检查指导工作。院长葛建一，常务副院长杨建平，副院长陈卫昌、侯建全等陪同检查。

16 日 卫生部抗菌药物临床应用专项整治活动督导检查组专家、中国医科大学附属第一医院郜琪臻教授、中国医科大学附属盛京医院王静艳教授、四川大学华西附属第二医院吴艳乔教授一行在江苏省卫生厅医政处领导的陪同下来院督导检查。苏州市卫生局，苏大附一院院领导、相关职能科室负责人及部分临床科室主任、临床药师参加此次督查。

17 日 由江苏省爱卫办委托，由淮安市爱卫办主任张德荣、淮安市健康教育所所长余清等专家组成的督导组一行 4 人对医院进行居民健康素养和卫生系统全面禁烟终期督导的评估工作。

18 日 江苏省卫生厅副厅长陈华、应急办主任袁家牛率队来院调研紧急医学救援能力。院长葛建一、常务副院长杨建平、副院长缪丽燕、院长助理史献义和苏州市卫生局副局长沈洁等陪同检查。

22 日 在南京召开的江苏省城乡医院对口支援工作总结表彰大会上，医院被授予“江苏省城乡医院对口支援工作先进集体”称号。

30 日 苏大附一院腔镜病区举行苏州市首家疝与腹壁外科临床诊疗专科揭牌仪式。苏大副校长、苏大附一院院长葛建一出席仪式并作讲话。院党委书记王顺利、腔镜病区主任毛忠琦为疝与腹壁外科临床诊疗专科揭牌，80 余名市民、患者出席揭牌仪式并听取讲座。

是月 根据江苏省卫生厅专家审核评估，医院肾内科被认定为苏南片省级区域腹膜透析指导中心。

是月 由复旦大学医院管理研究所发布，全国 2 000 多位权威同行专家参与评选的“2010 年度中国最佳医院排行榜”正式向全国推出，医院名列第三十九。此外，医院血液科还登上“2010 年度中国医院最佳专科声誉排行榜”，名列第四。

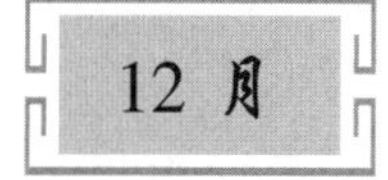

2 日　中国科技论文统计结果发布会在北京举行，2010 年度苏大附一院医务人员发表 SCI 论文 104 篇，在全国医疗机构中名列第三十八；发表中文统计源期刊论文 691 篇，在全国医疗机构中名列第三十四。

13 日　南京医科大学附属淮安第一医院创发办、院办、医务处、护理部等职能部门一行 18 人在该院院长、党委书记孙晓阳的带领下来院参观学习，并就创建国家级优质医院工作进行深入探讨和交流。院领导葛建一、王顺利、杨建平、钱海鑫、郁申华及部分职能科室负责人参与接待。

19 日　美国得克萨斯州脊柱研究所迈克尔·霍尔柏林教授来院开展骨科联合门诊和手术。

21 日　医院对口支援医院海门市人民医院院长吴杰，党委书记龚卫东，副院长邢卫松、汤健带领院办、医务科、心内科、神经内科等部门一行 8 人来院洽谈对口支援相关工作。院领导葛建一、王顺利、杨建平及部分职能、临床科室负责人参加接待。

29 日　江苏省卫生厅直属单位工作会议在南京召开，会议总结了一年来厅直属单位工作情况，部署了 2012 年工作任务，通报了 2011 年江苏省卫生厅直属单位综合目标管理责任制考核结果。继前两年荣获省厅一等奖后，该年医院再度荣获“省厅直属单位综合目标管理责任制考核一等奖”。

30 日　医院在学术报告厅举行中共苏大附一院第九次代表大会，179 名党员代表和 18 名列席代表、特邀代表出席会议。经无记名投票，选举产生新一届党委委员和纪律检查委员会委员。

2012 年

1 月

4 日　医院召开主体迁建项目 2011 年度工作总结会。

5 日　院领导赴上海为医院首位百岁老人庞运芝祝寿。

5 日　医院召开行政总值班培训。临时院长集体“充电”，为医院非工作时间

“独当一面”。

5日 苏大委组〔2012〕1号文：同意苏大附一院第九届党委换届选举结果，侯建全任苏大附一院党委书记，葛建一、徐亚英任苏大附一院党委副书记，黄建安任苏大附一院纪委副书记（主持工作）。

7日 医院药品部红色经典新年文艺会演圆满成功。

7日 医院召开2011年度质控医师工作会议。

10日 新疆伊犁洲妇幼保健院院长柴淑霞一行来院参观交流。

14日 医院“2011年度十佳新闻”揭晓。

15日 苏大人〔2012〕4号文：免去侯建全苏大附一院副院长、医学部第一临床医学院副院长职务。

16日 医院血液内科主任吴德沛当选“2011年度苏州十佳魅力科技人物”。

17日 医院肿瘤内科发起“无痛过年”，将“三好一满意”活动落到实处。

17日 院领导看望离退休干部。

18日 院前急救站荣获“苏州市最佳急救分站”称号。平均急救时间缩短，完成急救4 900余次，完成医院危重患者长途转院、康复病房检查转运。

18日 医院呼吸内科内镜中心乔迁新址。

18日 医院隆重举行2011年度工作总结表彰大会暨新春团拜会。

31日 医院生殖医学中心正式通过江苏省卫生厅审核。

31日 医院获准开展体外授精、胚胎移植、卵泡浆内单精子显微注射等辅助生殖技术，为不孕不育患者带来福音。

2月

1日 苏大附一院推出分时段预约挂号，专家号分4个时段发出，错开就医高峰，所有专家都能接受预约。

1日 江苏省委常委、苏州市委书记蒋宏坤一行莅临医院现场办公并发表重要讲话，苏州市财政局、国土资源局、住房和城乡建设局、规划局等主要部门负责人全部到会。苏大附一院主体迁建项目是苏州有史以来医药卫生事业投入最大的项目。

4日 医院血液研究所职工李佩霞入选“中国好人榜”，其入选展现了医院良好的精神风貌。

7日 附一医〔2012〕1号文：成立呼吸内科（六十八病区）。

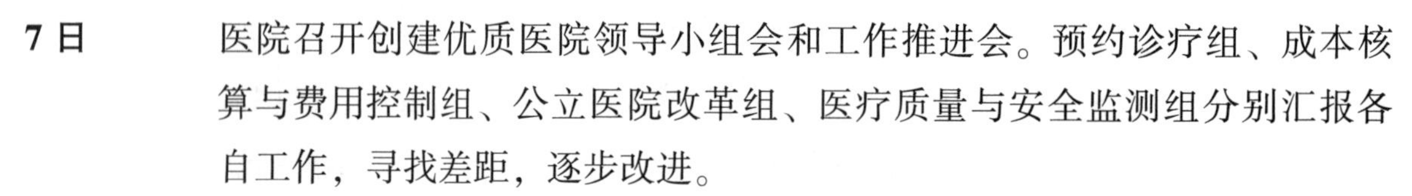

7 日　医院召开创建优质医院领导小组会和工作推进会。预约诊疗组、成本核算与费用控制组、公立医院改革组、医疗质量与安全监测组分别汇报各自工作，寻找差距，逐步改进。

14 日　医院进行 2012 年度党风廉政、行风建设责任书签约。医院与财务、药剂、后勤等重点职能部门负责人及总支书记签订责任书，明确责任，奖惩到位。

15 日　2011 级研究生进入临床前医疗核心制度培训。通过培训，研究生快速适应在医院的临床实践生活，逐步累积临床基本技能。

17 日　苏州市卫生局局长张月林一行来院督查行业责任书落实情况。院长葛建一汇报卫生行业责任书落实情况。督导组一行深入到各科室，通过满意度调查、访谈、查看台账等方式进行检查。

20 日　医院后勤服务中心开展停电应急演练。

24 日　医院圆满完成人大代表换届选举工作。院长葛建一当选苏州市沧浪区第十六届人大代表。

27 日　医院举行援藏医疗队欢送会。

3 月

9 日　苏大附一院首先在骨科国际病房五十二病区、产科八病区试点推出出院床边结账服务新举措。

14 日　医院心脏大血管外科、心内科荣获“2011 年度江苏省优质护理服务先进病区”称号；产科徐香、消化内科顾洁被授予“2011 年度江苏省优质护理服务先进个人”称号。

15 日　医院全新的外科大楼手术室家属等候区正式启用。

17 日　医院在南林饭店远香堂举行第一季度科主任管理培训。院领导、党政职能部门负责人、临床医技科室正副主任、党总支书记、科护士长等共计 200 余人参加培训，副院长陈卫昌主持培训。此次培训医院专门邀请淮安市第一人民医院院长、党委书记孙晓阳教授和上海市第六人民医院副院长陶敏芳教授为大家作专题讲座。

17 日　医院组织召开 2012 年第一季度科主任工作会议，此次科主任会议的主题是“加强科室管理，创建优质医院”。骨科、血液内科等 8 个科室主任作交流发言。

22 日 医院召开第四次创建优质医院专题工作会议，院长葛建一主持会议。医院创建优质医院工作领导小组成员、下设办公室成员、各专题组负责人及部分专题组联络员等 35 人参加会议。

26 日 医院召开信息化领导小组工作会议。院长葛建一发表讲话，该年信息化建设将在“三通一平”方面下功夫。“三通”即业务系统、管理系统和对外接口要畅通；“一平”即“一个平台”，是指建立符合优质医院要求的信息平台。

30 日 医院与陕西省富县人民医院签订对口支援协议。

4 月

3 日 医院开展抗菌药物临床应用合理性评估，对 12 个临床科室的 1—2 月部分出院病历进行抗菌药物合理性使用的检查。

15 日 医院护理部组织第三方住院患者满意度测评。

19 日 苏大委组〔2012〕12 号文：陈赞兼任苏大附一院党委副书记、纪委书记。

22 日 医院接到苏州市卫生局电话，市卫生局要求派遣医护人员前往常熟协助抢救“4 · 22”特大交通事故伤员。医务处立即组织动员，启动苏大附一院应急预案。半小时后，由脑外科主任医师李向东任组长，中心 ICU 副主任医师陈军、骨科主治医师李荣群为组员组成急救医疗队。

23 日 在中国医院协会后勤管理专业委员会副秘书长王志伟、江苏省医院协会后勤管理专业委员会主委俞玉津的带领下，中国医院管理协会后勤专业委员会考察团一行 21 人来院指导后勤服务工作。院长葛建一、副院长沈学伍及后勤服务中心部分成员参与接待。

23 日 第十期援圭亚那医疗队培训班圆满完成集训任务，江苏省政府、江苏省卫生厅和医院领导出席结业典礼。

24 日 医院召开 2012 年“三好一满意”活动推进会。

5 月

2 日 苏州大学纪念中国共产主义青年团成立 90 周年暨 2012 年“五四青年奖”表彰大会在苏州大学敬贤堂隆重举行。苏大附一院药学部青年文明号荣获苏州大学“五四青年奖”集体荣誉称号。

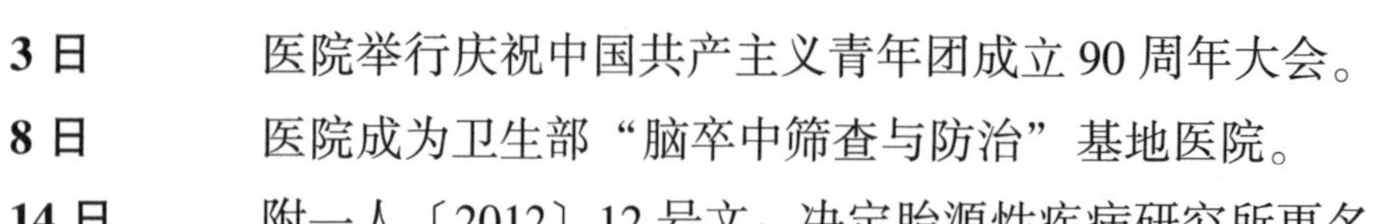

3 日　　医院举行庆祝中国共产主义青年团成立 90 周年大会。

8 日　　医院成为卫生部“脑卒中筛查与防治”基地医院。

14 日　　附一人〔2012〕12 号文：决定胎源性疾病研究所更名为胎儿医学研究所。

18 日　　医院举办“临床医学发展与展望——转化型医疗服务”校友论坛。

21 日　　“珍爱生命，感染控制在手中”活动启动仪式在医院举行。苏州市卫生局副局长陈小康，苏州大学副校长、苏大附一院院长葛建一，苏大附一院副院长陈卫昌、沈学伍，苏州市医院感染管理质量控制中心主任刘月秀，苏大附一院感染管理科主任冯薇，以及苏州市各市区行政分管人员、市质控中心成员、市各医院院感科负责人、苏大附一院医务人员共 150 余人出席仪式。

24 日　　苏大人〔2012〕45 号文：杨建平任苏大附一院常务副院长，沈学伍、陈亮、缪丽燕任苏大附一院副院长，贲能富任苏大附一院总会计师。

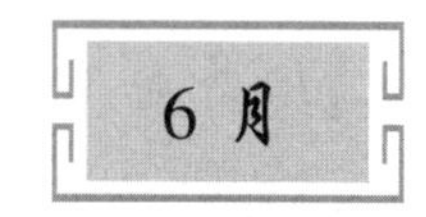

6 月

4 日　　由苏州市卫生局医政处主任胡浩成带队的苏州市卫生局“三好一满意”活动督查组一行 7 人对医院“三好一满意”活动开展情况进行督导检查。

5 日　　附一人〔2012〕17 号文：成立紧急医学救援基地办公室，该办公室设在医务处。

5 日　　在苏州市副市长王鸿声的陪同下，江苏省卫生厅厅长王咏红，厅副巡视员、医政处处长李少冬，办公室主任戚兴锋，规财处处长沈敏华一行 4 人来院考察调研。在调研过程中，王咏红厅长十分关注医院在学科建设如骨科学、血液学、护理学等方面取得的成绩。对于学科建设，王咏红厅长鼓励医院积极探索国际合作模式，通过引进国外的优秀专家、团队等方式，努力在医疗技术和服务上与国际对接。

11 日　　医院举办援圭亚那医疗队出征仪式，欢送朱新国等 10 名援圭医疗队队员。苏州市卫生局副局长陈小康，院长葛建一、院党委书记侯建全及全体院领导和相关职能部门负责人，全体援圭医疗队队员、队员所在科室负责人、受邀队员家属参加仪式。

11 日　　在院长葛建一、院党委书记侯建全的陪同下，苏州大学校长朱秀林到医院平江新院建设工地现场视察调研。筹建工作小组、项目管理公司、监理单位、施工单位分别向朱校长汇报了平江新院近期建设情况。

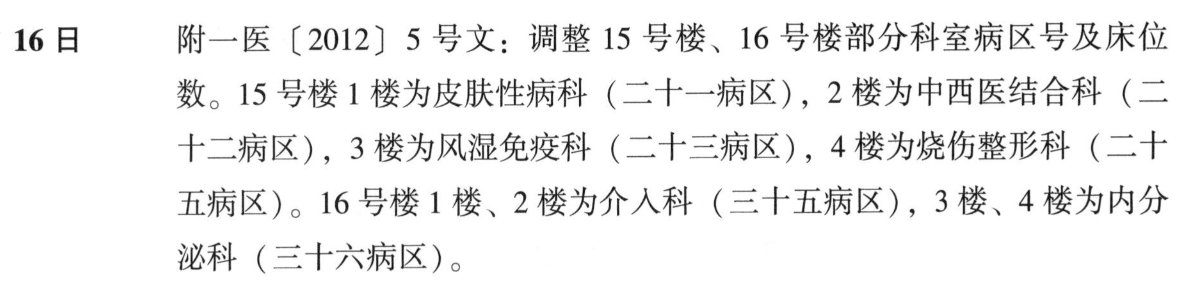

16 日　附一医〔2012〕5 号文：调整 15 号楼、16 号楼部分科室病区号及床位数。15 号楼 1 楼为皮肤性病科（二十一病区），2 楼为中西医结合科（二十二病区），3 楼为风湿免疫科（二十三病区），4 楼为烧伤整形科（二十五病区）。16 号楼 1 楼、2 楼为介入科（三十五病区），3 楼、4 楼为内分泌科（三十六病区）。

28 日　医院举行庆祝建党 91 周年暨创先争优活动总结表彰大会。大会由院党委副书记徐亚英主持，院长葛建一、院党委书记侯建全作重要讲话。会上，新党员宣誓，党委副书记、纪委书记陈赞宣读表彰决定，院党委书记侯建全代表医院党委作创先争优工作总结报告。院长葛建一作总结讲话。

7 月

3 日　医院率先推出肝癌、肥胖两个多学科诊疗中心，打破“挂哪科号就在哪科治”的传统就医模式，方便患者就医。

4 日　医院党委举行苏大附一院党建与思想政治工作研究课题评审会，这一做法在全省卫生系统亦属首创。

5 日　医院邀请卫生部专家进行“抗菌药物合理应用”专题讲座，特别邀请卫生部标准委员会院感控制专业委员倪语星教授作“抗菌药物管理”的专题讲座。

10 日　医院召开行风建设专题会议，部署医院文明创建工作。

14 日　医院 2012 年第二季度科主任管理培训在苏州南园饭店举行。院领导、党政职能部门负责人、临床医技科室正副主任、党总支书记、科护士长等共计 200 余人参会。此次培训由副院长陈卫昌主持。北京大学人民医院院长王杉作了题为“现代信息技术助力——科学化、专业化、精细化医院管理”的讲座。

14 日　医院召开科主任工作会议。

27 日　附一人〔2012〕22 号文：成立国有资产管理办公室，与财务处合署办公。

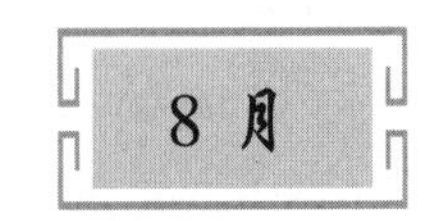

8 月

14 日　在苏州市卫生局局长张月林的陪同下，苏州市委常委、宣传部部长蔡丽新来到医院平江新院建设工地，调研平江新院工程，慰问建设工人。院长葛建一、院党委书记侯建全及院办、党办和新院建设工程工作小组负责人参与调研接待。

16 日　“2012 中国医院论坛”在北京隆重举行，表彰全国医院管理界先进代表。会议隆重表彰 2012 度中国医院管理突出贡献奖和优秀院长荣誉获得者，医院院长葛建一荣膺“2012 年度中国医院优秀院长”。

23 日　苏州市副市长王鸿声到平江新院建设工地视察，苏州市卫生局局长、食品药物监督管理局局长张月林，市政府副秘书长陆俊秀，苏大附一院党委书记侯建全、党委副书记徐亚英和相关职能部门负责人陪同视察。

24 日　江苏省委常委、苏州市委书记蒋宏坤，苏州市常务副市长周伟强、市委秘书长王少东等率市发改委、财政局、住建局、规划局、卫生局等部门相关人员亲临苏大附一院平江新院工地调研，召开苏大附一院主体迁建项目现场办公会。

25 日　卫生部医政司副司长郭燕红来院调研护理工作。医院护理部主任王海芳作了工作汇报，院长葛建一与院党委书记侯建全陪同调研。

25 日　由医院主办，苏大护理学院和苏州市护理学会协办的第四届苏州国际护理论坛在苏州隆重举行，海内外近 400 名国内外护理学专家及 337 名学员参会。

9 月

13 日　江苏省第七批援藏干部先遣部 10 人抵达拉萨。其中，医院副院长陈卫昌教授正式就任拉萨市人民医院院长一职，继温端改和俞善浚之后，成为该院的第三位“苏州院长”。

20 日　院纪委组织平江新院参建人员代表一行 24 人赴苏州监狱开展警示教育活动。

21 日　苏州大学心血管病研究所成立。江苏省卫生厅副厅长陈华、苏州市副市长王鸿声等领导出席成立仪式。

25 日　医院在第三会议室召开医患沟通与民主评议行风作风座谈会。

27 日　医院接受苏州市文明单位标兵现场考评。考评小组由苏州市文明办副主任邱惠霞带队。苏州市卫生局局长张月林、副局长陈建平，医院院党委副书记兼纪委书记陈赞等及院文明创建工作小组其他成员出席考评会。院党委办公室主任黄恺文就医院 2009—2011 年文明创建工作作主题汇报。

28 日　院团委组织青年职工代表参观平江新院建设工地。

10 月

12 日　12—14 日，由苏州市医学会、苏大附一院、江苏省血液研究所共同主办的“2012 苏州血液学峰会”召开，全国有 206 名代表参加大会。

13 日　13—14 日，由苏州市医学会、无锡市医学会、常州市医学会共同主办，苏大附一院承办的“江南医学论坛 2012 医学工程学术年会”举行，来自江南地区的医学工程领域专家和管理人员 160 余人参加了此次论坛。

20 日　苏大附一院 2012 年第三季度科主任管理培训在金鸡湖凯宾斯基大酒店举行，这是医院新一轮临床医技科室主任履新后的首次培训。院领导、处级以上干部、党政职能部门、临床医技科室、教研室正副主任、总支书记、护士长等，共计 180 余人参会。会议由常务副院长杨建平主持，同济大学附属东方医院副院长李钦作专题讲座。

20 日　医院召开第三季度科主任工作会议，会议主题为“专病专治、突出特色”。会议由院党委书记侯建全主持。

31 日　医院举行器官捐献工作总结表彰会，急诊科全体医护人员荣获表彰。

11 月

6 日　科技部“973 计划”前期研究专项课题“血小板在血栓形成起始阶段的控制机制及其信号转导机制研究”启动。

9 日　附一人〔2012〕32 号文：成立苏州大学临床医学研究院办公室，与科技处合署办公。

12 日　首届“中国地级医院·竞争力”100 强排行榜榜单公布，苏大附一院跻身榜单前三名。

26 日　医院邀请苏州广电总台、《姑苏晚报》《城市商报》的新闻总监、资深记者，在医院学术报告厅举办宣传通讯员新闻工作培训班，从临床一线人员中推选的 43 名通讯员集中学习了新闻采写与新闻摄影。

28 日　医院在学术报告厅举办解读十八大主要创新理论专题党课。苏州大学政治与公共管理学院教授、博士生导师方世南教授应邀作学习十八大精神专题报告。医院党员和入党积极分子 300 多人参会。

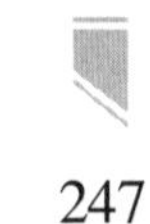

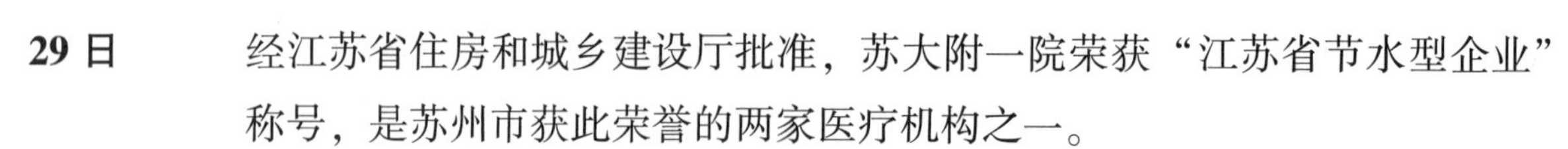

29 日　经江苏省住房和城乡建设厅批准，苏大附一院荣获“江苏省节水型企业”称号，是苏州市获此荣誉的两家医疗机构之一。

29 日　在苏州市纪委常委方伟军和苏州市卫生局局长张月林的陪同下，江苏省监察厅副厅长刘井石、江苏省卫生厅纪检组组长周政兴一行 12 人来院考察调研。

12 月

11 日　医院举办统一战线迎新年联谊会。院长葛建一，院党委书记侯建全，副院长钱海鑫、沈学伍，院党委副书记徐亚英，党委副书记、纪委书记陈赞与医院民盟、农工党、致公党、九三学社等民主党派的近 30 名成员共话新年。

18 日　由江苏省免疫学学会、江苏省微生物学和免疫学学会主办，苏州大学附属第一医院、江苏省临床免疫研究所承办的国家级继续教育项目“肿瘤免疫基础与临床研究进展学习班”在苏州市会议中心隆重举行，同时还举行了江苏省免疫学会肿瘤免疫专业委员会成立仪式。

19 日　苏州大学党建考核工作组来院调研，医院党建工作获好评。

19 日　中国科学技术信息研究所发布的“2011 年度中国科技论文统计结果”显示，2011 年度医院共发表 SCI 收录论文 124 篇，在全国医疗机构中位列第三十六，论文数量较 2010 年增长了约 20%。其中，表现不俗的论文数量首次进入前 30 名，位列第二十五。

24 日　医院妇产科主任医师黄沁、检验科副主任技师邱骏、放射科副主任医师黄瑾瑜，作为江苏省第七批援藏医疗队员圆满完成为期 1 年的援藏任务凯旋。

30 日　中共苏州市委、苏州市人民政府联合发文，命名表彰苏州市 2009—2011 年度文明单位标兵、文明村镇标兵、文明社区标兵和文明行业（苏委〔2012〕43 号），苏大附一院被命名表彰为“苏州市文明单位标兵”。

31 日　苏大附一院 2012 年度“十佳新闻”揭晓，《省委常委、市委书记蒋宏坤一行亲临苏大附一院现场办公并发表重要讲话》位列第一。

2013 年

1 月

7 日 在院长葛建一、院党委副书记徐亚英的陪同下，江苏省卫生厅副厅长黄祖瑚、国合处处长石志宇、副调研员翁毅等一行 4 人来院慰问第十期援圭医疗队队员家属。

8 日 普外科亚专科分科建设顺利完成并挂牌。从该年 1 月起，普外科三病区为胃肠病区，五病区为肝胆、甲乳病区，六病区为胃胰脾病区。

12 日 卫生部“2012 医院改革创新亮点颁奖盛典”在北京天伦王朝酒店隆重举行。苏州大学附属第一医院荣获卫生部医管司和健康报社联合颁发的“2012 医院改革创新奖”。此前一天（11 日），卫生部主管的《健康报》以“坚守使命，护佑健康”为题，大篇幅整版报道了苏州大学附属第一医院构建管理新思路、推进医院改革创新的工作实践。

19 日 2012 年度质控会议在张家港市召开，医院院长葛建一、副院长杨建平，东南大学附属中大医院主任杨莉，医院医务处、信息处、床管处相关人员及全体病历质控医生等参会，会议由医务处处长凌春华主持。

20 日 医院唐天驷、蒋文平、汪康平、张志德和丁乙等 5 位知名教授被聘为苏州大学临床医学教育督学。

26 日 2012 年度医院工作会议在苏州市会议中心隆重举行。苏州大学校长朱秀林、副校长蒋星红，苏州市卫生局局长张月林、副局长陈小康应邀出席会议。大会由院党委书记侯建全主持，院长葛建一作工作报告。全体院领导、全院中层干部、资深专家、退休老领导代表、对口支援医院代表及各类获奖集体代表等 400 余人参会。

27 日 中国医师协会中国临床营养示范基地授牌仪式在上海光大会展中心国际大酒店隆重举行。苏州大学附属第一医院被授予“中国临床营养示范基地（A 类）”，成为全国首批被授牌的 21 家示范单位之一。江苏省仅有两家单位（另一家为南京军区总医院）获此殊荣。

29 日 江苏省卫生厅发布了 2012 年“我最喜爱的健康卫士”评选结果，苏大附一院妇产科主任医师胡建铭、内分泌科护士长施耀方榜上有名。

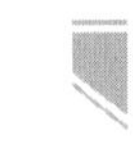

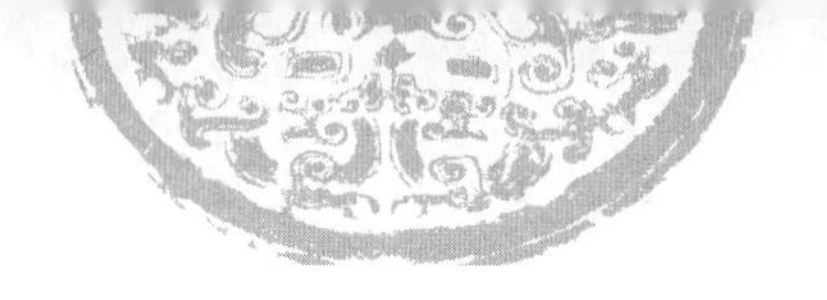

29 日 苏州市委副秘书长王国荣走访慰问医院“双创”人才戴克胜博士。

是月 由医院选送的电视报道《破解“因病致贫”》及新闻报道《为藏家儿女的安康竭尽全力——讲述援藏医生和藏族同胞的温情故事》，分别荣获2012 年度江苏卫生好新闻二等奖、三等奖。

2 月

7 日 在医院常务副院长杨建平的陪同下，苏州市卫生局局长张月林、组织处处长严伟斌来院看望慰问阮长耿院士、蒋文平教授、唐天驷教授、王光杰教授和陈易人教授。

18 日 医院妇产科推出“流动”医生站和护士站。

27 日 苏州市卫生局、爱健办在市疾控中心召开的苏州市 2013 年健康教育与健康促进工作暨先进表彰大会上，表彰 2012 年苏州市健康教育与健康促进先进集体 33 个、先进个人 54 名、优秀项目 16 个。医院分别获评“先进集体”及“优秀项目”，社区卫生处副处长吴影秋代表医院领奖。至此医院连续 4 年获评“苏州市健康教育与健康促进先进集体”，连续 5 年获评“苏州市健康教育与健康促进优秀项目”。

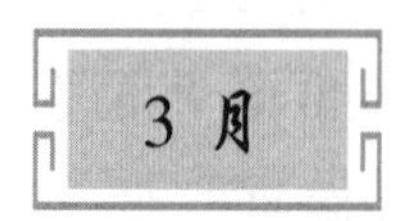

3 月

2 日 医院药学部召开 2013 年度计划报告会。

3 日 在“三八”国际妇女节来临之际，医院工会职工深入科室，慰问部分困难女职工。

4 日 陕西省神木县医院院长王强带领该院医务、护理、行政等相关部门负责人一行 31 人来院就床位管理、优质护理相关事宜进行交流。院长葛建一、党委副书记徐亚英及部分职能部门负责人参与接待。

6 日 江苏省第七批援藏医生于该日启程。

6 日 医院举办“三八”妇女节联欢会。

7 日 医院召开等级医院复核评审专题工作会。

8 日 附一医〔2013〕1 号文：成立重症医学科（六十九病区）。

12 日 江苏省卫生厅公布关于血友病省级诊疗专家组名单和诊疗定点医疗机构名单，苏大附一院被列为江苏省唯一的省级血友病诊疗定点机构。

12 日 全市医药卫生系统党风廉政建设工作会议在苏州市中医院召开，医院继2010 年获评“院务公开示范点”后再获“廉洁文化建设示范点”称号。

14 日 世界卫生组织健康城市合作网络（中国）启动会暨健康单位命名仪式在上海举行。医院和苏州市其他 7 家单位及杭州市、上海市共 25 家单位被第一批命名为“世界卫生组织（WHO）健康单位”，成为首批健康城市合作网络成员。

19 日 苏州市委常委、常务副市长周伟强，副市长王鸿声，市政府副秘书长陆俊秀、周勤第，市财政局、市规划局、市国土局、市卫生局、姑苏区政府、平江新城管委会、供电公司和轨道交通公司等部门亲临苏大附一院平江新院工地调研，并召开现场办公会。苏州大学校长朱秀林，苏大附一院院长葛建一、党委书记侯建全、副院长陈亮及医院部分职能部门负责人陪同调研。

20 日 从北京举行的卫生部脑卒中筛查与防治专题会议传来消息，苏大附一院被确定为全国卫生部脑卒中筛查与防治科研型临床研究中心。在全国 300余家脑卒中筛查与防治基地医院中，仅有 40 家医院入选。同时，苏大附一院脑血管超声成为全国 8 家超声诊断技术培训基地之一，这表明医院在脑卒中筛查与防治领域取得了积极进展与突出成绩。

23 日 医院举行 2013 年第一季度科主任管理培训。此次培训会由副院长钱海鑫主持。《江苏省等级医院评审标准及细则》编委专家、南京医科大学第二附属医院党委书记季国忠教授作题为“质量提升、患者安全、规范管理、服务社会——从《标准》到实践”的讲座，结合卫生部、卫生厅等级医院评审标准指南进行了详细解读。

23 日 医院召开 2013 年第一季度科主任工作会议。此次会议主题为“全院动员，凝聚合力，努力缩短平均住院日”。

26 日 医院泌尿外科率先试点，成功开展第一例日间手术。

27 日 在医院党委办公室主任黄恺文的带领下，医院进行清明祭祖，溯源寻根，寻访医院创始人柏乐文墓活动。

4 月

1 日 医院签订 2013 年党风廉政行风建设责任书。

3 日 苏州市首个青少年、成人矮小门诊落户医院。

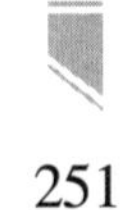

3 日 医院与太仓市第一人民医院成功签订对口支援合作协议。院长葛建一及党办、院办、医务处、人事处、教育培训处等相关部门负责人，以及太仓市第一人民医院院长张瑜，院长助理陆小军，院办主任，医务处、信息处处长出席签约仪式。

8 日 医院烧伤整形外科开设慢性难愈性伤口专病门诊，开设时间为每周一、二、三、五的下午。

9 日 医院召开文明创建与志愿服务工作专题会议，研究部署该年文明创建及志愿服务工作。党委办公室主任黄恺文传达了全省创建文明卫生行业工作会议精神。党委副书记、纪委书记陈赞要求各科室把创建省级文明单位摆上更加突出的位置。

13 日 江苏省血液研究所、苏州大学附属第一医院血液科、血友病诊疗中心联合举办 2013 年血友病联谊及宣教会。

13 日 苏州市第二十五个爱国卫生月暨 2013 年健康大巴进社区启动仪式义诊活动在桂花公园举行，活动中医院心内科主任刘志华、呼吸科主任张秀琴对居民提供义诊、咨询服务，并发放健康宣传资料。

17 日 为迎接江苏省 2013 年医院复核评审工作，该日下午，在院长办公室和创建发展办的组织协调下，医院在全院范围内开展由院领导带队的现场查房。

18 日 医院开展人感染 H7N9 禽流感防治系列培训，医院黄建安教授、甘建和教授、冯薇教授应邀授课。

23 日 院领导慰问在抗击 H7N9 禽流感一线的医务人员及援外队员家属。

24 日 在抗击 H7N9 禽流感的应急关头，医院党委决定在感染病科 ICU 成立临时党支部，作为前线指挥部。该日下午，在六十七病区医生办公室召开了临时党支部成立会议，六十七病区自创了 8 字口号——“态度、细节、信念、精神”。

24 日 医院召开第四批援陕医疗队欢送会。医疗队由普外科董晓强、神经内科胡小伟及妇产科侯文杰 3 位医师组成，董晓强主任任组长。他们将于月底赴陕西省富县人民医院开展为期半年的对口支援工作。

28 日 由唐天驷、杨惠林、侯建全教授等领衔的 10 多位著名苏大附一院专家，在太仓市第一人民医院为太仓市民进行大型义诊。

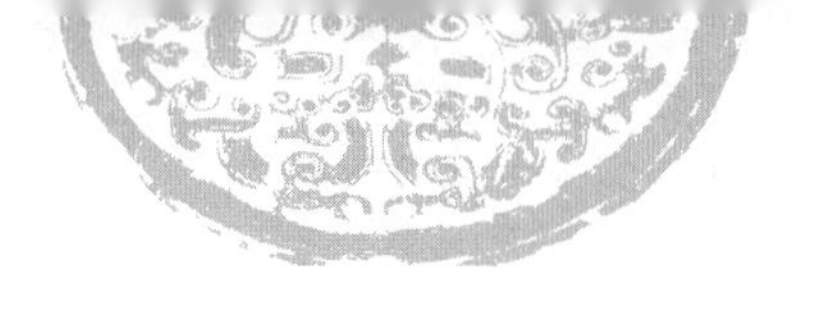

5月

1日 蒋文平教授荣获“无创（食管）心脏电生理功勋奖”。

2日 “共享苏州美，同筑中国梦”——苏州市纪念五四运动94周年大会在苏州市青少年活动中心隆重举行，苏大附一院团委获评2012年度苏州市“五四红旗团委”。

3日 苏州市医药卫生系统第三届“十大杰出青年”“十佳青年岗位能手”“十佳志愿者协会（分会）”和“十佳青年志愿者”评选结果揭晓，医院呼吸科陈成博士荣获“十大杰出青年”称号、放射科黄瑾瑜医生荣获“十佳青年志愿者”称号，博习青年志愿者协会荣获“2012年度十佳青年志愿者协会”称号。

3日 院团委召开“五四”表彰大会暨博习志愿者服装启用仪式。

6日 在2013年中国脑卒中大会上，苏大附一院被认定为“卫生部脑卒中筛查与防治工程”基地医院，再次被认定为卫生部脑卒中筛查与防治科研型中心和卫生部脑卒中筛查与防治工程超声诊断技术培训基地。院长葛建一被授予“国家卫计委脑卒中筛查与防治工程优秀院长”荣誉称号，并由陈竺副委员长亲自颁奖。同时，院长葛建一受邀在基地医院发展工作论坛上作了关于区域脑卒中联防体系建设的大会发言，受到与会院长代表的一致好评，并作为颁奖嘉宾与卫生部王陇德部长等一起给新的基地医院授牌。医院神经内科主任医师、博士生导师方琪教授当选国家卫生计生委脑卒中筛查与防治工程基地医院专家委员会委员。

11日 香港艾力彼医院管理研究中心“2012中国地级城市医院·竞争力排行榜”隆重揭晓，苏大附一院以骄人的业绩雄踞全国城市医院百强榜第二名，比上一年上升1位。

11日 苏大附一院举行东吴（脑）血管病介入治疗会议暨脑血管病介入诊疗中心揭牌仪式，苏州及县、市、区医院介入科、神经外科医生80余人出席揭牌仪式。

16日 苏州H7N9禽流感患者康复出院。

22日 医院民主评议政风行风“回头看”工作获苏州市督查组好评。

22日 医院开办道德讲堂，苏州市文明办副主任刘文伟出席活动并为医院道德讲堂活动基地授牌。

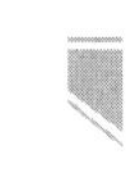

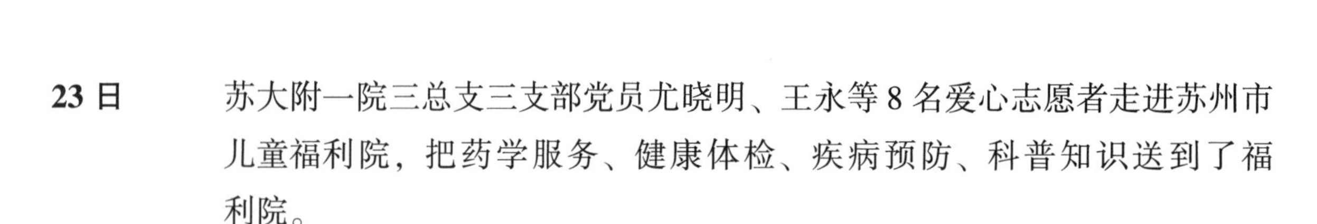

23 日　苏大附一院三总支三支部党员尤晓明、王永等 8 名爱心志愿者走进苏州市儿童福利院，把药学服务、健康体检、疾病预防、科普知识送到了福利院。

27 日　在院党委书记侯建全的带领下，党委办公室主任黄恺文、副主任范嵘，组织处处长洪建娣，工会副主席曾雪凤等一行 8 人，来到六十七病区 ICU 病房看望并慰问在 H7N9 禽流感一线抗击的医务人员。

6 月

2 日　医院神经外科惠国桢教授荣获 2013 年度中国神经外科界个人最高荣誉奖——“王忠诚中国神经外科医师终身成就奖”，将在 2014 年中国医师协会神经外科医师分会第九届全国代表大会上受奖。

4 日　在医院门急诊部主任朱春荣、副主任施从先的带领下，医院门急诊医疗质量质控小组对在院病史中的门急诊病历书写及完成情况进行专项检查。

8 日　消化内科成功举办“2013 苏州胰腺疾病暨内镜微创技术研讨会”。

9 日　应心血管外科主任沈振亚教授的邀请，美国科学院院士、哥伦比亚大学著名心脏疾病基础和临床研究专家安德鲁 · 马克斯教授莅临医院心血管外科进行学术访问。苏大附一院院长葛建一与马克斯教授就双方的进一步合作进行洽谈。

15 日　由苏州大学附属第一医院、苏州市医学会共同主办的喉显微外科激光手术培训班在医院手术室顺利举行。

15 日　苏大附一院启动床位安全大整理活动。活动分宣传培训、自查整改、预防演练、总结推广 4 个阶段，从 6 月 15 日到 7 月 16 日，为期 1 个月。

20 日　苏州市人大常委会副主任朱建胜、钱海鑫调研苏大附一院平江新院建设情况。医院副院长、新院建设工作小组组长陈亮向督察组系统汇报了项目实施情况。督察组重点对建设过程中供电、附属用房建设、交通等方面的难题进行了研究，听取了各方意见。

25 日　江苏省医师协会、省医学会发文，授予 77 名医师第二届江苏省“医师终身荣誉奖”光荣称号，医院陈维系（口腔科主任医师）、徐孝颐（神经内科主任医师）、葛维方（传染科主任医师）、董天华（骨科主任医师）4 位优秀老专家获此殊荣。

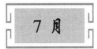

7月

1日 生殖医学中心日间病房正式运行。

1日 医院举行庆祝建党92周年暨“七一”表彰大会，院领导为先进集体和个人颁奖。

4日 医院血液科在学术报告厅举办“第十一届”慢性髓细胞白血病病友联谊会，同时举行授牌仪式。中国健康教育中心、卫生部新闻宣传中心联合授予苏州大学附属第一医院“‘一路爱相伴’慢性髓性细胞白血病患者规范管理公益项目定点医院”。

5日 医院吴江医保专线系统正式开通，成功完成了读卡、挂号结算、住院登记等一系列操作，顺利实现了吴江医保在医院划卡结算，为吴江百姓享受苏大附一院的优质医疗资源带来了便利。

10日 苏州市医药卫生系统团务暨青年志愿者工作研讨会在医院召开。会议组织学习中国共产党第十八次代表大会及中国共青团第十七次大会精神，就新时期青年如何结合中国梦实现自我价值体现作深度解析。同时，就下半年团务工作的“一个主题、两大抓手、三大完善、四项保障、五大活动”做出具体布置。

23日 医院开设胶质瘤专病门诊，门诊时间为每周五下午。

24日 江苏省财政厅李建副厅长一行莅临苏大附一院平江新院工地，调研新院建设进展，关心医院建设资金筹措工作。

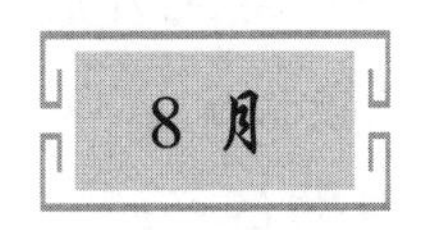

8月

4日 医院再次召开等级医院评审工作培训会议。

5日 医院隆重举行2013年迎新会暨新职工岗前培训。会上，院长葛建一、党委副书记徐亚英分别致辞。

9日 由评审办公室资深顾问顾美华专家指导、医院总内审员陈凯带队的评审工作小组一行近30人，来到医院妇产科进行“二模”预查，院长葛建一、党委副书记兼纪委书记陈赞参与此次检查。医院此次是根据省厅最新标准并采用系统追踪方法进行检查。

12日 根据江苏省卫生厅等级医院评审工作的统一安排，省医院评审专家韩光曙、夏合金、张淑芬一行 3 人来院进行“三甲”医院调研初评。此次通过实地走访、现场考核、查阅台账等形式，对医院等级医院迎评工作进行调研，葛建一院长从医院发展概况、2011 年复核评审问题及反馈、医院创建“三甲”工作的情况及下一步工作计划 4 个方面作了汇报。此次专家反馈以鼓励为主，给医院迎评工作增强了信心。

21 日 医院医学工程处获评中国“2013 年度医学装备管理先进集体”，惠杰主任、王雪元主任被评为“医学装备管理先进个人”。

22 日 22—25 日，第十二届中国呼吸医师论坛暨第八届中国呼吸医师奖颁奖大会在福建省厦门市召开，医院呼吸与危重症医学科主任黄建安教授荣获“中国呼吸医师奖”。

26 日 为迎接“三甲”评审，医院后勤服务中心对部门职工进行心肺复苏技能的培训。

26 日 苏州大学附属第一医院 2013 级研究生开学典礼在医院心血管大楼 5 楼学术报告厅隆重举行。附一院院长葛建一教授、党委书记侯建全教授、研究生支部书记丁美琴、教育培训处处长蒋廷波、教育培训处相关同志及 2013 级近 500 名研究生参加典礼。

27 日 医院召开深入开展党的群众路线教育实践活动动员大会。会上，院党委书记侯建全传达了王卓君书记、朱秀林校长在校党委十一届五次全体（扩大）会议上的讲话精神。动员大会结束后，全体与会人员对医院领导班子和党员领导干部作风情况进行民主评议。

27 日 医院召开等级医院评审工作培训会议。此次会议的主要内容：一是布置 9 月迎评重点工作安排，部署全院开展等级医院评审个案、系统追踪检查工作；二是推广 4 个国家级临床重点专科血液内科、呼吸内科、骨科、心血管外科的“三甲”材料准备经验；三是通报等级医院评审“二模”科室互查问题反馈情况，布置等级医院评审材料规范化准备工作。此次工作会议既是一次“三甲”培训，也是一次“三甲”迎评阶段性总结，更是一次“三甲”冲刺再动员。

30 日 江苏省环境保护厅委托江苏省辐射环境监测管理站和苏州市环保局对医院放射项目辐射安全进行年度检查。

30 日 医院被江苏省卫生厅确认为产前诊断技术服务机构。

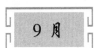

9月

5日 苏大附一院举行2013年教师节表彰大会。院党委副书记徐亚英宣读苏州市教育工会“先进青蓝文明岗”介入科的表彰决定及第一临床医学院关于表彰2012—2013年度优秀带教教师的决定。苏州大学副校长蒋星红代表苏州大学向各位获奖教师致以节日的问候和崇高的敬意。同时，蒋星红校长充分肯定了医院的临床医学教学在附属医院中的模范带头作用，鼓励医院加大学科建设力度，为学校的发展做出更大的贡献。

6日 江苏省委常委、苏州市委书记蒋宏坤调研平江新院建设工作。蒋书记对项目建设所取得的阶段性成果给予了充分的肯定，并嘱咐所有参建单位、参建人员要进一步增强责任意识、安全意识、时间意识、成本意识、廉政意识，严把工程质量关，同时提高医疗水平，提升整体形象。蒋书记要求项目建设要乘势而上，抢抓当前的有利契机，做好整体规划和各项前期工作，争取二期工程在2014年6月底前开工建设，并承诺对苏大附一院投入不少于10亿元的项目资金。

8日 中华医学会血液学分会第九届委员会全体委员会议于北京举行，吴德沛教授高票当选第九届中华医学会血液学分会副主任委员，阮长耿院士荣膺名誉主任委员，孙爱宁教授当选新一届全国委员。

10日 医院全面启动等级医院复审“二模”二阶段科室互查工作。

12日 附一人〔2013〕26号文：成立患者服务中心，为副科级建制，隶属门急诊部。

13日 由苏州市爱健办副主任许家明带队的苏州市医疗卫生单位控烟和健康素养工作督导检查组一行4人对医院控烟和健康素养工作进行检查。

15日 苏州市教育工会传来喜讯，医院介入科被授予苏州市教育系统第四批“先进青蓝文明岗”荣誉称号。

19日 医院于中秋节召开等级医院复审“51条核心条款”自查自评会。会上，院长葛建一指出，“51条核心条款”是医院保持医疗质量与患者安全必须遵循好的最基本、最常用、最核心的标准条款。

20日 医院召开2013年第三季度科主任会议，苏州大学校长朱秀林参会并发表重要讲话。此次会议采取实战形式，随机抽取5条评审核心条款，结合病历分析，通过系统追踪和个案追踪，发现问题，积极整改。

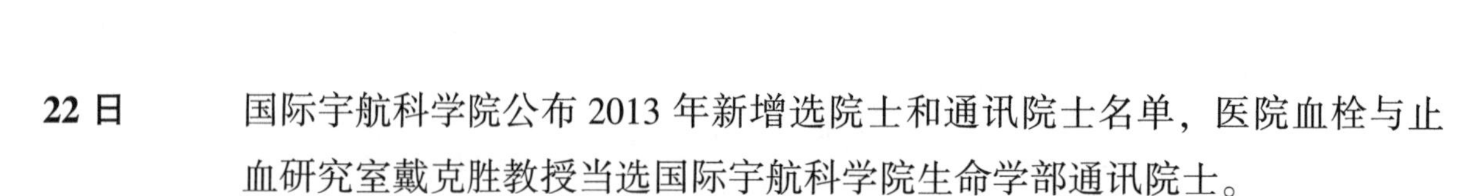

22 日 国际宇航科学院公布 2013 年新增选院士和通讯院士名单，医院血栓与止血研究室戴克胜教授当选国际宇航科学院生命学部通讯院士。

26 日 大型公益活动“大爱‘髓’缘——中外骨髓捐受者相见欢”在苏州文化艺术中心成功举行。

27 日 附一人〔2013〕27 号文：决定在急诊 ICU 的基础上成立重症医学科，为一级临床科室。

27 日 医院门诊“一卡通”自助缴费机正式启用。

28 日 由江苏省司法厅基层工作处副处长徐永伟带领的“平安医院”检查组一行 5 人来院进行“平安医院”创建工作检查。

30 日 在与 H7N9 禽流感整整抗争了 176 天后，苏大附一院收治的患者终于康复。该患者是全省最后 1 例禽流感患者，预计半年后能重回工作岗位。

10 月

7 日 由医院博习青年志愿者协会、姑苏区沧浪街道、姑苏区聋人协会、苏韵爱心志愿服务队联办的听障人士义诊活动在桂花公益坊举行。医院博习青年志愿者协会会长王永带领骨科高懋峰、心血管内科王海鹏、普外科兰晶、急诊内科郝永岗、检验科张有涛、药学部陈世祺、内分泌科韩燕霞、护理部仲蕊等 12 名青年党团员志愿者为姑苏区 40 余名听障人士义诊。

14 日 “服务百姓健康行动”国家医疗队义诊活动在陕西省富县人民医院启动。接陕西省卫生厅邀请，医院旋即组织医疗队赶赴现场参加此次义诊。医疗队由院党委副书记徐亚英带队，肿瘤科主任陈凯、骨科主任杨炎、腔镜科主任毛忠琦、神经内科副主任段晓宇，以及已经在富县人民医院支医的普外科主任董晓强、妇产科医生侯文杰、神经内科医生胡小伟组成。

15 日 医院在新院建设工地现场会议室与设计联合体（日本株式会社山下设计和同济大学建筑设计研究院）签订二期项目设计合同。在一期合作的基础上，平江新院二期项目设计合同经过 6 轮洽谈、沟通、讨论与修改，最终医院与设计单位就合同条款达成一致意见。在参与签订仪式人员的共同见证下，医院还与设计单位签订了工程建设廉政合同。

15 日 在党委办公室主任黄恺文、人事处处长丁春忠、护理部主任王海芳、医务处副处长毛晓洪的组织下，由苏大附一院常务副院长、麻醉手术科博士生导师杨建平教授衔领的10多位专家到灌云县人民医院举办“健康江苏服务百姓”大型义诊。

17日 苏州市医药卫生系统来院检查、交流志愿服务工作，并召开苏州市社会志愿服务引导扶持项目中期汇报会。中标的四家单位——苏大附一院、苏大附二院、苏大附儿院、苏州市第五人民医院分别进行汇报，市立医院、市急救中心随行观摩。苏州市卫生局副局长陈建平，苏州市卫生局副调研员刘华彬，苏州市文明办社会志愿服务指导处处长陈伟杰，团市委志愿者行动中心副主任李婷，以及医院党委副书记徐亚英，党委副书记、纪委书记陈赞，党办主任黄恺文等参与检查、交流工作。

18日 由中国药学会医院药学专业委员会主办，中国药学杂志社、苏州大学附属第一医院、江苏省药学会医院药学专业委员会和苏州市药学会共同承办的2013年全国医院药学学术年会暨第73届世界药学大会卫星会于18—20日在苏州举行，会议主题为“提升医疗质量——我们共同的责任”。全国有1 200多名代表到会，中国药学会副秘书长陈兵到会出席了相关学术活动。

22日 由国家卫生计生委卫生应急办公室副主任王文杰带队，疾控局处长苏海军和北京地坛医院主任医师卢联合等多位专家组成的调研组来到苏大附一院，对医院人禽流感防控工作进行调研。院长葛建一、常务副院长杨建平、感染病科主任甘建和及院办、党办、应急办、医务处、护理部、门急诊部、社区卫生处等职能科室负责人出席汇报会并陪同调研。

23日 医院接受江苏省三级医院现场评审。由江苏省卫生厅副处级调研员唐宁一任领队、江苏省人民医院副院长顾民为组长的专家组一行15人对医院进行为期4天的等级医院现场评审。其间，先后进行了三级医院评审汇报会，以医院管理组、质量药事组、医疗技术组、护理院感组为单元进行现场检查并召开检查情况反馈会。

27日 由苏大附一院民盟主委姜为民带队，著名骨科专家唐天驷教授领衔，医院骨科、普外科、妇产科、口腔科、消化科、呼吸科、脑外科、儿科、疼痛科、肺防科等科室的15位民盟医学专家赴泰兴市人民医院进行义诊。苏大附一院党委副书记、纪委书记陈赞，党委办公室主任黄恺文协助参加了此次义诊活动。

30日 第六届医卫青年岗位大练兵系列比赛之青年医疗质量医疗安全技能大赛在苏州大学附属第二医院学术报告厅拉开帷幕。医院荣获团体三等奖，中心 ICU 张春艳荣获个人三等奖，神经内科钱晓东、药学部高杰荣获个人优胜奖。

11 月

2 日 医院消化科在苏州南园宾馆举办“中日消化道早癌诊治技术高峰论坛”。本次会议特别邀请日本东京大学医院的著名消化内镜专家、苏州大学客座教授藤诚教授作了“消化道早期癌诊断与治疗”的主题报告。来自安徽、上海、南京、徐州、淮安的内镜专家与苏州同行约 100 人共同分享、探讨消化道早癌的诊断与治疗经验。

6 日 医院在第三会议室召开大内科医患沟通座谈会，会议由院党委副书记兼纪委书记陈赞主持，党办、纪监审办公室、医务处、护理部、门急诊部、住院处、信息处、保卫处、后勤服务中心等职能科室负责人，纪委委员、党总支书记，物业管理公司人员，患者及患者家属等 30 多人参加这次座谈会。

7 日 医院举行 2013 年党建与思想政治工作研究课题评审会。评审委员会由江苏省卫生厅直属机关党委副书记、政促会会长刑书博，苏州市文明办副主任邱惠霞、副主任刘文伟，苏州市卫生局局长张月林、副局长陈建平、宣传处处长刘华彬、组织处处长严伟斌，苏大党委宣传部部长陈进华，苏大附一院院长葛建一，苏大附一院原党委书记王顺利、原党委副书记郁申华等专家和领导共同组成。评审会由院党委书记侯建全主持，院党委副书记徐亚英、党委副书记兼纪委书记陈赞出席会议。

14 日 医院第十八届青年教师授课竞赛暨苏州大学第十二届青年教师课堂教学竞赛选拔赛在苏州大学阶梯教室召开。汪康平、刘志华、胡春洪、胡建铭、徐晓、董晓强及兰光华等 7 名资深教师担任竞赛评委，各教研室主任、秘书及青年教师 100 余人观摩了此次竞赛。

15 日 医院被中共江苏省委、江苏省人民政府授予“江苏省文明单位标兵”光荣称号。这是苏大附一院首度获此殊荣，附一院人用文明创建的重大成果向医院 130 华诞献上一份生日厚礼。

15 日 中国医疗界规模最大、影响力最高的医院院长年会于该日在广州隆重举行。卫生部原部长、中国卫生经济学会现会长高强致开幕词，来自全国各地医疗领域的数百位院长、专家和管理工作者齐聚一堂。医院院长葛建一出席盛会并荣获“2012—2013 年度最具领导力院长——卓越贡献奖”。大会中，葛建一院长主持医院患者流管理与服务创新分论坛，并以“医院患者流管理新探”为题作大会汇报。

16 日 中国医院协会后勤管理专业委员会第四届委员会第一次全体会议进行换届改选工作，全国有 177 名委员参加会议。经全体委员无记名投票，医院沈学伍副院长当选常委。

18 日 医院呼吸内科举办“世界慢阻肺日”大型义诊活动“关爱老人，关注慢阻肺”。黄建安教授，朱晔涵教授，冯薇主任，张秀琴主任，倪崇俊主任，钱红英、张蓓蕾护士长等知名专家教授到场科普。

22 日 22—24 日，由医院主办的“2013 苏州国际临床（技术）论坛”在苏州市会议中心隆重召开并取得圆满成功。此次论坛的主题为“医疗服务体现患者价值”，论坛期间就骨科、肿瘤、口腔、介入、生殖、免疫、急救、腔镜、麻醉、护理等领域热点问题展开学术探讨。论坛吸引了来自美国、韩国等近 10 个国家和地区的嘉宾，以及国内各相关领域的顶尖专家学者代表共 800 余人。23—24 日，在苏州国际临床（技术）论坛急诊医学分会上成立了苏州市医学会创伤医学分会，这是江苏省成立的首家市级创伤医学分会，由医院骨科主任唐天驷教授担任名誉主委，江苏省创伤医学分会副主任委员徐峰教授担任主委，急诊科副主任医师包龙担任秘书。

28 日 28—30 日，2013 年国家卫生计生委脑卒中防治工程工作会议暨苏州国际临床（技术）论坛在苏州市会议中心举行。此次会议的主题为“合作、分享、提高”。国家卫计委、江苏省卫生厅、苏州市政府、苏州市卫生局、苏大附一院相关领导及我国脑卒中相关领域的著名专家、广大医务工作者共 550 余人参加论坛。

29 日 11 月 29 日—12 月 1 日，由中国卫生思想政治工作促进会城市分会、中国医院协会文化专业委员会城市医院分会主办，苏州大学附属第一医院承办的中国卫生思想政治工作促进会城市医院分会暨中国医院协会文化专业委员会城市医院分会第二十三次学术年会在苏州隆重召开。时隔 24 年，中国卫生思想政治工作促进会城市医院分会回到了自己的发源地。与会者共同探讨新形势下加强和改进卫生思想政治工作的新方法、新途径，努力为党的十八届三中全会提出的新一轮医药卫生体制改革贡献智慧和力量。

12 月

1 日 苏州市药事管理持续改善暨品管圈项目成果汇报会在苏州大学附属第一医院学术报告厅隆重召开。此次会议由苏州市药事管理质量控制中心常务副主任、苏州儿童医院主任王诚主持。此次品管圈成果汇报会邀请苏州市卫生局医政处主任谭秋生，苏州市医院药事管理质控中心主任、苏大附一院副院长缪丽燕及质控中心副组委、委员担任嘉宾评委，苏州市15家医疗机构药学部门负责人，以及各品管圈辅导员、圈长、圈员等100余人参加汇报会。

5 日 中国医药教育协会第三次理事会在北京召开常务理事会议。会上，医院心脏大血管外科沈振亚教授被增选为中国医药教育协会副会长。中国医药教育协会是国家一级学会，成立于1992年，是全国唯一的医药教育学术性社团组织。此次当选中国医药教育协会副会长是协会对沈振亚教授在胸心血管外科学专业技术和医学教育方面取得成绩的肯定和认可。

6 日 国家卫生和计划生育委员会和健康报社隆重举行全国医药卫生界30年“生命英雄”颁奖活动。苏大附一院资深专家、我国心脏电生理学科奠基人蒋文平教授作为江苏医学界唯一的获奖人进京受奖。

13 日 由国家卫生计生委医政医管局、中国医院协会社会工作暨志愿服务工作委员会主办，北京大学人民医院承办的2013年中国医院社会工作及志愿服务工作研讨会暨中国医院协会社会工作暨志愿服务工作委员会第四届工作会议在北京大学人民医院举行。大会的主题是“发展、挑战、整合、共赢”。医院党委副书记徐亚英在研讨会上作题为“‘双轨制’志愿服务管理模式构建与实践”的经验交流。

12 日 由国家卫生和计划生育委员会主办，江苏省卫生厅和苏州大学附属第一医院承办的国家卫生计生委科研项目中期检查情况通报会议在苏州市会议中心胜利召开。来自全国各地的国家“十二五”科技支撑项目和2012年卫生行业专项项目负责人、科研骨干，以及各个省、自治区、直辖市卫生计生委、卫生厅（局），新疆生产建设兵团卫生局，中国医学科学院、中国疾病预防控制中心、国家食品安全风险评估中心、国家人口计生委科学技术研究所、北京医院、中日友好医院等项目组织推荐单位相关人员共计250余人参加了此次会议。医院院长葛建一、院党委书记侯建

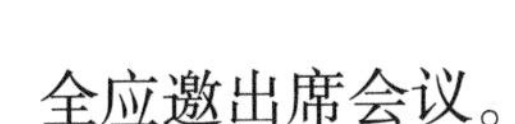

全应邀出席会议。

30 日　医院隆重召开五届七次教职工代表大会。会议期间，共收到 4 个部门涉及新医院建设、医务人员培养发展、避免医护伤害以及提高职工福利待遇等方面的 14 份提案。大会审议通过了院长葛建一题为“继往开来，博习创新，为创建人民群众满意的现代化优质医院而奋斗”的工作报告，2013 年度财务预决算报告、医院“平安医院”创建情况报告，通过了苏大附一院五届七次教（职）工代表大会决议。

2014 年

1 月

28 日　医院在平江新院建设工地会议室，举行苏大附一院平江新院党风廉政建设责任书暨建设工程廉政责任协议书签署仪式。苏大纪委委员、调研员肖平及医院党委副书记、纪委书记陈赞出席会议并作重要讲话。会议由医院纪监审办公室副调研员欧阳琴主持。

12 日　医院陈卫昌、杨建平、王玉宇被表彰为“苏州市医德医风标兵”。《姑苏晚报》系列报道整版宣传 3 名医务工作者的医德事迹。

15 日　医院举行 2014 年第一季度科主任管理培训暨工作会议，会议分别由常务副院长杨建平、党委书记侯建全主持。此次医院专门邀请中国医院协会副秘书长庄一强教授为大家作专题讲座。院长葛建一作题为“深化改革思路和举措——转型升级”的报告。

24 日　医院召开警民共建恳谈会，会议由副院长沈学伍主持。苏州市公安局经文保支队大队长梁栋，姑苏分局内保大队队长黄国宾，双塔派出所所长马伟、教导员朱伟强，院党委书记侯建全等出席会议。

25 日　苏州市红十字会常务副会长严晓凤率队来院。院党委书记侯建全，党办主任黄恺文，院办副主任许津、周群等参加座谈会。

25 日　医院杨惠林教授和吴德沛教授挂帅的团队分别荣获“苏州市示范性劳模创新工作室”和“苏州市劳模创新工作室”称号。

28 日　苏州市卫生局在三元宾馆召开 2014 年全市医药卫生系统宣传工作会议。医院连续 4 年蝉联“宣传工作先进集体”称号，院党委书记侯建全作为医药卫生系统宣传工作先进集体代表作经验交流。

29 日 香港艾力彼医院管理研究中心和香港医院观察杂志社联合发布“2013 年中国医院竞争力 100/300/500 强排行榜”，苏大附一院雄踞全国地级城市医院百强榜榜首。

4 月

2 日 苏州市第八届遗体（器官、角膜）捐献集体悼念活动在上方山捐献纪念园举行，医院作为移植医院代表参加此次活动。

8 日 医院青年职工代表于清明节祭扫了医院创始人柏乐文先生的墓地。

17 日 医院与青海省人民医院在医院第三会议室签订新一轮对口支援协议。医院院领导葛建一、侯建全、杨建平、沈学伍、陈亮、徐亚英与青海省人民医院院领导吴世政、公保才旦、赵生秀、冯建明、郭小钢、郗爱旗出席签字仪式。

25 日 医院在省内首创肿瘤爱心陪护平台。

29 日 医院心脏大血管外科成功完成经升主动脉路径介入下主动脉瓣植入术。

5 月

4 日 苏州市纪念五四运动 95 周年大会暨“火红的青春献给谁”青春诗会隆重举行。苏大附一院检验科团支部（第三团总支第四团支部）获评 2013 年度苏州市“五四红旗团支部”。

8 日 医院 2014 年职工运动会在 25 号特需大楼前的广场隆重举行。院党委书记侯建全发表致辞，院领导缪丽燕、徐亚英、陈赞出席开幕式并观看比赛。

9 日 苏大人〔2014〕57 号文：免去葛建一苏大附一院院长职务。

9 日 苏大委组〔2014〕19 号文：免去葛建一苏大附一院党委副书记职务。

16 日 苏大人〔 2014〕58 号文：侯建全任苏大附一院院长。

19 日 附一人〔2014〕11 号文：成立医院管理研究所，挂靠院长办公室，葛建一任所长。

19 日 由苏州市卫生局、苏州市红十字会联合主办的苏州市人体器官捐献工作表彰暨培训在三元宾馆举行。医院院长、党委书记侯建全代表移植医院发表重要讲话，医院荣获“人体器官捐献工作突出贡献奖”。

27 日　医院院长侯建全赴平江新院建设工地调研，调研会由副院长、平江新院建设工作小组组长陈亮主持。

6 月

13 日　苏大附一院与江苏省省定经济薄弱村滨海县友爱村“城乡结对、文明共建——现场捐助暨大型义诊活动”启动仪式在友爱村村委会举行。滨海县县委常委、宣传部部长宋滨东，滨海县副县长王达军，滨海港经济区党委书记潘晓文，苏大附一院党委副书记、纪委书记陈赞，副院长沈学伍，党委办公室主任黄恺文等出席活动。

18 日　医院召开大外科系统医患沟通座谈会。党委副书记徐亚英、来自 17 个病区的患者或患者家属代表及物业公司代表参会。此次会议由党委副书记、纪委书记陈赞主持。

20 日　苏州市科技局局长黄戟、副局长潘华露带领市科技局一行 10 人来院开展党的群众路线教育实践活动调研。苏大附一院院长、党委书记侯建全，副院长钱海鑫、陈亮等人出席调研会。

26 日　医院进行行政总值班培训，院办主任刘济生、党办主任黄恺文及相关职能科室负责人 30 余人参加培训。

7 月

2 日　医院举行第十期援圭亚那医疗队回国总结会议。

3 日　医院召开新提拔任用党政干部廉政谈话工作会议。

4 日　医院院长、党委书记侯建全，副院长缪丽燕率队赴四川大学华西医院学习考察，与华西医院相关部门进行交流与学习。

4 日　苏大人〔2014〕77 号文：时玉舫任苏大附一院副院长。

8 日　苏州市副市长王鸿声带领卫生、安监、消防等部门相关人员来院视察安全工作。

30 日　苏州市卫生思想政治工作促进会第七次会员代表大会召开。医院荣获 2011—2013 年度“思想政治工作先进单位”称号，医院院长、党委书记侯建全荣获 2011—2013 年度“优秀思想政治工作者”称号。

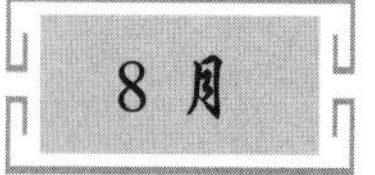

9 日　医院举行 2014 年第二季度科主任管理培训。医院院长、党委书记侯建全作了工作报告，并邀请上海交通大学医学院附属瑞金医院副院长陈尔真教授来院讲学。

9 日　医院召开科主任工作会议。此次会议由两个部分组成：一是科室提出问题，院领导及职能科室提出解决方案；二是针对医院发展，科室献计献策。

14 日　医院感染预防控制知识宣传月正式启动，主题为“感染控制，你我同行”。

14 日　医院院长、党委书记侯建全，党委副书记徐亚英，在院各级人大代表、政协委员、各民主党派负责人及无党派民主人士代表参加了座谈会，会议由党委办公室主任黄恺文主持。

25 日　国家自然科学基金委员会公布了 2014 年度国家自然科学基金申请项目评审结果，医院共获得资助项目 47 项（含研究所），继续保持近几年的上涨趋势，再创医院历史新高，在省内各大医院排名中位居第二，仅次于江苏省人民医院。

9 月

5 日　医院静脉用药调配中心通过江苏省卫生厅组织的静脉用药调配中心（简称“静配中心”）专项检查，成为江苏省首批验收合格单位。

16 日　16—17 日，苏州大学附属第一医院第十七次会员代表大会暨第六次教职工代表大会在学术报告厅隆重举行。苏州市教育工会主席沈宇、苏州大学工会主席王安列到会并作讲话，院长、党委书记侯建全作院长工作报告，副院长、工会主席陈卫昌作工会工作报告。

25 日　医院召开平江新院搬迁动员大会。医院院长、党委书记、平江新院搬迁指挥部总指挥侯建全到会并发表动员讲话，搬迁指挥部所有成员及各科室搬迁联络员参加会议，动员大会由副院长、搬迁指挥部副总指挥沈学伍主持。

10 月

17 日 戴克胜、沈振亚、黄建安共 3 人入选第二批“姑苏领军人才”，唐晓文、韩悦、赵军、谢宇锋、杨孝军共 5 人入选第二批“姑苏重点人才”。

19 日 戴克胜、王宜强、陈苏宁团队入选江苏省“双创团队”，获批资助 300 万元，该年全省卫生系统仅有 2 个团队入选“双创团队”；孙森入选“双创人才”，获批资助 50 万元，全省卫生医院系统该年仅有 3 人入选“双创人才”。医院也是该年全省卫生医院系统唯一获批“双创团队”和“双创个人”的单位。

22 日 医院在全市首推微导诊服务。

23 日 蒙彼利埃大学医疗中心总院长菲利普·多米先生、副院长吉约姆·迪夏富先生、医学委员会主席奥利维埃·戎盖教授及法国卫生部国际交流局局长艾里克·托特曼先生全程参与了 3 天的访问交流。

11 月

8 日 医院举行 2014 年第三季度科主任管理培训。医院特邀国内知名医院管理专家、上海交通大学附属第六人民医院原院长何梦乔教授来院传授管理经验。医院院长、党委书记侯建全作工作报告，会议由医院常务副院长杨建平主持。

8 日 医院举行科主任工作会议。

10 日 陕西省富县县委常委、县委宣传部部长王若鸿，富县人民政府副县长马存平，富县卫生局局长詹玉海率领富县卫生代表团来院参观交流，医院院长、党委书记侯建全在第三会议室热情迎接了王若鸿部长一行并进行会谈，会议由医院常务副院长杨建平主持。

20 日 江苏省医院协会医院社会工作暨志愿服务工作委员会 2014 年学术年会在苏州顺利召开，此次会议由苏州大学附属第一医院承办。

27 日 以圭亚那卫生部首席助理部长亚当斯为首的代表团一行 5 人来院进行参观访问。

12 月

15 日 医院召开医院管理研究所工作会议。院长、党委书记侯建全，医院管理研究所所长葛建一以及部分职能部门、临床科室负责人参加会议。

24 日 苏州大学党委组织部部长邓敏率领苏州大学党建工作考评组一行 7 人，对医院 2013—2014 年度党建工作进行全面考评。院长、党委书记侯建全，党委副书记徐亚英，党委副书记、纪委书记陈赞，以及党总支书记、党务部门全体人员出席考评会。

24 日 医院召开院外行风监督员座谈会，苏州市人大、政协、企事业单位（含新闻媒体）代表共 15 人参会。院长、党委书记侯建全，副院长沈学伍，党委副书记、纪委书记陈赞及相关部门负责人参会。

25 日 江苏省卫生计生系统 2012—2013 年度省级青年文明号、青年岗位能手表彰大会在连云港市召开。医院骨科国际病区获评“2012—2013 年度江苏省级青年文明号”。

26 日 医院在全省率先开展移动医疗“延伸服务”，苏州市卫生局副局长、纪委书记陈建平，苏大附一院院长、党委书记侯建全，苏大附一院副院长缪丽燕，苏大附一院副书记、纪委书记陈赞及医院部分科室代表出席了启动仪式。

31 日 医院顺利开展省级临床重点专科现场评审工作。

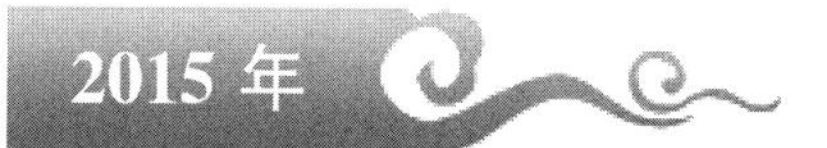

2015 年

1 月

7 日 平江新院门急诊工作会议召开。

12 日 附一人〔2015〕1 号文：成立博习诊疗中心，为一级临床科室。现有特需病区在完成平江新院一期搬迁后自动撤销，涉及相关人员的行政职务自动免除。

13 日 骨科成功实施江苏省首例脊柱外科机器人手术。

15 日 医院召开对口支援工作座谈会。

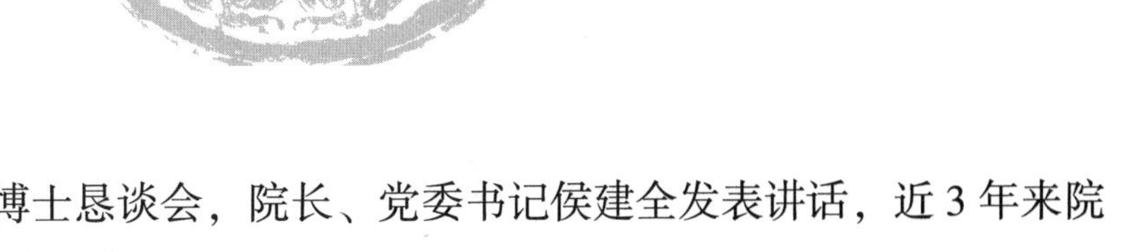

16 日　医院召开青年博士恳谈会，院长、党委书记侯建全发表讲话，近 3 年来院的青年博士 70 余人参加了会议。

20 日　全省卫生工作会议暨党风廉政建设会议在南京召开，总结全省工作情况，部署 2015 年工作任务。医院院长、党委书记侯建全，党委副书记、纪委书记陈赞参会，并签署党风廉政责任书。

20 日　医院血液科荣获“江苏省临床专科建设争先奖”。

27 日　苏州市副市长盛蕾到平江新院工程现场调研新院建设工程，阙明清副秘书长，市发改委、财政局、规划局、卫生局等部门相关人员，医院院长、党委书记侯建全，副院长陈亮陪同调研。

2 月

4 日　院领导侯建全、陈卫昌、徐亚英一行深入临床一线看望 25 名困难职工。

6 日　医院召开 2014 年度工作总结表彰大会。苏州大学校长朱秀林、副校长蒋星红，苏州市卫生局局长张月林应邀出席，院长、党委书记侯建全作工作报告，朱秀林校长、张月林局长发表重要讲话。

9 日　盐城滨海港经济区党工委副书记李红旗一行来院，就“城乡结对、文明共建”相关事宜进行座谈。

15 日　“2014 苏州骄傲科技创业人物”揭晓并颁奖。医院阮长耿院士荣获突出贡献奖，杨惠林教授获评“十大科技创新创业人物”。

16 日　根据医疗机构行业化和属地化管理及苏州市卫生局年初下发的《2014 年度行业管理责任书》文件要求，苏州市卫生局局长张月林一行 10 余人来院进行考评。

3 月

11 日　医院举行宣传工作总结表彰大会暨通讯员培训会议。会议由党委副书记徐亚英主持，院长、党委书记侯建全作 2014 年度宣传工作总结报告。共 10 个宣传报道先进集体、优秀通讯员、先进个人获表彰。会后，来自南通大学附属医院的张涛书记为参会者讲授“新媒体格局下医院传播新策略”。

14 日　医院举行 2015 年第一季度科主任管理培训。会上，复旦大学医院管理研究所高解春教授以“医院的学科建设与中国医院排行榜的探索”为题，

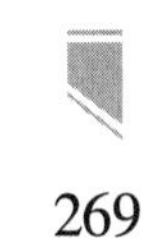

对现代医院管理的核心内容进行了深入讲解。医务处处长凌春华对综合目标管理的医疗指标进行详细解读。院长、党委书记侯建全以“医院运营状况及分析”为题，全面分析医院 2014 年的运行概况和面临的问题，为医院发展指明了方向。

14 日 医院与昆山、张家港等周边县级医院举行战略合作签约仪式，就如何深化公立医院改革、改善医疗服务进行交流。

28 日 由香港艾力彼医院管理研究中心与香港医院观察杂志社联合举办的“2015 中国医院竞争力论坛”在广州隆重举行。医院蝉联香港艾力彼中国地级城市医院竞争力排行榜第一名，院长、党委书记侯建全代表医院接受了颁奖。

4 月

7 日 在蒋文平教授的指导下，医院心血管内科团队的“生物起搏应用于缓慢型心律失常治疗的相关研究”项目因在技术上具有多项创新并解决了多项科研难题而荣获 2014 年度“江苏省科学技术进步奖一等奖”。

9 日 苏大委组〔2015〕20 号文：陈卫昌任苏大附一院党委书记，丁春忠任苏大附一院党委副书记，免去侯建全苏大附一院党委书记职务，免去徐亚英苏大附一院党委副书记职务。

9 日 苏大人〔2015〕88 号文：免去钱海鑫临床医学研究院院长兼苏大附一院副院长职务；免去侯建全临床医学研究院常务副院长职务；免去陈卫昌医学部第一临床医学院院长兼苏大附一院副院长职务；免去杨建平苏大附一院常务副院长职务。

17 日 江苏省健康管理学会成立暨第一次会员代表大会在医院顺利召开。

28 日 被称作“脑起搏器”的脑深部电刺激术日前在苏大附一院成功实施，这也是医院为帕金森患者实施的首例脑起搏器手术。

28 日 由苏州大学药学院副院长黄小波率领的药学院师生一行 60 余人来院进行省级药学学科综合训练中心实训基地的授牌仪式。

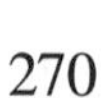

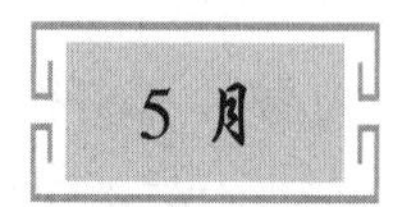

5 月

4 日 苏州市纪念五四运动 96 周年表彰大会暨“好青年你最美”事迹分享会在

苏州市会议中心举行。会上，医院麻醉手术科青年医生高建瓴获评“苏州好青年”。

5日 医院召开研修归国人员汇报交流会。

6日 院团委举行2015年五四表彰大会，对医院2013—2014年度先进团总支、团支部、优秀共青团干部、优秀共青团进行表彰。院长侯建全，江苏省卫计委机关党委专职副书记、团委书记赵胜忠等出席会议。

7日 从共青团江苏省委传来喜讯，医院团委荣获2014年度“江苏省五四红旗团委”称号。

7日 医院在学术报告厅举行“中国胸痛中心”认证揭牌仪式，苏州市副市长盛蕾、苏州市卫计委主任谭伟良，医院院长侯建全、资深教授蒋文平共同揭牌。

7日 医院举行护士节表彰大会暨“牡丹护理奖”颁奖典礼。会上，苏州市卫计委陈小康副主任宣读“牡丹护理奖”表彰名单，苏州市卫计委孟华副处长，护理学院李惠玲院长，护理部副主任眭文洁、徐岚分别宣读“双语独墅报告会”“温馨天使”“优秀带教老师”表彰名单及技能大赛获奖名单，并对获奖者颁奖。

15日 苏大人〔2015〕107号文：方琪、刘济生任苏大附一院副院长。

20日 医院第二届职工运动会顺利召开，广播体操大赛、跳大绳接龙、花样接力赛等项目逐次开展。院长侯建全致辞。

22日 22—23日，由国家卫计委人才交流服务中心、美中医疗卫生合作项目、哥伦比亚大学国际医疗领导力组织主办，苏州大学附属第一医院承办，国家卫计委国际司、美国卫生和公众服务部驻华办公室支持的中美百名院长互访计划第一届中美医院管理研讨会在苏州大学红楼会议室成功举办。

6月

2日 苏大附一院院长侯建全荣获“2015年卫计委脑卒中防治工程模范院长”称号，医院再次被授予为期3年的“国家卫生计生委脑卒中防治基地”称号，苏大附一院副院长、神经内科方琪教授当选第二届国家卫生计生委脑卒中防治中青年专家委员会常委。

2日 苏州大学附属第一医院血液科、江苏省血液研究所被正式批准成为骨髓

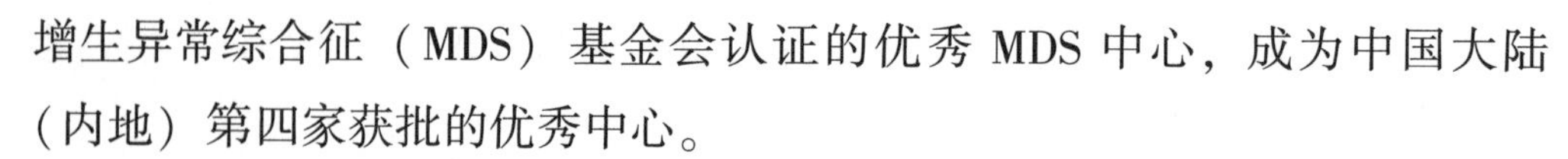

增生异常综合征（MDS）基金会认证的优秀 MDS 中心，成为中国大陆（内地）第四家获批的优秀中心。

2 日　附一人〔2015〕27 号文：成立运营考核办公室，为科级建制，与财务处合署办公。

2 日　附一人〔2015〕28 号文：成立集团医院管理委员会。集团医院管理委员会下设办公室，为科级建制，与院长办公室合署办公。

2 日　附一人〔2015〕29 号文：成立平江院区管理委员会。平江院区管理委员会下设 3 个办公室——综合办公室、医务办公室、保障办公室。

2 日　附一人〔2015〕30 号文：决定调整现有内设机构及干部职数。成立医务部，内设 5 个处室——医务管理处（应急办公室）、感染管理处、质量管理处、医患沟通办公室、社区卫生处；床位管理监督处等其他涉及原有独立建制的处室撤销；撤销应急办公室，其职能划归医务管理处。第六（研究生）党总支与教育培训处合署办公，其中研究生总支书记兼教育培训处副处长。

8 日　医院供精人工授精、胚胎植入前遗传学诊断/筛查技术顺利通过江苏省卫计委专家现场评审并批准运行。

15 日　第三届中法血液学高峰论坛在巴黎隆重举行，会议期间颁发年度“圣安东尼-EBMT 成就奖”，医院吴德沛教授团队和法国迪迪埃·布莱斯教授团队获该项殊荣。

19 日　苏州市市政设施管理处对医院委托的市政道口施工完毕，医院江莲路两个出入口道路接通。

19 日　首届世界华人血栓与止血大会在加拿大多伦多举行，医院阮长耿院士以其在血栓与止血领域的杰出贡献获颁终身成就奖。

23 日　在中国脑卒中大会上，王陇德院士正式启动了中国卒中中心建设工作，苏大附一院成为江苏省唯一获国家高级卒中中心授牌单位。

7 月

10 日　苏大附一院举行院士论坛暨院士工作站揭牌仪式，邱贵兴院士、江苏省卫计委副主任汪华、苏州市副市长盛蕾、苏州大学校长朱秀林为院士工作站揭牌。

23 日　由江苏省卫计委医政医管处副处长朱春燕、盐城市卫计委葛永良书记领衔的专家组一行 12 人，莅临医院进行为期 4 天的 2015 年江苏省大型医院巡查。巡查组采取人员访谈、查阅资料、现场察看等多种形式对医院的综合管理、纪监行风、医疗药事、人事、经济、护理 6 个方面进行了检查，高度评价了医院相关工作。

28 日 医院开展 2015 年行政总值班培训，苏大附一院平江院区即将开院，为储备值班力量，保证两院区值班工作顺利开展，苏大附一院 70 余名行政管理人员及部分临床科室护士长被充实到了行政总值班队伍中。

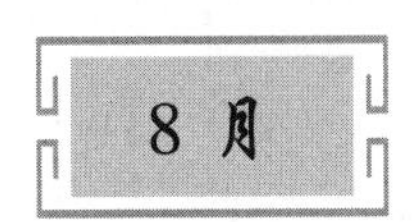

8 月

8 日 医院举行 2015 年第二季度科主任管理培训。会上，中国医院竞争力排名研究负责人、香港医院管理研究中心主任王兴琳以“HQshare 平台，挖掘学科建设的基点”为题，为医院的自身定位和学科建设进行了一次全方位的“把脉”。医院院长侯建全教授以“医院运营状况及分析”为题，全面分析了医院 2015 年上半年的运行概况和面临的问题，为医院的发展指明了方向。

8 日 医院顺利召开国家级继续教育项目“新医改形势下医患纠纷管理培训会”。

17 日 由江苏省医学会副会长兼秘书长刘彦群带队的专家组一行 12 人来院进行全省国家住院医师规范化培训基地专项检查。

24 日 附一医〔2015〕11 号文：发布平江院区设置床位及病区番号的通知，床位数为 1 335 张，分别对应 21 个科室。

26 日 在平江院区正式对外开放前，医院举行平江院区启用大型义诊活动。

28 日 新落成的苏大附一院平江院区正式启用。与此同时，位于古城区的十梓街院区保留全部医疗功能，形成一院两区、同步运行的医疗新格局。当天，医院侯建全、沈学伍、陈亮、缪丽燕、时玉舫、刘济生、方琪、陈赞、丁春忠 9 位院领导共同为平江院区正式启用揭牌。

30 日 平江新院心内科导管室成功开展第一例心脏介入手术。

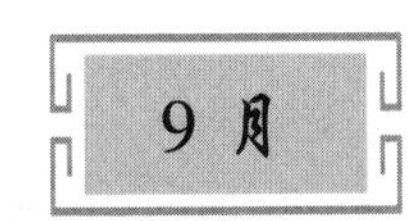

9 月

8 日 苏大附一院平江院区预约诊疗服务平台正式上线。

8 日 苏州市副市长盛蕾、苏州市政府副秘书长阙明清、苏州市卫计委主任谭

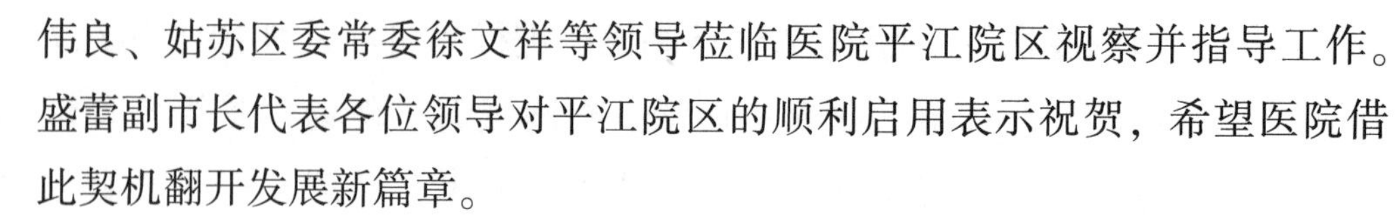

伟良、姑苏区委常委徐文祥等领导莅临医院平江院区视察并指导工作。盛蕾副市长代表各位领导对平江院区的顺利启用表示祝贺，希望医院借此契机翻开发展新篇章。

9 日 在第三十一个教师节来临之际，院长侯建全带队走访慰问医院教师代表。

21 日 苏州大学党委书记王卓君、校长朱秀林等校领导一行 15 人莅临平江院区参观并指导工作。

25 日 医院在平江院区住院部 15 楼西区骨科国际病区举行病区启用仪式，平江院区骨科国际病区正式启用。至此，骨科顺利完成搬迁工作。

28 日 附一医〔2015〕13 号文：决定将原心胸外科更名为胸外科，原心血管外科更名为心脏大血管外科。

29 日 医院心脏大血管外科沈振亚教授荣耀当选江苏省医学会心血管外科分会委员会主任委员，余云生主任医师当选分会委员会委员。

10 月

13 日 医院围绕“防事故、保安全，保畅通”这一核心议题在平江院区召开交通治安管理专项协调会。

14 日 医院医务管理处在十梓街院区举办第一次内科住院总值班集中培训。

16 日 2015 年迎新会暨新职工岗前培训在平江院区举行，门急诊部、工会等职能部门作了具体授课。

19 日 拉萨人民医院原院长、医院党委书记陈卫昌圆满完成援藏任务，顺利回到江苏，医院举办欢迎会。

28 日 苏州医药价格综合改革开始实施，实行药品零差率销售。

11 月

3 日 附一人〔2015〕44 号文：决定高级诊疗体检中心更名为健康管理中心。

6 日 附一人〔2015〕45 号文：成立临床检测中心，为科级建制，内设普通检验科、特种检验科、中心实验室，该 3 个内设机构均为副科级建制。原有检验科撤销，中心实验室作为独立建制的科室撤销。

10 日 医院生殖医学中心经江苏省卫计委批准获得开展供精人工授精的资质，成为苏州市首家获批开展供精人工授精的生殖医学中心。

10日　附一人〔2015〕47号文：决定输血科作为独立建制的医技科室。

13日　江苏省副省长张雷来院进行医改调研。

13日　江苏省人大常委会常务副主任、党组副书记蒋宏坤一行来院视察指导工作。医院院长侯建全，党委书记陈卫昌，副院长陈亮、刘济生、方琪，党委副书记丁春忠等院领导及相关职能科室负责人陪同参观医院门诊大厅、药房、消毒供应中心、呼吸内科及危重症病区、骨科国际病区等多个区域。蒋宏坤提醒医院秉承“创新、协调、绿色、开放、共享”的新发展理念，持续提升医技水平、改善医疗服务。

15日　2014年度复旦版中国最佳医院排行榜发布，医院排名第五十三位。

16日　医院再度荣膺“全国医院文化建设先进单位”，此为医院于2010年度首次获评“全国医院文化建设先进单位”后再次获此殊荣。

18日　医院召开“十三五”发展规划编制工作座谈会。院长侯建全以“如何做好‘十三五’规划”为题作讲话。

21日　医院副院长缪丽燕当选江苏省医院协会医保管理专业委员会副主任委员。

22日　医院举行2015年第三季度科主任工作会议。中国协和医科大学出版社社长袁钟教授作题为“做与文化相适应的医生”的专题讲座。医院院长侯建全教授以“医院运营状况及分析”为题，全面分析了医院2015年1—9月的运行状况。

24日　江苏省卫生计生委主任王咏红来医院平江院区调研，先后视察医院放射科、门诊大厅、药房、消毒供应中心等区域。

28日　医院喜获“2012—2014年度苏州市文明单位”称号。

28日　医院成功举办中国医院竞争力论坛苏大附一院专场。论坛主题为探讨“分级诊疗，专科建设，医联体利益分配机制”，共吸引了全国30位医院领导、百余位嘉宾莅临出席。此次论坛由香港艾力彼医院管理研究中心、香港医院观察杂志社及医院联合举办。

30日　香港艾力彼医院管理研究中心发布“2014中国医院竞争力——顶级医院排名”，医院位居第四十三名。

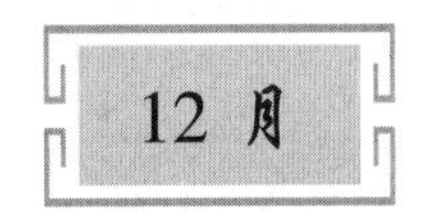

12月

2日　医院召开2015年政促会年会暨2014年党建课题研究成果交流会。护理部副主任徐岚等上台进行课题的交流与分享。丁春忠书记作了总结发言。

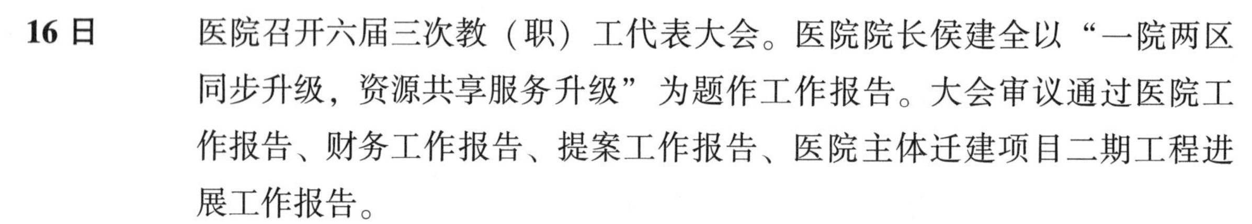

16 日 医院召开六届三次教（职）工代表大会。医院院长侯建全以“一院两区同步升级，资源共享服务升级”为题作工作报告。大会审议通过医院工作报告、财务工作报告、提案工作报告、医院主体迁建项目二期工程进展工作报告。

17 日 苏大附一院平江院区急救分站暨教育部“十三五”规划项目研究基地在医院挂牌。院长侯建全表示，此次挂牌为苏州市乃至苏南地区的紧急医学救援工作奠定了良好基础，为完善创伤急救网络建设、推动苏州创伤急救发展贡献了力量。

17 日 17—19 日，由国家卫生计生委脑卒中防治工程委员会主办，苏州大学附属第一医院承办的首届中国脑血管病高峰论坛暨 2015 年脑卒中防治工程工作总结会议在苏州召开。

30 日 医院举行 2016 年迎新职工联欢会。会上，医院工会给“凡星”职工、“金点子”职工及获评该年度“苏州市劳动模范”的童本沁、苏州市“三八”红旗集体护理管理团队等先进个人与团体颁奖。

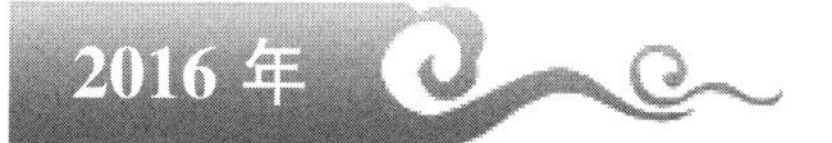

2016 年

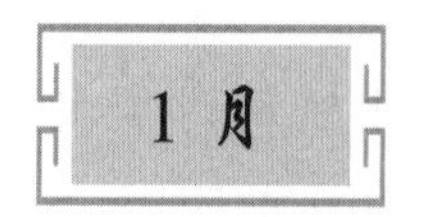

1 月

1 日 江苏省医学会微循环分会第六届委员会完成换届选举工作。医院副院长、博士生导师、神经内科方琪教授当选江苏省医学会微循环分会主任委员。

12 日 医院心脏大血管外科应用复合技术治疗 A 型主动脉夹层再获成功。

20 日 苏大附一院平江院区迁建项目获评“2015 苏州十大民心工程”。院长侯建全作为获奖单位代表上台领奖。

29 日 医院成功召开 2015 年度总结表彰大会。院长侯建全代表医院作 2016 年部署。大会对医教研单项奖、机关作风效能考核先进、“白求恩”杯先进、院先进集体及“十佳”获奖者进行表彰和颁奖。

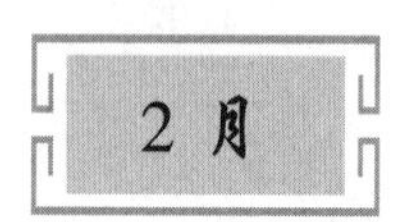

2 月

1 日 在新春佳节即将来临之际，苏州大学副校长、党委书记陈卫昌，医院院长侯建全、党委副书记丁春忠带队共探访、看望老同志 100 多人。

4 日 苏大附一院新院（平江院区）形象宣传片在学术报告厅成功首映，同时在优酷网正式上线并对外分享。

24 日 全省首例缺血性脑卒中复合开通手术在医院成功完成。神经外科和神经介入复合手术的成功开展，标志着医院对复杂脑血管病的治疗水平上了一个新台阶，达到国内先进水平。

25 日 苏大委组〔2016〕6 号文：免去陈卫昌苏大附一院党委书记职务。

25 日 苏大委组〔2016〕7 号文：陈赞主持苏大附一院党委工作。

29 日 医院"科教兴卫"工作喜获全省卫生计生科技创新大会表彰。医院阮长耿院士荣获"杰出贡献奖"；由阮长耿院士领衔的江苏省血液病临床医学中心和杨惠林教授领衔的江苏省骨外科临床医学中心分别获评"优秀临床医学研究中心"；心脏大血管外科沈振亚教授领衔的心血管外科学重点学科和临床免疫研究所张学光教授领衔的肿瘤免疫学重点学科分别获评"优秀重点学科"；江苏省血液研究所戴克胜教授带领的血液科创新团队获评"优秀创新团队"；药学部缪丽燕教授、血液室陈苏宁教授、神经内科方琪教授、胸外科赵军教授分别获评"优秀医学重点人才"。

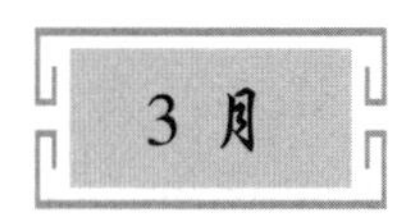

3 月

2 日 苏大附一院新院移植血液净化中心正式启用，该中心为苏南地区规模最大的透析基地、人才培训基地。

14 日 医院普外科七病区（胰腺、胃肠病区）成立并顺利完成搬迁工作。新成立的七病区由原六病区普外科整体搬迁而来，自此，医院十梓街院区普外科由原先的 3 个病区扩展为 4 个病区。

26 日 由香港艾力彼医院管理研究中心与香港医院观察杂志社联合举办的"2016 中国医院竞争力论坛"开幕式在广州隆重举行。在顶级医院排行榜上，医院位列第四十一（2014 年为第四十三）；在地级城市医院排行榜上，医院则连续 3 年位居榜首。

31 日 医院心内科成功实施苏南地区首例房颤冷冻球囊消融术。这也标志着医院在房颤治疗领域紧跟国际步伐，再次实现了新的突破。

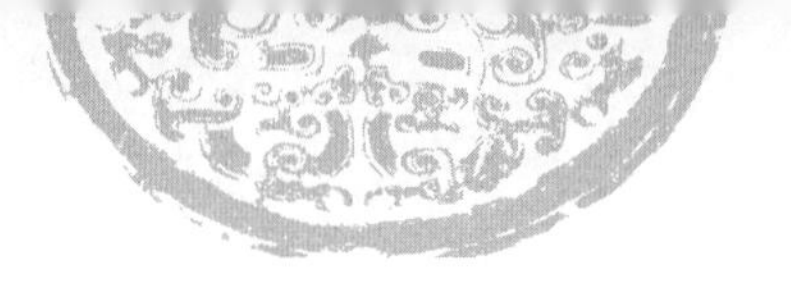

4 月

1 日 苏州市第十届遗体（器官、角膜）捐献集体悼念活动在上方山捐献纪念园举行，医院一行 11 人代表医院参加。

11 日 医院妇产科与血液科联手成功实施全球首例 MYH9 疾病瘢痕子宫孕妇未经会阴侧切、纯自然阴道分娩。

16 日 医院举行 2016 年第一季度科主任管理培训。江苏省卫生计生委主任王咏红教授来院授课，医院院长侯建全以“医院运营状况及分析”为题作讲话。

25 日 苏州大学校长熊思东，副校长蒋星红、陈卫昌率领教务部、医学部、校督导等相关人员前来院进行临床医学专业认证模拟检查。检查组分别走访了医院内、外科学教研室，现场查看教学场所、查阅教学台账资料，并与教学管理人员、教师进行座谈。

5 月

4 日 苏大附一院纪念国际护士节表彰大会暨“牡丹护理奖”颁奖典礼在新院学术报告厅举行。大会对 2016 年“牡丹奖”、历年“金牡丹奖”及“银牡丹奖”获奖者，2016 年“微笑天使”“温馨天使”及优秀带教老师等先进个人进行表彰。

6 日 6—8 日，由国家卫生计生委脑卒中防治工程委员会主办的 2016 中国脑卒中大会于国家会议中心隆重召开，医院蝉联获评“脑卒中防治示范基地”。方琪教授、惠品晶教授再次荣获国家卫计委脑卒中防治委员会“优秀中青年专家奖”。

10 日 医院接受教育部临床医学专业认证。

16 日 江苏省医学会内科学分会换届会议在南京召开，经全体委员投票，吴德沛被推举为新一届委员会主任委员。

21 日 在第十七届全国医院建设大会上，医院基建办公室主任王斐荣获“全国十佳医院基建管理处（科）长”称号并获颁奖。

26 日 26—27 日，医院接受江苏省卫生计生委三级医院现场复核评价。医院院长侯建全作题为“求真务实迎复核、凝心聚力谋发展”的工作汇报，专家组随即分为医院管理、质量药事、医疗技术、护理院感等4个专业组对医院进行复核评审。

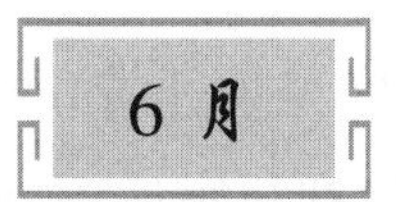

6月

12日　医院成功举办博习大讲堂暨胃癌血清筛查义诊活动。

14日　医院蝉联“苏州市无偿献血先进集体”称号。

28日　医院隆重召开庆祝中国共产党成立95周年暨“七一”表彰大会。大会对“先进基层党组织”“优秀共产党员”“优秀党务工作者”等先进集体和个人进行了表彰。

7月

1日　即日起，苏大附一院全面停止门诊患者静脉输注抗菌药物。

1日　医院成功举办庆祝建党95周年“七一”歌会，以齐唱红歌的方式献礼建党95周年。

4日　苏州大学校长熊思东、副校长陈卫昌一行来院调研并指导工作。院长侯建全围绕医院一院两区管理运行、二期工程建设、人才培养、科室建设、新医改落实情况、绩效改革等内容向在座领导作了系统汇报。熊校长充分肯定了医院近几年的发展成果并提出了进一步的希望和要求。

6日　附一人〔2016〕15号文：成立膳食管理办公室，为副科级建制，隶属后勤服务中心，撤销现营养食堂建制。

8日　2016苏州“十大科技创新创业人物”评选颁奖典礼隆重举行，医院沈振亚教授荣获“创新精英奖”。

11日　医院迎来2016年入职新护士，237名护理新职工报到入职。

30日　7月30日—8月2日，医院隆重举行2016年新职工岗前培训系列活动，欢迎400余名新职工的到来。14个职能科室围绕本科室主要工作并结合现阶段医院发展实际情况给新职工授课。

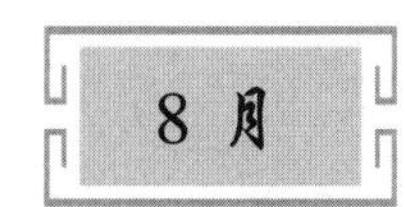

8月

2日　医院党委办公室举办新职工道德讲堂，近500名新职工参与。

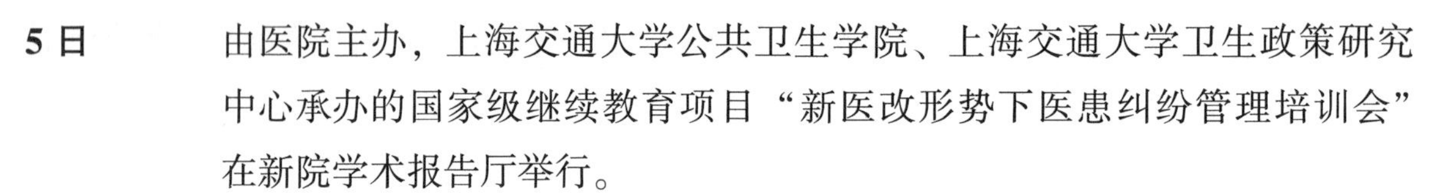

5 日 由医院主办，上海交通大学公共卫生学院、上海交通大学卫生政策研究中心承办的国家级继续教育项目“新医改形势下医患纠纷管理培训会”在新院学术报告厅举行。

6 日 医院举行 2016 年第二季度科主任管理培训，特邀北京大学艾学蛟教授来院作题为“医疗行业危机管理与媒体应对”的专题讲座。院长侯建全以“医院运营状况及分析”为主题，全面分析了医院 2016 年上半年的运行状况。

24 日 国家自然科学基金委员会公布 2016 年度集中受理项目的评审结果，医院立项数再创新高，获资助项目 56 项，获资助经费 1 960. 5 万元（直接经费）。其中，优秀青年基金项目 1 项，面上基金项目 22 项，青年基金项目 33 项。

28 日 苏大附一院举办直升机空中医疗救援应急演练暨新院启用 1 周年大型义诊活动。通过与苏州电视台合作进行现场直播，国家、省、市各级领导与全院领导及中层干部一同观看了应急演练全过程，实现了江苏省首次直升机医疗救援演练。

9 月

5 日 2016 年第二季度医疗质量与安全管理委员会工作会议正式召开。

12 日 医院血液内科新病房正式启用。新闻发布会在十梓街院区高级诊疗中心 4 楼血液内科病房举行。新病房除延续血液内科一如既往的医疗、护理高水准外，最大的特色在于生物洁净技术的配置实现了硬件升级。

28 日 附一人〔2016〕23 号文：调整苏州大学第一临床医学院内设教研室及干部职数。

10 月

17 日 国际应急管理学会医学委员会领导一行来院访问并签署战略合作协议。巴尔特博士、霍夫博士、施纳贝尔博尔 3 位专家进行了现场讲座与交流，获得良好反响。

20 日 韩国中南大学医院金奉玉院长一行 9 人来院访问并签署合作协议，计划双方每年互派管理、临床、护理人才进行学习交流，进一步推动医院国际化进程。

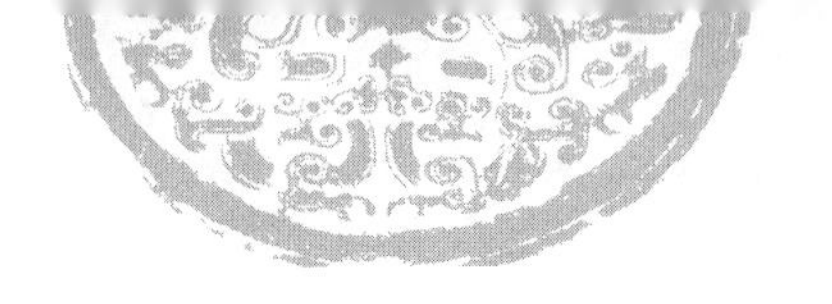

11 月

11 日 微笑列车基金会董事长王嘉廉先生携家属及团队成员来院访问。院长侯建全对王嘉廉董事长一行的到来表示非常热烈的欢迎，并对医院的整体发展、医疗地位、特色学科等进行了介绍，希望项目团队能与医院口腔科展开更多领域的合作。

11 日 2015 年度最佳医院排行榜出炉，医院跻身全国第四十七、江苏第三。在同日出炉的中国医院最佳专科声誉排行榜中，医院血液内科专科声誉位居全国第四。

13 日 由医院承办的第一届姑苏卒中转化研究论坛顺利召开。此次会议由医院脑卒中中心主任、神经内科主任方琪和神经外科主任王中担任会议主席，神经外科副主任陈罡担任会议执行主席，来自美国、德国、法国等国家的 30 余名专家参会。

19 日 医院举行 2016 年第三季度科主任管理培训。

25 日 第十届中国医院院长年会在厦门召开，院长侯建全荣获“2016 年度最具领导力的中国医院院长卓越贡献奖”。

12 月

6 日 美国梅奥医学中心前任首席行政官卡尔·瑞德和前任首席信息官阿卜杜尔·本加利来院进行学术访问，并就医疗行政管理相关领域进行了专题学术讲座，副院长方琪接待。之后，专家一行到骨科国际病区进行了现场参观。

8 日 医院圆满完成苏州市姑苏区人大换届选举工作，侯建全、陈赞当选姑苏区人大代表。当天，两个院区同时分别召开选举大会，根据最后统计结果，姑苏区第六十二选区、第三十选区的参选率分别达到 78.3%、85.09%。

20 日 由中国医学科学院主办，中国医学科学院医学信息研究所承办的 2016 年度中国医院科技影响力排行榜发布仪式暨第四届中国医学科学发展论坛在中国医学科学院礼堂举行。医院荣获中国医院科技影响力综合榜排名第四十四、江苏地区排名第三的佳绩。在学科排名中，医院血液病学位列全国第四，神经外科学位列全国第十三，骨外科学位列全国第十六，心血管外科学位列全国第十六。

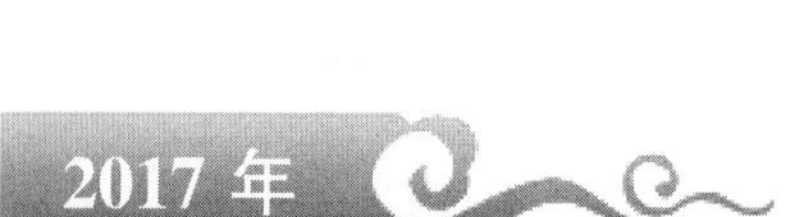

2017 年

1 月

3 日　在江苏省卫计委直属单位工作会议上，医院再次以优异的成绩蝉联“优胜奖”，获国家自然科学基金项目 57 项，获省部级以上奖励 6 项，其中包括国家科学技术进步奖二等奖 1 项；发表 SCI 论文 285 篇，在 2015 年全国医疗机构中列第三十六位。脑卒中中心位列 2016 年度全国高级卒中中心第二名，并入选国家首批中国创伤救治联盟单位、创伤救治中心，成为江苏省首家入选的医疗单位。

9 日　由苏州大学附属第一医院、中国医学科学院血液病医院（血液学研究所）、苏州大学共同完成的“恶性血液肿瘤关键诊疗技术的创新和推广应用”荣获国家科技进步奖二等奖。苏大附一院血液科主任、中华医学会血液学分会候任主委吴德沛教授在北京人民大会堂接受颁奖。

16 日　2017 年全省卫生计生工作会议暨卫生计生系统党风廉政建设工作会议在南京召开。医院院长侯建全，党委副书记（主持党委工作）、纪委书记陈赞参加此次会议。会上，江苏省卫计委主任王咏红代表省卫生计生委党组与委直属各单位党组织和委机关各处室主要负责同志签订了 2017 年党风廉政建设和作风建设责任书，医院党委副书记、纪委书记陈赞作为直属单位代表与江苏省卫计委进行签约。

18 日　18—19 日，院领导在春节前走访慰问离退休老同志。院长侯建全，院党委副书记（主持工作）陈赞、党委副书记丁春忠 3 位院领导分别带队专程走访慰问了龚辉、陈赐龄、董天华、陈易人、裘申、惠国桢、周岱、陈子兴等 13 位离休干部、老领导、老专家。离退休办公室、第五党总支等职能部门负责人陪同看望。

22 日　苏州大学校长熊思东一行来院视察指导工作，先后参观了医院放射科、门诊大厅、药房、急诊抢救室、呼吸科病区等区域。在考察过程中，重点听取了解了自助取片流程、门诊流量、来院交通、抢救流程及急诊床位设置等方面的相关情况。随后在呼吸科示教室与医院陪同领导进行亲切座谈。

27 日　医院院长侯建全带领院领导班子及相关职能科室负责人深入各科室开展走访慰问活动，看望节日期间仍坚守在医疗、护理、后勤保障等各岗位的 500 多名职工。

2 月

2 日　江苏省卫生和计划生育委员会公布了“十三五”科教强卫工程的评审结果（苏卫科教〔2017〕4 号），苏大附一院神经外科进入江苏省临床医学（研究）中心序列。加上之前已进入江苏省临床医学（研究）中心序列的血液内科、骨科和心脏大血管外科，医院这 4 个学科的技术水平已经走在全省最前列。同时，这 4 个学科都是“国家队”（国家临床重点专科），其中血液学和骨科学也是国家重点学科，被称为“双重点”学科。

6 日　院领导、职能科室和临床医技科室负责人齐聚在十梓街院区，就胸外科、普外科、妇科三个临床科室拟在十梓街院区建立新病区事宜召开专门协调会。会议最终决定，新增妇科病房定在二十八病区，新增普外科病房定在三十二病区，新增胸外科病房定在三十三病区，新病区开张后将由运营考核办公室重新核定床位并纳入绩效考核。

14 日　附一医〔2017〕2 号文：决定十梓街院区新增 3 个病区，分别为妇科（二十八病区）、普外科（三十二病区）、胸外科（三十三病区）。

16 日　贵州省石阡县人民政府副县长石凌燕率代表团来院参观交流，院领导与职能科室负责人接待来访团人员，并带领他们参观医院设施。一直以来，医院深入贯彻落实习近平总书记在东西部扶贫协作座谈会上的指示精神，全面提升贵州省医疗卫生服务能力，根据贵州省人民政府办公厅、国家卫生计生委办公厅共同印发的《进一步加强医疗卫生对口帮扶助推贵州省全面提升医疗卫生服务能力工作方案》，与贵州省石阡县人民医院建立了对口帮扶关系，未来将在学科建设、远程医疗协作、人才培养、急诊急救能力提升等领域广泛开展帮扶合作。

16 日　国家卫计委科教司副司长吴沛新、科教司规划处处长邢若齐、科技部社发司生物医药处处长张兆丰、中国医学科学院医学信息研究所所长池慧、北京航空航天大学机器人研究所高级工程师胡磊和中国人民解放军总医院医学工程保障中心主任王卫东等领导和专家，对医院血液学科临床、科研和平台建设等情况进行调研。

25日 中国卫生计生思想政治工作促进会“书记论坛”暨现场交流会在苏州举行。此次会议由中国卫生计生思想政治工作促进会主办，江苏省卫计委承办，苏大附一院作为卫生计生政治工作促进会城市医院分会会长单位协办。中国思想政治工作研究会秘书长吴建春、国家卫计委机关党委常务副书记杨建立、江苏省卫生计生委副主任徐东红、苏州大学党委书记王卓君、苏州市政府副秘书长韩卫莅临论坛并致辞。全国各地卫生计生系统的医院党委书记集聚一堂，分享开展党建和思想政治工作的经验与感受。论坛由中国卫生计生思想政治工作促进会秘书长张建主持，中国卫生计生思想政治工作促进会副秘书长王华宁及全国各省、市卫生计生思想政治工作促进会、分支机构的秘书长等300余人参加会议。

28日 在苏大附一院新院举行综合楼项目开工仪式。二期建设首批建设项目综合楼开工，标志着苏大附一院的二期建设正式启动。二期病房大楼也在完善设计和功能定位中，附一院十梓街院区保留部分功能。即日起，苏大附一院新院正式更名为苏大附一院总院，老院为苏大附一院十梓街院区。苏大附一院院长侯建全，党委副书记（主持工作）、纪委书记陈赞，副院长沈学伍、陈亮、缪丽燕、方琪，党委副书记丁春忠，总会计师贲能富，以及苏州市保障性住房建设有限公司党委书记、董事长何静清，副总经理孙宏杰，中亿丰建设集团股份有限公司党委书记张浩出席开工仪式。

3月

3日 医院党委副书记（主持工作）、纪委书记陈赞，副院长方琪率普外科周晓俊、神经内科王辉、首批援贵医疗队员骨科皮斌、神经外科刘建刚、肿瘤科桂琦、五官科李万鑫及相关职能科室负责人一行赴贵州省石阡县人民医院开展对口支援活动。4日上午，石阡县人民医院召开对口帮扶工作启动会。铜仁市卫计委副主任熊明及市卫计委相关人员，石阡县政协主席马绿春、县人民政府副县长石凌燕、副县长王一盛，县直相关部门负责人，县医院班子成员及部分职工参加会议。

7日 医院在总院裙楼第五会议室召开二期建设动员大会暨建设指挥部首次工作例会，会议对二期建设进行了动员，并对建设指挥部运行机制进行了明确。会议由常务副总指挥、院党委副书记丁春忠主持。

9日 健康报社社长、党委书记邓海华，《健康报》新闻采访中心主任陈会扬携《健康报》《中国卫生》记者一行6人来院调研，江苏省卫计委副主任徐东红、省卫计委宣传处处长何青等领导陪同调研。医院院长侯建全、党委副书记（主持工作）兼纪委书记陈赞及部分职能科室负责人参加了此次调研。

4月

6日 中国共产党苏州大学附属第一医院第十次代表大会在总院学术报告厅隆重召开，191名党员代表和36名列席代表、特邀代表出席会议。江苏省人大常委会委员、苏州市委委员、苏州大学党委书记王卓君，苏州大学党委常委、组织部部长邓敏出席会议。江苏省政协委员、农工江苏省委委员、农工苏州市委副主委周幽心代表医院近300名民主党派成员对院第十次党代会的召开表示热烈的祝贺。院团委书记田一星代表全院团员致贺词。陈赞、丁春忠分别作了代表资格审查报告和党费收缴、管理、使用情况报告。

13日 苏大委组〔2017〕16号文：同意苏大附一院第十届党委换届选举结果，陈赞任苏大附一院党委书记，丁春忠任苏大附一院党委副书记兼纪委书记。

15日 医院在总院学术报告厅组织召开2017年第一季度科主任工作会议，院长侯建全以“医院运营状况及分析”为主题，通过同期数据比较，从业务指标、财务状况、医保运行、平均住院日、手术指标、医患沟通等方面入手，全面分析了医院2017年第一季度的运行概况。

24日 江苏省爱国卫生运动委员会印发《省爱卫会关于命名2016年江苏省健康镇、健康社区（村）和健康单位的决定》，苏大附一院被正式命名为“江苏省健康单位”。据统计，苏州市共有45家单位被命名为2016年度“江苏省健康单位”，其中健康机关9个，健康企业4个，健康学校26个和健康医院6个，苏大附一院成为江苏省首批获得“健康单位”命名的医疗卫生单位，也是苏州市唯一获此殊荣的三级甲等医院。

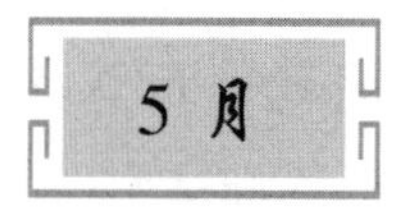

5月

20日 第十八届全国医院建设大会暨中国国际医院建设、装备及管理展览会在武汉国际博览中心盛大开幕。医院纪委书记、党委副书记丁春忠带领基建办公室参会。在江苏省医院建设与运维案例分享会上，丁春忠书记发表了题为“苏大附一院总院使用后评价探讨”的演讲。国家相关部委重要领导、医院建设领域行业领袖、专家学者、终端决策者齐聚一堂，肯定了医院积极进行建设使用后评价、深度剖析自身建设的举措。

26日 由医院承办的江苏省医院协会医院人力资源管理专业委员会2017年学术年会闭幕。

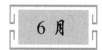

6月

15日 15—18日，江苏省医院协会后勤管理专业委员会2017年学术年会在连云港召开。医院副院长沈学伍作为江苏省医院协会后勤管理专业委员会副主委参会。

7月

7日 由健康报社主办、医院承办的改善医疗服务示范医院经验交流会（江苏站）在医院总院召开。健康报社社长、党委书记邓海华，江苏省卫计委副主任、党组成员、直属机关党委书记徐东红，苏州市人民政府副秘书长马九根，苏州市卫计委党委书记、主任谭伟良，北京大学国家发展研究院院长李玲，医院院长侯建全，党委书记陈赞，副院长方琪、缪丽燕，以及80余位来自全省各大医院的院长及专家出席会议。会议的主题为“改善医疗服务——示范医院经验交流会”。

8日 由医院承办的2017年度华夏医学科技奖初审工作会议在苏州成功举行。中国医疗保健国际交流促进会会长韩德民院士、中国工程院院士阮长耿、苏州大学附属第一医院院长侯建全、苏州大学附属第一医院科技处处长陈罡出席会议。此次初审工作会议评审团由全国医学界各学科近80名专家组成，其中林东昕院士、高长青院士、曾溢滔院士参加了为期两天的

评审工作。

16 日 由丁香园主办的 2017 年中国医院发展大会在杭州国际博览中心隆重召开，会上丁香园携手清博大数据联合公布了 2016 年度医院品牌传播百强榜名单。医院在品牌文化传播上成效显著，入选 2016 年度公立医院品牌传播百强榜，在全国医院中排名第四十五；同时入选“2016 年度公立医院新媒体影响力榜”，在全国医院中排名第二十九。

25 日 由医院工会牵头，医院组织了“走进一线，高温慰问，送‘清凉’”活动。医院院长侯建全，党委书记陈赞，副院长沈学伍，党委副书记、纪委书记丁春忠，总会计师责能富带队，先后到总院、十梓街院区进行慰问，分别到了急诊科、输液中心、基建工地、安保、后勤物业、职工食堂、营养食堂等部门。

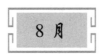

8 月

5 日 医院举行 2017 年第二季度科主任管理培训。上海市第一人民医院院长王兴鹏教授应邀来院作讲座。院领导、党政职能部门负责人、临床医技科室正副主任、党总支书记、科护士长等，共计 150 余人参加培训，会议由院党委书记陈赞主持。

5 日 医院举行 2017 年第二季度科主任工作会议，会议由院党委书记陈赞主持。财务处就 2017 年上半年人员经费情况进行了详细讲解。副院长方琪、缪丽燕、陈亮分别就上半年分管相关工作进行了通报。院长侯建全以“上半年医院运行工作通报及下半年重点工作部署”为题，全面分析了医院 2017 年 1—6 月的运行概况。

10 日 中国医院协会文化专业委员会城市医院分会第二十七次年会在青海省西宁市召开，此次年会由青海省人民医院承办。中国卫生计生思想政治工作促进会副会长兼秘书长张建，中国卫生计生思想政治工作促进会副秘书长王华宁，青海省卫计委副巡视员刘砚秋，城市医院分会会长、苏大附一院院长侯建全，青海省人民医院党委书记、院长吴世政，城市医院分会常务副会长兼秘书长、苏大附一院党委书记陈赞等领导出席本次大会，来自全国 50 余家医院的 200 余名代表参加了会议。苏大附一院荣获“全国城市医院思想政治工作先进单位”称号。

25 日 国家自然科学基金委员会公布 2017 年度集中受理项目的评审结果，医院

获资助项目 71 项，其中重点项目 1 项、面上项目 28 项、青年项目 42 项，总资助直接费用 2 644. 2 万元，比 2016 年增长 14 项，继续保持立项数持续上升势头，再创历史新高，仅次于江苏省人民医院，居江苏省医疗机构第二名。

9 月

12 日 苏州大学党委书记江涌、副校长陈卫昌一行来院调研并指导工作，党委办公室主任张国华、研究生院院长朗建平、医管处处长徐小乐、医学部党工委书记邹学海陪同调研。医院院长侯建全、党委书记陈赞等院领导及职能科室主任参会。

13 日 医院召开出席中国共产党苏州大学第十二次代表大会代表选举会议，会议由院党委书记陈赞主持。会议以《中国共产党章程》为根本遵循，严格按照《关于召开中国共产党苏州大学第十二次代表大会的通知》精神做好代表选举工作。大会传达了换届纪律有关文件精神，重申了“九个严禁、九个一律”换届纪律要求。大会以举手表决方式通过了选举办法及总监票人、监票人、计票人名单。最后以无记名投票方式，差额选举产生了苏州大学附属第一医院党委出席中国共产党苏州大学第十二次代表大会的 37 名代表。

14 日 苏州市副市长曹后灵、副秘书长马九根，苏州市卫计委主任谭伟良等一行来院调研，医院院长侯建全、党委书记陈赞、副院长方琪率院长办公室、人事处、医务处、护理部、财务处、医保办等部门负责人陪同。侯建全院长就调研聚焦的相关问题进行了汇报，针对医院探索建立现代医院管理制度的实践、推进分级诊疗、科学分配和使用医保、科研和人才引进等进行了深入阐述。谭伟良主任在调研中指出，医改将有利于医疗机构的健康发展和全民健康局面的构建，市政府应与各部门一起，为医药卫生的深化改革助力。曹后灵副市长听取了侯院长的工作汇报和下一步工作设想，并与参会的各部门负责人就相关工作进行了讨论。

19 日 根据国家卫生计生委、国家中医药管理局、中央军委后勤保障部卫生局关于举办 2017 年“服务百姓健康行动”全国大型义诊活动周的统一部署，苏州大学附属第一医院的 8 名专家，在副院长沈学伍、医务处副处长姜惠芬、党办常务副主任范嵘的带领下，再次来到连云港灌云县进行义

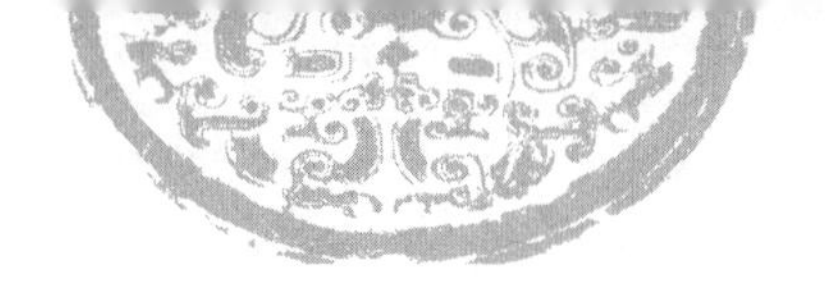

诊。这是医院已持续开展了5年的一项大型健康扶贫活动。

20日 医院党委书记陈赞在十梓街院区第二会议室主持召开统一战线座谈会，院领导与统战人士共聚一堂，共话医院发展。院长侯建全、资深专家唐天驷教授、党委办公室主任黄恺文，在院各级人大代表、政协委员、各民主党派支部副主委以上干部、侨联、无党派知识分子代表及党办负责统战工作的副主任丁一多等同志出席了座谈会。

25日 苏大附一院“韩德民院士工作站”揭牌仪式隆重举行。来自医院及苏州地区的100余位耳鼻咽喉科相关领域的专家参加了仪式。

28日 医院在总院第一会议室召开重点部门廉政风险防控汇报会。院长侯建全，副院长沈学伍、时玉舫，党委副书记、纪委书记丁春忠，总会计师贲能富及相应科室负责人参会。丁春忠书记主持会议。

29日 医院参加临床医学专家团队引进项目签约仪式。包括北京协和医院邱贵兴院士骨科团队、北京大学人民医院黄晓军教授血液病团队、中国医学科学院阜外医院胡盛寿院士心脏大血管外科团队在内的首批27个国内顶尖临床医学专家团队正式落户苏州。苏州市委、市政府、市人大和市政协主要领导出席并见证了团队签约仪式。

29日 由国家卫计委医政医管局指导、健康界传媒主办、辽宁省卫计委协办、辽宁省医院协会承办的“2017改善医疗服务行动全国医院擂台赛总决赛暨三年总结论坛”于辽宁举办。医院获“十大价值案例”和“十大人气案例”荣誉。

10月

6日 6—8日，由苏大附一院血液科、江苏省血液研究所主办的苏州血液学峰会在苏州市会议中心举行，大会邀请到国内外知名的38名血液学专家，来自国内200余家单位的452名代表出席会议。

9日 苏州市卫计委公布2017年苏州市临床重点专科评审与复核结果，医院超声医学科、疼痛科、口腔科被确认为苏州市临床重点专科，烧伤整形科通过复核评审。

11日 来自美国华盛顿州的埃默里·斯科特（41岁）于10月1日晚突然感觉右侧肢体乏力，被送至常熟第二人民医院治疗，后发生脑疝，于2日转院至苏大附一院。虽经全力抢救，但因病情过重，11日16：01，斯科特离开

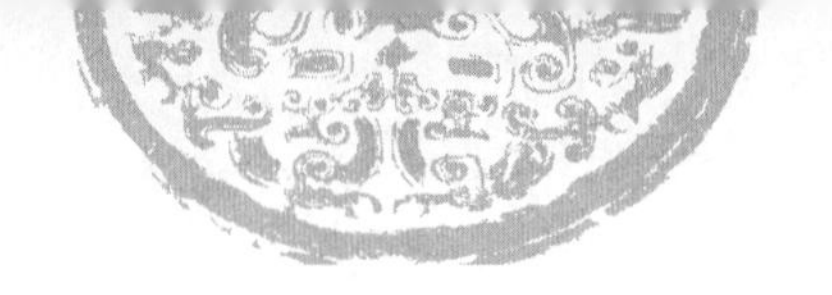

了人世。斯科特在生前将角膜捐献了出来，这是江苏省首例外籍人士人体器官捐献案例。

11 日 中国共产主义青年团苏州大学附属第一医院第十二次代表大会在总院学术报告厅隆重召开。院长侯建全，院党委书记陈赞，副院长沈学伍、缪丽燕，院党委副书记、纪委书记丁春忠，院总会计师贲能富，院党办主任黄恺文，院办主任黄玉华，以及苏州大学团委副书记孙磊、苏州团市委组织部部长孙丹、苏州市卫计委团委书记宗莉、苏州大学医学部团委书记解笑、苏州大学附属儿童医院团委书记时秋芳、苏州大学附属第二医院团委副书记李柳炳出席大会。医院党务系统各部门负责人，历届团委书记、副书记，共 118 名正式代表参加大会。

12 日 中国共产党苏州大学第十二次代表大会胜利召开，医院党委的 36 名代表参会。

28 日 医院承办中国研究型医院学会 QSHE（Q：quality，质量；S：safe，安全；H：healthy，健康；E：environmental protection，环保）管理专业委员会第三届学术研讨会。医院院长侯建全出席会议，并在常委会会议中当选中国研究型医院学会 QSHE 管理专业委员会副主任委员。苏州市副市长曹后灵出席会议并致辞。学会副会长刘希华、专业委员会主任委员刘越泽及来自全国多家三级医院的专家 120 余人参加此次研讨会。

11 月

10 日 附一人〔2017〕29 号文：决定调整团委的科室建制为正科级。

14 日 由苏州大学附属第一医院牵头申报的国家重点研发计划数字诊疗装备研发专项“江苏数字创新诊疗装备应用示范研究”获得立项资助，项目总预算 4 000 万元，其中中央财政专项经费 1 878 万元。这是医院历史上获得的资助金额最大的科技项目。

17 日 全国精神文明建设表彰大会在北京举行，新一届“全国文明城市”“文明村镇”“文明单位”“文明校园”“未成年人思想道德建设工作先进代表”和“全国道德模范代表”名单在会上揭晓。其中，苏州大学附属第一医院荣获“第五届全国文明单位”称号，这是医院获得的又一项国家级殊荣。

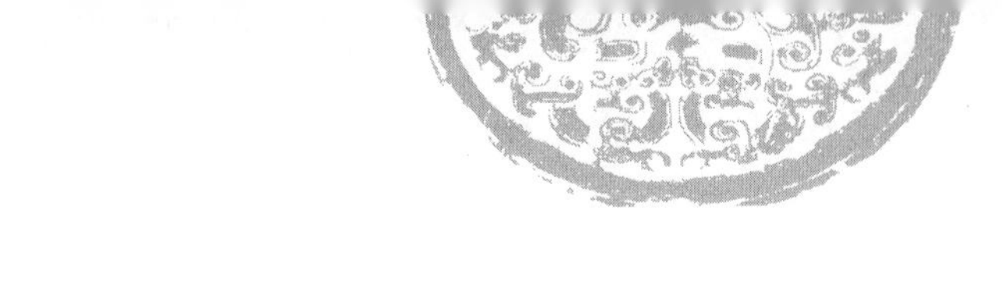

19日　医院举行2017年第三季度科主任管理培训。会上，浙江省人民医院院长、党委副书记、杭州医学院副院长黄东胜教授应邀来院，就人文医院建设作讲话。院领导、党政职能部门负责人、临床医技科室正副主任、党总支书记、科护士长等，共计150余人参加培训，会议由院党委书记陈赞主持。

30日　医院在总院第二会议室举办院党委中心组（扩大）专题学习会，特别邀请苏州市卫生计生委党委书记、主任谭伟良作党的十九大会议精神专题讲座。苏州市卫计委办公室主任段健攀，医院院长侯建全、党委书记陈赞、副院长沈学伍、党委副书记丁春忠、总会计师贲能富等院领导、党委中心组成员，各党总支书记、委员和党支部书记等党务系统全体成员70余人参加了专题学习。

12月

5日　医院在总院学术报告厅召开学习贯彻党的十九大精神专题宣讲会。大会特别邀请十九大代表、苏州大学副校长张晓宏教授传达党的十九大会议精神及有关情况。医院领导，处级以上干部，各业务科室、教研室正副主任，各科室护士长，党政职能科室正副主任及党总支、支部书记共300余人参加会议。大会由院党委书记陈赞主持。

9日　医院骨科引进北京协和医院邱贵兴院士专家团队。

19日　由中国医学科学院主办、中国医学科学院医学信息研究所承办的2017年度中国医院科技影响力排行榜发布仪式在中国医学科学院礼堂举行。会上，对医院科技综合影响力评价和医院学科影响力评价前100名医院名单，以及医院科技影响力地区评价结果进行了发布。医院由上年度的全国第四十四名上升至第四十二名，与江苏省人民医院（全国第十名）、南京军区南京总医院（全国第三十名）占据江苏省前三席位。

29日　医院微信公众号新版上线发布会取得圆满成功。苏州市卫计委、苏州市广播电视总台的相关领导出席此次发布会。

2018 年

1 月

3 日 中国卫生计生思想政治工作促进会第二届第二次理事大会在北京成功召开。医院院长侯建全代表政促会城市医院分会作题为“不忘初心，薪火相传”的交流发言。

4 日 日前，国家卫计委发布《关于通报表扬 2015—2017 年改善医疗服务先进典型的通知》（国卫办医函〔2017〕1290 号），医院医务部喜获“全国优质医疗服务示范科室”称号。

7 日 由江苏省卒中学会主办的认知和精神障碍专业委员会成立大会暨首届学术论坛在苏州独墅湖世尊酒店召开。医院神经内科薛寿儒教授担任第一届江苏省卒中学会认知和精神障碍专业委员会主任委员。

8 日 附一人〔2018〕2 号文：成立应急办公室，为正科级建制。该办公室为医务部内设处室之一，其职能不再归属医务管理处。

8 日 中共中央、国务院在北京隆重举行国家科学技术奖励大会，习近平总书记出席大会并为最高获奖者颁奖。苏大附一院骨科主任杨惠林教授荣获国家科技进步奖二等奖。

9 日 苏州市卫计委医政处副处长潘红英、苏州市立医院医务处处长高源等专家一行 5 人来院，对医院进行 2017 年绩效评价现场考核。医院院长侯建全、副院长方琪及院办、医务管理处、财务处、信息处等相关职能部门负责人参加考核。

11 日 国家发改委、卫计委联合发布《疑难病症诊治能力提升工程项目储备库名单公示》，确定了疑难病症诊治能力提升工程项目储备库名单，苏大附一院入选储备库名单。

15 日 苏州大学校长熊思东、副校长陈卫昌等一行来院进行新年慰问。医院院领导、部分职能科室领导陪同慰问。

16 日 院长侯建全、党委书记陈赞、党委副书记兼纪委书记丁春忠 3 位院领导分别带队走访慰问 10 余位离退休老同志。

20 日 第十届健康中国论坛——2017 年和谐医患亮点推荐及宣传展示活动交流

总结大会在广州举行。此次会议先后评出“和谐医患亮点创新医院”15家，“感动患者人物”15人，“和谐医院集体”50家，苏大附一院获得“和谐医患亮点创新医院”称号。

26日 中华医学会2017年度中华医学科技奖颁奖大会在北京国家会议中心举行，由苏大附一院心脏大血管外科沈振亚教授团队完成的“干细胞治疗心血管疾病临床转化的关键技术研究”项目荣获中华医学科技奖一等奖。这是医院自建院以来首次获得的中华医学科技奖一等奖奖项。

29日 侯建全院长（江苏省政协委员）、倪才方主任（农工党党员）、沈振亚教授（江苏省人大代表，民盟盟员）参加江苏省“两会”。侯建全院长在联组会议上代表医卫界作发言，并当选江苏省政协第十二届委员会常务委员。

2月

1日 医院召开2017年度处级党员领导干部民主生活会。院长侯建全及院领导班子成员、第一临床医学院和临床医学研究院领导出席会议并逐一发言。会议由党委书记陈赞主持，苏州大学党委常委、副校长陈卫昌莅临民主生活会并进行现场指导。

2日 医院召开2017年度总结表彰大会。苏州大学校长熊思东，党委常委、副校长陈卫昌，苏州市卫计委党委书记、主任谭伟良应邀参加。医院院长侯建全、党委书记陈赞及全体院领导班子、处级以上干部等共近500人参加会议。

3日 由国家卫生计生委医政医改局和健康报社共同主办的进一步改善医疗服务行动计划三年总结推广及下一阶段宣传工作启动会在北京召开。会上展示了2017年度改善医疗服务十大亮点，颁发了“示范医院”“优秀服务岗位”“优秀组织奖”等三大奖项。医院荣获“2017年度改善医疗服务示范医院”称号，院长侯建全荣获“2017年度改善医疗服务优秀组织奖”。

12日 中华医学会组织修复与再生分会换届选举会议在北京召开，会议选举产生了第二届分会常委、副主任委员和主任委员、候任主任委员。医院心脏大血管外科沈振亚教授当选候任主任委员。

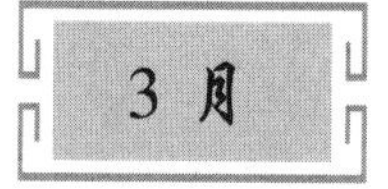

3 月

5 日 江苏省卫生计生委谭颖主任一行来院调研人才工作，同行的还有省卫生计生委副主任李少冬、医政处处长张金宏、科教处处长王晓芳、办公室副主任何新羊。调研组一行听取了医院院士、专家关于医疗行业人才培养、发展等的汇报。

24 日 由香港艾力彼医院管理研究中心主办的 2018 中国医院竞争力大会在广州召开。苏大附一院连续 5 年蝉联全国地级城市医院榜单榜首，在顶级医院 100 强榜单中位居第三十四，较去年排名上升 6 位。此次排行榜还发布了多个全新榜单，医院位列“省域医院 30 强（江苏省）”第二，“医院信息互联互通（HIC）100 强”第七十六。

27 日 医院在总院学术报告厅召开传达贯彻习近平系列重要讲话精神暨全国两会精神大会。会上吴德沛主任向 200 多名干部职工代表传达全国政协十三届一次会议情况。全院各级干部、党务部门全体成员及各级代表等参加大会。

29 日 中央文明办、国家卫生健康委员会于该日在广东省广州市举办“全国道德模范”与身边好人“中国好医生”“中国好护士”现场交流活动。医院吴德沛教授作为江苏省唯一代表入选“中国好医生”2018 年 2 月月度人物。

4 月

2 日 苏州市人才工作大会在苏州工业园区会议中心举行。大会对“苏州杰出人才奖”获得者进行表彰，医院血液内科主任吴德沛教授获此殊荣。

17 日 由中国心血管健康联盟主办的“中国心血管疾病基层医师培训 2017 总结大会暨 2018 启动会”在苏州举行，全国共 75 家医院被评为“中国基层医师心血管疾病培训示范中心”，医院成为苏南地区唯一获此殊荣的医疗单位。

20 日 城市医院分会第一届委员会选举及成立大会在独墅湖世尊酒店会议室召开，会议选举出 33 名常务委员，医院院长侯建全任城市医院分会主任委员。

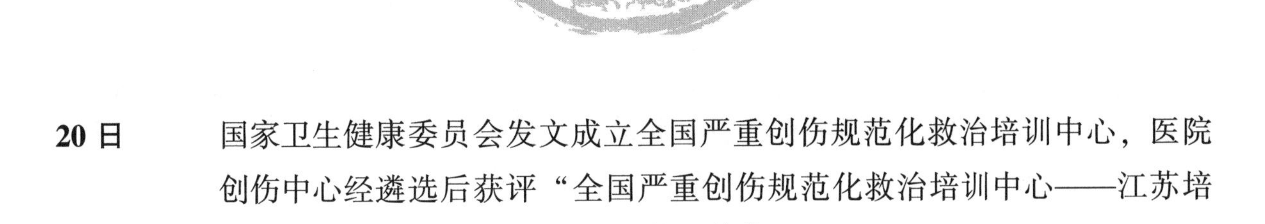

20日 国家卫生健康委员会发文成立全国严重创伤规范化救治培训中心，医院创伤中心经遴选后获评“全国严重创伤规范化救治培训中心——江苏培训基地”，是江苏省唯一获此殊荣的单位。

21日 医院举行2018年第一季度科主任管理培训，邀请中国工程院院士、中国医促会会长韩德民及来自全国各地的城市医院院长代表，就现代医院管理在地市级医院中的运行与推进经验进行分享探讨。

26日 26—28日，“中国博鳌·健康界峰会”在海南隆重举行。在全国第二季“寻找最佳医疗实践·中国医院管理案例评选”活动中，医院药学部从52个参赛案例中脱颖而出，获得了药学管理组的“十大价值案例”荣誉，并获得了“最佳表现奖”。

5月

2日 苏州大学附属第一医院程书钧院士工作站揭牌仪式在医院临床免疫学重点实验室会议室举行。中国工程院院士、中国医学科学院肿瘤医院研究员程书钧院士，以及苏州大学和医院相关领导参加揭牌仪式。

16日 由健康报社主办、苏大附一院承办的“健康精英汇——公立医院精细化管理院长沙龙”在总院第二会议室举行。

19日 以“可预期可实现——系统应用创新的明日医院生态体系构建”为主题的第十九届全国医院建设大会在武汉隆重开幕。医院总院一期项目在此届“中国医院建设奖”评选中荣获“中国最美医院”称号。

22日 医院召开2018年度廉政工作大会。全体院领导、院党政职能科室负责人、党风廉政建设联络员、临床医技科室主任，以及涉及医院设备、耗材、药品、工程、物业等服务的供应商代表出席此次会议。会议由院党委副书记、纪委书记丁春忠主持。

6月

3日 由国家心血管病中心、国家心血管病专业质量控制中心、中国医师协会心力衰竭专业委员会联合主办的国家心力衰竭医联体江苏省中心成立大会在江苏省南京市隆重举行。医院心血管内科经审核批准，成为国家心衰医联体首批成员单位。

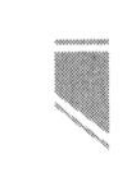

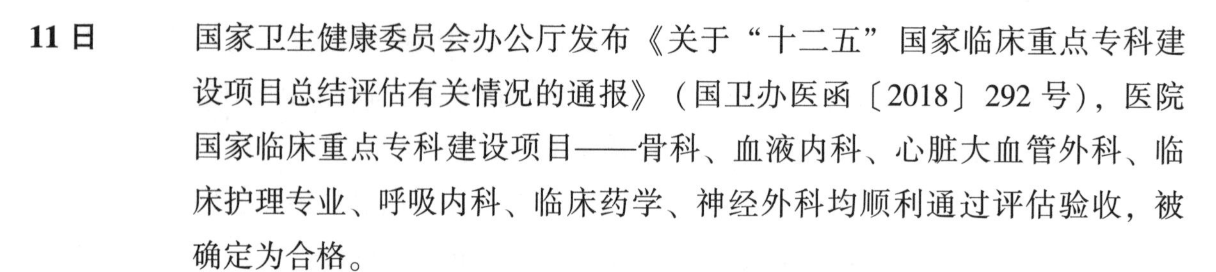

11 日 国家卫生健康委员会办公厅发布《关于“十二五”国家临床重点专科建设项目总结评估有关情况的通报》（国卫办医函〔2018〕292 号），医院国家临床重点专科建设项目——骨科、血液内科、心脏大血管外科、临床护理专业、呼吸内科、临床药学、神经外科均顺利通过评估验收，被确定为合格。

14 日 苏州市精神文明建设指导委员会、市献血领导小组、市红十字会在苏州市会议中心联合举办苏州市庆祝“6·14”世界献血者日暨无偿献血表彰会。医院蝉联“2016—2017 年度苏州市无偿献血先进奖”。

15 日 医院引进国际顶尖团队，成立中法泌尿外科中心。

20 日 医院召开 2017 年度宣传总结表彰大会及新媒体时代医院宣传工作研讨会。

27 日 医院召开庆祝中国共产党成立 97 周年暨党内表彰大会。

7 月

6 日 医院与法国巴黎公立医院集团签约合作。

14 日 江苏省医院协会医院药事管理专业委员会换届会议暨 2018 年学术年会在苏州隆重召开，会议选举产生了由 86 名委员组成的第七届江苏省医院协会医院药事管理专业委员会，由 30 人组成的常务委员会，苏州大学附属第一医院副院长缪丽燕当选主任委员。

15 日 医院召开 2018 年第二季度科主任管理培训暨科主任工作会议。香港艾力彼医院管理研究中心执行主任、艾力彼管理顾问有限公司总裁、艾力彼联合创始人王兴琳应邀来院，以“开启未来医院的竞争力”为题为医院中层干部进行医院发展指标的深度解析。

15 日 医院隆重举行数据集成平台建设项目启动仪式。

31 日 吴德沛主任分别被省、市委宣传部授予江苏“最美人物”、苏州市级重大先进典型“时代先锋”荣誉称号。

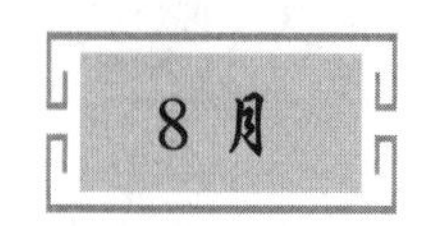

8 月

2 日 医院隆重举行 2018 年迎新会。

16 日 医院成功开展新时代医疗卫生职业精神大型展示会。

17 日 为了庆祝中国首个医师节，江苏省在南京召开首个中国医师节会议，医院党委书记陈赞出席会议。会上对医院副院长刘济生等100位获得第四届江苏省“百名医德之星”称号的同志进行表彰。

19日 在中国首个医师节当天上午，苏州大学校长熊思东一行来医院慰问奋战在一线的医务工作者，代表学校向他们致以节日的问候和祝福。

20日 国家自然科学基金委员会公布2018年度集中受理项目的评审结果，医院获资助项目66项，分布在23个学科，其中重点项目1项，重点国际（地区）合作研究项目1项，海外及港澳学者合作研究基金1项，面上项目28项，青年项目35项；总资助直接费用2 879万元，相较2017年增长234.8万元。

24日 医院工会荣获“江苏省模范职工之家”称号。

28日 江苏省政府在江苏大剧院人民大会堂召开全省科学技术奖励大会，在此次大会上，医院和天津医科大学总医院合作完成的项目“缺血性脑卒中规范化诊疗体系的建立及相关脑保护关键靶点研究”获“江苏省科技进步奖一等奖”。

9月

7日 苏州市召开庆祝第三十四个教师节座谈会，表彰一批优秀教师，医院院长助理、护理学院院长李惠玲教授团队的“卓越护士人文素质培育”课题获得优秀教育教学成功特等奖，受到市政府嘉奖。

20日 由中国医院协会主办的2018年中国医院大会在北京召开。此届大会以“聚焦质量，改善服务，深化改革，创新发展”为主题，来自全国各地的3 000多名医院管理者参加了会议。在开幕式上举行了2018年优秀医院院长颁奖仪式，医院院长侯建全荣获“2018年优秀医院院长”荣誉称号。

10月

9日 医院召开迎接苏州大学第十二届党委第一轮巡察工作会议。

15日 苏州大学校党委第四巡察组巡察附一院党委工作动员会在总院5楼学术报告厅召开。

30日 医院启动综合实力评估及专科实力评价项目。该项目受医院委托，由香港艾力彼医院管理研究中心负责，基于大数据和指标库，用量化的方法采集数据、开展调研、完成对医院整体综合实力的评估和对30个专科的实力的评价。

11月

10日 “2018中国研究型医院高峰论坛”在天津国际会议中心召开，医院院长侯建全荣获“杰出院长（书记）奖”。

10日 在武汉举行的第九届扬子江心脏论坛上，中华医学会心血管病学分会、中华医学会心电生理和起搏分会及中国心血管健康联盟举行第一批中国房颤中心认证单位授牌仪式。医院心内科作为苏南地区第一家和唯一中国房颤中心认证单位接受授牌。

17日 复旦版“2017年度中国医院排行榜（综合）”揭晓，医院位列第四十四，全省综合实力位列第四，较2016年前进1位。在专科声誉排行榜中，医院血液科位列第四；在专科综合排行榜中，医院血液科跻身全国排行榜前四名。

24日 医院召开2018年第三季度科主任管理培训暨科主任工作会议。苏州大学校长熊思东应邀来到苏大附一院总院，围绕“‘双一流’建设框架下的附属医院作为”，为医院中层干部上了精彩一课。

22日 第二届医疗品牌建设与传播高峰论坛暨第四届中国医院宣传年会在天津隆重召开。医院成功进入中国医疗机构互联网品牌影响力全国100强、中国市级医疗机构互联网品牌影响力全国50强。

12月

6日 依据江苏省卫生健康委统一部署，江苏省医院等级评审工作组一行15位专家对医院进行为期3天的医院等级评审工作。反馈会上，医院迎评工作的成效得到评审专家组的一致肯定。

10日 苏州大学党委第四巡察组向附属第一医院党委反馈巡察情况。

17日 苏州大学附属第一医院与苏州广播电视总台签署新媒体战略合作框架协议，苏州市首个媒体融合创新基地正式揭牌。

18日 江苏省委、省政府在南京召开庆祝改革开放40周年座谈会。会上宣读了省委、省政府关于授予“为江苏改革开放做出突出贡献的先进集体和先

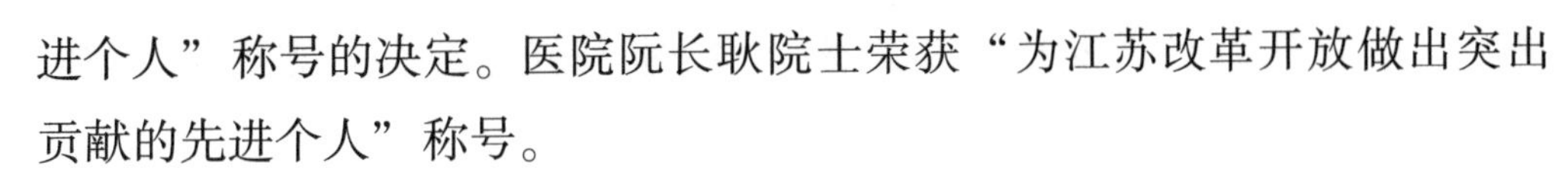

进个人”称号的决定。医院阮长耿院士荣获“为江苏改革开放做出突出贡献的先进个人”称号。

19 日 院党委召开统一战线新时代医疗职业精神分享会。

23 日 由中国医学科学院主办、中国医学科学院医学信息研究所承办的“2018年（2017 年度）中国医院科技量值发布会暨第六届中国医学科学发展论坛”在北京举办，会上发布了 2018 年（2017 年度）中国医院科技量值排行榜，医院表现亮眼，排名升至第三十名，比上一年上升 12 名，在省内的排名为第二名，仅次于江苏省人民医院。

26 日 医院召开第六届第六次职工代表大会。

29 日 苏州市 2018 年实事项目、苏大附一院二期工程开工仪式在总院举行。

2019 年

1 月

5 日 医院与苏州工业园区管委会签署托管协议，合作共建苏州市独墅湖医院。

8 日 31 岁的沃甜甜在医院十梓街院区血液科顺利完成造血干细胞的采集工作。这是江苏省第七百例、苏州市第一百五十例造血干细胞捐献者。在医院党委书记陈赞的陪同下，中共苏州市委常委、宣传部长金洁前来慰问。

9 日 上海长海医院泌尿外科团队来院开诊。自 1 月起，侯建国教授、杨波副教授分别将于每月第一周周三上午，每月第二周、第四周周二上午来院坐诊。

13 日 由国家卫生健康委基层高血压管理办公室、国家心血管病中心、中国医师协会高血压专业委员会联合发起，苏州大学附属第一医院承办的国家心血管病中心高血压专病医联体苏州市分中心启动会暨授牌仪式成功举办。

16 日 附一人〔2019〕2 号文：决定将原急诊内科、急诊重症医学科、急诊 ICU 整合，成立新的重症医学科，为一级临床科室，科室人员由原急诊内科、急诊重症医学科、急诊 ICU 人员做相应调整后组成。

16 日 附一人〔2019〕3 号文：决定成立急诊医学科，为一级临床科室，科室人员由原急诊科、急诊外科人员做相应调整后组成。

16 日 医院召开 2018 年度思想政治工作促进会年会暨党建与思政课题研究成果交流会。

17 日 苏州市护理质量控制中心召开 2018 年年终总结会、护理部主任沙龙暨优秀护理质量改善项目评比会。苏州市卫生健康委副主任陈小康，医政处副处长潘红英，苏州市护理学会理事长薛小玲、秘书长孙志敏，质控中心主任王海芳、副主任蒋银芬、冯世萍及全体质控中心成员，苏州各市、区护理专干，以及三级医院护理部主任出席此次活动。会议由质控中心秘书眭文洁主持。

17 日 每年一度的美国临床肿瘤学会胃肠道肿瘤研讨会在美国旧金山召开。医院普外科何宋兵副教授等合作开展的结直肠癌临床研究成果首次在研讨会上展现。

19 日 国家呼吸学科发展大会在北京隆重举行。医院呼吸与危重症医学科应邀全程参会，被确立为国家呼吸临床研究中心协同核心成员单位。医院黄建安教授代表学科上台领取证书。卫生部“十三五”规划教材——全国高等学校医学研究生规划教材（临床专业课）编写会议也在大会期间召开，黄建安教授作为呼吸病学编委应邀参会，这也是医院首次承担卫生部规划教材的编写任务。

20 日 第一届苏州市医学会临床营养学专业委员会成立会议在苏州在水一方大酒店举行。谭秋生秘书长宣读《关于成立苏州市医学会临床营养学专业委员会的通知》。苏大附一院主任医师、苏州大学副校长、苏州市医学会副会长陈卫昌担任第一届苏州市医学会临床营养学专业委员会名誉主任委员；苏大附一院临床营养科主任周莉担任主任委员。

21 日 苏州市卫生健康委卜秋副主任带队对医院节前安全生产进行督查。

23 日 院工会开展大病困难职工走访慰问活动。

23 日 23—28 日，院长侯建全、党委书记陈赞、党委副书记兼纪委书记丁春忠 3 位院领导分别带队走访慰问 10 余位离退休老干部、老党员、老专家，送去新春问候。

24 日 2018 年第四季度医疗质量管理委员会工作会议在总院第二会议室召开。苏大附一院书记陈赞，副院长方琪，医疗质量管理委员会全体成员参加会议。

25 日 医院在总院第三会议室召开 2018 年度党员领导干部民主生活会。院长侯建全及院领导班子成员、第一临床医学院和临床医学研究院领导出席会

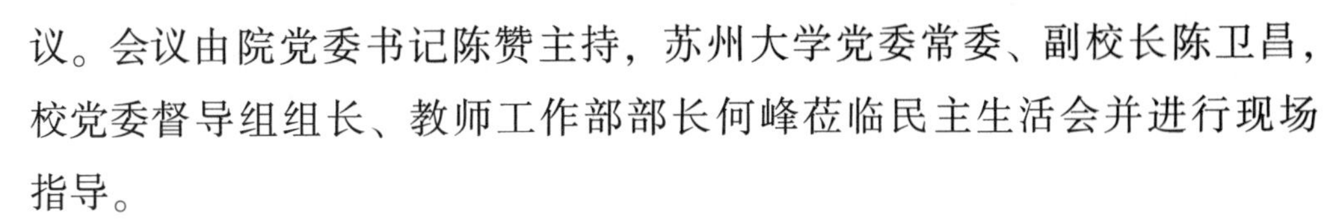

议。会议由院党委书记陈赞主持，苏州大学党委常委、副校长陈卫昌，校党委督导组组长、教师工作部部长何峰莅临民主生活会并进行现场指导。

28日 苏大附一院、苏大附儿院两院四科联手实施产时子宫外手术，成功抢救1例重度胸腔积液胎儿。

28日 医院召开迎新春援疆座谈会。院长侯建全，党委书记陈赞，副院长、援疆人才刘济生，党办主任黄恺文，院办主任黄玉华，医务部常务副部长朱晓黎，人事处副处长金艳，援疆人才普外科副主任医师周进，骨科副主任医师刘滔和妇产科副主任医师向淑真参加座谈会。座谈会由人事处处长洪建娣主持。

30日 医院在总院学术报告厅召开2018年度总结表彰大会。苏州大学党委常委、副校长陈卫昌，苏州市卫健委主任谭伟良应邀出席。医院院长侯建全、党委书记陈赞及全体院领导班子、处级以上干部，各业务科室、教研室正副主任、护士长，党政职能科室正副主任、总支书记等共近500人参加会议。大会由院党委书记陈赞主持。会上颁发"先进集体"、三个"十佳"单项奖及"白求恩杯"先进集体、先进个人，机关作风效能建设考评先进集体奖项。

30日 根据省纪委驻卫健委纪检监察组对元旦、春节两节期间"四风"问题的工作要求，医院督促相关重点部门把好第一道关口，纪监审办公室于总院第五会议室召开重点部门负责人集体廉政约谈会。

30日 苏大附一院2019新春团拜会在总院学术报告厅隆重举行。

30日 30—31日，医院工会组织的无偿献血活动分别在十梓街院区和总院的学术报告厅顺利举办。两天内，医院实际献血614人，献血量高达180 700毫升。

31日 医院在十梓街院区学术报告厅召开2019年研究生招生启动会。苏州大学党委研究生工作部部长吴雪梅、医院副院长缪丽燕应邀出席，会议由教育培训处处长王振欣主持。

是月 医院介入科朱晓黎教授团队在"'砺肝见影'——TIPS手术视频大赛全国总决赛"中取得佳绩。

是月 麻醉手术科护士姜伟伟荣获"2018年度苏州好人"荣誉称号。

是月 医院成功举办第一届专硕研究生临床技能大赛。

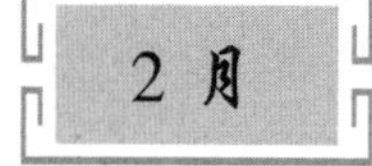

2 月

7 日　国际学术期刊《细胞代谢》（*Cell Metabolism*）在线发表了医院时玉舫教授团队的最新研究成果“IGF-2 预编程成熟巨噬细胞获得氧化磷酸化依赖的抗炎特性”。该研究发现了间充质干细胞治疗自身免疫性疾病新机制。

13 日　医院胃肠外科周晓俊主任团队完成首例腹腔经自然腔道取标本手术。

18 日　国家重点研发计划项目“江苏数字创新诊疗装备应用示范研究”已实施 1 年多，为迎接项目中期检查，医院项目组在南林饭店召开推进会。项目负责人胡春洪教授、医院相关职能部门领导、参研专家及项目主要参与单位的相关专家 30 余人出席会议。

19 日　苏大附一院马丁院士工作站在总院正式揭牌，国家妇产疾病临床医学研究中心苏大附一院分中心同时落成。华中科技大学同济医学院附属同济医院马丁院士，苏州市卫生健康委员会谭伟良主任、谭秋生秘书长，苏大附一院院长侯建全、妇产科主任陈友国、党委办公室常务副主任范嵘、院长办公室副主任徐溢涛出席揭牌仪式。

21 日　苏大委组〔2019〕7 号文：王海芳任苏大附一院党委副书记。

21 日　苏大人〔2019〕26 号文：陈罡任苏大附一院副院长，试用期 1 年。

3 月

3 日　以“学习雷锋情暖苏城”为主题的 2019 年学雷锋志愿服务主题活动在苏州中心拉开帷幕。活动由中共苏州市委宣传部、苏州市文明办及共青团苏州市委员会联合主办。在活动现场，苏州市青年志愿者协会、苏州市卫生健康青年志愿服务队等 20 支志愿服务队伍为市民提供垃圾分类宣传知识、用药咨询、血压监控、金融知识普及等便民志愿服务工作。医院团委招募的多名青年志愿者加入其中，提供药物咨询、血糖监测、化验单解读服务，为现场群众解决了长期受困扰的用药及血糖控制等问题。此外，药学部青年文明号在新馨社区提供药学服务，门急诊挂号收款处青年文明号提供门急诊引导分流志愿服务，心内科护理组青年文明号在医院心内科大楼开展免费监测血压及血糖义诊活动。

6 日　由中央宣传部、教育部、共青团中央共同部署开展的“改革先锋进校园”

活动走进苏州科技大学。在苏州科技大学行政楼报告厅，中国工程院院士阮长耿教授以“我的中国梦：苏州血液的建设”为题为200名师生讲述了自己一生的“追梦史”。苏州市委宣传部副部长黄锡明，苏州科技大学党委书记张庆奎、校长陈永平等相关部门领导出席报告分享会。

8日 医院院外行风监督员座谈会在总院第二会议室召开。院党委书记陈赞、党委副书记兼纪委书记丁春忠，各党政职能科室负责人及15名来自社会各行业的行风监督员应邀出席会议。会议由院纪监审办公室主任孙玉军主持。

13日 由苏州市护理质量控制中心组织的《苏州市静脉治疗护理临床实践指南》再版编委会第一次会议，在苏大附一院十梓街院区第三会议室举行。会议由主委杨益群主持。

13日 医院党委统一战线参政议政专题培训会在总院第三会议室召开。此次会议特别邀请苏州市政协提案委秘书处副处长苏哲前来授课。院党委书记陈赞、调研员黄恺文、党办常务副主任范嵘，市政协委员王振欣、陆士奇、徐建英，区政协委员薛群、郭凌川、孔岩，以及医院提案组工作人员参加培训会。会议由党办副主任丁一多主持。

15日 医院在总院学术报告厅召开领导班子调整宣布大会，苏州大学党委书记江涌，党委常委、副校长陈卫昌，党委常委、组织部部长周玉玲等出席会议并讲话。周玉玲宣读关于医院党政领导班子调整的决定：苏州大学党委常委、副校长陈卫昌任苏州大学附属第一医院党委书记，免去陈赞苏州大学附属第一医院党委书记职务，另有任用；侯建全任苏州大学附属第一医院院长；刘济生、陈亮、缪丽燕、方琪、陈罡任苏州大学附属第一医院副院长；王海芳任苏州大学附属第一医院党委副书记；贲能富任苏州大学附属第一医院总会计师。

15日 每年3月的第二周是“世界青光眼周”，这是由世界青光眼联合会和世界青光眼患者联合会共同发起的一项全球性行动。医院眼科在十梓街院区门诊1楼举办义诊活动。医院眼科沈伟、蔡琴华、夏蔚、赫雪飞等专家参加。

16日 世界神经外科顾问团苏大附一院协作中心揭牌仪式在苏州南园宾馆隆重举行。北京天坛医院贾旺教授名医工作室、江苏省神经外科临床医学中心张家港分中心同时揭牌。

17日 应苏大附一院呼吸与危重症医学科主任黄建安教授的邀请，英国伦敦大学圣乔治学院呼吸医学教授、世界知名的慢性阻塞性肺疾病领域专家保罗·琼斯教授再次来院开展学术交流。呼吸与危重症医学科凌春华主任、张秀琴主任、雷伟副主任等参加本次学术交流会。

19 日　江苏省卫健委公布 2018 年江苏省临床重点专科评审与复核结果（苏卫办医政〔2019〕10 号），医院超声诊断科、肾脏内科、口腔科、皮肤性病科被确认为江苏省临床重点专科，内分泌科、急诊医学科通过复核评审。

19 日　江苏省卫生健康委员会在南京召开 2019 年全省卫生健康财务工作会议。江苏省卫生健康委员会何小鹏巡视员出席会议并讲话，南京市卫健委、无锡市卫健委、扬州市卫健委、徐州医科大学附属医院以及苏州大学附属第一医院等单位作大会交流发言。医院分管院领导、总会计师，财务、审计、资产等部门负责同志参加会议。

22 日　苏州市医学会胰腺病学专业委员会成立大会在苏大附一院总院第二会议厅顺利召开。会上，苏州市医学会秘书长谭秋生宣读了《关于成立苏州市医学会胰腺病学专业委员会的通知》，医院普外科主任朱东明担任第一届专委会主任委员，消化科主任叶建新担任副主任委员，普外科主任李德春担任顾问，消化科主任许春芳担任名誉主任委员。

24 日　24—27 日，第四十五届欧洲血液和骨髓移植学会年会在德国法兰克福召开。此届年会迎来了超过 5 000 名来自世界各地的血液病学专家学者，与会者共同学习血液和骨髓移植及细胞治疗领域的发展。此次年会中，医院血液科共有 2 项研究入选大会发言，4 项研究入选壁报展示。

26 日　依据苏州市委办公室《关于进一步加强当前安全生产工作的紧急通知》和江苏省卫生健康委员会《关于切实做好危化品安全风险隐患排查整治工作的紧急通知》，医院为安全生产重点单位，后勤服务中心开展全面安全检查整治。

27 日　苏州市卫生健康工作会议召开，会上对“2018 品牌服务年”十大服务品牌、十大服务明星进行了表彰。苏大附一院门急诊部申报的“慢病患者无障碍就医服务”项目获评“十大服务品牌”，总院门诊护士长张茵英获得“十大服务明星”提名。

27 日　中山市护理质量控制中心主任、中山市护理学会会长余德爱、中山市人民医院护理部主任李云等一行 13 人来院参观交流。

28 日　中国合格评定国家认可委员会（China National Accreditation Service for Conformity Assessment，CNAS）委派专家评审团对医院临床检测中心进行

为期 3 天的现场评审。31 日，评审组推荐申报项目共 131 项，覆盖临床血液学、临床体液学、临床生物化学、临床免疫学、临床微生物学、临床分子生物学 6 个专业，全部专业的 9 名技术人员获得该委员会授权签字人资质。医院临床检测中心两院区同步通过 ISO15189 医学实验室认可现场评审，成为江苏省首家同一个医疗机构 2 个院区、覆盖所有专业通过该委员会组织专家进行现场评审的实验室。

29 日 医院在总院学术报告厅召开党委理论学习中心组（扩大）学习会暨全国"两会"精神传达学习大会。会议特别邀请了全国人大代表、苏州大学校长熊思东传达十三届全国人大二次会议精神；全国政协委员、苏大附一院血液科主任吴德沛传达全国政协十三届二次会议精神。

29 日 由香港艾力彼医院管理研究中心主办的 2019 中国医院竞争力大会在广州召开。医院连续 6 年蝉联全国地级城市医院榜单榜首，在顶级医院 100 强榜单中位列全国第三十三，较上一年排名上升 1 名，占据江苏省第二名，在医院信息互联互通 100 强中位列第七十四。医院院长侯建全赴广州领奖，并作为全国地级城市医院代表发言。

是月 苏皖超声造影及介入专家联盟在医院成立。该联盟由医院超声医学科董凤林教授和安徽省中医院超声科王金萍教授联合发起，目前集合了苏、皖两省多家知名医院，30 多位超声造影及超声介入领域的权威专家参与该联盟。

4 月

1 日 中国心血管健康联盟、心血管健康研究院、苏州工业园区心馨心血管健康基金会发布《2019 心血管病护理及技术培训基地通过认证单位公告》，苏大附一院顺利通过中国心血管健康联盟、心血管护理及技术培训中心认证专家终审，成为国家级心血管病护理及技术培训基地。

4 日 医院团委组织团委委员前往香山公墓祭扫医院创始人、美国医学博士柏乐文先生的墓冢。

7 日 苏大附一院第六届帕金森病友会于总院顺利召开，省内外 50 多名帕金森病友及家属参会。神经外科叶明主任、神经内科蔡秀英主任、康复科苏敏主任、神经内科段晓宇主任分别为大家授课。

11 日 江苏省欧美同学会秘书长朱军、江苏省委统战部五处调研员周宁、江苏省欧美同学会干部马晓杰一行来院调研，医院党委副书记王海芳，党办常务副主任（主持工作）范嵘，党办副主任丁一多，苏州市欧美同学会会员、应急办副主任（主持工作）、重症医学科副主任郭强，苏州市欧美同学会理事、外科学教研室副主任赵鑫，普外科教研室副主任何宋兵、神经外科黄煜伦、院办宋云参加座谈，共同探讨欧美同学会组织建设问题。

12 日 世界神经外科的顶级大师、世界神经外科联合会教育委员会现任主席、德国汉诺威国际神经外科研究所血管神经外科中心主任、国际神经外科医生集团世界神经外科顾问团巴特郎菲教授，来院开展手术。

12 日 12—13 日，江苏省青年联合会第十二届委员会全体会议在南京召开。江苏省委常委、组织部部长郭文奇出席会议并讲话。医院团委书记田一星作为省青联委员参会。

13 日 第三届苏州市医学会介入医学专业委员会换届会议成功举行。苏州市医学会谭秋生秘书长、苏州市医学会办公室茅晓风主任主持会议，苏州市卫健委谭伟良主任、苏大附一院侯建全院长、苏大附二院钱志远副院长、苏州市立医院丁志良副院长应邀出席会议。医院倪才方为主任委员，副主任委员为沈利明、靳勇、刘一之、桑宏飞、陈磊。

18 日 18—21 日，由中国抗癌协会肿瘤营养专业委员会主办、首都医科大学附属北京世纪坛医院及首都医科大学肿瘤学系承办的第七届全国肿瘤营养学大会暨 2019 中国医学营养整合联盟学术会议、2019 国际肿瘤康复学会学术会议及国际肿瘤代谢与营养学术会议在北京召开，同期举办了第五届海峡两岸肿瘤营养高峰论坛及第二届全国肿瘤营养临床技能培训班。会上，医院放疗科被授予“全国规范化肿瘤营养示范病房”荣誉称号。

20 日 20—21 日，2019 中国医师协会放射医师分会呼吸影像年会召开。由胡春洪主任带队的医院多学科团队荣获全国首届呼吸影像多学科诊疗大赛亚军。

21 日 第五届江苏省康复治疗师岗位技能竞赛苏州大学附属第一医院培训中心选拔赛在苏州高新康复医院成功举办。

22 日 22—28 日，作为苏州市住院医师规范化培训临床技能结业考核考点之一，苏大附一院圆满完成 2019 年苏州市住培结业临床技能考核工作。该年，医院承担了内科、神经内科、眼科、耳鼻咽喉科、康复医学科、检验医学科、临床病理科 7 个培训专业的考核工作，共考核住培学员 369 名。

23 日 苏大附一院和苏州广播电视总台在总院 1 楼门诊大厅联合举行“看苏州”App 智慧医疗上线仪式暨大型博导义诊活动。苏州广播电视总台党委书记、总台长陆玉方，党委副书记、总编辑、副总台长沈玲，党委委员、总工程师郭昌雄，党委委员、副总台长王晓雄，苏州大学党委常委、副校长、医院党委书记陈卫昌，医院院长侯建全、副院长方琪，20 位博导专家及临床科室、行政职能科室相关人员、热心市民等来到活动现场，活动由苏州广播电视总台记者张欢主持，“看苏州”App 现场直播。

26 日 在江苏省临床免疫研究所会议室，医院举行江苏省临床免疫研究所风湿免疫研究中心成立大会暨揭牌仪式。苏州大学校党委常委、副校长、医院党委书记陈卫昌，国际知名免疫学教授陈万军，江苏省临床免疫研究所所长张学光，医院党办常务副主任（主持工作）范嵘，风湿免疫科主任武剑及临床免疫研究所、风湿免疫科相关人员参加仪式。

26 日 医院举办首届专科护理个案报告会，最后产生一等奖 1 名：孙金凤；二等奖 2 名：时芳、陈奕；三等奖 3 名：杨晴、周惠仙、袁德敬。

27 日 由中国抗癌协会主办的 2019 年度扬帆远航系列赛开赛，医院参加苏州赛区的比赛，并顺利出线。该赛事是全国各大医院参加的结直肠癌多学科专业赛事，代表了我国结直肠癌诊治的最新进展和最高水平。

28 日 医务部召开 2019 年第一季度医疗质量与安全管理委员会工作会议。

29 日 苏大附一院刘建刚作为贵州省铜仁市石阡县委唯一推荐人选获得贵州省“五一”劳动奖章。

29 日 苏大附一院肺癌脑转移 MDT 第二次开诊，此次多学科会诊首次尝试在两个院区之间进行远程会诊。

29 日 医院召开迎接江苏省卫生健康委大型医院巡查工作“一模”自查会。

30 日 为做好苏州市健康市民“531”行动倍增计划市级防治指导中心的验收工作，医院召开市级骨质疏松症区域防治指导中心领导小组工作会议。

30 日 纪念五四运动 100 周年大会在人民大会堂举行。中共中央总书记、国家主席、中央军委主席习近平出席大会并发表重要讲话。院团委组织全院青年和团干部在总院第二会议室集中收听、收看大会直播。

5 月

5 日 院团委在总院学术报告厅举行纪念五四运动 100 周年暨建团 97 周年主题

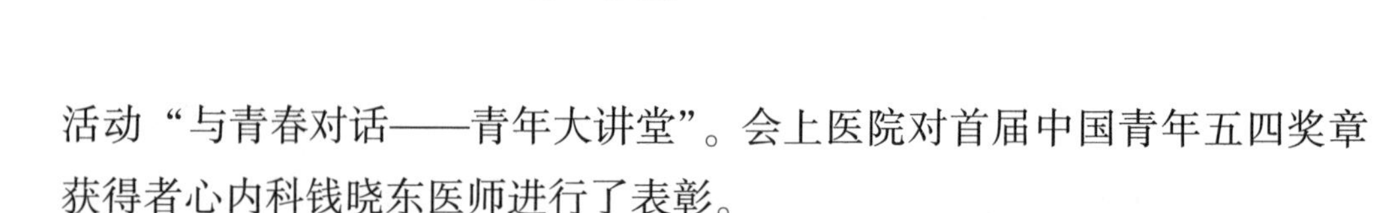

活动“与青春对话——青年大讲堂”。会上医院对首届中国青年五四奖章获得者心内科钱晓东医师进行了表彰。

5日 院团委在总院第三会议室召开“书记与青年面对面”活动，此次活动是“青春心向党，建功新时代”2019年“五四”系列活动之一。苏州大学党委常委、副校长、院党委书记陈卫昌，院党委副书记王海芳和医疗、护理、医技、机关后勤等不同岗位近5年入职的10名青年职工及院团委委员、团总支书记进行了面对面的交流。

7日 医院护理部联合苏州广播电视总台在总院1楼门诊大厅举办首次专科护士大型义诊活动。此次义诊团队由糖尿病、心血管、肿瘤、骨科、母婴、急诊急救、中医、伤口造口失禁及静脉治疗护理9个特色护理专科组成，苏州广播电视总台“看苏州”App对活动进行全程现场直播。

7日 由苏州市药学会与苏州大学附属第一医院联合举办的国际临床药学交流研讨会在苏州顺利举行。此次研讨会荣幸地邀请到美国卫生系统药剂师协会董事会成员保罗·布什教授及道格拉斯教授来苏交流。

8日 医院在总院5楼学术报告厅举行纪念国际护士节表彰大会暨“牡丹护理奖”颁奖典礼活动。中国工商银行苏州分行副行长杨晓东等中国工商银行苏州分行领导一行应邀出席。会上宣读第十一届“牡丹护理奖”“牡丹管理奖”“银牡丹奖”“金牡丹奖”获奖名单。

10日 江苏省人民政府在省政协礼堂召开2018年度全省科学技术奖励大会，江苏省委书记娄勤俭、省长吴政隆等领导为获奖者代表颁奖。会上医院血液病学科移植出凝血团队的项目“移植相关性出凝血疾病及其关键机制研究”荣获江苏省科技进步奖一等奖。

11日 医院召开2019年第一季度科主任管理培训暨科主任工作会议。香港艾力彼医院管理研究中心咨询部唐洪磊总经理应医院邀请，围绕“医院综合竞争力和专科竞争力”进行讲话。院领导、党政职能部门负责人、临床医技科室正副主任、党总支书记、护士长等共计250余人参加培训。会议由副院长陈亮主持。

12日 苏州大学附属第一医院麻醉护理单元成立仪式在麻醉手术科示教室举行。大会由麻醉手术科护士长杜美兰主持，医院护理部副主任（主持工作）徐岚，麻醉手术科主任嵇富海、副主任成浩及全体麻醉护士参加成立仪式。

13日 附一人〔2019〕16号文：决定成立全科医学科，为一级临床科室，科室人员由原博习诊疗中心人员组成。原博习诊疗中心同时撤销。

14 日 14—16 日，苏州大学党委常委、副校长，医院党委书记陈卫昌带队赴武汉同济医院、武汉协和医院、安徽医科大学第一附属医院调研学习公立医院党的建设工作。院党委副书记、纪委书记丁春忠，党委副书记王海芳及党办、组织处、纪监审办公室负责同志参加调研学习。

16 日 16—19 日，由国家卫生健康委脑卒中防治工程委员会、中国老年保健医学研究会、中华预防医学会主办的 2019 年度中国脑卒中大会暨第九届全国心脑血管病论坛在北京国家会议中心举行。中国工程院院士王陇德，国家卫生健康委员会副主任、脑卒中防治工程委员会主任王贺胜，国家卫生健康委员会相关领导及国内从事脑卒中防治工作的专家学者参与盛会。医院副院长方琪率领医院卒中中心团队（神经内科、颈脑血管超声科、血管介入科、神经外科等）17 人参与盛会，方琪教授荣获“突出贡献专家奖”。

20 日 医院召开迎接省卫生健康委大型医院巡查工作“二模”自查会。

27 日 苏州市副市长曹后灵率队来院调研，先后来到血液净化中心、消毒供应中心、临床微生物实验室与相关负责人详细交谈，了解院内感染控制管理、病原微生物管理、医院建设等情况。市政府副秘书长马九根，市卫生健康委员会主任谭伟良、副主任陈小康等陪同。医院领导参加调研活动。

28 日 按照江苏省卫生健康委统一部署，大型医院巡查组进驻医院进行为期 4 天的巡查工作。

30 日 由苏州市科学技术协会主办的苏州市庆祝“5 · 30 全国科技工作者日”专题演出——“拥抱科学的春天”暨 2018 年度苏州魅力科技人物及团队颁奖典礼在苏州市青少年科技馆举行。医院副院长方琪教授带领医院卒中中心团队参加了现场颁奖仪式。

是月 在 2018 年重点部门廉政风险防控专项督查工作中，院纪委共针对 20 个科室发出 70 余份工作联系单，开展廉政风险排查与防控“回头看”系列工作。

是月 由中华护理学会主办的 2019 年“杰出护理工作者”评选工作结束。医院党委副书记王海芳荣获 2019 年“杰出护理工作者”称号。

是月 科技部、国家卫健委、中央军委后勤保障部和国家药监局联合印发《关于认定第四批国家临床医学研究中心的通知》（国科发社〔2019〕177

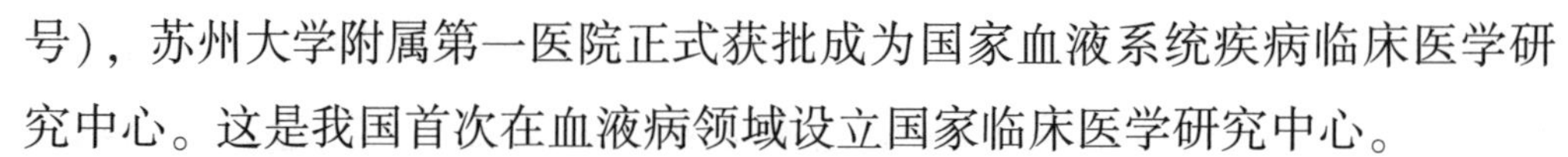

号），苏州大学附属第一医院正式获批成为国家血液系统疾病临床医学研究中心。这是我国首次在血液病领域设立国家临床医学研究中心。

是月 苏州市健康市民“531”行动倍增计划——慢阻肺防治指导中心与医联体单位签约仪式暨培训会议在苏州大学附属第一医院顺利召开。

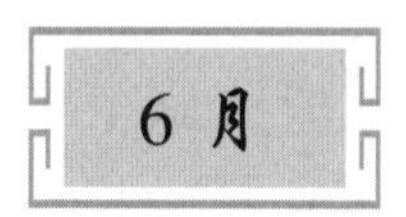

6 月

6 日 第三十二个“世界无烟日”的主题是“烟草和肺部健康”。医院在十梓院区阶梯教室举办世界无烟日控烟讲座。

12 日 2019 年度苏大附一院全面从严治党暨党风廉政建设工作大会在总院学术报告厅召开。全体院领导、院党政职能科室负责人、总支书记、纪委委员、临床医技科室主任、护士长，以及涉及医院设备、耗材、药品、工程、物业、安保等服务供应商代表出席此次会议。会议由院党委副书记、纪委书记丁春忠主持。大会组织观看省纪委拍摄的警示教育专题片《必须坚守共产党人“赶考”初心》，同时院党政主要领导与各分管院领导现场签署《2019 年度党风廉政建设暨行风与作风建设责任书》并进行了递交仪式，各党政职能科室负责人、总支书记、临床医技科室负责人，以及医院相关供应商代表分别向陈卫昌书记、侯建全院长递交《2019 年度党风廉政建设暨行风与作风建设责任书》和《供应商廉政合约》。苏州大学党委常委、纪委书记芮国强应邀为大会作党风廉政建设专题讲座。

13 日 苏大委〔2019〕45 号文：侯建全任苏大附一院党委副书记（兼），免去丁春忠苏大附一院党委副书记职务。

13 日 江苏省护理学会综合内科护理专业委员会首次尝试开展苏州（苏州大学附属第一医院）、南京（江苏省人民医院）、扬州（扬州大学附属医院西区医院）、徐州（徐州市第一人民医院）四地联合护理远程教学查房。

13 日 13—14 日，苏大附一院在总院学术报告厅举办 2019 年住院医师规范化培训管理培训班暨苏大附一院新临床技能中心启动会。此次培训班邀请到国家级、省级住院医师规范化培训相关领域重量级专家授课。培训班以“住院医师规范化培训管理模式的改革和创新”为主题。

14 日 医院在总院第五会议室召开脑卒中营养支持团队成立大会。医院副院长方琪、护理部副主任（主持工作）徐岚、医务处副处长姜惠芬、神经内科主任董万利等参加成立大会。

16 日　国内首家 SuperPATH 微创关节置换国际培训中心在苏大附一院总院学术报告厅正式揭牌。苏州大学党委常委、苏州大学副校长、医院党委书记陈卫昌，苏州市卫生健康委员会秘书长谭秋生，医院关节外科主任徐耀增出席揭牌仪式。会议特别邀请到美国凤凰城圣卢克中心教授、SuperPATH 微创全髋关节置换术创始人吉米作精彩学术讲座。揭牌仪式由徐耀增主任主持。

18 日　根据苏州市卫健委统一部署安排，医院接受 2019 年苏州市住院医师规范化培训基地评估。评估汇报会在总院第二会议室举办，此次评估检查专家团队由苏州市卫健委科教处处长殷桂霞带队，苏大附一院缪丽燕副院长，教育培训处王振欣处长、祁加俊副处长，财务处、医务处、人事处、院办等职能部门代表人员，相关基地主任、教学主任、教学秘书，相关培训科室主任、秘书，基层社区实践基地相关负责人及管理人员共同参与此次评估检查。

19 日　医院在十梓街院区第二会议室召开“不忘初心跟党走，我为医院献一策”统一战线座谈会。苏州大学党委常委、副校长、医院党委书记陈卫昌，党办常务副主任（主持工作）范嵘，党办副主任丁一多等领导出席此次会议，在院各级人大代表、政协委员，各民主党派负责人、无党派知识分子代表等参会。

20 日　代表国家临床研究最高水平的国家感染性疾病临床医学研究中心成立大会暨核心单位授牌仪式在杭州举行。中国工程院院士、浙江大学附属第一医院李兰娟教授担任中心主任。苏州大学附属第一医院感染病科入选该中心的核心单位，感染病科主任甘建和教授和黄小平副主任医师参加此次大会。

21 日　21—22 日，中国卫生经济学会卫生财会分会在山西太原成功举行财务转型能力提升培训班。来自全国各地卫生计生财务领域的总会计师、财务负责人、专家学者、业务骨干参加了会议。医院副总会计师、财务处处长陆正洪应邀作“从‘单基础’到‘双基础’——医院实施政府会计准则制度难点与应对”主题演讲。

25 日　医院举行总院二期项目建设指挥部廉政责任书签约仪式。纪委书记丁春忠、副院长陈罡、二期建设指挥部各办公室成员悉数出席此次会议。此次会议由纪监审办公室主任孙玉军主持。

26 日　在“七一”党的生日即将来临之际，苏州大学党委常委、苏州大学副校

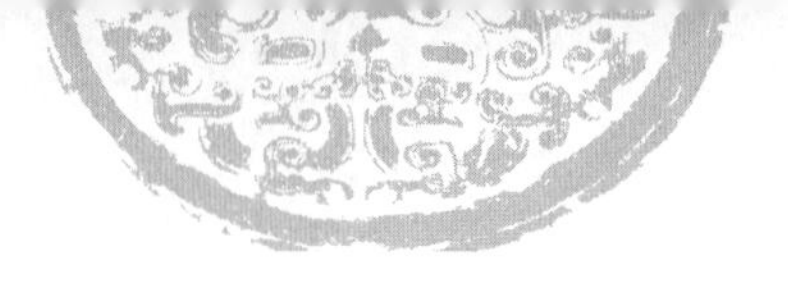

长、医院党委书记陈卫昌在总院5楼学术报告厅为全院党员上党课。

27日 由苏州大学党委常委、苏州大学副校长、医院党委书记陈卫昌率队，骨科杨惠林，普外科朱新国、匡玉庭，泌尿外科黄玉华，妇产科陈友国，耳鼻咽喉科曹文华，眼科陆培荣，胸外科赵军，心血管内科李勋，消化内科许春芳，呼吸内科朱晔涵，内分泌科王进红，肿瘤科朱春荣，药学部顾继红等14位党员专家共同组队的义诊团来到角直人民医院，为当地百姓开展诊疗服务。

28日 苏州大学党委在红楼会议中心组织召开以“不忘初心，牢记使命”为主题的教工党支部书记示范工作室建设总结交流及授牌会。苏州大学党委书记江涌，苏州市委组织部组织处处长范剑峰，苏州大学党委常委、组织部部长周玉玲，组织部副部长刘慧，各教工党支部书记示范工作室负责人及其所在党委、党工委负责人出席会议，各学院（部）教工党支部书记代表到会观摩。会议由周玉玲部长主持。医院门急诊医技党总支的红细胞党建工作室作为首批正式入选苏州大学的8个教工党支部书记示范工作室之一作汇报发言。

是月 医院对总院和十梓街院区两个院区进行夏季安全检查，院领导贲能富总会计师，后勤服务中心、保卫处、医学工程处等科室负责人参与检查。

是月 由江苏省医学会、江苏省医学会风湿病学分会主办的“中国长江医学论坛——2019风湿病学会年会暨江苏省第十六次风湿病学学术会议”在南京紫金山庄成功召开。医院风湿科陈志伟教授获“江苏省风湿病学卓越贡献奖”。

是月 医院临床检测中心荣获“全国青年文明号”光荣称号。

7月

6日 6—10日，国际血栓与止血学会第二十七届大会在澳大利亚墨尔本会展中心召开。阮长耿院士获国际血栓与止血学会“终身成就奖”。

9日 院团委召开青年学习社暨“青年大学习”工作推进会。院团委委员、各级青年文明号负责人、博习青年志愿者协会负责人、团员青年代表等20余人参加会议。

11日 院纪委召开国有资产管理专项督查会议。院纪委书记丁春忠、总会计师贲能富及相关科室负责同志参加此次会议。会议由纪监审办主任孙玉军主持。

11 日 医院召开江苏省卫健委大型医院巡察整改工作会议。

12 日 江苏省内首个“中风 120 特别行动小组”在苏州成立。苏州市卫健委规划信息处孟华处长，苏州市医学会谭秋生秘书长，苏大附一院党委委员、副院长、脑卒中中心主任方琪教授，卒中 120 创始人赵静教授共同启动苏州“中风 120 特别行动小组”。

12 日 在第四军医大学西京医院检验科举办的细胞形态学新技术应用学习班上，来自全国各省、市的 600 多名检验工作者参加会议，医院临床检测中心汪勇荣获个人竞赛三等奖。

15 日 附一人〔2019〕30 号文：决定成立血液透析中心，科室人员由原血液透析室及泌尿外科移植血透人员组成。原血液透析室同时撤销。

15 日 总院二期工程初步设计方案通过专家评审会论证。参加会议的有苏州市行政审批局、华东建筑设计研究院有限公司、苏州城投项目投资管理有限公司及医院相关领导、部门负责人及专业工程师，会议特邀请 6 位来自不同领域的技术专家组成专家组进行论证。

16 日 医院妇产科在总院 5 楼围产期门诊举行女性生殖整复与盆底诊疗中心（简称“女性康复中心”）揭牌仪式。

17 日 17—18 日，苏州大学副校长、医院党委书记陈卫昌率队赴贵州省石阡县人民医院调研指导对口支援帮扶工作，看望慰问苏大附一院援阡专家。铜仁市卫健局副局长熊明，石阡县委常委、县委副书记周迪，县人民政府副县长石凌燕，县卫生健康局局长王磊陪同。

18 日 江苏省血液研究所 HLA 配型实验室以零不符合项圆满完成第五次美国组织相容性及免疫遗传学协会认证实验室现场评审。

20 日 国家卫生健康委员会规划与信息司司长毛群安一行来院调研信息化及智能装备建设情况。

24 日 医务部于总院第二会议室召开 2019 年第二季度医疗质量管理委员会工作会议。

30 日 医院召开 2019 年第二季度科主任工作会议。会议首先由各分管副院长就 1—6 月相关工作进行通报，侯建全院长作 2019 年 1—6 月医院工作报告。

30 日 医院召开迎新会，迎接 2019 年的 172 名新职工，并开展为期 5 天的新职工岗前培训系列活动。8 月 1 日，举办新职工道德讲堂。

是月 心内科房颤消融手术第 2 000 例暨第十七届大连房颤国际论坛手术直播顺

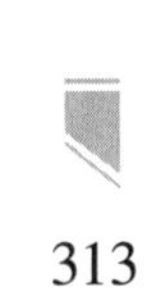

利进行。在中心医疗主任惠杰、医疗组专家蒋彬的指导下，由薛枫主任、徐明珠副主任带领的电生理团队顺利完成手术。

8月

1日 苏州大学党委常委、苏州大学副校长、医院党委书记陈卫昌，苏州大学党委常委、组织部部长周玉玲，苏州大学党代表联络办公室主任、党委副处级组织员李全义，附一院人事处处长洪建娣、党委办公室常务副主任（主持工作）范嵘、医务部常务副部长兼医务管理处处长朱晓黎等领导一行到新疆克州人民医院看望慰问苏大附一院援疆专家。2日，领导一行去到伊犁州友谊医院和妇幼保健医院。

5日 5—6日，苏州大学党委常委、苏州大学副校长、医院党委书记陈卫昌，院党委委员、副院长缪丽燕，总会计师贲能富，院党委副书记王海芳分别带队走访、慰问了总院与十梓街院区奋战在高温一线的医务工作者。

6日 苏州市医学会病理学专业委员会换届会议召开，会议由苏州市医学会谭秋生秘书长主持。医院病理科郭凌川教授最终高票当选新一任苏州市医学会病理学专业委员会主任委员，前任主任委员苏州大学附属第二医院病理科冯一中教授担任荣誉主任委员。

6日 由苏州大学党委常委、苏州大学副校长、医院党委书记陈卫昌带队，院领导班子成员、纪委委员、总支书记、各党风廉政建设重点职能科室与临床医技科室负责人一行50余人前往苏州监狱开展廉政警示教育活动。

7日 2019年江苏省医院药学品质管理成果汇报会在南京举行，苏州大学附属第一医院药学部主任包健安荣获“最佳执行奖”，审方圈和可乐圈分别荣获银奖和铜奖。

8日 由中国健康促进与教育协会承办的2019全国骨质疏松性骨折多学科诊疗讨论交流会在苏州举办。会议由苏州大学附属第一医院骨科杨惠林教授担任主席，来自江苏、上海、山东、浙江的多个学科的骨质疏松专家共同参与讨论。

9日 由人民日报社指导，人民网、《健康时报》主办的第三届“国之名医”盛典在北京人民日报社举办。苏大附一院共有4位专家获“国之名医”系列奖项殊荣。苏州大学党委常委、苏州大学副校长、苏大附一院党委书记、中华医学会消化病分会常委、中国医师协会内镜医师分会副会长陈卫昌教授，苏大附一院血液科主任、中华医学会血液学分会候任主委吴德沛教授，苏大附一院心脏大血管外科主任、中华医学会组织修复与再生医学分会候任主委沈振亚教授获得“国之名医卓越建树”奖，苏大附一院临床营养科主任、中国医师协会营养医师专业委员会委员周莉医师获得“国之名医优秀风范”奖。

11 日 中国胸外科肺癌联盟——苏州肺结节诊疗会诊中心正式揭牌。

12 日 江苏省医师协会麻醉医师分会在全省选拔 4 家医院作为培训基地，经综合考评，江苏省人民医院、苏州大学附属第一医院、南京鼓楼医院、徐州医科大学附属医院被确定为第一批基层医院麻醉医师培训基地。

14 日 即日起，苏大附一院十梓街院区将开设江苏省内首家骨髓（造血干细胞）移植多学科综合门诊。

14 日 医院党委在总院学术报告厅举行新一届党支部书记任职培训。苏州大学党委常委、苏州大学副校长、医院党委书记陈卫昌，校党委常委、党委组织部部长周玉玲，医院党委委员、纪委书记丁春忠，党委副书记王海芳，党委委员、临床医学研究院院长杨惠林及院纪委委员，各党总支书记，各党支部书记及副书记，党务部门全体人员等近 100 人参加此次培训。培训由王海芳副书记主持。

16 日 苏州市委副书记、市长李亚平率队赴医院血液科进行专题调研，实地听取国家血液系统疾病临床医学中心的总体目标以及建设方案，苏州市副市长曹后灵，市政府秘书长周伟，市委副秘书长马九根，以及发改委、科技局、卫健委、医保局、财政局、市场监督局主要负责同志随同调研。苏州大学党委书记江涌，苏州大学党委常委、苏州大学副校长、医院党委书记陈卫昌，苏州大学党委常委、党委办公室主任薛辉，苏大附一院党委副书记、院长侯建全，党委委员、副院长陈亮及相关职能科室领导出席调研，陈卫昌书记主持专题调研。

19 日 医院举办“弘扬崇高精神，聚力健康中国”2019 年中国医师节庆祝活动暨首届“工银博习医师奖”表彰仪式，这也是医院举办的第二个“中国医师节”活动。苏州大学党委副书记邓敏，苏州市卫生健康委主任、党委书记谭伟良，苏州广播电视总台党委书记、台长、苏州大学传媒学院院长陆玉方，苏州日报报业集团党委书记、社长张建雄，中国工商银行江苏省分行副行长、苏州分行党委书记兼行长邱亚光，中国工商银行苏州分行党委委员、副行长杨晓东，苏州大学党委常委、副校长、苏大附

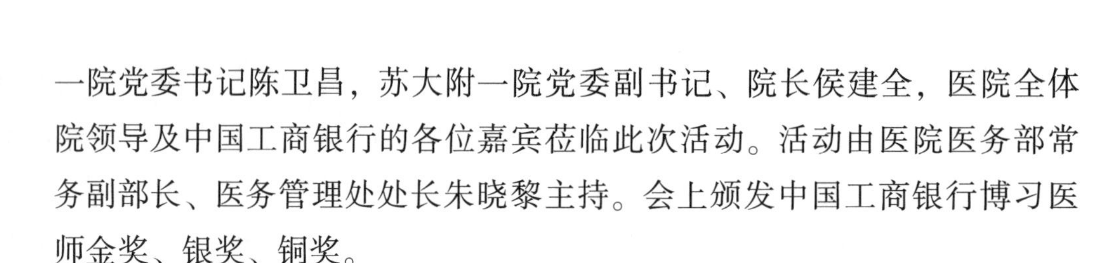

一院党委书记陈卫昌，苏大附一院党委副书记、院长侯建全，医院全体院领导及中国工商银行的各位嘉宾莅临此次活动。活动由医院医务部常务副部长、医务管理处处长朱晓黎主持。会上颁发中国工商银行博习医师金奖、银奖、铜奖。

23 日 院团委在《中国共青团》杂志微信公众号发表署名文章《锐意进取开拓创新引领青年坚守医者初心》。

24 日 国家血液系统疾病临床医学研究中心（苏州）第五届骨髓瘤高峰论坛在苏州举行，同时新疆克州人民医院血液内科与苏州峰会首次实现视频直播，为克州血液内科、骨科医生提供学习多发性骨髓瘤相关知识的机会。

28 日 医院工会委员会第十八届第一次会员代表大会成功召开。大会的议程包括：听取十七届工会工作报告、经费收支预决算情况和工会经费审查报告；召开工代会代表团会议和工会委员会会议；召开工代会选举大会。大会由院党委副书记王海芳主持。

28 日 医院第七届第一次教职工代表大会在总院学术报告厅隆重召开。苏州市教育工会主席沈宇，苏州大学工会主席王永山，苏州大学党委常委、苏州大学副校长、院党委书记陈卫昌，院党委副书记、院长侯建全，院党政领导班子成员，249 名职代会代表，以及特邀、列席代表出席会议。会议由党委副书记王海芳主持。侯建全院长作了题为“高质量发展系统性提升——为建设人民群众满意的现代化医院而不懈奋斗”的医院工作报告。副总会计师、财务处陆正洪处长作医院财务预决算报告。会后，各代表团对上述报告进行分组讨论和审议。

9 月

9 日 在第三十五个教师节来临之际，苏州大学党委常委、苏州大学副校长、医院党委书记陈卫昌代表医院党政领导班子走访慰问阮长耿院士、蒋文平教授，并委托第一临床医学院副院长胡春洪代表医院看望慰问唐天驷教授、汪康平教授、张志德教授、丁乙教授等老教师。

10 日 10—13 日，云南省昆明市召开中华医学会临床输血学分会第三届学术年会。此届学术年会设立了科普竞赛分会场，医院输血科在此次全国科普竞赛中荣获三等奖。

11 日 医院在总院综合楼学术报告厅举办 2019 级新生“开学第一课”入学教育

活动。苏州大学党委常委、副校长、院党委书记陈卫昌，院党委副书记、院长侯建全分别为204名2019级临床医学、口腔医学及医学影像专业同学授课。活动由第一临床医学院副院长胡春洪主持，临床教学办公室、各专业负责人、教学骨干参加活动。

17日 17—18日，医务部常务副部长、医务管理处处长朱晓黎组织进行全院的医疗安全查房，包括节日期间值班人员资质、质量管理活动记录、医疗核心制度、五年发展计划、年度质控活动计划和实施情况、医患沟通、病历书写情况、院感指标、职业暴露、传染病处置和双向转诊流程、慢病网络报告和《苏州市医务人员不良执业行为记分管理办法》知晓程度等内容。

18日 “不忘初心，牢记使命”主题教育动员部署大会在总院综合楼学术报告厅举行。苏州大学党委常委、苏州大学副校长、苏大附一院党委书记陈卫昌作动员讲话，苏州大学党委主题教育巡回指导组副组长兼第九组组长、校党委委员、工会主席王永山作指导讲话。苏州大学党委主题教育巡回指导组第九组副组长、人文社会科学处副处长尚书，工会主任科员钱骏，金螳螂建筑学院学工办主任成龙，医院副处级以上领导干部、党总支书记、党支部书记、党务系统全体人员参加会议。会议由院党委副书记、院长侯建全主持。

19日 苏州市政协组织在苏州的全国及江苏省政协委员来院围绕“医院改革发展情况”开展专题调研。苏州市政协党组成员浦荣皋、市政协委员服务联络工作办公室主任张晟伟、全国政协委员吴德沛、苏州市人力资源和社会保障局局长兼党委书记朱正、民进苏州市委副主委盛小云、农工党苏州市委副主委倪才方、致公党苏州市委副主委张仲清等19人参加调研，医院院办主任黄玉华、基建办公室主任王斐、国资办主任周华川及院办相关工作人员陪同调研。

24日 医院在总院裙楼学术报告厅隆重举办“歌唱辉煌70载”庆祝新中国成立70周年歌咏比赛。苏州大学党委常委、苏州大学副校长、医院党委书记陈卫昌，医院党委委员、副院长陈亮，党委委员、副院长缪丽燕，党委委员、纪委书记丁春忠，总会计师贲能富，党委副书记王海芳，党务系统各职能部门的负责同志，参赛队伍选手及离退休老同志参加此次活动。活动由王稚护士长和李金利医生主持。

25日 在中华人民共和国成立70周年之际，苏大附一院举行“不忘医者初心，

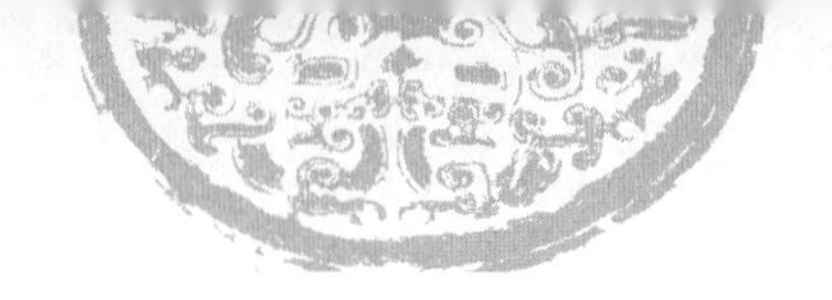

牢记健康使命”庆祝中华人民共和国成立 70 周年大型联合义诊。义诊团由医院 15 个科室的 15 位知名专家组成，分别是骨科徐耀增、普外科朱新国、泌尿外科浦金贤、妇产科陈友国、胸外科马海涛、心脏大血管外科黄浩岳、血液内科徐婷、心血管内科蒋廷波、消化内科许春芳、呼吸与危重症医学科黄建安、介入科倪才方、皮肤科钱齐宏、内分泌科施毕旻、肾内科沈蕾、神经内科薛群。糖尿病专科护士周惠娟、药学部“青年文明号”马晶晶临床药师现场各发放 50 张义诊券，为市民免费测量血糖、进行药物咨询。医院团委组织安排了 18 名博习青年志愿者，患者服务中心安排了两名社会志愿者在现场服务。

27 日 国际材料学权威期刊《先进材料》（*Advanced Materials*）（2018 年影响因子：25.809）在线发表了医院血液内科与苏州大学生物医用高分子材料重点实验室合作完成的题为“CD44 特异性 A6 短肽提高聚合体表柔比星对人原位多发性骨髓瘤的靶向性及抗癌效果”的最新研究成果。

30 日 江苏省卫健委大型医院巡察整改推进会在总院综合楼 301 会议室召开，苏州大学党委常委、苏州大学副校长、医院党委书记陈卫昌，医院党委副书记、院长侯建全，党委委员、副院长缪丽燕，党委委员、副院长方琪，党委委员、纪委书记丁春忠，总会计师贲能富，党委副书记王海芳，副院长陈罡，各党政职能部门负责同志参加此次会议。会议由副院长陈罡主持。

是月 阮长耿院士荣获“庆祝中华人民共和国成立 70 周年”纪念章。

是月 贵州石阡县中坝中学传来好消息，由苏大附一院外科党总支资助的 10 名学生均以优异的成绩考上重点高中，其中 590 分以上学生 5 名，同时中坝中学校中考均分位列全县公办学校第二。

10 月

1 日 中华人民共和国成立 70 周年庆祝大会在北京天安门广场隆重举行。与此同时，在苏大附一院总院学术报告厅内，医院党委组织集中观看中华人民共和国成立 70 周年庆祝大会，苏州大学党委常委、苏州大学副校长、医院党委书记陈卫昌，医院党委副书记王海芳以及医院 150 余名职工共同观看大会直播。

7 日 医院处级及以上党员领导干部来到苏州大学党员英烈生平事迹展览馆，

开展“加强思想建设，强化理想信念”专题现场学习。观看《初心不改，浩气长存》专题教育片，医院党委委员、副院长陈亮、方琪先后重读了入党志愿书，与所有领导干部一起重温入党誓词。

9日 医院宣传团队走进苏州广播电视总台“时光里”，参观新中国成立 70 周年苏州历史文化主题展。此主题展共分为“你好苏州”“奋斗苏州”“成果苏州”“新时代苏州”“谢谢苏州”5 个部分。此次活动由党办常务副主任（主持工作）范嵘带队，党办调研员黄恺文及医院宣传团队共 30 余人参加。

10日 苏州市医学会组织的专家工作组来到苏大附一院总院，听取医院骨质疏松防治指导中心工作组的汇报，就医院开展的市级区域骨质疏松防治指导中心建设工作进行考核验收。医院市级区域慢阻肺防治指导中心建设一并接受考核验收。专家工作组包括南通大学附属医院原副院长倪松石、南京鼓楼医院骨科林华教授、苏州市医学会谭秋生秘书长、苏州市医学会胡艳。医院副院长陈亮、医务部常务副部长朱晓黎、创建发展办主任魏琳、集团医院管理办公室主任侯宝元、护理部常务副主任眭文洁及骨科主任杨惠林、呼吸内科主任凌春华等相关人员参加此次会议。

15日 江苏省政协副主席周继业，江苏省政协教卫体委员会副主任陈涤平、袁紫娟等一行来院调研。同行的还有苏州市政协副主席徐明、苏州大学党委副书记邓敏等，校党委常委、副校长、院党委书记陈卫昌，院党委副书记、院长侯建全及部分职能部门负责同志陪同调研。

15日 苏州市委副秘书长马九根召集资源和规划局、土地储备中心、机关事务管理局、苏州大学、苏大附一院等负责人，商定关于将原规划局部分场地作为国家血液系统疾病临床医学研究中心过渡场地的事宜。

15日 15 日、17 日，校党委常委、副校长、院党委书记陈卫昌，院党委副书记王海芳分别带领离退休总支和离退休办公室负责同志前往医院离休老干部、老领导、老党员代表家中，对他们进行慰问，并赠送纪念章。

18日 苏州大学影像研究所成立暨苏州大学影像医学发展论坛在苏州隆重举行，开幕式由苏州大学科技处处长钱福良主持。苏州大学党委常委、苏州大学副校长、医院党委书记陈卫昌教授，中华放射学会候任主任委员刘士远教授，中华放射学会副主任委员卢光明教授，江苏省医学会副会长胡寅教授，江苏省放射学会主任委员李澄教授，人民卫生出版社编辑一部主任鲁志强编审应邀出席。苏州大学医学影像处理与分析实验室主任陈新建教授、苏州大学附属第三医院副院长邢伟教授、苏州大学放射医学与防护学院史海斌教授、苏州大学附属第二医院沈钧康教授及苏州大学各附属医院的专家同人共200余人参加此次活动。

18日 院工会召开30年工龄职工座谈会，会议由工会常务副主席卢惠娟主持。

22日 医院召开2019年第三季度医疗质量与安全管理委员会工作会议。会议由副院长陈罡主持，校党委常委、副校长、院党委书记陈卫昌，院党委副书记、院长侯建全及各医疗质量与安全管理委员会成员参加此次会议。

25日 25—26日，由苏州市卫生健康委员会和苏州市总工会主办，苏州市女职工委员会、苏州市卫生健康委员会工会联合会、苏州市护理学会及苏州市护理质量控制中心联合承办的2019年苏州市卫生健康系统女职工“健康苏州杯”护理知识和技能竞赛在医院总院召开。苏州市总工会副主席高慧芹、苏州市卫健委副调研员周兴院、苏州市总工会女工部部长戈芊芊、苏州市卫健委工会联合会主席于文来、苏州市卫健委医政处处长马郁、苏州市护理学会理事长王海芳、苏州市护理学会专家咨询委员会主任委员薛小玲、苏州市护理学会专家咨询委员会副主任委员孙志敏，以及苏州各市、区卫健委分管领导、苏大各附属医院分管领导参会。医院获团体一等奖；骨科护士长陈利勤荣获个人一等奖，由市总工会考察后授予苏州市“五一”劳动奖章；骨科蒋莹卿荣获个人三等奖。

27日 由苏州大学附属第一医院主办、苏州市医学会协办的第六届东吴国际介入论坛于该日顺利闭幕。大会汇集了来自中国、美国、韩国、泰国等地的专家和医学同人600余人。本次论坛的主题是“研究、实践、转化”，立足于交流、共享，着眼于科学性、多学科，聚焦血管性疾病、急诊介入、肿瘤特别是肝癌的介入治疗及介入放射护理规范化管理，并特设青年医师专场、研究生论坛和DSA技术专场。

29日 石阡县人民医院卒中团队联合苏大附一院和遵义医科大学附属医院的帮扶专家及县医院的“红手环”志愿者在县汤山街道西门广场开展主题为“预防为主，远离卒中”，口号为“远离卒中，从健康生活开始”的卒中防治宣传和风险筛查活动。

30日 全国脂肪肝规范诊疗中心在苏大附一院正式揭牌。校党委常委、副校长、院党委书记陈卫昌教授，感染科主任甘建和教授，消化科主任许春芳教授共同为中心揭牌。

是月 苏州大学造血干细胞移植研究所在《白血病》（*Leukemia*）（近3年影响

因子：11.25）以研究论文的形式发表了关于靶向 Igβ 的 CAR-T 治疗 B 细胞非霍奇金淋巴瘤的最新研究成果“T 细胞重定向对抗 Igβ 的 B 细胞淋瘤的免疫治疗”，移植所蒋东鹏博士和血液科田孝鹏博士是该文的共同第一作者，吴德沛教授和储剑虹教授是该文的共同通讯作者。

是月 医院医疗专家团队赴灌云开展“健康江苏服务百姓”大型义诊活动。参加义诊的专家有风湿科主任医师顾美华、心内科主任医师李勛、神经内科主任医师蔡秀英、呼吸内科主任医师陈成、内分泌科副主任医师陆轶群、妇产科副主任医师李珉、消化内科副主任医师沈佳庆、肾内科副主任医师徐德宇、普外科副主任医师杨小华、急诊科护士长童本沁、急诊科护士长唐兆芳等。

是月 10 月 21 日—11 月 6 日，院处级及以上党员领导干部分别为医院职工开展主题教育专题党课。院党委书记陈卫昌以“坚守初心，勇担使命，全面加强新时代党的建设，引领医院高质量发展”为主题讲专题党课。陈卫昌书记联系血液内科、心脏大血管外科、心内科、内分泌科全体党员及研究生党支部、党务系统全体人员、入党积极分子代表参加此次学习，江苏省委第十巡回指导组、省委组织部组织二处二级调研员余祥明处长到会指导，专题党课由党委副书记王海芳主持。医院党委委员、副院长缪丽燕为放射科党员讲党课。副院长陈罡为眼科党员讲党课。医院党委委员杨惠林为心内科、普外科党员讲党课。医院党委副书记王海芳分别为妇产科、急诊医学科党员上党课。医院党委副书记、院长侯建全为骨科、呼吸与危重症医学科、泌尿外科党员上党课。医院党委委员、副院长方琪为泌尿外科、药学部、神经内科党员上党课。医院纪委书记丁春忠为胸外科、临床检测中心党员上党课。医院总会计师贲能富为介入科、重症医学科、机关党总支第四党支部党员上党课。医院党委委员、副院长陈亮为麻醉手术科党员上党课。

11 月

6 日 “不忘初心，牢记使命”主题教育警民恳谈会在总院第一会议室召开，姑苏区公安分局内保大队贺旻、城北派出所黄华、驻院民警汪峻，医院保卫处、护理部、急诊室、医患沟通办、患者服务中心等科室代表参加，恳谈会由院总会计师贲能富主持。

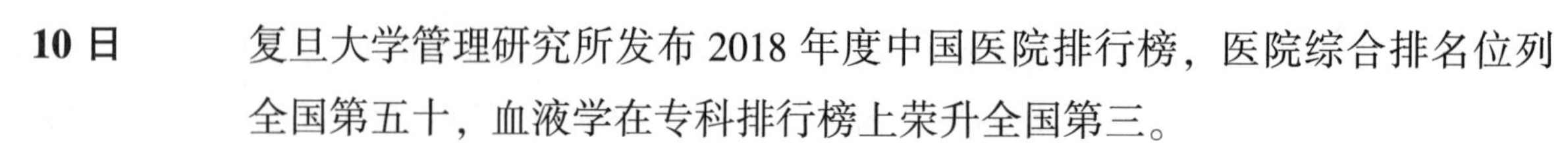

10 日　　复旦大学管理研究所发布 2018 年度中国医院排行榜，医院综合排名位列全国第五十，血液学在专科排行榜上荣升全国第三。

12 日　　省内多家医院大肠癌 MDT 团队网络会在医院门诊 6 楼举行，包括江苏省肿瘤医院、苏州大学附属第一医院、盐城市第二人民医院、常州市武进人民医院、昆山市第一人民医院。

13 日　　医院 2019 年度职工运动会隆重举行。校党委常委、副校长、院党委书记陈卫昌，纪委书记丁春忠，党委副书记、院工会主席王海芳等院领导，各部门工会主席及相关人员出席此届运动会。

13 日　　13—16 日，中国档案学会主办的 2019 年全国青年档案工作者学术论坛在重庆召开。论坛围绕“档案事业发展转型升级中的突破与创新”主题进行研讨。国家档案局副局长付华出席会议并讲话，会议由中国档案学会副秘书长黄浩民主持。医院档案室部翀提交的论文《基于供给侧结构性改革的医院档案管理策略探析》、朱曼丽提交的论文《基层图书、档案信息资源融合式服务探讨》荣获优秀论文三等奖，医院为唯一获得优秀论文奖的医疗卫生单位。

15 日　　由江苏省护理质量控制中心主办的江苏省第二届优秀护理质量改进项目大赛在江苏南京隆重举行。医院呼吸内科（东十二区）及骨科（东十六区）护理团队分别荣获大赛一等奖和二等奖。

15 日　　15—17 日，由《中国医院院长》杂志、中国医院院长网主办的国内最大规模医疗管理品牌会议——第十三届中国医院院长年会在厦门国际会议中心举办。在 2019 年全国医管精典案例奖颁奖典礼中，苏州大学附属第一医院荣获第二届全国医管精典案例延伸创新类奖项，此奖项全国仅有 3 家医院获得。医院门急诊医技党总支的“红细胞六大活力工程打造绿色就医通道”项目获奖。院长侯建全、门急诊医技党总支书记顾继红参加了颁奖仪式。仪式过后，侯院长作为特邀嘉宾参加了“智慧医疗服务重构医疗”大咖访谈。

18 日　　江苏省医学会血液学分会第九届委员会在南京举行成立大会，医院唐晓文教授、韩悦教授、马骁教授、陈苏宁教授当选新一届委员。陈苏宁教授当选第九届委员会候任主任委员。

21 日　　21—23 日，由江苏省医学会检验学分会主办的江苏省第十九次临床检验学术会议在无锡君来世尊酒店举行。会上举办江苏省青年临检形态学知识竞赛，全省 13 个市级队及在宁省直属医院队共 14 支队伍参赛。苏大附一院临检中心沈轶丽与苏大附二院及张家港市澳洋医院检验科 3 人组成的苏州代表队荣获一等奖。苏大附一院临检中心有两篇论文参加了江苏省优秀青年学者和研究生学术论文竞赛，均荣获三等奖。江苏省临床检验学术会议是江苏省检验行业规模最大的年度盛会，苏大附一院以 76 篇投稿数位列所有单位第一，注册参加会议数并列第八。

是月 国家自然科学基金委员会公布 2019 年度国家杰出青年科学基金申请项目评审结果，骨科研究所特聘教授、生物材料与细胞力学实验室负责人李斌榜上有名，实现了医院国家杰出青年科学基金“零”的突破。

是月 由国家卫健委医政医管局指导、“健康界”主办的“进一步改善医疗服务行动计划——第五届全国医院擂台赛（城市类）总决赛”于 11 月 30 日至 12 月 1 日在北京举行。107 个优秀案例进入全国总决赛。医院药学部喜获“全国医院擂台赛总决赛——拓展药学服务新领域”银奖。

12 月

3 日 附一人〔2019〕44 号文：决定成立纪委办公室、审计处、行风办公室，均为正科级建制，撤销现纪监审办公室建制。

4 日 由西藏自治区人民政府副秘书长马立柱、卫健委副主任夏刚，西藏大学党委常委、副校长央珍等领导组成的代表团一行来院开展交流调研活动。校党委常委、副校长、院党委书记陈卫昌，苏大医学部党工委书记邹学海，医学部常务副主任徐广银，副院长陈罡等领导及医院党办、院办、组织处、人事处、教培处、临教办、科技处等职能科室负责人陪同调研。调研座谈会由副院长陈罡主持。

4 日 由贵州省石阡县人民医院党委书记史超带队的一行 14 人来院就进一步做好对口支援工作开展交流与调研。校党委常委、副校长、院党委书记陈卫昌，副院长陈罡、医务管理处副处长姜惠芬、挂职石阡县人民医院副院长刘建刚及受聘学科带头人等 15 名援黔代表出席交流会。会议由副院长陈罡主持。

8 日 院党委领导班子“不忘初心，牢记使命”主题教育专题民主生活会在总院综合楼 1012 会议室召开，院党委委员、领导班子成员、第一临床医学院和临床医学研究院领导参会，处级非领导职务干部、部分职能部门负责人列席会议。校党委主题教育巡回指导组副组长兼第九组组长、校党委委员、工会主席王永山，金螳螂建筑学院学工办主任成龙莅临指导。会议由校党委常委、副校长、院党委书记陈卫昌主持。

12日 以“新时代、新传播、新生态”为主题的第六届“互联网+”健康中国大会在苏州举行。国家卫生健康委员会副主任王贺胜出席开幕式。医院党委副书记、院长侯建全在平行论坛“‘互联网+’赋能医疗健康”上作了题为“信息化助力医疗精细化管理”的报告。医院心血管内科周亚峰、消化内科李锐、普外科周晓俊、胸外科黄海涛、老年医学科王月菊、骨科邹俊、临床营养科杨晶、风湿免疫科常新为首批专家团成员。会上健康报社副社长肖景单为他们颁发聘书。

15日 苏州市医学会肿瘤靶向免疫治疗学组成立会议在苏州南园宾馆白云厅顺利举行。来自苏州市及各县、市医院的120多名医生和专家同道参会，一同见证靶向免疫治疗学组的成立。苏州大学党委常委、苏州大学副校长、苏州大学附属第一医院党委书记陈卫昌教授出席仪式，为大会致辞并作题为“胃癌的免疫治疗”的演讲。苏州市医学会秘书长谭秋生担任仪式主持。

16日 16—17日，苏州市科学技术协会、苏州市护理学会一行11人赴贵州铜仁进行精准帮扶活动。在苏州市护理学会副理事长吴谐的带领下，由糖尿病专科、骨科、母婴专科、儿科、中医科、神经外科7个专科组成的护理专家团队赴铜仁市万山区人民医院、江口县人民医院及中医院进行对口帮扶活动。帮扶活动共分为现场查房、专题授课及惠民义诊3个环节。

18日 医院门脉高压症多学科综合门诊正式开诊，这是江苏省首个专门针对门脉高压症患者开设的多学科专家门诊。

19日 中国医学科学院主办的2018年度中国医院科技量值与2018年度中国医学院校科技量值发布会在中国医学科学院礼堂举行。2018年度中国医院科技量值覆盖全国1 660家医院。医院排名上升至第二十九名，比上一年的排名上升1名，在省内排名第二。

19日 19—20日，由国家自然科学基金委员会（简称“基金委”）医学科学部主办，苏州大学和苏州大学附属第一医院共同承办的“骨科十年”高峰论坛在苏州召开。出席论坛开幕式的嘉宾有北京协和医院邱贵兴院士，河北医科大学第三医院张英泽院士，北京积水潭医院田伟院士，基金委医学科学部副主任孙瑞娟研究员，苏州大学党委常委、苏州大学副校长、苏州大学附属第一医院党委书记陈卫昌教授，中华医学会骨科学分会常务委员、苏州大学附属第一医院骨科主任杨惠林教授，以及全国从事运动系统领域研究的特邀专家等。

26 日 中央电视台录制专题纪录片《ICU 的日与夜》，讲述发生在 ICU 中的真实故事。医院重症医学科参与了其中第三集《希望》的录制，该集于该日 19:02 在 CCTV－9 纪录频道播出。

27 日 江苏省医师协会召开江苏省医师协会二届五次理事会会议暨江苏省医师协会医师奖颁奖大会，医院副院长刘济生荣获“江苏医师奖”。

30 日 医院在总院学术报告厅举行微信公众号升级上线发布会。苏州市卫生健康委员会党委委员叶帆，苏州大学党委常委、宣传部部长、新闻中心主任陈晓强，招商银行苏州分行行长崔家鲲，《苏州日报》总编辑李勇，苏州广播电视总台副总编辑郑又淳莅临发布会现场。出席此次发布会的还有医院全体在院院领导、党政职能科室负责人、党务系统人员代表、临床科主任代表、护士长代表，通讯员、新媒体编辑及来自各媒体单位的记者。医院副院长方琪主持会议。

31 日 科技部党组成员、副部长徐南平率队来院调研国家血液系统临床医学研究中心建设情况。科技部成果转化与区域创新司、社会发展科技司、火炬中心、江苏省科技厅等相关部门负责同志参加调研，苏州市副市长陆春云，苏州市科技局、苏州大学、苏州市工业园区党工委、苏大附一院等单位相关人员陪同调研。

是月 医院心内科植入苏南首例无导线心脏起搏器。

2020 年

1 月

9 日 医院举行欢迎援疆干部人才凯旋仪式。在欢迎仪式上，院长侯建全代表医院全体职工对援疆归来的“功臣”表示衷心的感谢，同时对他们圆满完成援疆任务表示祝贺。副院长刘济生代表 5 位援疆干部人才，就援疆期间的工作向医院作汇报。

9 日 由中国医师协会会报《医师报》主办的第五届《医师报》医学家峰会在北京召开。医院血液科吴德沛教授、精神医学科吴爱勤教授、重症医学

科郭强副教授分别获得“十大医学杰出贡献专家”“十大医学促进专家”“十大青年研究者”荣誉。

10 日 2019 年度国家科学技术奖励大会在北京人民大会堂举行。由苏州大学附属第一医院与苏州大学完成的“血液系统疾病出凝血异常诊疗新策略的建立及推广应用”荣获国家科技进步奖二等奖，这是医院 4 年内第三次获得该荣誉，也是血液学科继 2016 年获得国家科技进步奖之后再获殊荣。苏州大学附属第一医院血液科主任、中华医学会血液学分会主任委员吴德沛作为第一完成人接受颁奖。

14 日 医院为 2019 年度 53 名退休职工举办荣退仪式。

10 日 10—19 日，春节前夕，院领导走访慰问离退休老同志、资深老专家、老党员、大病职工。

19 日 附一人〔2020〕4 号文公布了新一届临床、医技科室正、副主任及部分科主任助理职务聘任。

21 日 医院召开 2019 年度总结表彰大会。全体院领导班子、处级以上干部、各部门正副主任、总支书记及支部书记等共近 300 人参加会议。会上院长侯建全作题为“勇攀高峰，现代化医院建设再出发”的工作报告。大会对在 2019 年度表现突出、成绩优异的先进集体和个人进行表彰。

27 日 医院召开援鄂应对新型冠状病毒感染肺炎医疗队出征仪式，为即将赴鄂、驰援新型冠状病毒感染肺炎救治的感染病科主任医师陈祖涛、感染病科主管护师张钰送行。

29 日 医院召开科主任工作会议，围绕新型冠状病毒感染肺炎防控相关工作进行通报和培训。

是月 保卫处在医院党政班子领导和公安机关的指导下，认真履行主体责任，扎实抓好防风险、保安全、护稳定、促发展各项工作，取得了明显成绩，为医院的平安稳定作出了积极贡献，首次被苏州市公安局授予集体三等功。

2 月

2 日 医院在十梓街院区第三会议室召开援湖北应对新型冠状病毒感染肺炎医疗队出征仪式，欢送即将支援湖北的医院 7 名医护人员：王俊、陈辉、苏楠、袁欣羽、蔡英辉、钱晓冬、王梦兰。

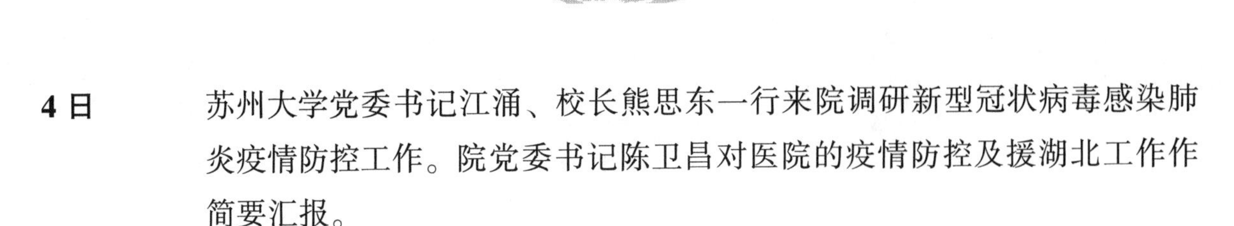

4日　苏州大学党委书记江涌、校长熊思东一行来院调研新型冠状病毒感染肺炎疫情防控工作。院党委书记陈卫昌对医院的疫情防控及援湖北工作作简要汇报。

9日　苏大附一院16名医护人员再次驰援湖北，分别是医院重症医学科、感染病科、呼吸与危重症医学科、消化内科、肾内科、心血管内科的16名医护人员（医生郭强、罗二平、曾大雄、李锐、徐德宇、钱晓东，护士徐佳丽、钱红英、徐星怡、赵志、王秋艳、王灿、秦颖、缪小浪、吉祥、刘苏卿）。

10日　苏大附一院14名医护人员接力出征湖北，分别是呼吸与危重症医学科、感染病科、重症医学科、心脏大血管外科、中心ICU的14名医护人员（医生穆传勇、张晓辉、孙蔚、陈丽、华菲、赵大国，护士章菲、仲瑜、朱文霞、孙湘、朱利玉、茅秋霞、闫晓、徐盼盼）。

14日　医院5名"白衣战士"驰援苏州市第五人民医院，分别是中心ICU和血液内科的5名医生（王旭、陈青、吴笑敏、张玉坤、付建红）。

28日　江苏省新型冠状病毒感染肺炎院感防控督导组由江苏省发改委副主任张世祥带队来院督导并指导工作，苏州市副市长曹后灵、市政府副秘书长马九根、市督查室主任徐自健、市发改委副主任徐卫东、市卫健委副主任陈小康等领导莅临会议现场，院党委书记陈卫昌、院长侯建全、副院长刘济生、副院长陈罡及相关职能科室主任参加会议并进行工作汇报。

3月

11日　医院举行第十批援疆医生欢送会。党委书记陈卫昌，院长侯建全，第九批援疆干部刘济生副院长，总会计师贲能富，副院长陈罡，第十批援疆人才陈一欢、肖卓韬、翟伟伟、唐兴及相关职能科室负责人出席欢送仪式。会议由副院长陈罡主持。

20日　附一医〔2020〕4号文：肾病内科由十梓街院区整体搬迁至总院区，番号为AD西5区。

30日　医院举行抗击新型冠状病毒感染肺炎疫情援委内瑞拉医疗队出征仪式。感染管理科副处长钱雪峰代表国家赴委内瑞拉抗击疫情。

31日　医院第一批援湖北医疗队凯旋。陈祖涛、张钰和其他6名队友结束疗休养。下午，苏州大学举办欢迎仪式，迎接第一批返苏的8位"白衣勇士"。

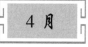

4月

3日 医院援湖北黄石医疗队呼吸与危重症医学科张晓辉、朱利玉、茅秋霞、闫晓，感染病科孙蔚、陈丽、章菲、仲瑜、朱文霞，心脏大血管外科华菲10名队员结束为期14天的疗休养。苏州大学校长熊思东到酒店慰问援湖北医疗队队员并赠送慰问品。

9日 国家血液系统疾病临床医学研究中心儿童血液中心揭牌仪式在苏州大学附属儿童医院正式举行。仪式上苏州大学副校长陈卫昌，苏州市卫健委常委书记、主任谭伟良，苏州大学附属儿童医院院长汪健、党委书记卢祖元，苏大附一院血液科主任吴德沛和苏州大学附属儿童医院血液科主任胡绍燕为研究中心共同揭牌。

11日 医院援湖北黄石医疗队队员呼吸与危重症医学科穆传勇、徐盼盼，重症医学科赵大国，中心ICU孙湘结束为期14天的疗休养，返回家中与家人团聚。

14日 医院援湖北医疗队重症医学科郭强、王灿、秦颖，感染病科罗二平、徐星怡、赵志、王秋艳，呼吸与危重症医学科曾大雄、徐佳丽、钱红英、缪小浪、吉祥、刘苏卿，消化内科李锐，肾内科徐德宇，心血管内科钱晓东等16名队员结束为期14天的疗休养，返回家中与家人团聚。苏州大学党委书记江涌代表全校师生对援湖北医疗队员表示欢迎。

24日 医务部召开2020年第一季度医疗质量与安全管理委员会工作会议。会议由副院长陈罡主持，院党委副书记、院长侯建全及各医疗质量与安全管理委员会成员参加此次会议。

26日 医院援湖北武汉医疗队队员重症医学科王俊、陈辉、钱晓冬、王梦兰，呼吸与危重症医学科苏楠、袁欣羽，中心ICU蔡英辉结束为期14天的疗休养，返回家中与家人团聚。苏州大学校长熊思东代表校党委、全体师生对苏州“抗疫硬核7人组”的平安归来表示热烈欢迎。

28日 在五四运动101周年到来之际，从团中央传来喜讯，医院团委获评2019年度“全国五四红旗团委”。

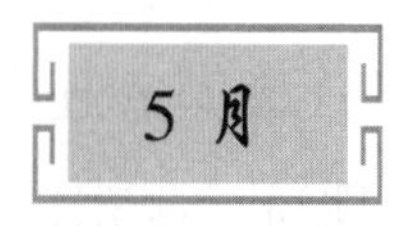

5月

9日 医院举行抗疫勇士回院欢迎会。苏州大学校长熊思东，苏州市卫健委党委书记、主任谭伟良，姑苏区教体文旅委文化事业处处长徐词、桃花坞木版年画姑苏区代表性传承人乔兰蓉，著名书画家、苏大校友廖军教授，医院全体院领导、51 名抗疫勇士、家属代表、派出抗疫勇士科室代表、相关职能科室负责人出席欢迎会。

9 日 医院纪念国际护士节表彰大会暨牡丹奖颁奖典礼圆满完成。中国工商银行苏州分行风险专家孙小波及分行领导一行应邀出席，苏州市卫健委副主任陈小康、医院院领导出席此次活动。全院 50 余名受表彰人员代表参加了活动。

19 日 医院第七届第二次教职工代表大会隆重拉开序幕。此次大会的主要日程如下：选举产生参加苏州大学八届一次教职工代表大会的医院代表；听取和审议院长工作报告、财务预决算报告、七届一次职代会提案工作报告、职工医疗爱心互助基金使用情况审核报告；听取《苏大附一院高级专业技术职务聘任试行办法》制定情况说明并对该办法作分组讨论。

26 日 苏州大学附属第一医院 2020 年全面从严治党工作大会顺利召开。全体人员共同观看警示教育片《蜕变的初心》，各党政职能科室负责人、总支书记，以及临床医技科室负责人分别签订并递交《2020 年科室综合目标管理考核任务书》《临床合理用药绩效考核责任书》《科主任消防安全责任书》。

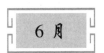

6 月

1 日 医院召开宣传思想工作会议。会上党委书记陈卫昌作宣传思想工作报告，总结 2019 年宣传思想工作，进一步研究部署 2020 年宣传思想工作重点。

10 日 由苏大附一院完成的“缺血性心脏病干细胞治疗临床转化的关键技术创新”喜获 2019 年度江苏省科学技术奖一等奖。苏大附一院心脏大血管外科主任、苏州大学心血管病研究所所长沈振亚作为第一完成人，赴苏州分会场参会，接受大会表彰。

16 日 医院召开党委理论学习中心组（扩大）学习会暨全国两会精神传达学习大会。会议特别邀请全国政协委员、苏大附一院血液科主任吴德沛传达全国“两会”精神。

16 日 医院召开《中华人民共和国基本医疗卫生与健康促进法》培训会议，特邀苏州大学王健法学院教授、博士生导师上官丕亮解读《中华人民共和国基本医疗卫生与健康促进法》。

29日 为庆祝“七一”建党日，强化医院基层党组织标准化、规范化建设，医院在总院综合楼学术报告厅举办全院党课。

29日 医院召开庆祝中国共产党成立99周年暨党内表彰大会。党委副书记、院长侯建全宣读医院党委表彰先进基层党组织（8个）、优秀共产党员（126名）和优秀党务工作者（22名）的决定。

7月

3日 年仅25岁的小伙陈捷（化名）捐出了心、肝、肾等器官和眼角膜。这是苏州市第一百例器官捐献。

9日 苏大任〔2020〕25号文：刘济生任苏大附一院院长，免去侯建全苏大附一院院长职务。

9日 苏大任〔2020〕26号文：陈罡试用期满，正式任苏大附一院副院长。

9日 苏大委〔2020〕80号文：刘济生任苏大附一院党委副书记，免去侯建全苏大附一院党委副书记职务。

10日 2020年（第十二届）苏州国际精英创业周暨首届苏州科学家日活动开幕式在苏州广播电视总台2 000平方米的演播厅举行。江苏省委常委、苏州市委书记蓝绍敏出席开幕式并向中国工程院院士阮长耿、中国科学院院士钱七虎两位对苏州有着突出贡献的苏州院士颁发了首届“苏州科学家勋章”。苏州市委副书记、市长李亚平为医院心脏大血管外科沈振亚教授颁发了“苏州市杰出人才奖”。

17日 为了积极响应江苏省委常委、苏州市委书记蓝绍敏关于苏州市文明城市建设工作讲话精神，进一步做好2020年卫生健康系统全国文明城市迎检工作，苏州市卫健委在医院综合楼303会议室召开全市卫生健康系统文明城市创建现场推进会。

20日 苏大委〔2020〕82号文：邱鸣任苏大附一院党委委员、纪委书记，免去丁春忠苏大附一院纪委书记职务。

20日 苏大任〔2020〕29号文：丁春忠任苏大附一院副院长。

23日 医院在总院裙楼5楼学术报告厅举行干部大会，苏州大学党委组织部副部长程晓军宣读苏州大学党委关于医院干部任免的决定。

24日 由中国医院协会主办的“2020中国医院院长论坛暨中国医院防控新冠肺

炎疫情经验交流会”在北京和成都两地成功举办。会上苏大附一院被授予“中国医院科学抗疫先进医疗队”称号。同时，在“致敬！2020 中国抗疫智慧健康界年度影响力评选中”，苏大附一院被评为“全国医院新冠肺炎疫情防治党建先进团队”，重症医学科王俊荣获“全国医院新冠肺炎疫情防治临床救治先进人物”称号、呼吸与危重症医学科茅秋霞荣获“全国医院新冠肺炎疫情防治最具奉献精神人物”称号。

30 日 医院举行科主任工作会议。

30 日 在江苏省卫健委医政医管处二级调研员江虹的带领下，改善医疗服务和行风工作督查组一行 5 人来院督查行风工作和改善医疗服务各项措施落实情况。

31 日 国家创伤区域医疗中心专家组一行 5 人对医院申报国家创伤区域医疗中心工作开展现场评估。

31 日 医院胸外科马海涛、黄海涛主任团队成功完成 1 例高难度的气管隆突切除重建手术，术后患者恢复良好，已顺利出院。

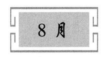

8 月

12 日 附一人〔2020〕13 号文：决定撤销患者服务中心，其部分职能和人员并入行风办公室。行风办公室为正科级建制，为医务部下属处室。

17 日 “十四五”改革发展规划编制工作领导小组第一次会议召开。

18 日 医院隆重举办 2020 年中国医师节活动。副院长陈罡宣读“2020 年苏大附一院工银博习医师奖”表彰决定和获奖名单。

26 日 苏州大学转化医学院院长、苏州大学附属第一医院副院长时玉舫教授收到欧洲科学院院长发来的贺信，祝贺时教授当选欧洲科学院院士。

28 日 28—29 日，由香港艾力彼医院管理研究中心举办的“2020 中国医院竞争力大会”在广州隆重召开。大会发布了 2019 届中国医院竞争力排行榜，苏大附一院荣登 2019 届地级城市 100 强排行榜榜首，创下了“七连冠”的佳绩；在 2019 届全国顶级医院 100 强排行榜中，苏大附一院跃居第三十一名，较上一年前进两名。

是月 骨科领域中国专家学术影响力排名公布，苏大附一院骨科团队共有两名专家入选百强，其中，学科带头人杨惠林教授以综合评分 7 012. 347 5 分雄踞百强之首。同时，医院骨科团队成员、国家杰青李斌教授以综合评

分 2 569.298 76 分位列第三十一。

9 月

3 日 国家卫健委医管中心技术指导处处长白飞、国家卫健委医管中心技术指导处干部刘世雄、西部开发研究院常务副院长火照程一行来院，就国家血液系统疾病临床医学研究中心的工作现状、场地条件、设备运行、发展战略等内容进行调研。

8 日 全国抗击新冠肺炎疫情表彰大会在北京人民大会堂隆重举行。医院呼吸与危重症医学科护士长钱红英获评“全国抗击新冠肺炎疫情先进个人”，作为代表赴京参会并接受表彰。

12 日 医院召开科主任管理培训会议。医院邀请北京、上海等地专家从大数据的疾病诊断相关分组（Diagnosis Related Groups，DRG）和按病种分值付费（Diagnosis-Intervention Packet，DIP）分析、绩效管理、人才队伍建设、主诊医师负责制以及“十四五”规划等方面作讲话。

18 日 附一人〔2020〕26 号文：决定成立保健处，为正科级建制。

18 日 附一人〔2020〕27 号文：决定成立临床技能中心，为正科级建制。

是月 国家自然科学基金委员会公布 2020 年度国家自然科学基金集中受理期资助评审结果，医院获资助项目 62 项，其中重点项目 1 项、国际（地区）合作与交流项目 1 项、面上项目 30 项、青年科学基金项目 30 项，总资助直接经费 2 204 万元。

10 月

10 日 医院血液 ICU/血液净化病房正式建成启用。

27 日 江苏省血液研究所所长、中国工程院院士、著名内科血液学专家阮长耿教授荣获 2020 年度“吴阶平医学奖”。

11 月

1 日 国家卫健委高级卒中中心评审专家组一行 6 人来院进行高级卒中中心建设评审指导工作。各检查组在相关职能和业务部门负责人的陪同下对医院卒中中心管理、绿色通道、神经内科、神经外科、神经介入、康复、神经重症、二级预防、功能科室、健康管理、信息化建设等方面进行实地指导，现场查看卒中中心指引标识、救治设备、流程规范、病例记录和专科核心技术开展情况等资料。

2日 医院安全委员会会议在总院综合楼305会议室举行。会议通报了《关于调整苏大附一院安全委员会成员的通知》，宣读了医院安全委员会成员名单，并讨论了医院安全生产专项整治3年行动实施方案。

3日 何梁何利基金2020年度颁奖大会在北京钓鱼台国宾馆5号楼庆功厅举行。苏州大学附属第一医院、国家血液系统疾病临床医学研究中心吴德沛教授获“何梁何利基金科学与技术进步奖”，成为该年度从医药领域百余名候选人中脱颖而出的6名获奖科学家之一。

24日 2020年全国劳动模范和先进工作者表彰大会在北京人民大会堂隆重举行。医院血液科吴德沛教授作为全国先进工作者进京接受表彰。

25日 附一人〔2020〕33号文：决定成立招标办公室，为正科级建制。

25日 附一人〔2020〕34号文：决定成立宣传统战处，为正科级建制。

12月

2日 由江苏省医保局价格招采处主任张静率领的督查组团队在苏州市医保局副局长张祥生等人的陪同下来院，开展公立医院医疗机构药品（医用耗材）阳光采购及医保支付方式改革现场督查。

16日 医院召开2020统一战线情况通报会暨我为“十四五”改革发展规划献良策座谈会。会议通报2020年度前11个月医院各项工作运行的主要指标、总院二期工程建设、区域医疗中心建设、国家临床医学研究中心建设、统战工作及医院最新排名等方面的工作情况，并对2021年医院工作和“十四五”规划的编制提出要求与期望。

19日 江苏省医院文化专业委员会2020年学术会议暨换届会议在南京召开。校党委常委、副校长、院党委书记陈卫昌当选江苏省医院文化专业委员会副主任委员。

31日 中央文明委公布了经复查确认继续保留荣誉称号的“全国文明城市”“文明村镇”“文明单位”“文明家庭”“文明校园”名单，苏州大学附属第一医院顺利通过复查，继续蝉联“全国文明单位”荣誉称号。

2021 年

1 月

18 日 2020 年度退休职工荣退仪式在总院会议室举行，39 名医务工作者正式告别奋斗多年的工作岗位。

19 日 医务部于总院综合楼学术报告厅召开 2020 年第四季度医疗质量与安全管理委员会工作会议。会议由副院长陈罡主持，院党委书记陈卫昌、院长刘济生及各医疗质量与安全管理委员会成员参加此次会议。

20 日 苏州市卫健委组织的“优秀护理质量改善项目”评选活动在医院顺利举行。医院护理团队喜获一等奖。

27 日 医院第七届第三次教职工代表大会在总院裙楼 5 楼学术报告厅隆重召开。各代表团充分讨论并确定了职代会决议（草案）。

是月 国家卫生健康委员会发文，对在抗疫医疗专家组组派工作中表现突出的 112 个单位和 242 名个人给予通报表扬。医院获评“中国抗疫医疗专家组组派工作表现突出单位”。医院感染管理处副处长钱雪峰获评“中国抗疫医疗专家组组派工作表现突出个人”。

是月 医院骨科在中华医学会骨科学分会发起的“促进关节外科加速康复病房规范建设项目”评选中，获评首批“关节外科加速康复全国示范中心”。

2 月

3 日 被誉为“急救神器”的体外膜肺氧合（Extracorporeal membrane oxygenation，ECMO）在医院人体器官捐献工作中发挥重大作用。在 ECMO 的支持下，医院器官获取组织团队与时间赛跑，完成苏州市首例 ECMO 支持下器官获取，并成功进行了器官移植。

4 日 医院在总院 5 楼学术报告厅举行年度总结表彰大会。苏州大学党委书记江涌应邀出席。校党委常委、副校长、院党委书记陈卫昌，院党委副书记、院长刘济生及全体院领导、处级以上干部、各业务科室正副主任、党政职能科室正副主任、总支书记等共近 300 人参加会议。大会由苏大临床医学研究院院长、苏大附一院副院长方琪主持。会上宣读并表彰了“白求恩杯”先进集体、先进个人，三个“十佳”，优秀科主任，以及机关作风效能建设考评先进集体、医教研单项奖等荣誉获得者。

5日 医院党委在总院综合楼学术报告厅召开党支部书记年度工作会议暨基层党建“书记项目”交流汇报会。陈卫昌书记作讲话。15名党支部书记进行“书记项目”交流汇报。

8日 江苏省血液研究所举行2020年度年终总结大会暨陈悦书医学奖颁奖典礼，大会在总院综合楼3楼学术报告厅召开，为突出贡献奖获得者1名、奉献奖获得者2名、青年科技奖获得者10名颁奖。

15日 根据《人力资源社会保障部关于公布2020年享受政府特殊津贴人员名单的通知》（苏人社发〔2021〕5号），经国务院批准，江苏省共有106名同志为2020年享受政府特殊津贴人员。苏大附一院副院长缪丽燕荣登之列。

22日 医院在总院综合楼召开2021年度机关作风效能建设大会，贯彻落实全市2020年度综合考核工作总结暨作风建设大会精神，部署2021年度医院机关作风效能建设工作任务。

是月 江苏省人民政府发布《省政府关于2020年度江苏省科学技术奖励的决定》（苏政发〔2021〕3号），医院科技成果再传捷报，血液研究所戴克胜教授团队的“血小板调控机制及其相关血栓与出血疾病诊断治疗应用研究”项目和呼吸与重症医学科黄建安教授团队的“肺癌相关介入肺脏学诊疗新技术建立及其治疗新靶点的转化应用”项目荣获“2020年度江苏省科学技术奖一等奖”，位列省内医院并列第一，这也是医院历史上首次实现同一年度两个项目获江苏省科学技术奖一等奖。

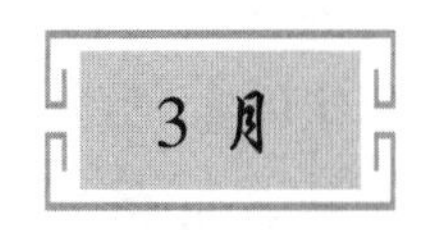

3月

8日 附一人〔2021〕13号文：决定调整膳食管理办公室为副科级建制的独立建制科室。决定临床技能中心增设副主任1名。

8日 附一人〔2021〕14号文：成立法务办公室和合同管理办公室。法务办公室为正科级建制，合同管理办公室隶属审计处。

15日 医院召开党委理论学习中心组（扩大）学习会暨全国两会精神传达学习大会。会议特别邀请全国政协委员、血液科主任吴德沛传达全国两会

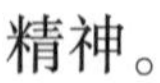

精神。

16 日　医院成立肿瘤免疫治疗不良反应多学科诊疗门诊，这是苏大附一院建立多学科诊疗模式以来的第二十五个诊疗项目。

22 日　医院召开党史学习教育动员大会。

23 日　医院在总院门诊 5 楼学术报告厅召开宣传思想工作会议。会议对 2020 年宣传思想工作表现突出的集体与个人进行表彰，先后宣读《2020 年度苏大附一院宣传报道先进集体、优秀通讯员和先进个人的决定》《2020 年度医院优秀科室微信公众号的决定》《2020 年度医院官微最佳原创文章的决定》和新一届临床宣传通讯员聘任名单。

25 日　在苏大附一院远程会诊中心，来自眩晕多学科综合门诊的专家济济一堂，通过网络连接，实现了与苏大附一院医疗集团医联体成员单位的首次远程会诊。

25 日　由江苏省卫健委直属机关党委副书记陈俊强带队的省管公立医院党建工作质量现场评价组来院检查指导工作，同行的有江苏省卫健委医政医管处四级调研员仇晓明、江苏省中医院党办主任章茂森、江苏省卫健委直属机关党委四级主任科员姜春雷。现场专家分为 3 组查阅台账，随后进行满意度测评。

31 日　医院工会委员会第十八届第三次会员代表大会在总院综合楼 3 楼学术报告厅顺利召开。议程主要包括：选举苏州市教育工会十四大代表；听取和审议工会工作报告、工会经费审查工作报告；表彰第三届“二优一好”及第二届“模范职工小家”先进个人和先进集体。

是月　由中央文明办和国家卫生健康委员会共同组织的“中国好医生、中国好护士”网上推荐评议活动，经过群众推荐、集中展示、点赞评议等环节，共有 10 名优秀医务人员入选 2 月月度人物。医院离退休党总支书记、主任护师钱红英获评“中国好护士”。

是月　在苏大附一院心内科主任蒋廷波的支持和指导下，贺永明主任、钱晓东副主任和袁嘉敏博士完成了江苏省首例心腔内超声指导下的卵圆孔未闭封堵术。

4 月

8 日　由江苏省卫健委主办、江苏省疾病预防控制中心承办的 2021 年度江苏省

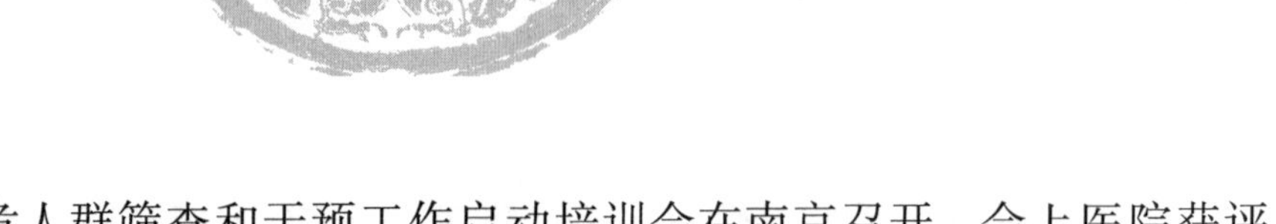

脑卒中高危人群筛查和干预工作启动培训会在南京召开。会上医院获评“2020 年度江苏省脑卒中高危人群筛查和干预项目先进集体”。

12 日 苏大附一院陈卫昌书记、刘济生院长、方琪副院长携队莅临苏州瑞颐老年病医院，与以吴中集团董事长朱天晓为首的集团经营班子和康养事业部成员深入交谈、共谋发展，共同签署苏大附一院-瑞颐医院医联体合作协议并揭牌。

15 日 附一人〔2021〕19 号文：决定成立中心实验室，为正科级建制。原临床检测中心内设的中心实验室同时撤销，所属人员归新成立的中心实验室管理。

22 日 全球性信息分析公司爱思唯尔发布 2020 年“中国高被引学者”榜单。2020 年“中国高被引学者”上榜共计 4 023 人，来自 373 所高校、企业及科研机构，覆盖了教育部 10 个学科领域、84 个一级学科。医院杨惠林教授、张学光教授入选。

25 日 医务部于总院综合楼学术报告厅召开 2021 年第一季度医疗质量与安全管理委员会工作会议。会议由院长陈罡副主持，院党委书记陈卫昌、院长刘济生及各医疗质量与安全管理委员会成员参加此次会议。

26 日 江苏省临床免疫研究所临床神经病学研究中心成立大会暨揭牌仪式在苏州南林饭店圆满召开，苏州大学党委常委、苏州大学副校长、苏大附一院党委书记陈卫昌教授，苏州大学医院管理处处长徐小乐，苏州大学临床医学研究院院长、苏大附一院副院长方琪教授，江苏省临床免疫研究所所长张学光教授，苏大附一院神经内科主任薛群教授，江苏省临床免疫研究所副所长张光波教授等出席。

27 日 医院 2021 年全面从严治党工作会议在总院门诊 5 楼学术报告厅召开。校党委常委、副校长、院党委书记陈卫昌对 2020 年医院全面从严治党工作进行总结，并对 2021 年全面从严治党工作的主要任务做出部署。

28 日 医院团委在总院综合楼 3 楼学术报告厅举行“青春心向党，建功新时代”庆祝中国共产党成立 100 周年主题团日活动暨“五四”表彰大会。大会对第三届苏州大学附属第一医院“五四”青年奖章和 2020 年度院级青年文明号、青年安全生产示范岗荣誉获得者进行表彰。

28 日 医院在总院综合楼 3 楼 305 会议室召开院外行风监督员聘任仪式暨座谈会。来自苏州市政协、市文明办、市总工会、企事业单位及新闻媒体的 23 名院外行风监督员应邀来院座谈，为医院行风建设工作建言献策。

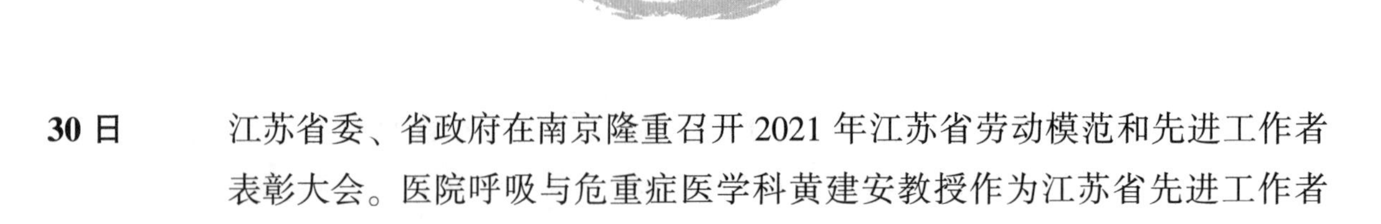

30 日 江苏省委、省政府在南京隆重召开 2021 年江苏省劳动模范和先进工作者表彰大会。医院呼吸与危重症医学科黄建安教授作为江苏省先进工作者赴南京接受表彰。

是月 2020 江苏教师年度人物推选结果正式揭晓，医院黄建安教授获评“2020 江苏教师年度人物”，全省仅有 10 名教师（团体）获得该称号。

是月 美国斯坦福大学发布全球前 2%顶尖科学家榜单。该榜单由斯坦福大学约翰·依奥阿尼迪斯教授团队与爱思唯尔旗下 Mendeley 数据发布。医院杨惠林教授因其在骨科方面的重要影响入选全球前 2%顶尖科学家“年度影响力”榜单。

5 月

10 日 苏州市第三十三届科普宣传周开幕式暨 2020 年“典赞·科普苏州”揭晓典礼在苏州市图书馆报告厅举办。医院骨科主任杨惠林教授获苏州市“年度科普人物”荣誉。

10 日 呼吸与危重症医学科在总院示教室举行简短的欢迎仪式，祝贺陈延斌主任圆满完成国务院联防联控机制新冠病毒疫苗接种驻点工作，凯旋归队。

25 日 苏州市庆祝第五个“全国科技工作者日”暨 2020 年度苏州魅力科技人物及团队颁奖典礼在苏州中学举办。

6 月

17 日 在苏州大学党委常委、苏州大学副校长、苏大附一院党委书记陈卫昌的带领下，医院医护团队前往张家港永联村，为当地百姓义诊送健康。

21 日 医院党委举行“光荣在党 50 年”纪念章颁发仪式。校党委常委、副校长、院党委书记陈卫昌为党龄满 50 周年的老党员代表颁发纪念章。

22 日 医院在总院门诊 5 楼学术报告厅举行“永远跟党走”庆祝中国共产党成立 100 周年文艺会演。此次活动由工会、团委联合承办。

29 日 医院召开安全生产专题行政办公会暨安全生产委员会工作会议。

30 日 医院召开庆祝中国共产党成立 100 周年暨“两优一先”表彰大会。院领导为先进基层党组织、优秀共产党员及优秀党务工作者颁发奖牌和荣誉证书。

是月　院长刘济生以“凝心聚力学党史，砥砺奋进谱新篇”为题，分别为全科医学科党支部（17 日），骨科第一党支部、呼吸内科党支部、耳鼻咽喉科党支部（25 日）作专题党课授课。支部党员、入党积极分子参加了活动。

7 月

1 日　全体院领导、党委委员、纪委委员、党务系统全体人员、一线党员代表、民主党派代表到场集中收看学习中国共产党成立 100 周年大会。

8 日　中午，泌尿外科主任黄玉华主刀的机器人前列腺根治术顺利结束，标志着医院成功开展并顺利完成第一百例达芬奇机器人手术。

9 日　国家创伤区域医疗中心建设研讨会在苏州召开。此次会议由江苏省委共建国家创伤区域医疗中心苏州大学附属第一医院（全国严重创伤规范化救治培训中心江苏培训基地）联合苏州市急救中心共同主办。

19 日　医院在总院综合楼 305 会议室召开第十批援疆中期轮换医疗队员欢送会。第十批援疆中期轮换的医疗队员心脏大血管外科范红友、介入科李智即将赴克州人民医院，胸外科潘良彬、普外科杨小华即将赴伊犁州友谊医院执行为期一年半的援疆任务。

27 日　第二季度医疗质量与安全管理委员会工作会议于总院综合楼学术报告厅召开。苏州大学党委常委、苏州大学副校长、苏大附一院党委书记陈卫昌，苏大附一院党委副书记、院长刘济生及各医疗质量与安全管理委员会成员参加此次会议。会议由苏大附一院副院长陈罡主持。

28 日　江苏省人民政府办公厅印发《省政府关于表彰首届江苏省科技创新发展奖先进单位（集体）、优秀企业、先进个人的决定》（苏政发〔2021〕50 号），医院荣膺首届“江苏省科技创新发展奖先进单位（集体）”称号。

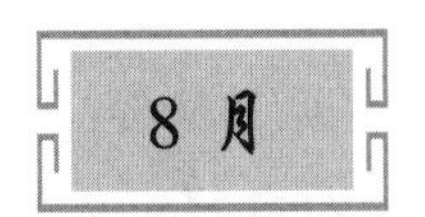

8 月

3 日　受江苏省卫健委统一调度，苏大附一院第五批医疗队员集结出发，94 名医护人员组成苏大附一院支援汤山院区医疗一队，前往南京市第二医院汤山院区（南京市公共卫生医疗中心）支援南京抗疫工作。此前，医院已派出 4 批医疗队参与全省抗疫工作，其中 2 名核酸检测人员、3 名护士、1 名院感人员赴南京支援，13 名医护人员赴扬州支援。

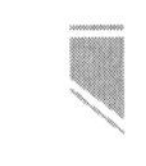

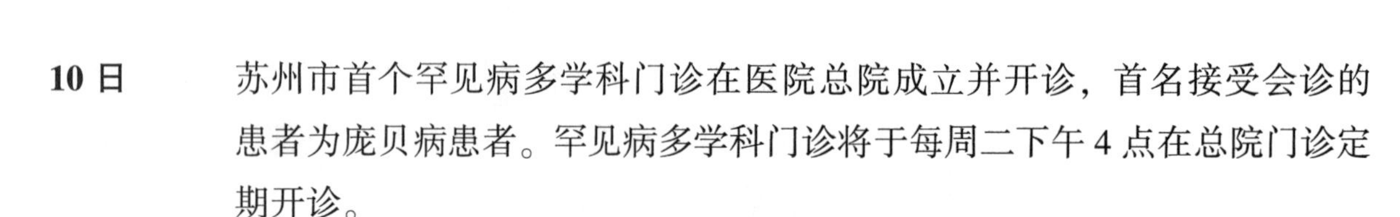

10 日　苏州市首个罕见病多学科门诊在医院总院成立并开诊，首名接受会诊的患者为庞贝病患者。罕见病多学科门诊将于每周二下午 4 点在总院门诊定期开诊。

18 日　在总院综合楼举办“百年华诞同筑梦，医者担当践初心”2021 年中国医师节庆祝活动。会上院领导为医师节系列活动获奖人员颁奖。

28 日　苏大附一院举行总院二期项目（西区）封顶仪式。苏州大学党委常委、副校长、院党委书记陈卫昌，院党委副书记、院长刘济生，相关院领导，各党政职能科室、临床医技科室负责人，总支书记，代建、设计、监理及施工单位相关领导出席仪式。

是月　医院消化内科主任李锐带领的消化内镜微创诊疗团队成功开展了苏州市首例消化内镜下经自然腔道胆囊息肉切除术。

是月　2021 年国家自然科学基金申请项目评审结果公布，医院护理团队再创佳绩，神经内科潘习的“自我损耗理论视角下脑卒中患者健康行为表现退化的机制及关键路径识别研究”斩获国家自然科学青年基金项目，这是继 2018 年医院护理学科获得国家自然科学基金面上项目后实现青年项目的“零”突破。

9 月

4 日　苏大附一院援扬州核酸采样团队经过 35 天的连续奋战，圆满完成在扬州的采样任务，顺利返回苏州。援扬核酸采样团队共 13 人，其中中共党员 3 人，于 7 月 31 日夜间接到任务，8 月 1 日清晨出发，抵达扬州后立即全面投入当地的核酸采样工作，首日核酸采样持续到次日 2 点。

6 日　苏大附一院 72 名救治医疗队员圆满完成任务，顺利从扬州返回苏州。医院举办迎接仪式。

10 日　附一〔2021〕39 号文：根据江苏省卫健委《关于委直属部分单位所办企业集中统一监管改革方案的批复》（苏卫财务〔2021〕22 号）文件精神，医院所属苏州市博习贸易公司的改革方式为清理关闭。经医院党委会同意，决定苏州市博习贸易公司于 2021 年 9 月 15 日 24 时关闭，停止公司所有业务。

10 日　医院举行庆祝第三十七个教师节表彰大会和教师座谈会。

14 日　医院欢送第三十一期援桑给巴尔医疗队队员普外科殷骏、骨科王羿萌、心血管内科王海鹏、妇产科王娟、耳鼻咽喉科李满意、放射科叶爱华、麻醉手术科单希胜、膳食管理办公室邵雄，以及第十七期援马耳他医疗队队员中医科胡天燕。

14日 医院在总院综合楼303会议室召开援疆医疗队员欢迎会，欢迎医院心脏大血管外科陈一欢、胸外科唐兴、神经外科翟伟伟、肾内科肖卓韬圆满完成援疆任务载誉归来。

13日 13—16日，医院举办新职工岗前培训系列活动及新职工道德讲堂。

18日 第十二届江苏省医院药学品质管理成果汇报会圆满成功。医院药学部品质管理项目表现突出，收获金奖3项、银奖2项。

18日 医院医疗专家团队赴连云港市灌云县开展“服务百姓健康行动”大型义诊活动。此次活动由医院医务部副部长、医务管理处处长姜惠芬领队，各科室10余位专家共同组成医疗专家团队。

23日 附一人〔2021〕36号文：决定成立公共卫生科，原社区卫生处同时撤销，其职责及人员划归公共卫生科。

23日 医院协同苏州市相城区人民政府共同主办专题义诊活动。在校党委常委、副校长、院党委书记陈卫昌和院党委副书记、院长刘济生的带领下，医院10名专家、2名护理人员前往苏州高铁新城吾悦广场开展义诊活动。

24日 苏州市疾控中心健康教育所所长高涵昌等专家一行5人来院对江苏省健康促进医院的创建工作开展市级督导检查。专家组现场察看了医院健康促进与健康教育氛围环境，依次对健康管理中心、门诊整体环境、戒烟门诊、室外吸烟区等进行了查看。

24日 由苏州市卫健委办公室徐屠恩副主任带队的苏州市档案局、苏州市卫生健康委联合检查专家组一行4人莅临医院开展2021年度档案工作评价。

10月

8日 苏大附一院院史陈列馆开馆仪式在总院综合楼1楼举行。院史馆占地220平方米，分为“博习春秋岁月流芳”和“开拓进取继往开来”两个展区。通过大量翔实的文字、图片、实物、多媒体资料，全方面、多角度、深层次地展现了医院自1883年创建以来的发展历程和主要成就，反映了附一院人艰苦奋斗、开拓创新的精神品格。

8日 国内外百余名血液学顶级专家齐聚苏州，共同参与由国家血液系统疾病临床医学研究中心、苏州大学附属第一医院和江苏省血液研究所主办的第十四届苏州血液学峰会。由人民卫生出版社出版，中华医学会血液学分会、苏州大学附属第一医院、国家血液系统疾病临床医学研究中心、江苏省血液研究所、苏州大学造血干细胞移植研究所共同完成的《造血干细胞移植标准数据集（2021 版）》，于会上正式发布。

14 日 由苏州市卫健委主办，苏州市委网信办指导的苏州市卫生健康行业第四届网络安全知识技能竞赛决赛在医院举行。参赛者来自苏州各市、区卫健委，姑苏区民政和社会事业局，苏州大学各附属医院，各直属单位及各市、区相关医疗卫生机构，共计 13 支参赛队伍，12 名参赛个人。医院参赛队伍获团体一等奖、个人二等奖、个人三等奖。

25 日 “达芬奇中国行”试驾暨科普活动——达芬奇手术机器人 City Tour 苏州站在医院总院门诊大厅举行。院党委副书记、院长刘济生，副院长陈罡，直观复星医疗器械技术（上海）有限公司齐敬，相关职能科室负责人，相关临床科室专家，部分医院职工和在场的市民朋友出席此次活动。此次活动由副院长陈罡主持。

26 日 第三季度医疗质量与安全管理委员会工作会议于总院门诊楼学术报告厅召开。苏州大学党委常委、苏州大学副校长、苏大附一院党委书记陈卫昌，苏大附一院党委副书记、院长刘济生及各医疗质量与安全管理委员会成员参加了此次会议。会议由副院长陈罡主持。

27 日 医院党委在总院综合楼学术报告厅召开党支部书记培训暨工作会议。校党委常委、副校长、院党委书记陈卫昌，党委委员、纪委书记邱鸣出席会议，各党总支书记和党支部书记积极参会。会议由组织处副处长沈洁主持。

29 日 在全国医院党建工作指导委员会办公室、中国卫生健康思想政治工作促进会、江苏省医院党建工作指导委员会办公室的指导和支持下，苏州大学附属第一医院、中国卫生健康思想政治工作促进会城市医院分会联合人民网，共同举办党史学习教育“‘我为群众办实事’2021 全国医院党建工作经验交流会（江苏站）”。

31 日 中国医学科学院发布 2020 年度中国医院/中国医学院校科技量值排行榜，2020 年度中国医院科技量值覆盖全国 1 634 家医院，此次发布医院综合和临床学科前 100 名全国排名，医院位列全国第三十四、全省第二，医院的 3 个学科位列全国前 10，1 个学科位列全省第一。

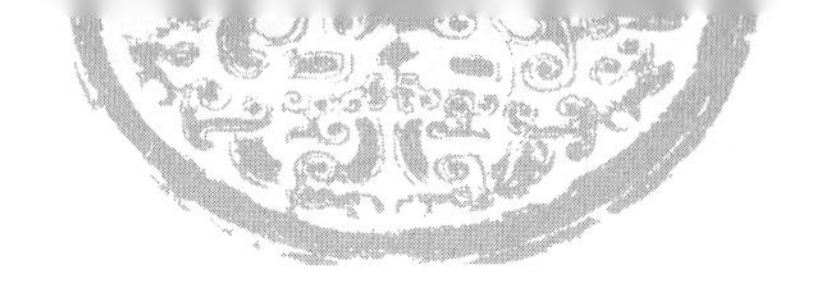

是月 苏大附一院肿瘤科陈凯教授团队成功开展苏州市首例超声引导下经皮腹腔化疗泵植入术，为一名胃癌合并腹腔广泛转移患者提供了新的治疗模式。

是月 医院被国家卫健委办公厅通报表扬，并被评为“卫生健康行业网络安全保障工作突出集体”。

11 月

2 日 苏大附一院微创实训中心揭牌暨中心特聘教师受聘仪式在医院临床技能中心隆重举行。会上院长刘济生为 7 名来自各手术科室的优秀教学骨干颁发微创实训中心特聘教师证书，这标志着医院微创实训中心教师团队正式成立。

3 日 2020 年度国家科学技术奖励大会在人民大会堂隆重举行。医院与雅克 · 冈教授（法国）合作的项目荣获“国际科学技术合作奖”。

3 日 中共中央、国务院在北京隆重举行国家科学技术奖励大会。苏州大学附属第一医院心脏大血管外科沈振亚教授课题组的“缺血性心脏病细胞治疗关键技术创新及临床转化”项目喜获 2020 年度国家科技进步奖二等奖。

3 日 江苏省学位委员会、江苏省教育厅发布《2021 年江苏省优秀博士硕士学位论文评选结果公示》，医院阮长耿院士、陈苏宁教授指导的文丽君博士的学位论文《急性早幼粒细胞白血病新维甲酸家族成员融合基因的克隆及致白血病机制研究》被评为“江苏省优秀博士学位论文”。医院黄建安教授指导的符宇龙同学的硕士论文《骨桥蛋白通过整合素/FAK 通路介导肺腺癌细胞获得性耐药的机制研究》被评为“江苏省优秀硕士学位论文”。

9 日 中国康复医学会公布第六批终身成就奖获奖名单，医院骨科唐天驷教授荣获“终身成就奖”。

10 日 2021 年度职工运动会在总院综合楼南广场举行。校党委常委、副校长、院党委书记陈卫昌，党委副书记、院长刘济生，党委副书记、工会主席王海芳，纪委书记邱鸣等院领导，各部门工会主席及 300 多名职工出席本届运动会。

11 日 由苏州市档案局、苏州市档案馆主办，苏州市档案学会承办的档案工作者年会暨青年档案论坛顺利举办。苏州市委常委、副市长唐晓东出席开幕式并讲话。会上全市 44 名青年档案学术人才现场接受人才证书，医院院办档案室部翀入选；会上公布论坛 63 篇优秀论文，院办档案室朱曼丽提交的论文入选。

15 日 医院党委理论学习中心组召开党的十九届六中全会精神专题学习会，校党委常委、副校长、院党委书记陈卫昌主持会议并讲话。全体院领导班子成员、处级领导干部、党史学习教育领导小组成员等参加学习并交流研讨。院党委书记陈卫昌领学《中国共产党第十九届中央委员会第六次全体会议公报》。

17 日 医院首届研究生博习活动月开幕式暨主题讲座在总院综合楼学术报告厅隆重举行。苏州大学校长熊思东，研究生院院长曹健，校长办公室主任洪晔，医院管理处处长徐小乐，以及苏大附一院院长刘济生、副院长缪丽燕，心脏大血管外科主任沈振亚，教育培训处处长王振欣出席活动。

17 日 总院综合楼 1 楼东侧的职工之家首次开放。职工之家包括“梦想沙龙”“职工书屋”“轻松驿站”3 个活动区域。

20 日 复旦大学医院管理研究所在上海发布复旦版 2020 年度中国医院综合排行榜。其中，苏大附一院位列全国第四十三，比上一年上升 6 位，血液内科位列全国第三。

23 日 法国驻上海总领事馆科技领事泽维尔·阿斯费尔德先生，法国博效基金会主席郑谊先生、基金会主席顾问加埃塔诺·梅桑先生及欧洲血液和骨髓移植学会上海代表处助理俞佳女士一行 4 人到访苏州大学附属第一医院、中国血液学博物馆。

29 日 附一人〔2021〕41 号文：决定成立便民服务管理办公室，为正科级建制，原医院所属苏州市博习贸易公司同时撤销。

是月 《创新攻坚——中国血液学发展史》纪录片首映典礼启动，中华医学会血液学分会副主任委员赵维笠教授出席典礼，这标志着由中华医学会血液学分会等多方联合策划的首部大型医学人文纪录片《创新攻坚——中国血液学发展史》正式面世。

12 月

8 日 在姑苏区第 104 选区选举工作小组的统一安排下，医院举行姑苏区第三届

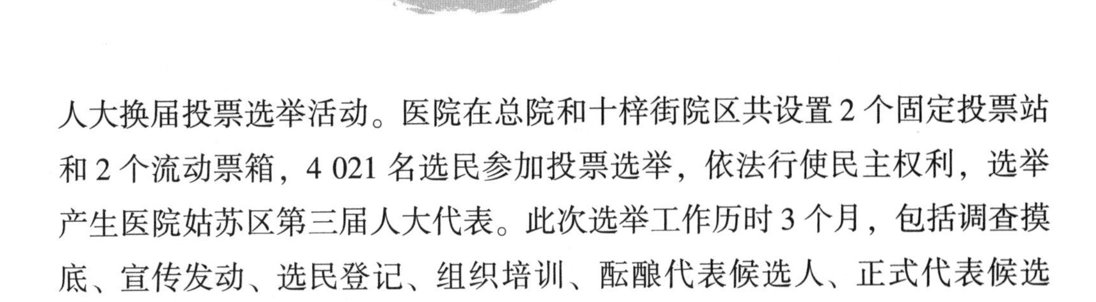

人大换届投票选举活动。医院在总院和十梓街院区共设置2个固定投票站和2个流动票箱，4 021名选民参加投票选举，依法行使民主权利，选举产生医院姑苏区第三届人大代表。此次选举工作历时3个月，包括调查摸底、宣传发动、选民登记、组织培训、酝酿代表候选人、正式代表候选人与选民见面活动、正式投票选举等环节。

17日 中华医学会病理学分会第二十七次学术会议暨第十一届中国病理年会线上会议顺利召开，会议宣布全国范围国家病理质控中心评选共遴选出44家区域中心实验室，苏州大学附属第一医院病理科获得“国家病理质控中心区域中心实验室”称号。

28日 为贯彻落实江苏省卫健委《关于组织委直属单位2021年度安全生产考核的通知》精神，围绕苏州市《全市卫生健康系统冬春火灾防控暨元旦春节“双节”期间安全防范工作专项行动实施方案》和医院安全生产3年专项行动方案，医院召开安全生产专题行政办公会。

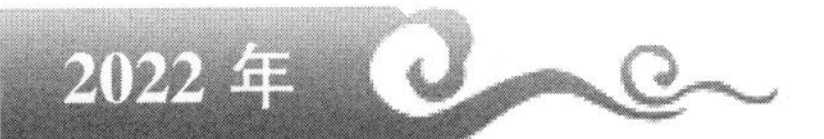

2022年

1月

10日 下午，医院在总院综合楼303会议室召开2021年度党委统一战线情况通报会。

11日 下午，2021年度退休职工荣退仪式在总院会议室举行，23名医务工作者正式告别奋斗多年的工作岗位。

12日 在苏州市委人才会议上，医院黄建安教授被授予“最美姑苏人才”称号并接受表彰。

17日 医院在总院综合楼304会议室举行援疆医生新春慰问会。校党委常委、副校长、院党委书记陈卫昌，院党委副书记、院长刘济生，派出科室负责人及援外工作管理领导小组成员共同为援克州人民医院的医疗队队员心脏大血管外科范红友、介入科李智，援伊犁州友谊医院的普外科杨小华、胸外科潘良彬，援石河子市人民医院的骨科田一星送上新春慰问。

18日 18—19日，由工会组织的无偿献血活动分别在总院和老院的学术报告厅举办。医院实际献血574人，献血量高达161 420毫升。

18 日 院党委领导班子召开“党史学习教育”专题民主生活会，回顾一年来党委会加强自身建设情况，校党史学习教育第五巡回指导组组长董召勤、指导组成员刘海莅临指导。

19 日 医院年度总结表彰大会顺利召开，会议设主会场和分会场，2 个会场同步进行。大会由苏大临床医学研究院院长，苏大附一院党委委员、副院长方琪主持。院党委副书记、院长刘济生首先作了 2021 年度工作报告。党委副书记王海芳，总会计师责能富，党委委员、副院长丁春忠，党委委员、纪委书记邱鸣，党委委员、副院长陈亮先后宣读对“白求恩杯”先进集体和先进个人，年度“先进集体”，“十佳医生”“十佳护士”“十佳职工”，优秀科主任，机关作风效能建设考评先进集体，党建、医疗、教学、科研单项奖等荣誉获得者的表彰决定。血液科主任吴德沛和泌尿外科主任李纲分别作为获奖先进集体代表和先进个人代表发言。随后，校党委常委、副校长、院党委书记陈卫昌发表讲话。最后，苏州大学校长熊思东通过视频连线发表讲话。

21 日 苏州大学附属第一医院妇产科省级更年期门诊正式揭牌。在总院每周二下午开诊。

25 日 医务部于总院综合楼学术报告厅召开 2021 年第四季度医疗质量与安全管理委员会工作会议。会议由副院长陈罡主持，院党委书记陈卫昌，院党委副书记、院长刘济生出席会议，医疗质量与安全管理委员会全体成员参会。

25 日 第四批江苏省教科系统示范性劳模和工匠人才创新工作室——黄建安劳模创新工作室在苏大附一院呼吸与危重症医学科正式授牌，院党委副书记、工会主席王海芳为工作室授牌。

27 日 总会计师责能富、副院长丁春忠分别带队对总院和十梓街院区进行安全生产大检查，相关职能部门负责人参加检查。十梓街院区检查了高压配电间、病区、空调机房、消控室、门急诊等安全重点区域。总院检查了锅炉房、水泵房、空调机房、配电间、液氧罐、消控中心、门急诊等安全重点区域。

28 日 医院党委书记陈卫昌、院长刘济生、副院长陈亮在总院心脏大血管外科为沈振亚教授及其团队颁奖，以表彰其“缺血性心脏病细胞治疗关键技术创新及临床转化”项目在国家科学技术奖励大会上荣获 2020 年国家科技进步奖二等奖。

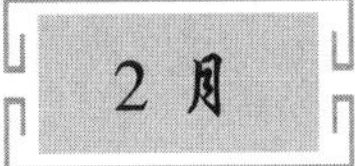

7 日 医院胸外科食管亚专科病区于十梓街院区 7 号楼三十三病区成立并正式运行。胸外科主任赵军、手术室护士长张新梅、食管亚专科病区主任蒋东及病区全体医护人员出席简短的成立仪式。

9 日 苏州市卫健委召开全市卫生健康系统 2021 年度综合考核工作总结暨作风建设大会。医院荣获苏州市卫生健康系统作风效能“孺子牛”荣誉称号。院党委书记陈卫昌，党委副书记、院长刘济生出席会议。

14 日 附一〔2022〕8 号文：成立江苏省消化道肿瘤免疫治疗和功能评估抗体工程研究中心，张学光为名誉主任，陈卫昌为主任。

15 日 江苏省政府发布《省政府关于 2021 年度江苏省科学技术奖励的决定》（苏政发〔2022〕28 号），医院科技成果再次取得历史性突破，中国工程院院士、医院阮长耿教授为全省唯一的“江苏省基础研究重大贡献奖”获奖者；骨科杨惠林教授团队的“骨质疏松治疗新靶点和新技术的建立及转化应用”项目和神经外科陈罡教授团队的“出血性脑卒中微创治疗体系的建立及相关神经损伤的关键机制研究”项目荣获 2021 年度“江苏省科学技术奖一等奖”，这也是继上一年医院血液研究所戴克胜教授团队和呼吸科黄建安教授团队后，再次同一年度两个团队荣获江苏省科学技术奖一等奖，获奖数位列省内医院第一。

3 月

10 日 教育部公布第三批全国党建工作示范高校、全国党建工作标杆院系和样板支部培育创建单位名单。苏州大学党委入选“全国党建工作示范高校培育创建单位”，成为江苏省首个入选高校；学校 3 个基层党组织入选“全国党建工作样板支部培育创建单位”，医院门急诊医技党总支光荣上榜。

18 日 第七届医学家年会（2022）暨第二届医师职业发展论坛隆重召开，大会对在医疗领域作出突出贡献的专家、学者给予了表彰。医院阮长耿院士荣获“十大医学泰斗”称号，院党委书记陈卫昌荣获“十大实践力院管专家”称号，党委副书记、院长刘济生荣获“十大影响力院管专家”称

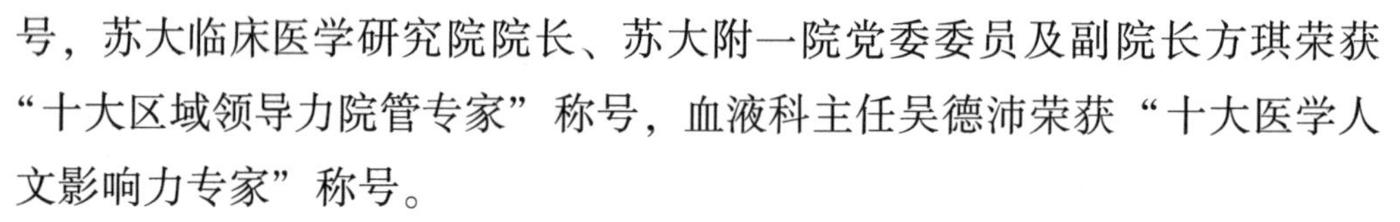

号，苏大临床医学研究院院长、苏大附一院党委委员及副院长方琪荣获“十大区域领导力院管专家”称号，血液科主任吴德沛荣获“十大医学人文影响力专家”称号。

25日 苏州市妇女联合会发布10名“苏州市最美巾帼科技人物”名单，医院副院长缪丽燕榜上有名。

29日 医院第七届第四次教职工代表大会拉开序幕。院党委书记陈卫昌，院党委副书记、院长刘济生，院党政领导班子成员，大会主席团成员及职代会代表221人出席会议。会议由党委副书记、工会主席王海芳主持。大会的主要议程是听取和审议院长工作报告、财务预决算报告、提案工作报告。

29日 3月29日—4月2日，苏州市“两会”胜利召开。在市十七届人大一次会议和市政协十五届一次会议上，医院血液科陈苏宁主任和心内科蒋廷波主任分别当选市人大常委会委员和市政协常委会委员。

4月

14日 全球性信息分析公司爱思唯尔正式发布2021年“中国高被引学者”榜单。医院共有3人因其在领域内的成果影响力而上榜，其中，在基础医学领域入选2人（时玉舫教授和张学光教授），在临床医学领域入选1人（杨惠林教授）。

17日 医院党委书记陈卫昌，党委副书记、院长刘济生分别带队在十梓街院区和总院开展疫情防控巡查工作，陈书记巡查了医院门诊、急诊、住院部等相关科室，具体了解了优化门诊就诊流程、老弱病残门诊专用通道、危急重症患者就医通道、医院各通道安保人员配备等情况；刘院长巡查了门急诊的预检分诊工作，了解了急诊抢救室患者的情况，并赴相关科室了解了危重症患者和孕产妇的收治情况及病房疫情防控工作落实等情况。

20日 国家卫健委能力建设和继续教育中心公布神经外科进修与培训基地遴选结果，苏州大学附属第一医院神经外科成功入选第一批“神经外科专业进修与培训基地”（全国仅50家）。

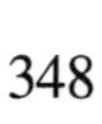

26日 医院在总院综合楼3楼学术报告厅召开“喜迎二十大、永远跟党走、奋进新征程”院“五四”表彰大会暨主题团日活动。按照新冠疫情防控要

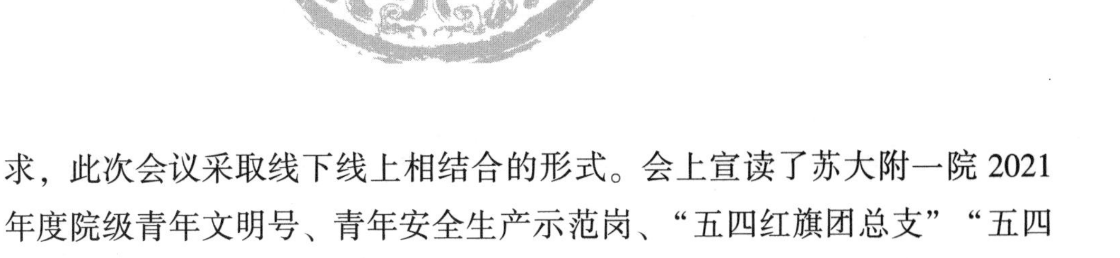

求，此次会议采取线下线上相结合的形式。会上宣读了苏大附一院2021年度院级青年文明号、青年安全生产示范岗、“五四红旗团总支”“五四红旗团支部”“优秀共青团员”“优秀共青团干部”“‘青年大学习’优秀组织奖”“五四青年奖章”表彰决定，并对相关集体和个人进行了表彰。

28日 中华全国总工会发布《关于表彰2022年全国五一劳动奖和工人先锋号的决定》，医院呼吸与危重症医学科主任、主任医师黄建安教授荣获全国“五一”劳动奖章。

29日 2022年第一季度医疗质量与安全管理委员会工作会议于总院综合楼学术报告厅召开。会议由副院长陈罡主持，院党委书记陈卫昌，院党委副书记、院长、苏州大学苏州医学院副院长刘济生出席会议，医疗质量管理委员会全体成员参会。

是月 苏州市科学技术协会发布《关于公布第一批苏州市科学家精神教育基地及试点单位的通知》（苏科协〔2022〕27号），医院中国血液学博物馆被命名为第一批苏州市科学家精神教育基地。

是月 苏州市科学技术协会公布2021年度苏州魅力科技人物及团队获奖名单，医院骨科骨质疏松骨折诊疗团队获评年度“魅力科技团队”，这是继2020年骨科杨惠林教授获评“魅力科技人物”后骨科团队再获殊荣。

5月

2日 在中国医学科学院阜外医院胡盛寿院士团队的远程指导下，医院心脏大血管外科为一名终末期心力衰竭患者成功实施了目前世界上体积最小的左心辅助系统（人工心脏）植入手术，该例手术为江苏省首例独立完成的左心辅助系统植入手术。11日，心脏大血管外科团队又为另外一名扩张性心肌病终末期心衰患者实施了左心辅助系统植入手术。

10日 庆祝中国共产主义青年团成立100周年大会在北京人民大会堂隆重举行。院党委副书记王海芳带领院团委委员，团总支书记、副书记，青年号手岗工作组成员，博习青年志愿者协会工作委员会成员及部分团员青年代表在总院收看直播。

11日 医院在总院综合楼3楼学术报告厅举行纪念国际护士节表彰大会暨“牡丹护理奖”颁奖典礼。会上宣读第十四届“牡丹护理奖”表彰名单、“优秀带教老师”及“周氏温馨天使”获奖名单。

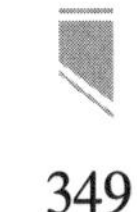

18 日 医院工会委员会第十八届第四次会员代表大会在总院综合楼 3 楼学术报告厅顺利召开。院工会第十八届委员会委员及工代会代表 80 人出席会议。院党委书记陈卫昌，院党委副书记、院长、苏州大学苏州医学院副院长刘济生，院党委委员、纪委书记邱鸣应邀列席。会议由工会常务副主席卢惠娟主持。大会议程主要包括：听取和审议工会工作报告、工会经费审查工作报告，表彰第四届优秀职工“凡星”奖先进个人。

24 日 医院 2022 年全面从严治党工作会议在总院门诊 5 楼学术报告厅召开，全体与会人员观看反腐倡廉电视专题片《零容忍》第 1 集《不负十四亿》节选内容，接受了深刻的警示教育。随后，院党委书记陈卫昌分别与内科、外科、门急诊、职能科室代表签订党风廉政建设责任书、安全生产责任书、行风建设暨廉洁从业责任书。

26 日 苏大附一院举行总院二期项目西区工程封顶仪式。苏州大学党委常委、副校长沈明荣，苏州市卫生健康委员会党组书记、主任盛乐，院党委书记陈卫昌，院党委副书记、院长、苏州大学苏州医学院副院长刘济生，医院领导班子成员、党政职能科室负责人，代建、监理及施工单位相关领导出席仪式。根据项目进度安排，总院西区将于 2023 年上半年启用，东区整体计划于 2023 年年底完工，2024 年上半年全面竣工，投入启用。

30 日 2022 年江苏省“全国科技工作者日”科技工作者代表座谈会在南京举办。会上公布 2022 年“江苏最美科技工作者”名单，全省 10 名优秀科技工作者入选，苏州大学附属第一医院吴德沛获此荣誉。

30 日 “强国复兴有我，最美科创巾帼”——苏州市科技创新巾帼行动推进会暨“最美巾帼科技人物”主题分享活动在苏州工业园区隆重举行，医院党委委员、副院长、苏州大学药物研究与转化交叉研究所所长、苏州大学临床药学系主任缪丽燕获评“最美巾帼科技人物”。在活动现场，苏州市副市长季晶为其颁奖。

30 日 苏州市庆祝第六个“全国科技工作者日”暨 2021 年度苏州魅力科技人物及团队颁奖典礼活动在苏州广播电视总台举行，同时进行线上直播。医院骨科杨惠林教授团队获评“2021 年度苏州魅力科技团队”。

6 月

7 日 教育部公布 2021 年度国家级一流本科专业建设点名单，苏州大学医学影像学专业入选第三批国家级一流本科专业建设点。这是医院继2019年获得国家精品在线开放课程“医学影像学”、2020年获得国家级一流本科课程“医学影像诊断学”后，再次获得的“国”字号荣誉及建设项目，实现了新的突破。

13日 苏州大学党委书记江涌，纪委书记、派驻监察专员宫向阳一行来院调研党风廉政建设及毕业生就业工作。院党委书记陈卫昌，院党委副书记、院长、苏州大学苏州医学院副院长刘济生，院党委委员、纪委书记邱鸣，相关职能科室负责人参与调研。

16日 中国驻桑给巴尔总领馆张志昇总领事及何冬阳领事一行飞抵奔巴岛，到第三十一期中国（江苏）援桑给巴尔医疗队驻地阿卜杜拉姆才医院慰问医疗队队员。援外医疗队奔巴点殷骏队长简单介绍了9个月来的援外工作。

22日 医院在总院综合楼1008会议室举行省委驻县（市、区）乡村振兴（帮促）工作队队员李晓平欢送会。院党委书记陈卫昌，院党委副书记、院长刘济生，院党委副书记王海芳，第一临床医学院副院长、临床教师教学发展中心主任胡春洪，党委办公室、院长办公室、组织处、人事处等相关科室负责人出席会议，会议由人事处处长、临床教师教学发展中心副主任李明主持。

24日 根据院党委开展“复兴强国有我”和“迎接党的二十大”教育培训的整体部署，医院在总院综合楼3楼学术报告厅举办全院党课。此次党课由院党委书记陈卫昌主讲，院党委委员、纪委委员，各党总支书记、各党支部书记，党务系统全体成员，全体预备党员及入党积极分子参与此次学习，党课由党委副书记王海芳主持。

27日 医院党委在总院综合楼学术报告厅召开庆祝中国共产党成立101周年表彰大会。党委书记陈卫昌，党委副书记、院长刘济生，苏州大学临床医学研究院院长、院党委委员、副院长方琪，党委副书记王海芳，总会计师贲能富，党委委员、副院长丁春忠，党委委员、纪委书记邱鸣，党委委员、副院长陈亮，党委委员、副院长缪丽燕，副院长陈罡及全体党委委员、纪委委员出席大会，受表彰的优秀共产党员、优秀党务工作者、先进基层党组织负责人、各党总支书记、党支部书记和党务部门全体成员参加大会。大会由副书记王海芳主持。

27日 博鳌外科手术直播开幕式在总院综合楼学术报告厅举行，医院党委书记陈卫昌，党委副书记、院长刘济生，强生中国全国销售经理吕骥及参与此次直播的部分科室领导共同启动此次直播活动。集结了医院骨外科、心脏大血管外科、神经外科、普外科、泌尿外科、妇产科、胸外科、口腔科、耳鼻咽喉科、麻醉手术科等多个学科的手术直播强势上线。

是月 从苏州团市委传来喜讯，医院麻醉手术科、输血科分别创建成为第二十七届苏州市青年文明号、2021 年度苏州市青年安全生产示范岗。

7 月

7 日 医院麻醉手术科举行国家临床重点专科（建设项目）、苏州大学麻醉学研究所、苏州市麻醉学临床医学中心（建设项目）揭牌仪式。苏州大学党委常委、副校长张晓宏，苏州市卫生健康委党组书记、主任盛乐，苏州大学苏州医学院党工委书记钱福良，苏州大学苏州医学院执行院长徐广银，苏州大学科学技术研究院院长徐小乐，以及医院党委书记陈卫昌，党委副书记、院长刘济生，相关院领导、职能科室负责人、国内多家医院麻醉科专家以线上线下相结合的方式共同见证此次揭牌。

8 日 8—9 日，以“迈步从头：抗疫常态化的医院高质量发展及专科能力提升”为主题，由香港艾力彼医院管理研究中心举办的“2022 中国医院竞争力大会”隆重召开。大会发布 2021 届中国医院竞争力排行榜榜单，苏大附一院再创佳绩，首次进入中国顶级医院排行前 30。在 2021 届地级城市医院 100 强榜单上，苏大附一院雄踞中国地级城市医院竞争力排行榜第一名。在 2021 届全国顶级医院 100 强排行榜上，苏大附一院位列第三十，蝉联江苏省第二。

12 日 江苏省政协副主席王荣平、苏州市政协主席朱民等来院看望慰问中国工程院院士阮长耿。苏大党委副书记邓敏、苏大附一院院长刘济生等陪同探望。

20 日 医院在总院综合楼学术报告厅举行 2022 年“党建引领，业务蓄能，提升行政履职能力”行政总值班管理培训。培训会由院长办公室主任蒋彬主持，院党委副书记、院长刘济生出席会议并致辞，全院行政总值班人员参加此次培训。

25 日 江苏省卫健委谭颖主任一行来院调研并召开座谈会。医院党委副书记、院长、苏州大学苏州医学院副院长刘济生，以及相关院领导陪同调研并

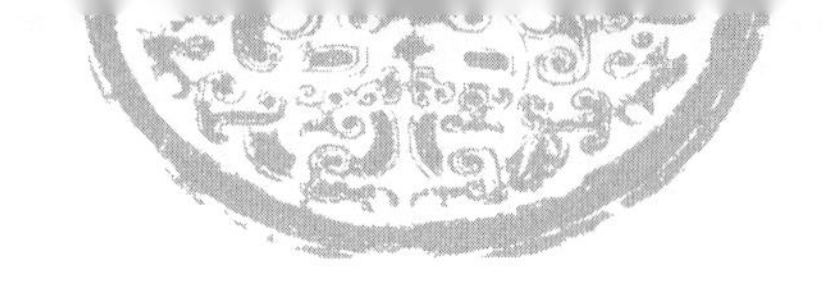

出席座谈会。

25 日 25—31 日是“老年健康宣传周”。29 日上午，医院老年医学科开展专家爱心义诊活动。由老年科主任唐海英带领的专家团队及护士长陈东英带领的护理团队，分别为老年人提供健康咨询、老年综合评估、血压血糖监测等服务。

28 日 “国家血液系统疾病临床医学研究中心云义诊”在新疆克州正式启动。该项目是以帮扶偏远及基层地区规范化诊疗应用而发起的公益义诊活动，实现了挂号在克州、看病在“云上”。

29 日 2022 年第二季度医疗质量与安全管理委员会工作会议于总院门诊 5 楼学术报告厅召开。会议由副院长陈罡主持，院党委书记陈卫昌，院党委副书记、院长、苏州大学苏州医学院副院长刘济生及医疗质量与安全管理委员会全体成员参会。

30 日 7 月 30 日—8 月 1 日，医院在苏州南林饭店举办第六届苏州博习护理发展论坛，此次论坛采用线上线下相结合的形式，设“神经科专病精细化护理与管理”“护理职业环境优化”“老年护理服务能力提升”3 个分论坛。江苏省护理学会理事长霍孝蓉，苏州市卫生健康委员会主任盛乐，苏大附一院党委书记陈卫昌，院党委副书记、院长、苏州大学苏州医学院副院长刘济生，院党委副书记王海芳受邀出席开幕式。医院护理部主任徐岚，常务副主任眭文洁，副主任钮美娥、毛莉芬、施小青及 300 余名护理同人参加活动。论坛开幕式由副书记王海芳主持。

是月 医院党委书记陈卫昌带队赴对口支援的伊犁州友谊医院、克州人民医院看望慰问援疆专家，详细了解援疆人才的工作和生活情况，并就深化新时代对口援疆工作与大家座谈交流。在伊犁州友谊医院，胸外科赵军教授、普外科秦磊教授作讲座；在克州人民医院，博习大讲堂正式开讲，心脏大血管外科沈振亚教授、介入科朱晓黎教授、肿瘤放疗科副主任秦颂兵、内科教研室副主任马骁作授课。同时，克州人民医院聘请医院陈卫昌教授、沈振亚教授、朱晓黎教授为克州人民医院首席专家，并颁发首席专家证书。

8 月

1 日 1 日和 3 日，院党委书记陈卫昌，院党委副书记、院长、苏州大学苏州医学院副院长刘济生，院党委副书记兼工会主席王海芳，院总会计师贲能富，院党委委员、副院长丁春忠，院党委委员、副院长缪丽燕，副院长陈罡等院领导和医务部、护理部、门急诊办公室、后勤服务中心、保卫处、工会等相关职能科室负责人，分别走访、慰问了十梓街院区与总院高温一线职工。

3日 国家飞检常态下基金稽查暨 DRG 支付下各科室情况通报工作会议在总院综合楼 3 楼学术报告厅举行。会议特别邀请了苏州市医保局副局长徐军、基金监督处副处长邵力之和苏州市医保中心副主任盛政、稽查科科长贾凌出席。此次会议由院长刘济生、副院长缪丽燕主持，党委书记陈卫昌出席并致辞，各科室正副主任、护士长、职能科室负责人及医保质控专员共同参加。

4日 2021 年度中国医学院校/中国医院科技量值暨五年总科技量值正式发布，医院的 2021 年度科技量值位列全国第三十三、全省第二，4 个学科排名全国前 20；5 年总科技量值排名全国第二十七。

10日 医院于门诊 5 楼学术报告厅召开廉洁苏州建设苏大附一院工作推进会。全体院领导、各临床医技科室主任、各党政职能部门负责人、总支书记出席会议。本次推进会由副院长陈罡主持。

10日 国家卫生健康委医院管理研究所发布全国外科基础技能培训中心遴选结果，苏州大学附属第一医院成为全国首批“外科基础技能提升项目培训基地”，培训科室包括普外科、骨外科、产科、心脏大血管外科、神经外科 5 个专科。

10日 在苏州市卫生健康委员会举办的 2022 年健康促进医院建设培训班中，医院公共卫生科副科长陆云芬代表医院参加江苏省健康促进医院授牌仪式。

10日 医院首届教师教学创新大赛暨苏州大学第二届教师教学创新大赛选拔赛在总院综合楼 301 会议室举办。第一临床医学院副院长胡春洪出席此次大赛。大赛邀请了苏州大学苏州医学院副院长钟慧，苏州大学教务处教师发展中心办公室主任陈书洋，苏州大学苏州医学院基础医学与生物科学学院教授王大慧，苏州大学教育学院副教授、教育学博士李利，苏州大学附属儿童医院院长助理、儿科临床医学院办公室主任黄洁，苏州大学附属第二医院教育培训处副处长李蓓，以及苏州大学附属第一医院人事处处长、临床教师教学发展中心副主任李明担任评委。会议由临床教育研究室主任孙书方主持。

12 日 12—14 日，江苏省医师协会放射医师年会在南京顺利召开。医院放射科主任胡春洪教授率领科室 15 名同事参加此次年度盛会。在青年医师微课堂比赛中，医院放射科医师姜楠喜获一等奖；在放射医师技能大赛中，医院放射科医师陈蒙代表苏南队获得冠军。杨玲主任获“致敬江苏——十佳放射住培导师”奖项。放射科连续 3 年获评“医院住培先进科室”。

13 日 医院在总院综合楼学术报告厅召开 2022 年科主任管理培训会议。会上刘济生院长作了 2022 年 1—6 月医院工作报告，上海交通大学医学院附属瑞金医院副院长陈尔真以“从医院国考谈高质量发展”为题作了主旨报告，陈卫昌书记作了总结讲话。

16 日 由人民日报健康客户端、《健康时报》主办的第五届人民名医盛典（原国之名医盛典）在人民日报健康客户端演播厅举行，来自全国 117 个学科（含亚学科或重大疾病组）的 296 名优秀医生代表入选第五届人民名医系列榜单。医院血液内科傅琤琤教授、消化内科李锐教授入选“第五届人民名医·优秀风范”。

17 日 苏州大学党委副书记王鲁沛一行来院调研教学工作，学生工作部（处）部（处）长董召勤，党委研究生工作部部长茅海燕，党委办公室查晓东陪同调研。

17 日 国家卫生健康委医政医管局通报 2021 年度电子病历系统功能应用水平分级评价高级别医疗机构名单，医院顺利通过电子病历五级评审。这是继通过医院信息互联互通标准化成熟度四级甲等测评后，再次斩获国家高级别信息化标准测评殊荣，标志着医院的信息化建设、精细化管理迈上更高的台阶。

19 日 医院举办 2022 年中国医师节庆祝活动。中国工商银行苏州分行副行长杨晓东，全体院领导，获奖人员，部分职能部门、临床科室负责人及中国工商银行嘉宾出席活动。活动由副院长陈罡主持。会上颁发了“工银杯”博习医师奖金奖、银奖、铜奖奖杯及证书。

26 日 由苏州市药学会和苏州市药事管理质量控制中心共同主办、苏州大学附属第一医院承办的苏州市第十一期医院药学品质管理项目终期汇报会隆重召开。大会开幕式由苏州市药学会秘书长顾炳仁主持，苏州市药学会理事长杨志强和苏州市药事管理质量控制中心主任缪丽燕莅临现场指导，南京鼓楼医院陈湘玉教授和苏州市各大医院的药学专家共同担任此次汇报会评委，来自全市的 25 个优秀品质管理项目（包括 1 个多维管理工

具）在会上被交流分享。

27 日 由中国医药教育协会主办、苏州大学附属第一医院承办的 2022 国际卫生合作大会暨中非医院对口合作论坛在苏州太湖国际会议中心盛大召开。此次大会以“融合、创新、发展”为主题，采用线上线下相结合的形式，邀请美国、加拿大、德国、瑞士、埃及、坦桑尼亚等 11 个国家的 40 余名外籍专家，以及 130 多名国内知名专家进行会议交流。开幕式结束后，由医院承办的国际院士名家论坛率先开讲。下午，由医院承办的“学科发展+人才战略医院发展创新双驱动”分论坛在太湖国际会议中心缥缈厅隆重召开。医院党委副书记、院长、苏州大学苏州医学院副院长刘济生，苏州大学临床医学院院长、医院党委委员、副院长方琪，苏州大学附属儿童医院党委书记汪健，苏州大学附属第二医院副院长孙亦晖担任主持。医院党委书记陈卫昌和苏州市卫生健康委员会党组书记、主任盛乐先后致辞。

31 日 在副院长陈罡的带领下，医务管理处联合药学部对血液科进行抗菌药物合理应用的强化培训。这是医院深入临床科室，对临床科室开展合理用药巡讲的第九站。医务管理处处长姜惠芬和药学部副主任（主持工作）朱建国参会。

31 日 苏州市医保局副局长顾亚斌一行来院调研信用支付工作。院党委副书记、院长、苏州大学苏州医学院副院长刘济生，医保办公室、信息处、财务处、门急诊部、医务管理处等相关职能科室负责人参与调研。

是月 由南京鼓楼医院和苏大附一院两大培训基地共同培养的第二届卒中护士的客观结构化临床考试暨结业式完美谢幕。

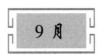

9 月

2 日 2—3 日，由江苏省医师协会外科医师分会和江苏省医学会外科学分会共同举办的 2022 年江苏省医师协会外科学分会专题会暨第四届天目湖胃肠道肿瘤规范化诊治高峰论坛在江苏省溧阳市隆重召开。会上进行了第三届国际 NOSES 经典手术视频大赛，蒋林华主治医师携朱新国教授精彩的 3D 腹腔镜直肠癌根治术（NOSES Ⅳ式）手术视频参赛，喜获二等奖。

3 日 3—4 日，2022 年江苏省预防医学会呼吸系统疾病预防与控制专业委员会成立大会暨第一届学术会议在苏州召开，来自省内各级医院及疾病预防控制中心的90余名专家参会。会议由江苏省预防医学会主办，苏州大学附属第一医院承办。开幕式由江苏省预防医学会会长汪华主持，苏州市卫生健康委员会主任盛乐，中华预防医学会呼吸分会主任委员杨汀，苏大附一院党委副书记、院长刘济生，江苏省卫生健康委副主任张金宏分别致辞。出席开幕式的领导嘉宾还有江苏省预防医学会秘书长蒋辽远，苏州市预防医学会会长卜秋，江苏省卫生健康委政策法规处处长何新羊等。在学术会议环节中，中日友好医院杨汀教授、南通大学附属医院冯健教授、淮安市第二人民医院郑玉龙教授、常州市第一人民医院周军教授、苏州大学附属第一医院黄建安教授、江苏省人民医院齐栩教授、东部战区总医院宋勇教授及南京市第二人民医院林霏申教授作精彩讲课。最后通过投票选举，医院呼吸与危重症医学科主任黄建安教授担任江苏省预防医学会呼吸系统疾病预防与控制专业委员会主任委员，雷伟担任常务委员兼学会秘书，刘泽毅担任委员，王佳佳担任青年委员。

5日 医院2022年迎新会在总院隆重举行，党委书记陈卫昌，院党委副书记、院长、苏州大学苏州医学院副院长刘济生携医院领导班子成员及职能部门负责人出席会议。医院党委副书记、院长刘济生致辞。大外科主任杨惠林教授、大内科主任黄建安教授分别讲话。骨科博士沈浩和护理硕士刘园园分别作为医护新职工代表发言。医院党委书记陈卫昌作总结发言。会后，院长刘济生为各名新职工作题为“争做与文化相适应的医者”的精彩讲座。

5日 江苏省委驻宿城区乡村振兴工作队队长、宿城区委常委滕志铭一行来院调研并座谈。院党委书记陈卫昌，党委副书记、院长、苏州大学苏州医学院副院长刘济生，苏州大学苏州医学院第一临床医学院副院长胡春洪，党委办公室主任、宣传统战处处长范嵘，院长办公室主任蒋彬，组织处处长林小波，人事处处长李明，第一临床医学院院长助理、临床教育研究室主任孙书方出席座谈会，会议由人事处处长李明主持。派出李晓平加入乡村振兴工作队是医院第一次派出乡村振兴管理干部，医院将配合宿城区委、区政府共同做好基层党建、乡村发展等方面的工作。

5日 为庆祝第38个教师节，医院在总院学术报告厅隆重举办教师节表彰大会。会上院长刘济生代表医院宣读《关于表彰2020—2021年度“住院医师规范化培训优秀住院医师、带教老师、专业基地、培训科室”的决定》《关于公布第一临床医学院首届教师教学创新大赛获奖名单的通知》《关于公布苏大附一院 2022 年苏州银行教学奖获奖名单的通知》。教师节前夕，院党委书记陈卫昌、院长刘济生在第一临床医学院副院长胡春洪的陪同下，走访慰问了阮长耿院士、蒋文平教授、唐天驷教授、汪康平教授和丁乙教授。

5 日 5—9 日，在院党委办公室、人事处组织下，301 名新职工分 6 个批次先后参观了医院院史陈列馆。自 2021 年 10 月 8 日院史陈列馆落成以来，院党委办公室共接待院内外参观来访近 60 次，覆盖人数 1 400 余人。从该年开始，医院将新职工参观院史陈列馆作为新职工入职“文化第一课”。

2022 年新职工岗前培训系列活动在总院两个报告厅同步举行。医院副院长陈罡和心脏大血管外科主任沈振亚作专题讲座。医务管理处副处长季成、医患沟通办主任丁礼、门急诊部主任顾洁、公共卫生科副主任陆云芬、质量管理处副处长董琼、感染管理处处长金美娟、临床教育研究室主任孙书方、教育培训处处长王振欣、科技处副处长张光波、信息处副处长翟萌、纪委办公室主任葛国曙、行风办公室主任柴志军、工会常务副主席卢惠娟、团委书记田一星、财务处处长陆正洪、信息处副处长刘亚军、保卫处副处长沈新卫作专题讲座。最后，人事处处长李明进行职业发展交流，介绍人事处主要工作。培训期间，还召开了博士新职工座谈会、管理岗位新职工座谈会。

7 日 医院在总院综合楼 3 楼学术报告厅和门诊 5 楼学术报告厅两个会场连线举办“弘扬科学家精神，强国兴院有我”2022 年新职工道德讲堂，301 名新职工到场。院党委副书记王海芳，党委委员、纪委书记邱鸣，党务部门负责人、党总支书记出席此次活动。此次道德讲堂由党委办公室主任、宣传统战处处长范嵘主持。

8 日 国家自然科学基金委员会公布 2022 年度集中受理申请项目的评审结果，医院共获资助 50 项，累计研究经费 2 813 万元，资助数比 2021 年度增长 8.7%，资助经费比 2021 年度增长 20.9%。大项目有 4 项获资助，创历史新高，位居省内医疗机构第一，其中：重点项目 2 项，重点国际（地区）合作与交流项目 1 项，优秀青年科学基金项目 1 项。获批数为 3 项及以上的科室：血液内科 14 项、骨科 8 项、神经外科 3 项、呼吸与危重症医学科 3 项、心血管内科 3 项。

8 日 医院在总院综合楼 303 会议室召开“迎中秋、话发展”党外人士座谈会，党委书记陈卫昌，党委副书记、院长、苏州大学苏州医学院副院长刘济生，党委副书记王海芳，相关职能科室负责人，各级人大代表、政协委员，各民主党派、无党派人士代表、苏州市欧美同学会代表，2022 年度医院参政议政研究项目负责人等参加会议。此次座谈会由党委副书记王海芳主持。会上刘济生院长通报了 2022 年上半年医院运营情况。参会代表学习了习近平总书记在中央统战工作会议上的重要讲话精神、苏州市委书记曹路宝在苏州市党外人士调研协商座谈会上的讲话精神。

9 日 医院在总院门诊学术报告厅召开干部大会，苏州大学党委副书记邓敏，党委常委、副校长、组织部部长查佐明出席大会。查佐明宣读了学校党委关于调整院党委主要领导的决定：刘济生任附属第一医院党委书记，免去陈卫昌附属第一医院党委书记职务。

14 日 中国工程院院士、苏州大学苏州医学院院长詹启敏，苏州大学副校长吴嘉炜一行来院调研。苏州大学苏州医学院党工委书记钱福良，执行院长徐广银，副院长、护理学院党委书记龚政，副院长龙亚秋、钟慧等参加调研。医院党委书记、院长、苏州大学苏州医学院副院长刘济生，全体在院院领导、国家临床重点专科代表、党政职能科室负责人等参加座谈会。

15 日 第十三届江苏省医院药学品质管理成果汇报会取得圆满成功，此次会议由江苏省药学会医院药学专业委员会主办。医院药学部品质管理项目收获金奖 1 项、银奖 3 项、最佳成果奖 1 项：来自临床药学的“北斗圈”获得课题研究型金奖，来自门诊药房的“闪药圈”和制剂室的“E+圈”获得课题研究型银奖，来自门诊药房的“天可圈”获得问题解决型银奖，来自中心药房的“零零圈”获得最佳成果奖。5 个获奖项目的主题分别为“治疗药物监测结果解读体系建立与应用”“疫情下门诊药房智慧药学服务模式的构建”“基于风险管理的医院制剂生产线清洁验证模式的构建”“基于 HFMEA 的抗肿瘤药物全过程险管理的模式构建”“缩短长期处方压力下门诊药房高峰时期处方调配时间”。在该年 8 月底召开的苏州市医院药学品质管理成果汇报会上，医院药学部也荣获佳绩，“闪药圈”和“天可圈”摘得桂冠，“北斗圈”荣获二等奖，“E+圈”荣获三等奖，“零零圈”荣获最佳主题奖。

16 日 医院行风办牵头，联合党办、院办、纪委办、人事处、医务管理处、门急诊医技党总支、门急诊部、护理部、药学部、后勤服务中心、保卫处等部门对十梓街院区门急诊区域开展全面督查。

16 日　医院于总院综合楼 3 楼 301 会议室举办 2022 年“多学科融合，助推公立医院高质量发展”研讨会。此次研讨会由医务管理处牵头，特邀内分泌科、心内科、肾内科、神经内科、老年医学科、药学部、临床检测中心等多位专家，聚焦血糖管理与糖尿病防治、即时检验（POCT）院内质量管理体系建设等内容开展授课讲解和深入交流。

16 日　国家血液系统疾病临床医学研究中心、苏州大学造血干细胞移植研究所吴德沛、徐杨教授课题组与新加坡国立大学刘海燕教授合作在《信号转导与靶向治疗》（*Signal Transduction and Targeted Therapy*）（影响因子＝38.1）在线发表了题为“树突状细胞来源的 IL-27 p28 调节 T 细胞程序的致病性并减轻急性移植物抗宿主病”的最新研究成果，发现树突状细胞来源的 IL-27 p28 在急性移植物抗宿主病中起重要作用。

16 日　医院 HLA 配型实验室迎来中国合格评定国家认可委员会专家组的 ISO15189 初次现场评审。经过 3 天的全面审核，实验室以极高评价顺利通过此次评审。

17 日　由苏州市卫生健康委主办、市口腔医学会等协办的主题义诊在吴中龙湖天街开展，医院口腔科主任张秀乾为广大市民朋友免费检查口腔、解答健康问题。

18 日　由苏州大学、苏州市卫健委、苏州市科技局主办，苏大附一院承办的苏州大学脑卒中研究所、苏州市神经系统疾病临床医学中心、苏州市缺血性脑血管病重点实验室揭牌仪式举行。苏州大学党委副书记、校长张晓宏，苏州市卫健委党组书记、主任盛乐，苏州大学副校长吴嘉炜，江苏省运动健康促进会会长、江苏体育健康研究院执行院长王家宏，苏州大学苏州医学院党工委书记钱福良、苏州大学科学技术研究院院长徐小乐、苏州大学苏州医学院执行院长徐广银、苏州大学科学技术研究部原部长郁秋亚、苏州市医学会秘书长谭秋生、苏州市科学技术局副局长顾万勇，医院党委书记、院长、苏州大学苏州医学院副院长刘济生，苏州大学临床医学研究院院长、医院党委委员、副院长方琪，医院副院长、苏州大学脑卒中研究所执行所长陈罡参加揭牌仪式。仪式由副院长方琪主持。

19 日　江苏省卫生健康委视频连线即将回国的中国（江苏）援外医疗队。张金宏副主任与圆满完成医疗援外任务即将载誉归来的第三十一期援桑给巴尔、第十七期援圭亚那和第 17 期援马耳他医疗队的 43 名队员亲切交流。

19 日　该年“世界阿尔茨海默病日”的主题是“知彼知己、早防早智，携手向未来”。医院老年医学科、神经内科在姑苏区双塔街道里河社区卫生服务中心举行义诊活动，为里河社区的居民送去家门口的医疗服务。

20 日 第三十四个“全国爱牙日”的活动主题是“口腔健康，全身健康”，副主题是“护牙健齿少年强，健康中国民族兴”，医院口腔科为此开展了“920 爱牙日”系列活动。在“引力播”与医院微信公众号发布“口腔癌与槟榔”相关科普文章，提醒广大市民朋友“珍爱生命，远离槟榔”，同时撰写原创科普文章《关爱儿童口腔健康，家长们需要注意哪些事?》，加强科普宣传。医院口腔科 20 多名医护人员走进苏州市南京师范大学相城实验小学为 300 多名小学生进行口腔检查和口腔宣教。其间，医院口腔科主任肖灿受苏州口腔医学会的邀约做客《大医生在线》栏目，与其他 3 位口腔专家一起围绕老百姓关心的龋齿、智齿、牙齿矫正等多个热点问题进行权威解答，在“云端”为大家的口腔健康“保驾护航”。同时，设计宣传单，在爱牙日活动及平时诊疗中发放。

22 日 江苏省医疗保障局医药服务管理处处长赵辉及省医保局评估组来院进行 DRG 付费前调研评估。

23 日 江苏省医院协会后勤管理专业委员会 2022 年学术年会在扬州召开。江苏省医院协会会长黄祖瑚、副会长兼秘书长徐长江，江苏省医院协会后勤管理专业委员会主任委员卢斌，江苏省医院协会后勤管理专业委员会副主任委员、医院总会计师贲能富及嘉宾共计 400 余人参加会议。医院积极参与论文评选，共有 7 篇文章获奖，其中一等奖 2 篇，二等奖 2 篇，三等奖 3 篇。此外，医院获“优秀组织奖”。

26 日 医院迎来苏州大学临床医学、口腔医学和医学影像学专业新生。26—27 日，医院为新生开设线上“大学第一课”，院党委书记、院长刘济生，第一临床医学院副院长、放射诊断学教研室主任胡春洪，放射诊断学教研室副主任杨玲，口腔医学系副主任（主持工作）肖灿先后授课。

26 日 作为全国首批心脏收缩力调节器植入中心，医院成功完成江苏省内首台心脏收缩力调节器与埋藏式除颤器一站式手术，这也是该中心在完成江苏首例心脏收缩力调节器植入术之后的第四例手术。

26 日 苏大附一院老年护理帮扶小组走进帮扶签约单位福星护理院和心圆护理院。苏大附一院静疗专科护理小组组长鞠阳，核心成员邹叶芳、徐建芬及老年专项护士徐晨参加了此次帮扶活动。

27 日 医务管理处牵头带领医院医疗团队前往连云港市灌云县开展“健康江苏，

服务百姓”大型义诊活动。医院有 10 名专家参与此次义诊，分别是风湿免疫科顾美华、骨科孟斌、心内科李勋、神经内科薛群、呼吸内科季成、药学部郑晓娴、营养科周莉、内分泌科杜宣、消化内科许乐乐、普外科王斌。

27 日 江苏省医院协会第六届医院品管圈比赛在常州举行，全省各级各类医疗机构申报的 506 个圈组参加了比赛。药学部的“北斗圈”荣获药学专场（课达）一等奖；药学部“零零圈”和“闪药圈”分别荣获 HFMEA+RCA 专场二等奖和药学专场（课达）二等奖；护理部的“肺康圈”和药学部的“可乐圈”分别荣获三级医院护理三等奖和药学专场（课达）专场三等奖。

是月 江苏省第二期医院感染专职人员岗位实践培训在医院举办，苏州市二级及以上医疗机构院感专职人员共 24 人参加培训。

是月 在医院援疆医生李智的帮助下，克州人民医院完成首例自体动静脉内瘘球囊扩张成形术（PTA）。

10 月

8 日 第十五届苏州血液学峰会在苏州召开，会议特邀上海交通大学医学院附属瑞金医院、中国工程院陈赛娟院士，苏州大学苏州医学院、中国工程院詹启敏院士，中国药科大学、中国工程院王广基院士，南通大学教育部、中国工程院顾晓松院士，法国骨髓瘤工作组菲利普教授，美国安德森癌症中心安德森教授等国内外专家作报告。会议由吴德沛教授主持，江苏省血液研究所所长阮长耿院士，医院党委书记、院长刘济生教授，苏州市医学会谭伟良会长，苏州大学苏州医学院院长詹启敏院士，苏州大学党委副书记、校长张晓宏教授共致开场辞。在护理专场，亚太骨髓移植协会护理委员会主席、北京大学人民医院血液科主任颜霞，中国医学科学院血液病医院护理部主任解文君，以及华中科技大学同济医院附属协和医院护士长方云、浙江大学医学院附属第一医院护士长金爱云、空军军医大学唐都医院总护士长何华、安徽省立医院护士长吴云科、徐州医科大学附属医院护士长胡亭钰、江苏省人民医院血液科护士长濮益琴、南京鼓楼医院血液科护士长褚红、苏大附一院血液科护士长朱霞明等 8 人作讨论交流，最后由朱霞明护士长作总结。

8 日　第八届博习影像高峰论坛、苏州大学影像医学研究所学术年会、苏州大学医学教育 110 周年系列活动暨国家级继续教育项目胸部疾病影像学新进展学习班如期举办。大会开幕式由第一临床学院副院长、放射科主任、苏州大学影像医学研究所所长胡春洪教授主持。开幕式由医院党委书记、院长刘济生致辞。会上苏州大学苏州医学院党工委书记钱福良、中国医师协会放射医师分会副会长卢光明教授、江苏省医师协会放射医师分会会长李澄教授、苏州市医学会秘书长谭秋生先后致辞，业内 71 名专家作交流。

10 日　由美国斯坦福大学约翰·埃尼迪斯教授团队发布的全球前 2%顶尖科学家榜单更新了 2022 年版本，从近 700 万名科学家中遴选出世界排名前 2%的科学家，榜单分为“终身科学影响力排行榜”和“年度科学影响力排行榜”，医院时玉舫教授、杨惠林教授入选“终身科学影响力排行榜”；时玉舫教授、杨惠林教授、陈罡教授、张学光教授 4 人入选“年度科学影响力排行榜”。

12 日　医院在学术报告厅召开 DRG 付费模式下医院医保精细化管理会议。会议特别邀请苏州市医疗保障局局长、党组书记施燕萍出席会议，并诚邀江苏省人民医院医保处处长丁海霞和浙江大学医学院附属第二医院医保办副主任夏燕授课。会议由副院长缪丽燕主持，医院党委书记、院长刘济生出席会议并致辞，全体院领导，处级以上干部，各临床、医技科室正副主任，党政职能部门正副主任，总支书记、护士长、支部书记及各临床科室医保质控专员参会。

13 日　医院在总院综合楼 304 会议室召开会议，院党委书记、院长刘济生传达苏州大学第十三次党员代表大会两委工作报告精神。会议由党委副书记王海芳主持，采用线上线下相结合的方式，党务系统全体人员和院支部书记参会。

15 日　苏州市医学会临床检验学分会举办江苏省青年检验知识竞赛苏州地区选拔赛。医院临床检测中心选派的 6 名选手均取得优异成绩，其中获一等奖者 2 名（王君怡、蔡婧珊），将代表苏州地区参与江苏省青年检验知识竞赛；另有二等奖获得者 1 名（王瑶）、三等奖获得者 3 名（曹君、孙艳婷、王涛）。

16 日　中国共产党第二十次全国代表大会在北京开幕，习近平总书记代表十九届中央委员会向大会作报告。医院组织全体院领导、处级以上干部、职能部门负责人、总支书记 40 余人在综合楼 3 楼学术报告厅集中收看中国共产党第二十次全国代表大会开幕盛况。

25 日 院职代会提案工作委员会召开会议，对七届四次职代会期间收到的 52 份有效提案进行评选。经委员们无记名投票，共评选出优秀提案 9 份。① 鲍海霞（血液科）：建议女职工健康体检中增加妇科 HPV 检测项目；② 周乃慧（皮肤科）：建议提高职工食堂的服务质量和水平；③ 李凤玲（中西医结合科）：建议十梓街院区成立行政联合办公室；④ 雷伟（呼吸与危重症医学科）：建议提高临床医疗质量和水平；⑤ 邹建英（内分泌科）：建议改善新时代护理人员职业心理健康；⑥ 沈振亚（心脏大血管外科）：建议加强医护电梯有序管理；⑦ 卢惠娟（工会）：建议优化门诊挂号指引单内容；⑧ 张静人（血液科）：建议调整临床医师教学职称晋升相关规定；⑨ 刘晓荣（血液科）：建议对十梓街院区地面进行平整及非机动车限行（本院职工电瓶车除外）。

26 日 医院 2023 年度国家自然科学基金申报启动会在总院和十梓街院区线上同步召开。院党委书记、院长刘济生，副院长陈亮出席会议，特邀空军军医大学药学系主任张伟教授作专题辅导讲座。会议由科技处处长朱雪松主持，全院科研骨干 300 余人通过线下、线上的方式参加了此次启动会。

26 日 由苏州市医学会主办，苏州市医学会重症医学分会、苏州大学附属第一医院承办的苏州市医学会重症医学分会第十三次重症年会圆满落幕。医院党委书记、院长刘济生教授，苏州市医学会秘书长谭秋生，江苏省医学会重症医学分会主任委员赵宏胜教授出席会议并致辞。会议由江苏省医学会重症医学分会副主任委员、苏州市医学会重症医学分会主任委员、苏大附一院重症医学科科主任金钧主持。

27 日 江苏省档案局、江苏省档案馆公布《2022 年度江苏省档案科技项目计划》（苏档〔2022〕59 号），全省共计 33 个项目获得立项，医院院长办公室部翀牵头的“数字社会背景下病案数据资源治理体系研究”项目成功立项，该项目也是医院首次获批的江苏省档案科技项目，实现了医院江苏省档案科技项目零的突破。

27 日 法国驻上海总领事馆科技领事泽维尔先生、前任科技领事加埃塔诺先生，法国博效基金会郑谊主席、郑群女士及欧洲 EBMT 上海代表处助理俞佳女士一行 5 人来院访问。

28 日 28—30 日，由苏州市医学会、江苏省免疫学会、苏州市抗癌协会主办，苏州大学附属第一医院肿瘤内科承办的苏州市医学会肿瘤学分会2022年度学术年会暨第三届博习整合肿瘤论坛暨恶性肿瘤整合治疗全程管理省级继续教育学习班在苏召开。

28日 2022年第三季度医疗质量与安全管理委员会工作会议于总院门诊5楼学术报告厅召开。会议由副院长陈罡主持，党委书记、院长刘济生出席会议，医疗质量与安全管理委员会全体成员参会。

29日 在第17个世界卒中日，医院脑卒中中心及神经内科党支部代表至苏州工业园区海关开展2022年“世界卒中日”义诊活动。专家团队由苏州大学临床医学研究院院长、苏大附一院党委委员、副院长、卒中中心主任方琪，脑卒中中心副主任惠品晶、神经内科副主任蔡秀英、神经内科党支部书记王辉、影像科主任姚飞荣、脑外科主任周鹏、检验科主任张有涛等组成。

是月 医院神经内科成功获批国家高级认知障碍诊疗中心（建设）。

是月 医院老年医学科成为由国家老年疾病临床医学研究中心授予的“医养结合示范基地”，为全国首批10家医养结合示范基地之一。

11月

6日 医院结直肠癌MDT团队挺进中华结直肠癌MDT全国总决赛，团队成员有胃肠外科高凌（队长）、肿瘤内科熊峰、放射科刘永浩、病理科黄山、肝胆外科何骏、消化内科钱丽娟、放疗科姬磊。

8日 医院在总院综合楼学术报告厅举行仪式，庆祝第三十一期中国（江苏）援桑给巴尔医疗队及第十七期中国（江苏）援马耳他医疗队队员凯旋。第三十一期中国（江苏）援桑给巴尔医疗队队员普外科殷骏、骨科王羿萌、心血管内科王海鹏、妇产科王娟、耳鼻咽喉科李满意、放射科叶爱华、麻醉手术科单希胜、膳食管理办公室邵雄，第十七期中国（江苏）援马耳他医疗队队员中医科胡天燕出席活动。

9日 医院教育培训处联合全科专业基地举办首届全科住培基层实践基地师资带教能力竞赛。此次教学竞赛由苏州市相城区黄桥街道社区卫生服务中心承办，黄埭、黄桥、元和三家基层实践基地共派出6支队伍参赛，各基地主任、教学主任、教学秘书、骨干教师、全科学员共50余人参加了此次教学活动。

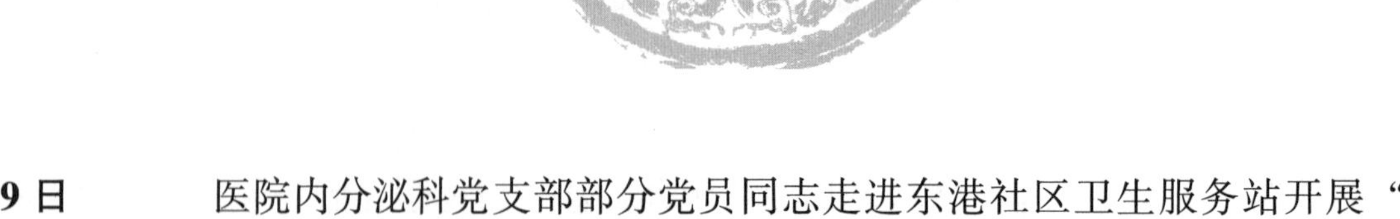

9 日	医院内分泌科党支部部分党员同志走进东港社区卫生服务站开展“糖尿病日”义诊活动。
9 日	9—11 日，根据《中国医师协会关于开展 2022 年度专科医师规范化培训结业考核有关工作的通知》（医协函〔2022〕641 号），医院作为江苏省神经外科学、普通外科学、呼吸与危重症医学 3 个专科的结业临床实践能力考核单位，顺利完成 3 个专科 15 名考生的临床实践能力考核任务。
10 日	受江苏省卫健委老龄健康处委托，江苏省老年医学学会会长许家仁带队的专家组一行 5 人来院对老年友善医疗机构创建工作开展省级评审检查，医院党委副书记王海芳、副院长陈罡及相关职能部门负责人陪同检查。
11 日	为切实落实《苏州大学附属第一医院医药代表接待管理暂行规定》（附一〔2022〕4 号），行风办公室牵头召开医药代表接待管理自查自纠暨沟通交流会，纪委办公室、药学部、医学工程处、招标办、检验科、放射科、信息处等职能、医技科室负责人出席会议。
11 日	11—12 日，第十三届临床药学实践与个体化治疗研讨会暨第九届姑苏医院药学论坛在苏州召开，此次大会由中国药学会医院药学专业委员会主办，苏州大学附属第一医院、苏州市药学会医院药学专业委员会、苏州市医学会临床药学分会和苏州市药事管理质量控制中心承办。大会开幕式由医院副院长缪丽燕教授主持，出席开幕式的嘉宾有中国工程院院士、苏州大学苏州医学院院长詹启敏教授，中国药学会医院药学专业委员会主任委员、华中科技大学同济医学院附属协和医院党委书记张玉教授，江苏省卫健委药物政策与基本药物制度处处长崔林，医院党委书记、院长刘济生教授，苏州市医学会会长谭伟良，苏州市药学会理事长杨志强等。
14 日	2022 年度院级护理质量持续改进项目评比活动在总院综合楼 3 楼学术报告厅举办，党委副书记王海芳，护理部主任徐岚，常务副主任眭文洁，副主任钮美娥、毛莉芬、施小青及大科护士长担任此次活动的评委，其他科室护士长及部分护理骨干现场参与观摩。
14 日	14—16 日，医院肝胆胰外科成功举办首届“健康消化，答‘胰’解惑”训练营。此次训练营通过线上和线下相结合的形式，分为手术演示观摩、专题讲座和病例分享 3 个部分。
16 日	学习贯彻党的二十大精神市委宣讲团宣讲报告会在医院学术报告厅举行。苏州市委宣讲团成员、苏州大学党委宣讲团团长、苏州大学党委书记江

涌作学习贯彻党的二十大精神宣讲报告。校党办、党委宣传部有关负责人，苏大附一院领导班子成员、党委委员、纪委委员、副处职及以上干部，党务部门负责人，各级人大代表、政协委员、各民主党派主委，苏大附二院、苏大附儿院领导班子成员、相关部门负责人代表等参加。会议由医院党委书记、院长刘济生主持。

18 日 江苏省医保局医药价格和招标采购处一级主任科员王海楼带队，苏州市医保局三级调研员张祥生、医药价格和招标采购处处长王晓萍等陪同来院开展督查工作，医院副院长陈亮，副院长缪丽燕，医保办公室、财务处、医工处、信息处、药学部等职能科室负责人陪同检查。

18 日 由中国医药质量管理协会主办的第五届全国医院质量管理工具应用成果发表大会顺利落下帷幕。在全国 20 多个省、自治区、直辖市、103 家医院、248 个优秀圈组的激烈角逐中，来自苏大附一院药学部中心药房的“如意圈”荣获一等奖，其主题为“肠外营养液全流程管理体系的构建”；来自苏大附一院药库的“如家圈”荣获二等奖，其主题为“集采药品动态监测体系的构建”。

18 日 18—19 日，院纪委举办 2022 年纪检干部专题培训班。院纪委委员、各党总支纪检委员、各党支部纪检委员、纪委办公室全体成员参加培训。此次培训由院纪委副书记刘笑明主持。

25 日 由苏大附一院教育培训处举办的 2022 年苏州市继续医学教育项目住院医师规范化培训管理模式的改革和创新学习班圆满完成。

25 日 江苏省卫健委召开 2022 年中国（江苏）援外医疗队回国总结会，张金宏副主任出席会议。第三十一期援桑给巴尔、第十七期援圭亚那、第十七期援马耳他医疗队队员共 43 人，于 2022 年 10 月完成为期 1 年的援外任务回国。此次会议通过线上线下相结合的方式在南京、常州、苏州、南通同时进行，南通大学附属医院、苏州大学附属第一医院、常州市卫生健康委员会及有关单位主要负责同志参会。

25 日 苏大附一院与央视一套《生活圈》栏目合作的“健康管理在行动”大型直播活动圆满完成。从 9:30 至 21:30，直播整整持续了 12 个小时，医院 12 名专科医生走进央视直播间，为观众科普健康医学知识。

26 日 由工会副主席李咏梅带队，医院参加苏州市教育工会主办、苏州市职业大学承办的第十四届教职工乒乓球团体赛，获得第三名。

27 日 由中国医院品质管理联盟主办的第十届全国医院品管圈（多维工具）大

赛暨第三届国际医疗质量与安全高峰论坛大会正式落下帷幕。来自门诊药房的“闪药圈”和来自中心药房的“零零圈”从全国31个省、市、自治区的1 030个品管项目中脱颖而出，分别荣获药事药物专场一等奖和HFMEA专场一等奖，其主题分别为“疫情下结合RATER指数提高门诊患者对智慧药学服务的满意度”和“基于HFMEA抗肿瘤药物全流程风险管理模式构建”；来自门诊药房的“天可圈”荣获药事药物专场三等奖，其主题为“缩短长期处方压力下门诊药房高峰时期处方调配时间”。

29日 医院使用对公数字人民币钱包，通过单位网上银行平台，成功向中标单位支付集中采购药品款，该笔货款已实时足额到达对方账户。这是医院首次以数字人民币向中标单位支付商品和服务类款项，也使医院成为江苏省、苏州市推广数字人民币支付货款试点工作的首批单位。

是月 医院纪委分4个批次组织医院中层及以上干部开展党风廉政警示教育活动，先后在省级廉政教育示范基地——张家港河阳山歌馆文化教育基地、家风教育基地，苏州市廉洁文化示范点、相城区廉政教育基地——冯梦龙纪念馆进行参观学习。

是月 第九届中法血液学论坛在浙江大学医学院附属第一医院举办。其间，医院血液科陈苏宁教授荣获国际专业奖项“法国圣安东尼-EBMT青年领袖奖”，颁奖仪式由法国国家医学科学院院士诺伯特·克劳德·科林云端主持。

12月

2日 为深入学习、宣传贯彻党的二十大精神，该日下午，医院采用线上线下相结合的方式，召开全院学习贯彻党的二十大精神专题党课。

3日 中国农工民主党2018—2022年先进集体和先进个人表彰大会在北京召开。医院血液病研究室主任陈苏宁获评“中国农工民主党先进个人”。

14日 中国血液学博物馆获批江苏省医学会健康科普教育基地。揭牌仪式在中国血液学博物馆举行。江苏省科学技术协会科普部金雷部长，江苏省医学会马敬安副秘书长，苏州市科学技术协会倪志强副主席，江苏省医学会科技教育部陈维忠主任等出席揭牌仪式。苏州大学附属第一医院血液科陈苏宁教授等出席仪式。中国血液学博物馆馆长陈子兴教授主持仪式。

15日 苏大任〔2022〕26号文：陈罡任临床医学研究院院长，试用期1年；免去方琪临床医学研究院院长、苏大附一院副院长职务。

23日 医院在线上召开干部大会，苏州大学党委副书记、校长张晓宏，副校长吴嘉炜，党委常委、组织部部长王云杰出席大会。会议由刘济生主持。会上王云杰宣读干部任命决定：缪丽燕任附属第一医院常务副院长（正处职）；蒋彬、徐杨任附属第一医院副院长；陈罡任临床医学研究院院长；范嵘任临床医学研究院副院长。

29日 国家血液系统疾病临床医学研究中心、苏州大学造血干细胞移植研究所吴德沛、徐杨课题组与苏州大学郑慧合作在《血液》（*Blood*）杂志上在线发表《OTUD1-Notch2-ICD轴协调同种异体T细胞介导的移植物抗宿主病》最新研究成果。

是月 后勤服务中心顺利完成总院固定电话升级工作。

是月 消化内科副主任、消化内镜中心主任李锐完成了苏州市首例内镜下阑尾切除术，标志着医院阑尾手术进入全新的超级微创时代。

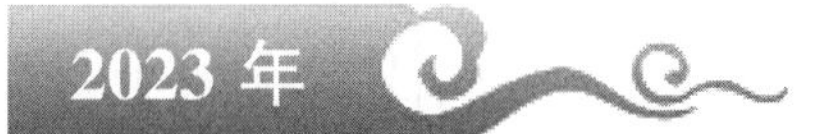

2023年

1月

11日 11—12日，院党委书记、院长刘济生，党委委员、常务副院长缪丽燕，党委副书记王海芳带队，组织处处长林小波、工会常务副主席卢惠娟、离退休办公室副主任（主持工作）范坚陪同，开展新春慰问活动。

17日 政协第十三届全国委员会常务委员会第二十五次会议通过了中国人民政治协商会议第十四届全国委员会委员名单，医院吴德沛教授当选委员，所属界别为医药卫生界，成为该届全国政协96名医药卫生界委员之一。

18日 医院HLA配型实验室获得由中国合格评定国家认可委员会授予的CNAS（ISO15189）医学实验室认可证书，认可范围涵盖在临床开展的HLA基因分型、HLA抗体检测和HLA-B27检测项目，成为全国第一个获得CNAS认可和ASHI认证的双国际资质实验室。

是月 医院保卫处获得“2022年度苏州市公安局单位内部治安保卫工作集体三等功”荣誉。

是月 国家档案局公布国家级档案专家、全国档案工匠型人才、全国青年档案

业务骨干人选名单。全国共有 780 人入选全国青年档案业务骨干，医院院长办公室部翀成功入选，这也是医院首次有人员入选全国性档案业务人才队伍。

2 月

7 日 根据苏州大学党委统一部署与安排，医院召开 2022 年度民主生活会，医院党政领导班子成员、第一临床医学院及临床医学研究院领导参加会议，校党委第十一督导组组长严明作点评发言。

8 日 8—9 日，由工会组织的无偿献血活动分别在两个院区的学术报告厅举办。医院实际献血 468 人，献血量达 136 000 毫升。

14 日 医院在总院门诊 5 楼学术报告厅举行 2022 年度总结表彰大会。苏州大学副校长吴嘉炜，苏州市卫生健康委员会党组书记、主任章鸣林应邀出席。医院党委书记、院长刘济生，党委委员、常务副院长缪丽燕，医院全体领导班子成员，处级以上干部，各科室、教研室正副主任、科护士长，党政职能科室正副主任、党总支书记出席大会。大会由苏州大学临床医学研究院院长、医院副院长陈罡主持。会上党委委员、常务副院长缪丽燕作 2022 年度工作报告，同时宣读“白求恩杯”先进集体、先进个人，年度先进集体，三个“十佳”，优秀科主任，机关作风效能建设考评先进集体，新冠感染救治、党建文化、医教研单项奖，建行“优秀管理奖”“管理贡献奖”的表彰决定并颁奖。

15 日 医院在总院学术报告厅举行微信公众号 5.0 升级上线发布会。苏州大学党委副书记邓敏，苏州市医疗保障局党组书记、局长施燕萍，苏州市卫健委党组成员、副主任谢兴潜，苏州市医疗保障局信息处处长曹茂兰，招商银行苏州分行党委委员、行长助理郭晓丹莅临发布会现场。医院党委书记、院长刘济生，党委委员、常务副院长缪丽燕，党委副书记王海芳，党委委员、副院长丁春忠，副院长徐杨，以及行政职能科室负责人、党务系统全体人员、临床科主任代表和护士长代表等出席发布会。医院官方微信公众号自 2015 年上线以来，不断迭代升级，截至此时，官方微信公众号用户数已突破 190 万。

17 日 何梁何利基金 2021 年度和 2022 年度颁奖大会在北京钓鱼台国宾馆举行。苏州大学附属第一医院骨科主任、大外科主任、骨科研究所所长杨惠林教授荣获2021年度“何梁何利基金科学与技术进步奖”。

20日 第七批、第九批姑苏卫生人才见面会在总院举行。院党委书记、院长刘济生，党委委员、常务副院长缪丽燕与姑苏卫生人才进行交流。自2013年起，医院总共入选9批“姑苏卫生人才计划”，其中2020年25人入选第七批次，2022年39人入选第九批次，在入选数量方面有了较大突破。

26日 医院组织召开科主任工作会议。会议由苏大临床医学研究院院长、苏大附一院副院长陈罡主持，医院党委书记、院长刘济生出席会议并致辞，党委委员、常务副院长缪丽燕作工作报告，全体院领导，处级以上干部，各临床、医技科室正副主任，党政职能科室正副主任，教研室正副主任，总支书记和科护士长参会。

是月 江苏省卫健委公布了江苏省“十四五”科教能力提升工程遴选结果。在《关于公布江苏省医学创新中心名单的通知》（苏卫科教〔2022〕15号）中，医院4个中心（血液病学创新中心、骨科医学创新中心、心脏大血管医学创新中心、创伤医学创新中心）获批江苏省医学创新中心。在《关于公布江苏省医学重点学科和医学重点实验室名单的通知》（苏卫科教〔2022〕17号）中，医院7个学科［呼吸病学、神经外科学、人体免疫学、临床药学、放射肿瘤学、神经病学（建设单位）、医学影像学（建设单位）］获批江苏省医学重点学科（含建设单位），1个实验室（血栓与止血重点实验室）获批江苏省医学重点实验室。

3月

8日 新疆克州人民医院院务委员、党政综合办主任齐娜尔·江托热携该院医务部、护理部、心胸外科、血液科、介入室、科研教学部、财务部、门诊部、友谊路院区综合科等相关职能部门负责人一行来院进行回访交流，医院党委书记、院长刘济生，副院长、院长办公室主任蒋彬，苏州大学临床医学研究院副院长、党委办公室主任、宣传统战处处长范嵘，心脏大血管外科主任沈振亚，介入科主任朱晓黎，人事处处长李明，医务部副部长、医务管理处处长姜惠芬，门急诊部主任顾洁，护理部常务副主任眭文洁等相关职能部门负责人参与座谈会。会议由人事处处长李明主持。

9日 医院呼吸与危重症医学科成功开展首例CT引导下经皮穿刺肺肿瘤氩氦刀

冷冻消融手术。此次手术由呼吸与危重症医学科副主任医师陈涛，主治医师丁玲、杨丽敏合作完成。这是苏州市呼吸与危重症医学科开展的首例经皮穿刺肺肿瘤氩氦刀消融手术。

17 日　中国共产党苏州大学附属第一医院第十一次党员代表大会在总院门诊 5 楼学术报告厅隆重召开。193 名党员代表和 26 名列席代表出席会议。苏州大学党委副书记、校长张晓宏，苏州大学党委常委、组织部部长王云杰应邀参加了开幕式。开幕式由院党委委员、常务副院长缪丽燕主持。院党委书记、院长刘济生致开幕词，江苏省人大代表、苏州市侨联副主席、民盟盟员、苏大附一院心脏大血管外科主任、心血管病研究所所长沈振亚作为医院民主党派代表致辞。省青联委员、校医院院长、校团委副书记、院团委书记田一星作为群团组织代表致辞。院党委书记、院长刘济生代表中国共产党苏州大学附属第一医院第十届委员会向大会作工作报告。院党委委员、纪委书记邱鸣代表中国共产党苏州大学附属第一医院纪律检查委员会作工作报告。最后，根据大会选举办法和计票结果，大会选举产生中国共产党苏州大学附属第一医院第十一届委员会委员 9 名、中国共产党苏州大学附属第一医院纪律检查委员会委员 5 名。

22 日　22—24 日，8 家省级医疗质量控制中心开展 2022 年度现场考核工作会议，医院共有 6 个质量控制中心参加此次考核，分别为创伤救治专业、神经外科专业、血液内科专业、核医学专业、呼吸内科专业、心胸外科专业医疗质量控制中心。

23 日　苏大委〔2023〕28 号文：同意苏大附一院第十一届党委换届选举结果，刘济生任苏大附一院党委书记，缪丽燕、王海芳任苏大附一院党委副书记，邱鸣任苏大附一院纪委书记，刘笑明任苏大附一院纪委副书记。

28 日　爱思唯尔重磅发布 2022 年“中国高被引学者”榜单。医院共有 3 位专家因其在领域内的成果影响力而上榜，其中在“基础医学”领域入选 2 人(时玉舫教授和张学光教授)，在“临床医学”领域入选 1 人（杨惠林教授)。

28 日　医院在总院门诊楼学术报告厅召开全国两会精神学习报告会暨院党委理论学习中心组（扩大）学习会。会议特别邀请全国政协委员、血液科主任吴德沛传达全国“两会”精神。全体在院院领导，党委理论学习中心组成员，院纪委委员，党政职能科室、临床科室负责人，党总支书记、支部书记，在院各级人大代表、政协委员，各民主党派主要负责人，侨联、侨青、欧美同学会、无党派人士代表，院团委委员、团总支书记等出席大会。会议由院党委委员、常务副院长缪丽燕主持。

4月

4日 江苏省政府办公厅正式印发《江苏省高水平医院建设实施方案》（苏政办发〔2023〕14号），公布首批重点建设的江苏省高水平综合类医院，苏州大学附属第一医院、江苏省人民医院、南京鼓楼医院等6家综合医院入选。

14日 医院在总院综合楼303会议室为即将赴任执行为期一年半援疆任务的第11批援疆人才（心脏大血管外科冀振春、骨科孙智勇、神经外科周雷）举行欢送会。院党委书记、院长刘济生，党委副书记、常务副院长缪丽燕，副院长、院长办公室主任蒋彬，临床医学研究院副院长、党委办公室主任、宣传统战处处长范嵘，组织处处长林小波，医务部副部长、医务管理处处长姜惠芬，护理部常务副主任眭文洁，3名援疆人才所在科室沈振亚主任、王中主任、孟斌副主任出席会议，会议由人事处副处长金艳主持。

19日 医院举办"盟员之家"揭牌仪式暨共建活动筹备会议。民盟苏州市委员会主委、保护区管委会副主任、姑苏区政府副区长葛昕，苏州大学党委常委、统战部部长黄志斌，苏州博物馆副馆长、民盟平江二支部主委茅艳，民盟苏州市委组织处副处长王海丹、四级主任科员陈天仪，以及医院党委副书记王海芳，临床医学研究院副院长、党办主任、宣传统战处处长范嵘，民盟苏大委员会副主委兼秘书长、民盟苏大附一院支部主委、病理科主任郭凌川，民盟苏大附一院支部副主委、内科副主任（兼）、消化内科副主任奚沁华，宣传统战处副处长丁一多参会。

19日 江苏省委驻宿城区"五方挂钩"协调小组工作会议在宿迁市宿城区召开。江苏省市场监管局、苏州市高新区政府、苏州农业职业技术学院、苏州大学附属第一医院、国家开发银行江苏省分行、江苏省监狱管理局、江苏省演艺集团等"五方挂钩"协调小组成员单位负责同志参加会议，医院党委书记、院长刘济生带队参加会议并发言。

25日 盐城市第一人民医院党委书记查文章，副院长闻国华、郭建军及医院相关职能部门、临床科室负责人一行32人来院访问，就医院管理、学科建设、结对帮扶等相关工作开展交流学习。医院党委书记、院长刘济生，党委副书记、常务副院长缪丽燕，副院长陈亮、蒋彬及相关职能部门、临床科室负责人参会。

27 日 医院第七届第五次教职工代表大会在总院门诊 5 楼学术报告厅隆重召开。院党委书记、院长刘济生，党委副书记、常务副院长缪丽燕，院党政领导班子成员，大会主席团成员及职代会代表 207 人出席会议。大会议程主要包括听取和审议院长工作报告、财务预决算报告、提案工作报告。会议由党委副书记、工会主席王海芳主持。

28 日 苏州大学党委常委、副校长姚建林一行来院调研研究生工作，校研究生院院长张进平、副院长徐维英、副院长曹光龙、副院长李耀文、综合办主任汪炜及苏州医学院副院长钟慧陪同调研。医院党委书记、院长刘济生，副院长、院长办公室主任蒋彬，副院长徐杨，临床医学研究院副院长、党办主任、宣传统战处处长范嵘，第一临床医学院院长助理、临床教育研究室主任孙书方，教育培训处处长王振欣，教育培训处副处长、临床技能中心主任祁加俊，临床教学办公室副主任李珉，教育培训处副处长胡丽美参与调研座谈会。座谈会由副院长徐杨主持。

28 日 医院在总院综合楼学术报告厅召开学习贯彻习近平新时代中国特色社会主义思想主题教育动员会议，对全院深入开展主题教育进行动员部署。医院全体院领导，第一临床医学院、临床医学研究院领导，院党委委员、纪委委员，党总支书记、党支部书记，党务系统全体人员，院青年理论学习小组组长代表参加会议。会议由院党委副书记王海芳主持。

是月 4 月 19 日—5 月 8 日，医院作为苏州市住院医师规范化培训临床技能结业考核考点之一，圆满完成了 2023 年苏州市住培结业临床技能考核工作，考核专业包括内科、神经内科、眼科、耳鼻咽喉科、康复医学科、临床病理科、检验医学科、重症医学科 8 个培训专业，共计考核住培学员 308 名。江苏省卫健委科教处副处长张宜启，苏州市卫健委科教处处长吴晨、主任孙军莅临现场。

5 月

6 日 医院党委书记、院长刘济生，党委副书记、常务副院长缪丽燕，苏州大学临床医学研究院院长、医院党委委员、副院长陈罡，党委委员、副院长陈亮，副院长、院办主任蒋彬带领相关职能科室负责人，赴北京协和医院、北京大学肿瘤医院参观交流。

9日　医院在总院门诊裙楼5楼学术报告厅召开2023年院“五四”表彰大会暨“学习二十大、永远跟党走、奋进新征程”主题团日活动。院党委书记、院长刘济生，党委委员、副院长陈罡，党委副书记王海芳，总会计师贲能富，党委委员、副院长丁春忠，党委委员、纪委书记邱鸣，副院长蒋彬，党委委员、副院长徐杨莅临会议。医院该年度受表彰的团员青年及各团总支、团支部团员青年代表参加会议。

10日　医院在总院门诊5楼学术报告厅举行纪念国际护士节表彰大会暨“牡丹护理奖”颁奖典礼活动。院党委书记、院长刘济生，党委副书记、常务副院长缪丽燕，副院长陈罡，党委副书记王海芳，总会计师贲能富，纪委书记邱鸣，副院长蒋彬，工商银行苏州分行副行长杨晓东，院职能部门领导，护理前辈们及护理部主任、科护士长等参会，全院289名受表彰人员代表参加颁奖典礼。

10日　医院2023年全面从严治党工作会议在总院门诊5楼学术报告厅召开。全体院领导、院党委委员、纪委委员，各党总支书记、各党支部书记，各临床医技科室、各党政职能部门负责人，护士长参加会议。会议由院党委副书记、常务副院长缪丽燕主持。

11日　医院召开学习贯彻习近平新时代中国特色社会主义思想主题教育专题读书班开班仪式暨第一次集体学习会。院党委理论学习中心组成员，第一临床医学院、临床医学研究院处级党员领导干部参加会议。院党委书记、院长刘济生主持读书班并讲话。

12日　12—13日，由香港艾力彼医院管理研究中心举办的2023中国医院竞争力大会隆重召开。此次大会以“专科发展实现高质量复苏”为主题，发布了2022届中国医院竞争力排行榜榜单。苏大附一院荣登“2022届地级城市100强排行榜”榜首，创下了“十连冠”的佳绩；在2022届全国顶级医院100强排行榜中居第三十二名；在2022届转化医学最佳医院80强榜单中居第三十四名；在“2021届中国·中东欧最佳医院100强”榜单中居第五十七名；在“2021届中国·东盟最佳医院100强”榜单中居第四十二名。

23日　由中共苏州市委人才工作领导小组办公室指导，苏州市卫生健康委员会主办，苏州市卫生人力资源管理服务中心承办的2023年苏州市卫生健康系统招才引智系列活动暨引才宣讲大比拼决赛成功举办。由院党委副书记、常务副院长缪丽燕，党委委员、人事处处长李明，血液科主任助理陈佳，血液科窦雪晴博士组成的医院引才宣讲团荣获二等奖。

24日 医院工会委员会第十八届第五次会员代表大会在总院综合楼3楼学术报告厅顺利召开。院党委书记、院长刘济生，党委副书记、常务副院长缪丽燕，院党委委员、纪委书记邱鸣受邀列席。院党委副书记、工会主席王海芳及工会第十八届委员会委员、工代会代表76人出席会议。会议由工会常务副主席卢惠娟主持。会上宣读并表彰了工会第四届“二优一好”和第三届“模范职工小家”先进个人与集体。

是月 医院第一次作为独立医疗机构，以排名第一的成绩入选中国造血干细胞捐献者资料库（简称“中华骨髓库”）管理中心指定的HLA高分辨分型确认实验室，并被中华骨髓库评为最佳实验室。

是月 《省人力资源社会保障厅关于2022年第二批次博士后科研工作站备案情况的通知》（苏人社函〔2023〕160号）发布，医院正式成为博士后科研工作站。

是月 院纪委分4个批次组织中层及以上干部开展廉政教育。此次活动共计100余人参加，分别走访参观了清风山塘专线和范仲淹纪念馆两处廉洁文化阵地。

6月

9日 9—10日，医院党委书记、院长刘济生，党委副书记、常务副院长缪丽燕，副院长陈亮、蒋彬率队前往盐城市第一人民医院开展结对帮扶相关工作。同行前往的还有医院相关党政职能部门领导、临床医技科室专家等共38人。

13日 医院举行学习贯彻习近平新时代中国特色社会主义思想专题党课。此次党课由院党委书记、院长刘济生主讲，院党委副书记王海芳主持。

15日 院党委委员、副院长、苏州大学临床医学研究院院长陈罡，医院党委委员、副院长陈亮，党委委员、副院长徐杨率队前往连云港市灌云县人民医院开展结对帮扶相关工作。同行前往的还有医院相关党政职能部门领导、临床医技科室专家等共20人。

25日 附一人〔2023〕24号文：成立医学3D打印中心，为院级实体机构，正科级建制。

25 日 附一人〔2023〕25 号文：成立运营管理处，为正科级建制。

25 日 医院在总院综合楼 303 会议室为圆满完成援疆任务的第十批援疆人才（心脏大血管外科范红友、介入科李智、普外科杨小华、胸外科潘良彬）举行欢迎会。

28 日 医院党委在总院综合楼学术报告厅召开庆祝中国共产党成立 102 周年表彰大会。医院领导班子及党委委员、纪委委员出席大会，受表彰的优秀共产党员、优秀党务工作者、先进基层党组织负责人，各党总支书记、党支部书记和党务部门全体成员参加大会。大会由院党委副书记王海芳主持。会上宣读了医院党委表彰优秀共产党员、优秀党务工作者和先进基层党组织的决定。

30 日 国际重症呼吸峰会在南京开幕，中国急性呼吸窘迫综合征研究联盟同时成立，医院重症医学科有幸成为首批联盟成员。

7 月

6 日 受江苏省卫生健康委员会委托，江苏省肿瘤专业医疗质量管理中心在南京召开江苏省癌痛规范化治疗示范基地总结授牌大会，医务管理处副处长韩焕菊和肿瘤内科主任医师李大鹏代表医院接受癌痛规范化治疗示范基地授牌。

17 日 医院在总院门诊 5 楼学术报告厅举行“让罕见被看见”——苏大附一院罕见病多学科协作诊疗组启动仪式，正式成立罕见病多学科协作诊疗组。院党委书记、院长刘济生，党委委员、副院长陈亮，副院长蒋彬，外科主任、骨科主任、骨科研究室主任杨惠林，神经内科执行主任薛群，血液内科苗瞄，血栓与止血研究室副主任余自强，骨科陈康武，神经外科陈周青，医务部副部长（兼）、医务管理处处长姜惠芬及各临床医技科室专家等 50 余人出席此次活动。会上对罕见病多学科协作诊疗组、罕见病多学科工作组进行了授牌。

18 日 2023 年健康中国发展大会“全国防控重大慢病创新融合试点项目”会议在北京国际会议中心召开，会议公布了 42 家首批试点项目单位名单，苏州大学附属第一医院入围健康中国行动推进委员会办公室认证的首批试点项目单位，成为苏州市唯一获此殊荣的医疗机构。医院党委书记、院长刘济生荣获"'健康中国，医者先行'全国防控重大慢病创新融合试点项目开拓者"称号，健康管理中心副主任浦剑虹，学科带头人、健康管理中心荣誉科主任许津赴北京参会并代表医院接受授牌。

19 日 医院海外主任签约暨国际单孔机器人培训项目揭牌仪式在总院综合楼学术报告厅举行，同期举办了单孔机器人在胸外科疾病微创诊疗中的应用培训班。此项目特邀世界单孔胸腔镜肺叶切除术创始人、西班牙拉科鲁尼亚大学附属医院胸外科迭戈·冈萨雷斯·里瓦斯教授至医院担任海外主任，同时江苏省肿瘤医院许林教授，苏大附一院党委书记、院长刘济生，党委副书记、常务副院长缪丽燕，党委委员、副院长陈亮，临床医学研究院副院长、科技处处长朱雪松，临床医学研究院副院长、党办主任、宣传统战处处长范嵘，党委委员、人事处处长李明等各临床科室专家、职能部门负责人参会。

25 日 医院总院二期西区大楼正式启用。同时，苏州大学创伤医学研究所、江苏省创伤医学创新中心和国家重点专科建设单位（急诊科）揭牌。苏州市副市长季晶，苏州大学副校长吴嘉炜，江苏省卫健委应急办主任顾帮朝，苏州市卫健委党组书记、主任章鸣林，苏州大学苏州医学院党工委书记钱福良，苏州医学院执行院长徐广银，苏州城市建设投资发展（集团）有限公司总经理陈实，全体院领导，相关职能科室和临床科室代表，兄弟医院和相关单位负责人出席会议。仪式由院党委副书记、常务副院长缪丽燕主持。

25 日 附一人〔2023〕33 号文：成立资产管理处，为正科级建制。撤销原国有资产管理办公室，其人员并入资产管理处。

25 日 25—26 日，医院党委书记、院长刘济生，党委副书记、常务副院长缪丽燕，党委副书记、工会主席王海芳，党委委员、纪委书记邱鸣，党委委员、副院长陈亮，副院长蒋彬等院领导和门急诊办公室、后勤服务中心、保卫处、基建办公室、工会等相关职能科室负责人，分别走访、慰问总院区与十梓街院区高温一线职工。

27 日 27—31 日，院党委书记、院长刘济生，副院长蒋彬率队前往新疆慰问第 11 批援疆干部，先后抵达伊犁州友谊医院、克州人民医院。党委委员、人事处处长李明，心脏大血管外科主任沈振亚，外科副主任、胸外科主任赵军，神经外科主任王中，骨科副主任孟斌，信息处副处长（主持工作）程思民，人事处副处长李娟陪同慰问。

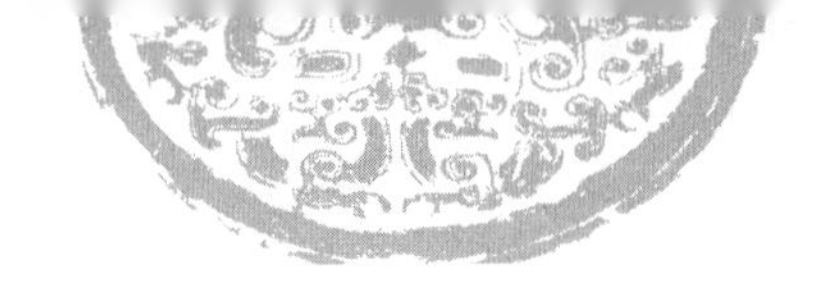

28 日 医院重症医学科顺利完成病房搬迁工作，由原门诊大楼 AA 西 3 区整体搬迁至总院二期西区重症医学科，床位由 18 张扩建至 42 张。院党委副书记、常务副院长缪丽燕，医务管理处副处长韩焕菊亲临现场指导慰问。

28 日 28—30 日，第八届亚洲心律失常峰会暨第十四届中国心律失常峰会在昆明隆重召开。我国著名心血管病专家、苏大附一院心内科蒋文平教授荣获亚洲心律协会终身成就奖。

是月 中国博士后科学基金第七十三批面上获资助人员名单及 2023 年度省卓越博士后计划资助对象名单公布，医院博士后宋悦、仰昳婕成功入选。

是月 江苏省人民政府发布《省政府关于 2022 年度江苏省科学技术奖励的决定》（苏政发〔2023〕54 号），医院科技成果再创佳绩，血液科吴德沛教授团队的“免疫治疗新技术在恶性血液病中的临床转化及推广应用”项目与骨外科陈亮教授团队的“腰骶椎退变性疾病机制及外科治疗体系建立及应用”项目同时荣获 2022 年度江苏省科学技术奖一等奖，为省内唯一连续 3 年有两个一等奖项目的医院。同时，王中教授团队的“颅内动脉瘤微创治疗体系及脑保护研究平台的建立”项目荣获江苏省科学技术奖二等奖，茅彩萍教授团队的“卵巢功能减退的相关机制及辅助生殖技术治疗的基础与临床转化应用研究”项目荣获江苏省科学技术奖三等奖。

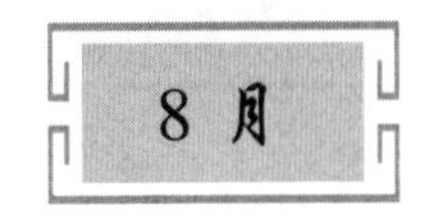

8 月

5 日 医院组织召开科主任工作会议。会议由苏州大学临床医学研究院院长、医院党委委员、副院长陈罡主持，医院党委书记、院长刘济生出席会议并致辞，党委副书记、常务副院长缪丽燕作工作报告，全体院领导，处级以上干部，各临床、医技科室正副主任，党政职能科室正副主任，教研室正副主任，总支书记和科护士长参会。

14 日 医院 2023 年迎新会在总院召开，同时开展为期 4 天的新职工岗前培训。迎新会上医院党委书记、院长刘济生作了题为“争做与文化相适应的医者”的专题讲座。

15 日 医院于总院综合楼 3 楼学术报告厅召开苏州大学附属第一医院临床研究转化大会。中国工程院院士、苏州大学苏州医学院院长詹启敏，北京大学肿瘤医院教授沈琳，苏州大学党委副书记、校长张晓宏，苏州市卫生健康委员会党组书记、主任章鸣林，苏州市科技局副局长张秀婷，苏州大学纳米科学技术学院执行院长刘庄，苏州大学药学院院长钟志远，医院党委书记、院长刘济生及相关院领导，临床科室代表，兄弟医院、有关单位负责人等出席此次大会。大会开幕式由医院党委副书记、常务副院长缪丽燕主持。

16 日 16 日和 18 日，院纪委办公室、组织处分批组织临床医技科室新提拔干部近 40 人，赴苏州市党风廉政警示教育基地参观学习。

17 日 医院行风办公室牵头召开首次投诉管理工作小组会议。党委办公室、院长办公室、宣传统战处、人事处、医务管理处、护理部、门急诊部、行风办公室、医患沟通办公室、保卫处、后勤服务中心等部门负责人及 2 名专职负责投诉处理工作的员工参会。会议由行风办公室主任柴志军主持。

17 日 医院在总院综合楼学术报告厅举办 2023 年中国医师节庆祝活动。中国工商银行苏州分行党委书记、行长丛小东，苏大附一院党委书记、院长刘济生及相关院领导，医院获奖人员，部分职能部门、临床科室负责人及中国工商银行嘉宾出席活动。此次活动由医院党委委员、副院长陈亮主持。会上宣读了医师节系列活动表彰名单。

23 日 附一人〔2023〕34 号文：成立肿瘤放射治疗研究室，为正科级建制。

9 月

1 日 医院总院门诊 5 楼腹膜透析中心正式开设腹膜透析护理门诊。医院肾内科作为省重点科室，于 2008 年成立腹膜透析中心，于 2017 年成为苏南片区腹膜透析指导中心，已经为近 600 名腹膜透析患者提供专业优质的医疗护理服务。

1 日 由血液内科牵头申报的苏州大学附属第一医院“血友病综合管理中心”顺利通过现场评审并正式揭牌。

3 日 医院医务部副部长、医务管理处处长姜惠芬带队，携首批驻点帮扶专家病理科副主任医师黄山、神经内科副主任医师王达鹏及麻醉手术科副主任医师贾晓明等一行 8 人赴阜阳市人民医院。阜阳市卫健委四级调研员邵盈，阜阳市人民医院副院长王幼亮、宋坤及相关科室负责人、医护人员代表参加座谈会。会议由阜阳市人民医院副院长宋坤主持。

5 日 医务管理处联合药学部等多个部门在总院综合楼学术报告厅，分两场对全院临床医师和药师进行 2023 年度抗菌药物、抗肿瘤药物、麻精药品和

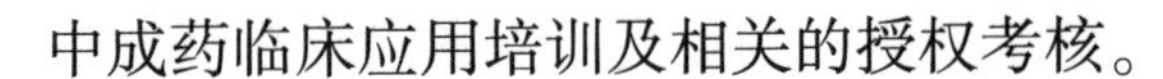

中成药临床应用培训及相关的授权考核。

7日 医院举行教师节表彰大会暨2023年临床教学周闭幕式。会上宣读《关于公布苏大附一院2023年苏州银行教学奖获奖名单的通知》《关于公布第一临床医学院第二届教师教学创新大赛获奖名单的通知》，由院领导及苏州银行领导为获奖教师颁发证书并合影留念。

8日 8—9日，由医院医务部副部长、医务处处长姜惠芬和呼吸与危重症医学科主任黄建安率队带领的包括呼吸内科医护骨干、医务工作人员在内的一行13人代表团赴盐城市第一人民医院进行呼吸专科共建结对。

11日 11—12日，医院开展本科生新生入学教育系列活动，包括上“开学第一课”、专业导航、心理健康教育、网络安全教育及沉浸式医疗情境体验等活动。院党委书记、院长、第一临床医学院院长刘济生，姑苏区城北派出所副所长董学斌，第一临床医学院副院长胡春洪，临床医学教育督学、骨科资深专家唐天驷，精神病学教研室主任王雪梅，内科学教研室副主任冯璜，放射诊断学教研室副主任杨玲，口腔医学系教学秘书朱敬慈等专家和教师先后授课。

12日 医院在总院综合楼3楼学术报告厅举行2023级硕士研究生（学术型）、博士研究生新生入学教育活动。

20日 医院党委委员、副院长、医务部部长陈亮率队前往连云港市灌云县人民医院，开展结对帮扶相关工作及大型义诊活动。同行的有医院相关职能部门负责人、临床医技科室专家等20余人。此次活动包括外科手术、等级医院评审专题讲座及指导、义诊活动。

21日 21—23日，医院成功开展江苏省首例跨省人体器官捐献协调工作。从江苏苏州至甘肃陇南，医院首次异地人体器官捐献协调工作顺利完成。

28日 医院在总院综合楼303会议室召开2023年度“迎中秋、庆国庆”党外人士座谈会。院党委书记、院长刘济生，党委副书记、常务副院长缪丽燕，党委副书记王海芳，临床医学研究院副院长、党委办公室主任、宣传统战处处长范嵘，各级人大代表、政协委员，各民主党派主要负责人，无党派人士代表，苏州市欧美同学会、侨联侨青代表，2023年度医院参政议政研究课题负责人等参加会议。此次座谈会由党委副书记王海芳主持。

是月 医院输血科第一台无人值守自助发血冰箱于总院急诊大楼抢救室正式启用，这也标志着江苏省省内首个智慧血液分库正式启用。

10月

8日 苏州市医学会罕见病学分会成立，苏州市医学会会长谭伟良、秘书长谭秋生，医学会副会长、院党委书记、院长刘济生出席会议，主任委员薛群、名誉主任委员方琪作了发言。

17日 医院2024年度国家自然科学基金申报启动会在总院门诊5楼学术报告厅召开。院党委书记、院长刘济生，党委副书记、常务副院长缪丽燕，副院长陈罡出席会议，会议特邀苏州大学生物医学研究院院长熊思东教授作国家自然科学基金申报辅导讲座。全院临床、医技科室正副主任、科研联系人、科研骨干等300余人参会。

19日 为迎接建院140周年，医院建院140周年专题展在总院文化长廊举行。

19日 医院蒋廷波教授团队成功完成全国地级市首例微创介入技术下的肺动脉瓣置换手术。

25日 在党委书记、院长刘济生的带领下，医院18名专家、2名专科护士前往苏州高铁新城吾悦广场开展“医心向党，服务人民”建院140周年大型义诊。

29日 医院党委书记、院长刘济生，党委副书记、常务副院长缪丽燕看望并慰问原苏州医学院院长杜子威教授。

是月 美国斯坦福大学发布了第六版全球前2%顶尖科学家榜单。医院有两位学者入选终身科学影响力排行榜，分别为时玉舫教授、杨惠林教授。6名学者入选年度科学影响力排行榜，分别为时玉舫教授、杨惠林教授、陈罡教授、张学光教授、陈亮教授、彭科主任医师，较2022年度增加2人。

是月 中国合格评定国家认可委员会委派评审专家组对临床检测中心ISO15189质量管理体系进行现场复评审，医院临床检测中心顺利通过此次ISO15189现场复评审。

11月

2日 2—3日，医院作为江苏省神经外科学、普通外科学、呼吸与危重症医学结业临床实践能力考核基地，圆满完成2023年度专科医师规范化培训结业临床实践能力考核工作。

11 日　“校园苏州日”活动来到北京，走进北京大学医学部和北京协和医学院。此次活动由苏大附一院承办北京大学医学部专场，这也是医院首次与国内顶尖医学院校合作，主动进校园开展专项招聘活动。活动邀请苏州市卫健委党组书记、主任章鸣林亲临现场，苏州市卫生系统 10 家单位组团参会，一行 50 余人赴京引才。推介会上医院党委副书记、常务副院长缪丽燕作重点单位推介。

18 日　江苏省医师协会呼吸医师分会换届选举会议在南京举行，医院黄建安教授当选江苏省医师协会呼吸医师分会第四届委员会会长。

20 日　附一人〔2023〕39 号文：成立日间手术中心。

23 日　附一人〔2023〕41 号文：成立学生工作管理办公室（研究生、规培生），隶属于教育培训处；成立学生工作管理办公室（本科生），隶属于临床教学办公室。

25 日　由国家卫健委医院管理研究所主办、中国医院协会医疗联合体工作委员会协办、苏州大学附属第一医院与《中国医疗管理科学》杂志承办的公立医院高质量发展医疗服务能力提升项目交流会举行，中国工程院院士、苏州大学附属第一医院阮长耿，中国工程院院士、苏州大学苏州医学院院长詹启敏，中国科学院院士、苏州大学基础医学与生物科学院王志新，中国工程院院士、上海交通大学医学院附属瑞金医院院长宁光，中国科学院院士、中国人民解放军陆军军医大学第一附属医院卞修武莅临会议。苏州市委副书记、市长吴庆文，江苏省教育厅厅长、江苏省委教育工委书记江涌，苏州大学党委书记张晓宏，国家卫健委医院管理研究所副所长张旭东，江苏省卫健委副主任张金宏出席会议。苏州市委常委、姑苏区委书记方文浜，苏州市副市长季晶，中国卫生健康思想政治工作促进会副会长兼秘书长刘世东，苏州市政府秘书长俞愉，苏州市姑苏区委副书记、区长陈羔参加活动。会上对“终身成就奖”“卓越贡献奖”“医院管理贡献奖”“博习创新奖”“学科建设贡献奖”5 个奖项的获得者进行颁奖。阮长耿、杜子威、董天华、蒋文平、唐天驷获“终身成就奖”；沈振亚、杨惠林、吴德沛、黄建安获“卓越贡献奖”；许鸿儒、吴爱勤、温端改、葛建一、侯建全、陈卫昌获“医院管理贡献奖”；陈苏宁、陈亮、陈罡、徐杨获“博习创新奖”；血液科、血栓与止血重点实验室、骨科、心脏大血管外科、呼吸与危重症医学科、神经外科、药学部、临床护理、麻醉手术科、急诊医学科、病理科、放射科、胸外科获“学科建设贡献奖”。

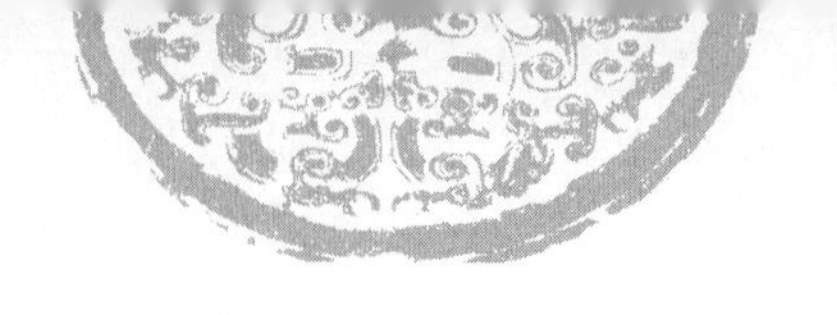

12 月

6 日 医院在总院综合楼 305 会议室举行援青人才欢送会，欢送即将赴青海省海南藏族自治州人民医院执行为期一年半的援青医疗任务的普外科医师高鑫。

8 日 8—10 日，2023 世界生命科技大会在河南郑州举行。9 日上午，备受瞩目的第十届“树兰医学奖”颁奖盛典隆重举行，苏州大学临床医学研究院院长、苏大附一院副院长、神经外科主任医师陈罡获得“树兰医学青年奖”。

19 日 江苏省档案局、江苏省档案馆公布 2023 年度“全省档案文化精品奖”获奖名单，医院院办档案室报送的《穿越百卌展风华，济世百卌弘仁爱——苏州大学附属第一医院大事辑录》荣获“史料汇编类”三等奖，这也是医院继 2007 年获江苏省优秀档案编研成果三等奖、2009 年获江苏省首届档案文化精品三等奖之后，再次斩获省级档案资源开发成果奖项。

后　记

《济世百卌展风华——苏州大学附属第一医院大事辑录（1883—2023）》主要记载了1883年至2023年140年来医院党政领导更迭、机构调整、医疗、科研、教学、外事、基建、表彰等方面的重要事件和活动，所列大事、要事力求实事求是地反映医院历史发展的概貌，资料信息主要来源于医院档案室库藏档案、历年大事记、资料汇编、医院简报、院报等，采用编年体和纪事本末体相结合的体例。

本书在编写的过程中，得到院长办公室、党委办公室、保健处、创建发展办公室、集团医院管理办公室、法务办公室、宣传统战处、人事处、组织处、纪委办公室、医务管理处、应急办公室、感染管理处、质量管理处、行风办公室、医患沟通办公室、公共卫生科、护理部、门急诊部、医保办公室、科技处、教育培训处、临床技能中心、临床教学办公室、财务处、审计处、国有资产管理办公室、运营考核办公室、审计处、医学工程处、信息处、保卫处、后勤服务中心、招标办公室、基建办公室、工会、团委、离退休办公室、党总支、药物临床试验机构办公室、膳食管理办公室等科室和部门的大力支持。

由于时间仓促，难免疏漏，不当之处敬请指正。

2023年12月